BERICHT ÜBER DIE

SECHSUNDVIERZIGSTE ZUSAMMENKUNFT

DER DEUTSCHEN OPHTHALMOLOGISCHEN GESELLSCHAFT

IN HEIDELBERG 1927

REDIGIERT DURCH DEN SCHRIFTFÜHRER DER
DEUTSCHEN OPHTHALMOLOGISCHEN GESELLSCHAFT

A. WAGENMANN
IN HEIDELBERG

MIT 144 ZUM TEIL FARBIGEN ABBILDUNGEN
UND 30 TABELLEN IM TEXT

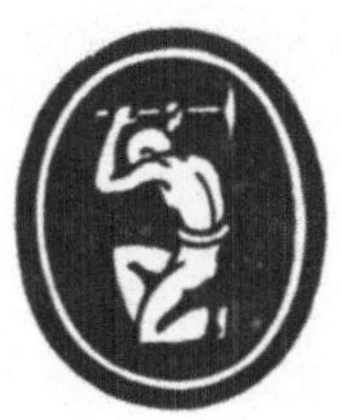

MÜNCHEN

VERLAG VON J. F. BERGMANN

1927

ISBN-13: 978-3-642-90512-4   e-ISBN-13: 978-3-642-92369-2
DOI: 10.1007/978-3-642-92369-2

Inhaltsverzeichnis

Zweite wissenschaftliche Sitzung.

Freitag, den 10. Juni 1927, vormittags 8½ Uhr.

Dritte wissenschaftliche Sitzung.

Freitag, den 10. Juni 1927, nachmittags 3 Uhr.

Vierte wissenschaftliche Sitzung.

Samstag, den 11. Juni 1927, vormittags $8^1/_2$ Uhr.

Demonstrationssitzung.

Donnerstag, den 9. Juni 1927, nachmittags 3 Uhr.

Erste wissenschaftliche Sitzung.

Donnerstag, den 9. Juni 1927, vormittags $8^1/_2$ Uhr.

Der Vorsitzende des Vorstandes, Herr Th. Axenfeld, Freiburg i. Br., eröffnet die 46. Zusammenkunft der Deutschen Ophthalmologischen Gesellschaft mit folgenden Worten:

Verehrte Kollegen!

In dem Augenblick, wo ich Sie zu Beginn dieses Kongresses im Namen des Vorstandes begrüsse, wird jedem von Ihnen besonders schmerzlich bewusst werden, dass dies nicht mehr von dem Manne geschieht, der am Schlusse unseres letzten Zusammenseins uns ein „Lebewohl" zurief, Wilhelm Uhthoff. Freilich mischte sich in diesen Abschiedsgruss seine eigene ahnungsvolle Frage „Ob wir uns wohl wiedersehen?" und wir erinnern uns, dass im Laufe der schweren Nachkriegszeit manchesmal sein blasses Aussehen uns Sorge gemacht hat. Erst jetzt haben wir in vollem Umfange erfahren, wie schweres körperliches Leiden die letzten 15 Jahre hindurch auf ihm gelegen hat. Um so grösser wird unsere Bewunderung und unsere Dankbarkeit sein dafür, dass er ohne jede Unterbrechung seit 1917 unsere Ophthalmologische Gesellschaft mit aufopfernder Treue und Pünktlichkeit geleitet hat, bei keiner Sitzung fehlte, regelmäßig sich wissenschaftlich beteiligte und dass er mit seiner starken und doch so gewinnenden und bescheidenen Persönlichkeit uns allen der gegebene Führer war und dass er in dieser Zeit, in der wir ganz auf uns gestellt waren, in aufrechter und stolzer Würde unsere Ophthalmologische Gesellschaft und die deutsche Wissenschaft vertreten hat. Diese Art, wie er den Vorsitz führte, entsprach ganz der hingebenden und regelmäßigen Mitarbeit, die er schon früher bei unseren Kongressen bewährte, bei denen er ein gütiges, gerecht empfindendes Bindeglied war unter Akademikern und Augenärzten. Was Uhthoff unserer Wissenschaft gewesen ist, das ist weltbekannt und bedarf hier keiner Erörterung. Was er uns persönlich war, bleibt uns unvergesslich. Der neue Vorsitzende unserer Gesellschaft, und ich möchte sagen,

jeder künftige kann nichts besseres tun, als seinem Vorbild nach-
zueifern in der Pflege der bewährten ehrwürdigen Überlieferungen
und dem offenen Sinn für alles gute Neue.

Ich bitte Sie zu Ehren unseres verstorbenen Vorsitzenden
sich von den Sitzen zu erheben. (Geschieht.)

Wenn ich in dieser Weise seiner besonders gedachte, zur
Einleitung unserer Tagung, so bedeutet das nicht eine Zurück-
setzung der anderen hervorragenden und hochgeschätzten Kollegen,
deren Tod wir in den letzten beiden Jahren zu beklagen hatten.
Es wird ihrer in der üblichen Weise in unserer Mitgliederversammlung gedacht werden.

Doch von der Trauer wenden wir uns nun zur Aufgabe des
Tages, die wir im Sinne der Dahingeschiedenen mit aller Kraft
anfassen wollen. Und so heisse ich denn Sie alle herzlich willkommen
zu gemeinsamer Arbeit und kollegialem Austausch: Alle unsere
deutschen Volksgenossen aus dem ganzen Reich wie von jenseits
der Grenzen, nicht minder aber auch unsere Freunde und Kollegen
aus dem Ausland, mit denen wir wie seit jeher, auch in Zukunft
in engster Verbindung bleiben wollen und deren Erscheinen bei
unserem Kongress uns eine besondere Freude und Ehre ist.

Wie Sie wissen, werden im Juli in Haag auf Aufforderung
eines anglo-amerikanischen Komitees Delegierte aller Länder zu-
sammenkommen zur Beratung internationaler ophthalmologischer
Fragen, besonders der Wiederherstellung internationaler Kongresse.
Auch Deutschland wird dieser Einladung folgen. Sie geschah
vor dem Eintritt Deutschlands in den Völkerbund und damit
ist der Deutung, als ob sie geschehen sei, weil dieser Eintritt ein
Schuldbekenntnis Deutschlands enthalte, jeder Boden entzogen.
Ausserdem hat Deutschlands Eintritt in den Völkerbund ein
solches Bekenntnis nicht enthalten und unser Erscheinen bei
der Haager Tagung enthält es erst recht nicht. Würde diese
Missdeutung sich irgendwie geltend machen oder auch nur angedeutet werden, so würde unsere Gesellschaft sich selbstverständlich nicht beteiligen und unsere Delegierten würden zurück-
treten. Wir betrachten aber die Haager Veranstaltung als eine
ehrliche Zurücknahme des Boykotts und wir bieten in Erwartung
loyaler Gesinnung gern die Hand zu künftiger gemeinsamer Arbeit.
Denn echte Wissenschaft kennt keine politischen Grenzen. Sie soll
in allen Völkern alle, die guten Willens sind, vereinigen im Dienste
unserer Ophthalmologie.

Nochmals: Herzlich willkommen im schönen Heidelberg und frisch ans Werk, das bei der grossen Zahl grundsätzlich wichtiger und inhaltreicher Anmeldungen sehr belehrend und genussreich zu werden verspricht.

Ich erteile nun das Wort unserem Schriftführer, Herrn Kollegen Wagenmann.

Herr Wagenmann, Heidelberg:

Meine Damen und Herren!

Einige nüchterne Bemerkungen über unsere Geschäftsordnung u. a. muss ich folgen lassen.

Der Vorstand bittet die Vortragenden, sich streng an die gewohnten Regeln unserer Geschäftsordnung zu halten.

Die Dauer eines Vortrages einschliesslich Demonstration darf 15 Minuten Zeit nicht überschreiten. Für eine Diskussionsbemerkung stehen höchstens 5 Minuten zur Verfügung.

Ferner bittet der Vorstand, dass — wie bisher — in der Diskussion nur allgemeine Gesichtspunkte vorgebracht und auf die Wiedergabe von Kasuistik verzichtet wird.

In der Demonstrationssitzung findet keine Diskussion statt; höchstens kann zur Richtigstellung oder bei persönlichen Angriffen für eine kurze Bemerkung das Wort erteilt werden.

Dem Herkommen unserer Gesellschaft widerspricht es, Vorträge zu halten, deren Inhalt bereits publiziert ist. Auch ist nach unseren Gepflogenheiten allein freier Vortrag zuzulassen; nur bei Nichtbeherrschung der deutschen Sprache ist Ablesen gestattet.

Unten im Dozentenzimmer, neben dem Treppenaufgang, ist Gelegenheit gegeben, die Diskussionsbemerkungen einem Fräulein in die Maschine zu diktieren. Die Diskussionszettel für unseren Bericht sind beim Schriftführer abzugeben. Wir bitten, sofort auch Durchschläge für die Herren der Fachpresse machen zu lassen, sie können durch mich weitergegeben werden. Auch werden die Vortragenden gebeten, ihre Eigenberichte für die Fachpresse spätestens nach Schluss des Vortrages am Pressetisch abzugeben.

Als Sitzungsvorsitzende schlägt der Vorstand vor: Herrn Hertel für die erste, Herrn Elschnig für die zweite, Herrn Stülp für die dritte, Herrn Lindner für die vierte, Herrn Jess für die fünfte wissenschaftliche Sitzung und für die Demonstrationssitzung Herrn Erggelet.

Ich nehme an, dass Sie diesem Vorschlag zustimmen.

Ich bitte, die in Umlauf befindlichen Listen möglichst schnell weiterzugeben und die Namen deutlich zu schreiben.

Bei den Filialen der Rheinischen Kreditbank, hier am Ludwigsplatz und am Wredeplatz, können die Jahresbeiträge eingezahlt werden. Die Bank bittet um genaue Angabe des Namens, des Vornamens und der Adresse. Unser Rechnungsführer, Herr Buhmann, wird ausserdem selbst hier im Kollegiengebäude im Dozentenzimmer, neben dem Treppenaufgang, heute und morgen in der Zeit von 11—12 Uhr bereit sein, die Jahresbeiträge in Empfang zu nehmen. Der Jahresbeitrag beträgt 10.— M.; die Mitgliederbeiträge sind für die beiden Jahre 1926/27 zu bezahlen.

Zum Frühstücken ist im Parterre des Kollegiengebäudes Gelegenheit gegeben.

Adressenänderungen sind dem Schriftführer schriftlich mitzuteilen.

Die Manuskripte der Vorträge und der Diskussionsbemerkungen sowie Vorlagen zu Abbildungen sind vor Schluss der Versammlung an den Schriftführer abzugeben.

Ich bitte nunmehr Herrn Hertel, den Vorsitz zu übernehmen.

Herr Hertel übernimmt den Vorsitz und bittet, ihn durch strenges Einhalten der Geschäftsordnung zu unterstützen.

I.

Über die funktionelle Bedeutung der Sechszahl der Augenmuskeln. [1]

Von

A. Tschermak (Prag).

1. Über die Vertikalkooperation der Augenmuskeln.

Entsprechend der an den Skelettmuskeln geübten, rein anatomischen Funktionserschliessung hat man auch die Augenmuskeln zunächst als Einzelmotoren betrachtet und daraufhin die funktionelle Rolle der beiden schrägen Augenmuskeln entweder darin gesucht — neben der Vertikalbewegung durch den oberen und den unteren Geraden — im wesentlichen eine Drehung um die Längsachse oder primäre Blicklinie des Augapfels, eine wahre Rollung zu ermöglichen oder darin eine Vertikalbewegung bei adduziertem Auge zu vermitteln — gegenüber der Vertikalbewegung bei abduziertem Auge, welche durch isolierte Tätigkeit der Rectus superior und inferior zustande kommen sollte.

Ein Gleiches wird bekanntlich an den viel verbreiteten Ophthalmotropen demonstriert, welche sämtlich auf dem Prinzipe der Einzelmuskelwirkung basieren.

Nun muss dieses aber auf das ernsteste bestritten werden. Gerade für die Hebung und Senkung des Blickes lässt sich der strikte Beweis erbringen, dass dabei weder ein gerader noch ein schiefer Vertikalmuskel isoliert in Aktion tritt, vielmehr nur beide Heber oder beide Senker vereint tätig sind und zwar in einer ganz konstanten Relation. Dieses Verhalten ergibt sich für den Menschen unmittelbar aus der sehr weitgehenden Geltung des Listingschen Gesetzes, bezüglich dessen der Vortragende zwei Modelle demonstriert und auf eine Reihe von unter seiner Leitung ausgeführten Arbeiten (Schubert) verweist, welche die Gültigkeit auch beim Nahesehen und bei seitlicher Neigung des Kopfes, also beim Hinzutreten von Konvergenz oder von Gegenrollung beider Augen bewiesen haben. Es zeigt sich, dass die sechs. Augenmuskeln so zusammenwirken, dass die Blicklinie von der Primärstellung als der bevorzugten Stellung aus ebenflächig, d. h. entlang der Radianten eines ebenflächigen, primärsenkrechten

---

[1] Die ausführliche Veröffentlichung mit Abbildungen und Tabellen erfolgt in der Monatsschrift für Psychiatrie und Neurologie Bd. 65, 1927 (Flechsig-Festschrift).

Gesichtsfeldes bewegt werden kann, ohne dass dabei der gerade
in der Bahnebene gelegene Netzhautschnitt diese verlassen würde,
ohne dass also eine Rollung um die Gesichtslinie einträte.
Trotzdem führt jede Schräg- oder Tertiärbewegung mit kinema-
tischer Zwangläufigkeit zu einer rationierten Neigung des primären
Lotmeridians — bzw. des davon in charakteristischem Ausmaße
abweichenden primären Längsmittelschnittes oder primär
vertikalempfindenden Meridians — gegen die ursprüngliche Raum-
lage oder die Lotebene.

In was immer für einer Bahn das Auge tatsächlich aus der
Primärlage in eine Tertiärlage überführt wird — ob wirklich
gleitend geführt längs eines vorgezeichneten Radianten oder ruck-
weise pendelnd durch Fehllagen hindurch —, es gewinnt schliesslich
den nach dem Listingschen Gesetze zu erwartenden Neigungsgrad:
das Listingsche Gesetz bezeichnet eigentlich nur die Möglichkeit
einer ebenflächigen Bewegung, in jedem Falle jedoch die gesetzmäßige Abhängigkeit der Orientierung von der Blicklage, die
Rationierung der Tertiärneigung.

Kinematisch bedeutet das Listingsche Gesetz das Bestehen
einer sogenannt festen Achse für Seitenwendung und einer eben-
solchen für Hebung-Senkung, allgemeiner gesagt, das Bestehen
einer sogenannt festen Achsenebene, zu welcher die Blicklinie
in Primärlage gerade senkrecht steht. Prinzipiell wären zur Herstellung einer Listingschen Bewegungsweise bereits drei Muskeln
ausreichend, wenn deren drei Drehungshalbachsen in einer gemeinsamen Ebene gelegen wären und miteinander Winkel einschlössen,
die kleiner sind als 180⁰.

An Zahl weniger ökonomisch, jedoch an Kraftaufwand spar-
samer und für die Innervation einfacher ist der Fall von vier selb-
ständigen Motoren, deren Halbachsen paarweise in je eine Richtung
fallen und damit einer gemeinsamen Ebene angehören — am
einfachsten der Fall von vier Motoren mit einer gemeinsamen lotrechten und wagrechten Achse und einer lotrechten Achsenebene,
gegen welche die Längslinie des Gelenkkörpers bei Primärstellung
gerade senkrecht und damit zugleich wagrecht zu stehen kommt.
Zur Verwirklichung der Listingschen Bewegungsweise sind demn-
nach bereits drei, besser vier Muskeln ausreichend; keineswegs
aber sind dazu bereits sechs Augenmuskeln erforderlich. Der
Besitz einer gemeinsamen primären Achsenebene, nicht die Zahl
der beteiligten Einzelmuskeln oder Muskelgruppen ist die Grundlage der Listingschen Bewegungsweise. Über die Mindestzahl

von drei hinaus ist vielmehr die Zahl und Anordnung der Muskeln an sich gleichgültig, wenn sie nur entweder einzeln so angeordnet sind oder so zusammenwirken, dass die Drehungsachsen dauernd in eine gemeinsame Ebene zu liegen kommen. Es bildet keine Durchbrechung des Listingschen Gesetzes, wenn etwa die tatsächliche Bewegung nicht ebenflächig erfolgt, die Längslinie (Blicklinie) nicht entlang eines Primärradianten gleitet, sondern die Bewegung um ständig wechselnde, sog. instantane Achsen geschieht, wenn diese nur (sehr angenähert) einer und derselben Ebene angehören. Im Gegensatze zum tatsächlichen Bestehen einer sog. festen primären Achsenebene sind jedoch die einzelnen Drehungshalbachsen der sechs Augenmuskeln durchaus nicht in einer Ebene gelegen. Es ergibt sich daher mit Notwendigkeit der Schluss, dass die sechs Augenmuskeln nicht (oder wenigstens nicht durchwegs) als Einzelmotoren fungieren, sondern so zusammenarbeiten, dass Drehungsachsen resultieren, welche (sehr angenähert) einer gemeinsamen Ebene angehören. Für die beiden Heber bzw. Senker bedarf es eines Zusammenarbeitens in einem solchen Kräfteverhältnis, dass eine gemeinsame wagrechte Drehungsachse resultiert. Im Interesse des gleichzeitigen Gebrauches beider Augen wäre für die aus dem Verhältnis der beiden Komponenten resultierende Achse des zweimuskeligen Hebungs- oder Senkungsmotors eine solche Lage als die zweckmäßigste zu bezeichnen, bei welcher die Achse in die Verbindungslinie beider Drehpunkte fällt, so dass die primäre Achsenebene zugleich die binokulare Basallinie einschliesst, also die primären Achsen beider Augen in dieselbe frontoparallele Ebene zu liegen kommen.

Setzen wir schematisch diesen Idealfall als verwirklicht voraus, so ist nach Ruete und Hering eine solche Lage der gemeinsamen resultierenden Drehungsachse des Heber- und des Senkerpaares zu erwarten, dass dadurch der Winkel von 71⁰ zwischen den beiden in die Wagrechte verlegt gedachten Einzelmuskelachsen (R. s. [1] und O. i. [2] bzw. R. i. [3] und O. s. [4] in einen solchen von 19⁰ und in einen solchen von 52⁰ geteilt wird; die Blicklinie teilt dann bei Primärstellung, d. h. Senkrechtstellung zur resultierenden Querachse, den 109⁰ betragenden Winkel zwischen den Einzelachsen des R. sup. [1] und Obliquus sup. [4] bzw. zwischen Obl. inf. [2] und R. inf. [3] im Verhältnis $\alpha : \beta = 71^{0} : 38^{0}$). Diese Lage der resultierenden Hebungs-Senkungsachse oder der primären Blicklinie entspricht der Bedingung, dass für die Hebung oder Senkung aus der Primärstellung die auf die Querachse entfallenden Vertikalbewegungs-komponenten der beiden Muskeln sich addieren, hingegen die auf die primäre Blicklinie entfallenden Rollungskomponenten gleich-gross und gegensinnig sind, sich daher aufheben. Da sich zur Vertikal-bewegung in völlig freier Abstufung Horizontalbewegung hinzu-fügen kann, wird auch von der Primärstellung aus jede Tertiärlage ohne Rollung erreicht, gleichgültig ob längs eines Primärradianten, also durch Drehung um eine sog. feste Achse, oder längs einer beliebigen Nichtgeraden, also durch Drehung um eine Schar instantaner Achsen, die jedoch durchwegs der primären Achsenebene angehören. **Als wesentliche Grundlage der Listingschen Bewegungs-weise ergibt sich somit das Bestehen einer rollungs-freien Kooperation der beiden Heber wie Senker.**

Für das konstante Stärkeverhältnis, in welchem je zwei Vertikal-muskeln bei wechselnder Gesamtintensität zusammenwirken, ergibt sich der Wert $k_V = \dfrac{\cos 38^0}{\cos 71^0} = 2{,}4204$. Es erhebt sich alsbald die Frage, ob diese starre Proportion der Wirkungsgrössen beider Heber wie Senker bereits primär-myogen, d. h. in der relativen Muskelkraft, begründet ist oder erst sekundär-neurogen, d. h. durch entsprechende relative Innervationsstärke, hergestellt wird. Es zeigt sich, dass schon das Verhältnis der Feuchtgewichte, noch mehr die Relation der Trockengewichte — ähnlich auch die Relation der Muskel-faserzahl und der berechneten Vertikaldrehmomente — eine gewisse Annäherung an den oben geforderten Wert aufweist. Man darf daraus wenigstens vorläufig wohl den Schluss ziehen, dass das konstante Wirkungsverhältnis des Heber- wie des Senkerpaares im wesentlichen bereits myogen begründet zu sein scheint, und dass die beiden Heber wie Senker vermutlich ständig **gleichstark inner viert** werden und bereits entsprechend der Verschiedenheit ihrer Muskelkraft bzw. ihrer Drehmomente eine sog. konstante resultierende Achse für rollungsfreie Vertikalbewegung des Auges gewinnen.

Nach diesen Ausführungen ist **jegliche Behandlung der einzelnen Heber - Senkermuskeln als Einzelmotoren grundsätzlich abzulehnen; sie dürfen nur paarweise vereint, in funktioneller Kooperation als positiver oder negativer Vertikalmotor mit sog. fester frontoparallel-wagrechter Achse oder besser sog. fester frontoparalleler Achsenebene betrachtet werden.**

2. Über die Rollungskooperation der Augenmuskeln.

An der Tatsache des Vorkommens selbständiger Orientierungs-
änderungen oder Extrarollungen um die feststehende Blicklinie ist
heute kein Zweifel mehr möglich. Eine solche wurde bekanntlich
zuerst bei seitlicher Neigung des Kopfes in Form gleichsinniger
Rollung beider Augen entgegen der Neigungsrichtung und zwar
wachsend mit dem Neigungsgrad festgestellt. Eine schwächere,
ebenfalls entgegengerichtete Rollung erfolgt bei seitlicher Neigung
des ganzen Körpers, eine schwache „gleich"gerichtete bei blosser
Neigung (Knickung) des Stammes, und zwar gleichgültig, ob dabei
die Schwerkraft mitwirkt oder nicht (M. H Fischer). Der Rollungs-
reflex ist demnach als sog. tonischer Lagereflex zu betrachten, und
zwar als ausgelöst einerseits durch die Reagenten des Kopfes auf
Schwerkraftreiz (labyrinthäre Gravizeptoren), andererseits durch
die Reagenten des Halses auf Knickung (Propriozeptoren der Hals-
wirbelsäule), während extralabyrinthäre Gravizeptoren des Rumpfes
keine nachweisbare Rolle spielen. Andererseits können Extrarollungen bei Wanderung des Blickes nach der Tiefe,
beim Wechsel von Ferne- und Nahesehen auftreten. Mit dem Ausmaße des Konvergenzimpulses, wohl auch mit jenem des Ak-
kommodationsimpulses wächst bei gewissen Personen anscheinend
auf Grund einer Assoziierung der Innervationen die bereits
beim Fernesehen bestehende Divergenz oder Disklination der
Längsmittelschnitte; Analoges gilt von der Hebung, das Umgekehrte
von der Senkung der Blickebene. Des weiteren sind selbständige
Rollungen auf dem Wege des Fusionsreflexes künstlich erzwingbar
im Interesse des binokularen Einfachsehens — durch Verdrehung
der beiden Halbbilder in einer haplo-stereoskopischen Einrichtung
oder durch Verdrehung des von einem Gegenstand entstehenden
Bildes im einen Auge mittelst eines Prismensatzes. Bisher sind
allerdings auf diesem Wege nur gegensinnige Rollungen beider
Augen erzwungen worden (Hofmann und Bielschowsky).
Endlich sind Extrarollungen als physiologische Korrektivbewegungen in solchen Fällen von Heterophorie zu erschliessen, in denen
eine Beeinträchtigung der Teilnahme des einen Auges am gemeinsamen Sehakte mit dem anderen zu Doppeltsehen führt und
das eine Halbbild mit gleichseitiger Breiten- und Höhenabweichung
oder noch reinlicher ohne eine solche gegen das andere verdreht
erscheint (Zyklophorie). Hier muss unter den Verhältnissen des
normalen Sehens, also bei Gleichartigkeit und Gleichwertigkeit der
Eindrücke beiderseits eine selbständige Rollung zur normalen, bei

aufrechter Kopfhaltung sehr angenähert symmetrischen Orientierung beider Augen um ihre Blicklinie führen.

Auch den übrigens geringfügigen zeitlichen Schwankungen, welchen die Orientierung bei Primärstellung unterliegt, ebenso der Orientierungsänderung, welche das Auge auch bei Primärstellung erfährt, sobald Hell- und Dunkelaufenthalt miteinander wechseln, liegen Extrarollungen zugrunde.

Eine selbständige oder Extrarollung bei feststehender Blicklinie, mag sie aus was immer für einem Anlass herbeigeführt werden, kann unmöglich durch einen einzelnen Augenmuskel bewerkstelligt werden, da jedem der dafür in Betracht kommenden Vertikalmuskel nach seinen Lagekoordinaten neben der Rollungskomponente noch eine Hebungs-Senkungs- sowie eine Seitenwendungskomponente zukommt. Zur Aufhebung dieser Nebenwirkungen und zur Verstärkung des Rollungseffektes bedarf es der Mitarbeit eines z w e i t e n Muskels. Eine Kooperation im Sinne von Rollung kann demnach nur zwischen den beiden Vertikalmuskeln derselben Etage oder Höhenlage erfolgen und zwar Einwärtsrollung (mit dem oberen Pole des primären Lotmeridians) durch den Obliquus sup. [4] und Rect. sup. [1], Auswärtsrollung durch den Obliquus inf. [2] und Rect. inf. [3]. (Diesen Schluss haben bereits A. N a g e l, ferner F. B. H o f m a n n und B i e l - s c h o w s k y gezogen.) Auch hierzu bedarf es eines Stärkeverhältnisses, welches bei beliebig wachsender Gesamtintensität konstant bleibt. Dasselbe erscheint gegeben durch den Wert $k_R = \dfrac{\sin 71^0}{\sin 38^0} =$
= 1,5358, welcher von dem früher gegebenen Wert k_V in charakteristischer Weise abhängig ist.

Das L i s t i n g sche Zusammenarbeiten bestimmt somit nicht bloss das für eine reine, selbständige Vertikalbewegung erforderliche Kräfteverhältnis, sondern zugleich die für eine reine, selbständige Rollung erforderliche Komponentenrelation. Beide Verhältnisse müssen eben solche sein, dass ihre Resultanten in die Querachse einerseits und in die dazu senkrechte primäre Blicklinie andererseits fallen, d. h. es müssen die Kräfteparallelogramme, welche den beiden Kooperationsformen zugehören, supplementär und parallelseitig sein, also das eine Kräfteverhältnis der Kosinusrelation, das andere der reziproken Sinusrelation der Winkel zwischen der einzelnen Schrägachse und der Blicklinie entsprechen.

Es ist wahrscheinlich, dass das konstante Kräfteverhältnis für die Rollungskooperation nicht einfach eine muskuläre Basis besitzt, dass ihm also keine gleichstarke Innervation der beiden Vertikalmuskeln derselben Etage zugrunde liegt, sondern dass eine erheblich stärkere des Obliquus erfolgt. Quantitativ stehen die kinematischen Leistungen der Rollungskooperation weit hinter jenen der Vertikalkooperation zurück. Wir gelangen sonach dazu, folgendes Schema für die Kooperation der vertikalen Augenmuskeln aufzustellen, demzufolge die Kombinationen 1—2 oder 3—4 und 1—4 oder 2—3 gleichgut und gleichzeitig möglich sind, die Kombinationen 1—3 und 2—4 jedoch ausgeschlossen erscheinen.

Vertikalmuskeln
der
oberen Etage: Rect. sup. [1] → Einwärts-Rollung ← Obl. sup. [4]
                        ↓   ↓
                     Hebung   Senkung
Vertikalmuskeln   ↑   ↑
der
unteren Etage: Obl. inf. [2] → Auswärts-Rollung ← Rect. inf. [3]

Im vorstehenden wurde sonach die Auffassung vertreten, dass ein gerader Vertikalmuskel das eine Mal in einem ganz bestimmten Verhältnis (wohl einfach abhängig von seiner relativen Muskelkraft) mit dem schrägen Augenmuskel der a n d e r e n Etage im Sinne von Hebung-Senkung kooperiert, das andere Mal in einer ganz bestimmten, von der obigem Verhältnis abhängigen Relation mit dem schrägen Augenmuskel d e r s e l b e n Etage im Sinne von Rollung zusammenwirkt.

Die Beobachtung lehrt, dass sich beide Kooperationsweisen völlig selbständig und unabhängig miteinander kombinieren können, dass sich also beliebige Kontraktionsgrade im Dienste der einen wie der anderen Beanspruchungsweise glatt aufeinander setzen können. Das Auge verfügt sonach über drei selbständige Motoren, welche Lateral-, Vertikal- und Rollungsbewegung vermitteln.

Auf Grund obiger Deduktionen lässt sich nunmehr die Frage nach der funktionellen Bedeutung der Sechszahl der Augenmuskeln völlig befriedigend beantworten. Die Bedeutung der Sechszahl ist n i c h t d a r i n g e l e g e n, die Bewegungsweise n a c h d e m für die Blickbewegungen allgemein geltenden Listingschen Gesetze zu ermöglichen, sondern darin, neben dieser Bewegungsweise doch noch eine selbständige Orientierungsänderung auch bei Primärstellung — nicht bloss eine zwangläufig rationierte solche bei Tertiärstellung —, k u r z gesagt, Extrarollungen zu ermöglichen. Bei Gegebensein von drei oder besser vier Muskeln, deren Drehungsachsen einer Ebene angehören, wäre zwar restlos das Listingsche Gesetz erfüllt, die Orientierung des Auges bei Primärstellung jedoch absolut festgelegt und keinerlei Veränderung derselben durch freie Rollung möglich. Erst durch das Gegebensein von sechs Augenmuskeln wird diese absolute Bindung ohne Aufhebung des Listingschen Gesetzes gelöst und wird eine selbständige Rollung ermöglicht, indem unter den vier Vertikalmuskeln zwei Kooperationsweisen, eine Hebungs-Senkungskooperation und eine Rollungskooperation, offenstehen. Dass sich das Auge trotz der Sechszahl seiner Muskeln nach dem Listingschen Gesetze bewegt, verdankt es der Vertikalkooperation, welche den sechsgliedrigen Apparat funktionell zu einem viergliedrigen macht; dass das Auge aber daneben noch Extrarollungen auszuführen vermag, das verdankt es hinwiederum der Rollungskooperation. Die Vereinigung beider Leistungen ist eben an einem viergliedrigen Apparat unmöglich, dazu bedarf es vielmehr eines sechsgliedrigen, bzw. der Spaltung des Hebers und Senkers. Die Sechszahl der Augenmuskeln hat also die funktionelle Bedeutung, neben der Listingschen Bewegungsweise noch Extrarollungen zu ermöglichen.

Die grösste, ja geradezu entscheidende Bedeutung der Möglichkeit von Extrarollungen ist darin zu erblicken, dass solche es gestatten, die von Geburt aus bestehenden Differenzen im okulomotorischen Apparate und damit in der Gleichgewichtslage beider Augen funktionell auszugleichen und trotz eventueller Anlage zu Heterophorie, speziell Zyklophorie, eine sehr angenähert genau symmetrische Orientierung der beiden Netzhäute zustande zu bringen. Sind auch die Bewegungsapparate beider Augen durch kongenital begründete morphologische Homologien und nervöse Synergien zur Zusammenarbeit prädestiniert, so bedarf es doch noch einer Präzisionsregulierung, welche zur vollen „Symmetrisierung‟ führt und damit auch erst die Auswertung der fixen, elementaren sensorischen Korrespondenz der Netzhäute ermöglicht. Die präzise Einstellung beider Blicklinien auf den Punkt höchster Aufmerksamkeit erfolgt der Breite und Höhe nach durch Korrektiv- oder Fusionsbewegungen auf Grund der Lateral- und Vertikalkooperation, die Symmetrisierung der Orientierung durch Korrektivbewegungen auf Grund der Rollungskooperation.

Wir gelangen somit dazu, für die Vertikal- und Rollungsbewegungen mit Sicherheit eine Komplexnatur der Motoren zu erschliessen, indem diese mindestens zwei Muskeln, eventuell sogar noch mehr umfassen. Es bestehen keine einzelnen reinen Vertikal-

oder Rollungsmuskeln, auch wohl keine einzelnen reinen Horizontalmuskeln, sondern nur reine Vertikal-, Rollungs- und Horizontalkooperationen; funktionell verhält sich das Auge angenähert so, als ob es je einen reinen Innen- und Aussenwender und je einen reinen Heber und Senker mit einer gemeinsamen Achsenebene sowie einen reinen Auswärts- und Einwärtsroller besässe, wobei die beiden letzteren nur unwillkürlich, in beschränktem Ausmaße und nur unter besonderen Bedingungen, nämlich zwecks Präzisionsregulierung der symmetrischen Einstellung unter Fusionszwang, ferner bei seitlicher Neigung und eventuell beim Nahesehen in Tätigkeit treten.

Das Prinzip der kooperativen Bewegung oder der Verwendung von Komplexmotoren, nicht von Simplexmotoren, gilt demnach sogar für jenes Gelenk oder Organ, an welchem scheinbar die einfachsten Verhältnisse vorliegen, für die Bewegung des Augapfels in der Orbitalpfanne; dazu kommt noch das Prinzip der Synergie für das Doppelauge. — Kein geringerer als Vesal hat bereits seiner Verwunderung klassischen Ausdruck verliehen über den scheinbaren Gegensatz zwischen der Einfachheit unserer Bewegungen und der Kompliziertheit der dazu erforderlichen Muskulatur!

Aussprache.

Herr Bielschowsky:

Bei der Seitwärtsneigung des Kopfes werden, wie auch der Herr Vortragende annimmt, die beiden oberen Muskeln (Obl. sup. und Rect. sup.) des einen und die unteren (Obl. inf. und R. inf.) des anderen Auges zur Gegenrollung der Augen innerviert. Wenn einer der dabei tätigen Obliqui gelähmt ist, so hat die gleichzeitig mit der ihm vom Labyrinth zufliessenden, auch zum gleichnamigen Rektus gelangende Erregung zur Folge, dass durch letzteren Muskel eine Vertikalablenkung herbeigeführt, bzw. die schon bei aufrechter Kopfhaltung bestehende verstärkt wird. Diese Tatsache ermöglicht bekanntlich die Verwertung der Seitwärtsneigung des Kopfes für die Diagnose von Paresen der Vertikalmotoren in Fällen, die aus hier nicht näher anzuführenden Gründen durch die sonstigen diagnostischen Merkmale nicht ausreichend aufzuklären sind. Aber während die bezüglichen Versuche bei Paresen eines der Obliqui ausnahmslos positive Resultate geben, fallen sie bei Paresen eines der geraden Vertikalmotoren stets negativ aus, d. h. die Vertikaldistanz der D. B. zeigt bei Rechts- und Linksneigung des Kopfes nicht die zu erwartenden charakteristischen Unterschiede. Eine Erklärung dafür vermochten Hofmann und ich bei der Einführung der erwähnten Methode nicht zu geben. Ich möchte den Herrn Vortragenden deswegen fragen, ob er dazu imstande ist.

Herr Tschermak (Prag) (Schlusswort):

T. bemerkt, dass das Prinzip der rollungsfreien Vertikalkooperation und das der vertikalbewegungsfreien Rollungskooperation nur solange manifest werden kann, als keiner der vertikalen Augenmuskeln geschwächt oder gelähmt ist. Im anderen Falle tritt mehr und mehr die Einzelmuskelwirkung hervor, so dass beispielsweise bei Trochlearislähmung eine verschiedene Primärstellung für Hebung und für Senkung (um etwa 19^0 auswärts gewendet) zu erwarten ist.

II.

Zur Frage der Lymphwege in der Iris.

Von

Thiel (Berlin).

Mit 2 farbigen Abbildungen.

Bei der Beobachtung der Regenbogenhaut des Menschen im Spaltlampenlicht sind wir in der letzten Zeit auf bisher noch nicht beschriebene pathologische Gebilde in der Oberflächenschicht der Iris aufmerksam geworden. Diese Veränderungen zeigten typische klinische Merkmale und konnten bereits häufiger nachgewiesen werden. Eine genaue Beschreibung und ein Versuch ihrer Deutung erscheint daher aus anatomischen, physiologischen und auch klinischen Gründen nicht uninteressant.

Die näher zu beschreibenden Krankheitserscheinungen spielen sich in den oberflächlichsten Gewebselementen der Iris ab. Zum besseren Verständnis sei daher eine kurze anatomisch-mikroskopische Übersicht über den Bau der Irisoberfläche den durch die Spaltlampenuntersuchungen gewonnenen klinischen Beobachtungsergebnissen gegenübergestellt.

Die Beschreibung der anatomischen Einzelheiten der Irisoberfläche habe ich der neuesten Darstellung dieses Organes durch Wolfrum (Gr.-S. Handb. 2. Aufl. I, 2. Abt. Kap. III, 1) entnommen, das Oberflächenrelief der Iris im Spaltlampenlicht finde ich in der Mitteilung Koeppes (Arch. f. Ophth. 99, 249. 1919) am besten wiedergegeben.

Die beiden genannten Autoren weichen in der Erklärung der von ihnen geschilderten Irisbilder oft wesentlich voneinander ab. Durch die von mir neuerdings beobachteten Einzelheiten glaube ich, eine gewisse Überbrückung der Gegensätze zwischen Histologie und Spaltlampenmikroskopie bringen zu können.

Darüber hinaus soll diese Mitteilung ein klinischer Beitrag zur Physiologie der Iris sein. Die Beziehungen der Gewebslymphe der Iris zum Kammerwasser sollen besprochen und auf ihre Bedeutung für den intraokularen Flüssigkeitswechsel kurz hingewiesen werden.

Die vordere Grenzschicht der Iris ist nach Wolfrum nicht, wie bisher im allgemeinen angenommen wurde, von einem lückenlosen Endothel überzogen, sondern wird von platten, eng aneinander liegenden Zellen gebildet, deren Protoplasmaausläufer ein innig verfilztes Gerüstwerk darstellen. In morphologischer Hinsicht nähern sich diese Zellen den Deckzellen der Serosa Marchands, die man in allen von Flüssigkeit erfüllten Körperhöhlen (Peritoneum, Pleura) antrifft. Zwischen den Zellen der Oberfläche und des Stromas finden sich unendlich viele Lücken, Interzellularräume. Es ist demnach eine offene Kommunikation dieser Zellzwischenräume des Irisstromas mit dem Kammerwasser wahrscheinlich.

Auch die Wand der Krypten zeigt das gleiche anatomische Bild wie die Oberfläche, sie ist ebenso porös und kommuniziert mit den Interzellularräumen wie diese.

Man darf also annehmen, dass die Interzellularflüssigkeit der Iris durch die Poren der Oberfläche und der Krypten in offener Kommunikation mit dem Kammerwasser steht.

Ein Lymphgefäßsystem, d. h. ein System endothelbekleideter Hohlräume, besteht nach Wolfrums histologischen Untersuchungen nicht. Der Ausdruck Lymphflüssigkeit der Iris ist daher mit Wolfrum besser durch Interzellularflüssigkeit zu ersetzen. (Wenn im Titel meines Vortrages das Wort Lymphwege gebraucht ist, so geschieht es nur, weil dieser Ausdruck bekannter ist.)

Koeppe dagegen beschreibt bei der Spaltlampenbeobachtung im indirekten Licht als Reliefeigentümlichkeit der normalen Irisoberfläche eine zarteste graugrünliche bis graugelbliche Oberflächenschicht, die ein radiärgestelltes feines Rinnensystem erkennen lassen soll. Unter oder in diesem Rinnensystem liege ein röhrenförmiges System, das im reflektierten Licht ein verzweigtes Netzwerk silbergrau aufleuchtender Hohlräume darstelle. Im Dunkelfelde kann man nach Koeppe silbergraue, bläschenförmige Vorwölbungen der allerobersten Zellage der Iris erkennen. Die Irisoberfläche habe sozusagen ein zuckergussartiges Aussehen. Im Sphinkterteil können diese bläschenförmigen Vorwölbungen das Bild zartester Prominzen, Wärzchen oder Knöpfchen erzeugen.

Durch eigene Spaltlampenuntersuchung konnte ich mich wiederholt von der von Koeppe treffend geschilderten feinereren Architektur der Irisoberfläche überzeugen, nur in der Deutung der gesehenen Gebilde kann ich mit ihm nicht in allen Punkten übereinstimmen.

Stellen wir uns beispielsweise in einer einfachen schematischen Skizze eine Iriskrypte vor, über die ein Trabekel hinwegziehen möge.

Fällt das Spaltbüschel auf den Rand der Iriskrypte, so kann man im indirekten Licht die vordere Grenzschicht als glasiges, fast durchsichtiges Gewebe aufleuchten sehen. Auf ihr erkennt man, wie Koeppe beschrieben hat, als oberste Lage eine unregelmäßige, silbrig-glänzende Felderung ähnlich dem Bilde des Hornhautendothels. Es dürfte sich meines Erachtens hier um die Sichtbarkeit der oben erwähnten oberflächlichsten Deckzellen handeln. Durch geringe Bewegungen des Spaltbüschels kann man aus dieser Felderung mehr oder weniger deutlich Strassen hervortreten lassen, die ein zusammenhängendes Netzwerk vortäuschen können.

Fällt das Spaltbüschel aber in die Krypte selbst und wird nunmehr der Trabekel im reflektierten Licht betrachtet, so erscheint er als Schatten von zwei hellen leuchtenden Säumen umgeben. Diese Säume stellen kein Röhrensystem, etwa Lymphkanäle, dar, sondern dürften die in der Seitenfläche gesehenen Deckzellen sein.

Diese histologischen Untersuchungen Wolfrums und die Spaltlampenbeobachtung Koeppes musste ich vorausschicken, da auch ich bei meinen Untersuchungen bläschenförmige Gebilde auf der Oberfläche der Iris sah, die sich aber durch Lage, Form und Inhalt mit Sicherheit von den von Koeppe geschilderten Gebilden unterscheiden liessen.

Die Veränderungen, die ich Ihnen an der Hand mehrerer Bilder zeigen werde, wurden bei chronischen, seltener bei akuten Iritiden der verschiedensten Ätiologie festgestellt. Bei den chronischen Iritiden waren die bläschenförmigen Gebilde im Beginn der Erkrankung sichtbar, solange eine allzustarke wollartige Auflockerung der obersten Zellschichten der Iris noch nicht stattgefunden hatte. Ebenso traten sie wieder beim Abklingen der Entzündung deutlicher hervor, wenn kein Ödem mehr vorhanden war, oder die Auflockerung einer Atropie des Gewebes Platz gemacht hatte.

In der Abb. 1 ist eine chronische tuberkulöse Iritis dargestellt. Man sieht ausser den typischen Zeichen der chronischen Entzündung (Verwaschenheit des Oberflächenreliefs, Exsudat-

bildung auf der Linsenvorderfläche, Hyperämie der Gefässe) eine
Reihe hellglitzernder Bläschen.

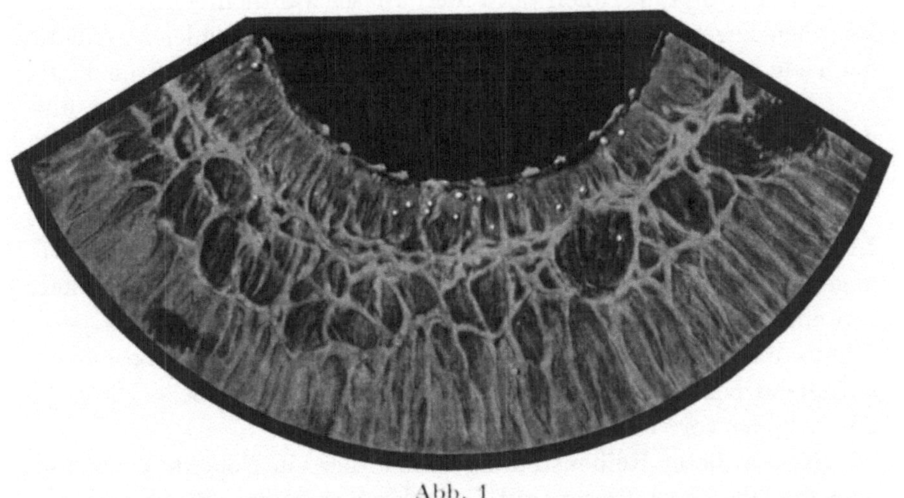

Abb. 1

Die Grösse der Bläschen ist ausserordentlich verschieden.
Von den feinsten, bei 40facher Vergrösserung (Zeiss, Okul. 4,

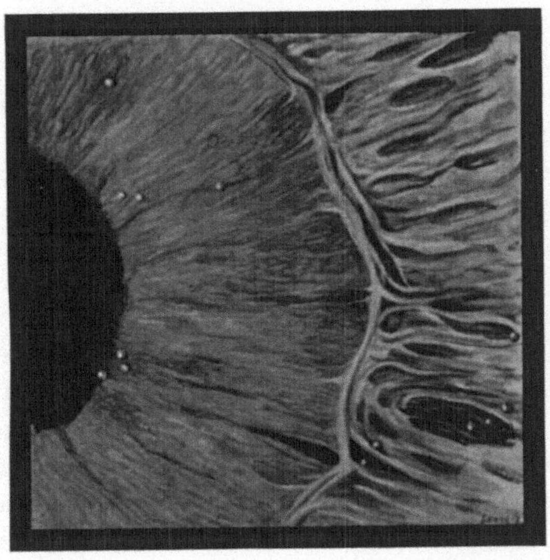

Abb. 2

Obj. a2) nur mit Mühe am hellen Glanz erkennbaren Pünktchen
bis zu gröberen Kugeln sind alle möglichen Übergänge vorhanden.
Einzelne Blasen scheinen aus der Irisoberfläche hervorzutreten.

Man kann dann deutlich mit dem Hornhautmikroskop den hellen Reflex der konvexen Oberfläche und den etwas matteren der konkaven hinteren Innenwand der Blase wahrnehmen. Andere Bläschen liegen wieder unter einem dünnen Gewebsschleier mehr in der Tiefe und lassen diese feineren Einzelheiten nicht unterscheiden.

Alle Blasen sind wasserklar und durchsichtig, wie auch aus Abb. 2 (Iritis chronica tuberculosa mit Glaucoma secundarium) hervorgeht.

Ihre Verteilung auf der Iris ist von Fall zu Fall sehr verschieden. In der Regel werden sie häufiger im Pupillargebiet als im Ziliarteil angetroffen. Sie liegen bald in der Kryptenwand, bald im Trabekel. Zuweilen entsteht der Eindruck, die Blasen wären in Reihen perlschnurartig angeordnet. Diese Reihenstellung tritt besonders auffallend bei noch stärkerer Vergrösserung (60fach; Zeiss Okul. 4; Obj. a3) hervor.

Neben dieser Reihenstellung fällt ferner ein Neuentstehen und Verschwinden der Blasen auf. So lässt sich eine Blase mehrere Tage hintereinander an der gleichen Stelle beobachten, ohne ihre Lage wesentlich zu ändern. Plötzlich ist sie verschwunden und neue Blasen sind neben ihr aufgetaucht.

Zeichnet man täglich die Lage der Blasen in einem kleinen, gut kontrollierbaren Irisabschnitt während einer bestimmten Beobachtungszeit (z. B. von 2 Wochen) in ein Schema ein, so scheint die Blasenentwickelung an bestimmten Stellen häufiger stattzufinden, während andererseits die vorher erwähnte Reihenstellung noch deutlicher wird. Eine Abhängigkeit von den Blutgefässen lässt sich nicht nachweisen.

(Demonstration)

Es kam mir in diesem Vortrag vor allem darauf an, das klinische Bild einer noch unbekannten pathologischen Bläschenbildung an der Irisvorderfläche zu schildern. Dennoch möchte ich nicht schliessen ohne den Versuch, eine Erklärung für die Entstehung dieser Gebilde zu geben. Was ich darüber sagen kann — dies hebe ich hier ausdrücklich hervor — sind nur vorläufige Gedanken, die im Experiment noch zu begründen sind.

Eine mikroskopische Untersuchung der beschriebenen Krankheitserscheinungen, von der eine Klärung der Frage am ehesten zu erwarten wäre, steht noch aus. Die bisher beobachteten Krankheitsfälle boten z. Zt. keine Indikation zu einem operativen Eingriff. Das Tierexperiment aber kann nur mit grösster Vorsicht zum Vergleich herangezogen werden.

Wir sind also auf Annahmen angewiesen, die etwa folgendermaßen zu skizzieren wären:

Feste Körper, z. B. Cholesterin und Fett, die gelegentlich in der Vorderkammer nachgewiesen wurden, dürften mit ziemlicher Wahrscheinlichkeit auszuschliessen sein. Beide Substanzen würden sich nicht allein durch eine gelbe Farbe von den gezeigten wasserhellen Bläschen unterscheiden, sondern müssten auch im polarisierten Licht Doppelbrechung zeigen. Diese physikalische Eigenschaft der Bläschen konnte aber nicht nachgewiesen werden. Das Cholesterin pflegt ferner in Kristallform im Auge vorzukommen, ebenso Kochsalze und Phosphate.

Andere feste Körper, etwa glänzende metallische Fremdkörper, die gelegentlich einer bulbuseröffnenden Operation durch Abschilferung von den Instrumenten in das Augeninnere geraten wären, dürften ebenfalls kaum in Frage kommen, da mit den zur Verfügung stehenden optischen Beobachtungsinstrumenten der Reflex der konkaven hinteren Innenfläche der Blasen, also ein wirklicher Hohlraum, gesehen werden konnte.

Eine andere Möglichkeit, die Blasenbildung zu erklären, wäre vielleicht die Annahme einer Flüssigkeitsansammlung, die in Tropfenform in der vorderen Grenzschicht der Iris entweder in den Deckzellen selbst oder in den Interzellularräumen gelegen sein könnte.

Gegen eine Blasenbildung durch Quellung von Zellleibern spricht die immerhin beträchtliche Grösse der Blasen, die eine Deckzelle selbst bei maximaler Wasseraufnahme kaum erreichen könnte. Viel wahrscheinlicher wäre es, dass durch Zerfall mehrerer Deckzellen ein von Flüssigkeit erfüllter Hohlraum entsteht. Dieser Vorgang wird bei Entzündungen des Peritoneums an den Deckzellen der Serosa beobachtet und soll in diesen Geweben ein klinisches Bild bedingen, das den Befunden an der Iris sehr ähnlich wäre.

Bei jeder Entzündung der Iris kommt es infolge Permeabilitätsänderung der Gefässwände zu einer Exsudation in das Gewebe. Dies hiesse in der Iris zunächst eine Vermehrung der in dem porösen Schwammwerk schon überreichlich vorhandenen Interzellularflüssigkeit. Da man sich nach dem eingangs erwähnten Befund die Irisoberfläche als ein Sieb mit feinster Porenöffnung vorstellen darf, könnte infolge der Erhöhung des Gewebsturgors, die bei jeder Entzündung wohl anzunehmen ist, ein Durchpressen von normaler Interzellularflüssigkeit plus entzündlichem Exsudat durch die

Poren stattfinden. Es wäre denkbar, dass diese Flüssigkeit, die durch Eiweissvermehrung auch ein anderes spezifisches Gewicht als das Kammerwasser hätte, von den feinen Protoplasmaausläufern der Deckzellen gehalten in den Poren als Tropfen hängen bliebe. Die Bläschen könnten somit vielleicht als Vorstufe der Exsudattropfen bei Iridozyklitis aufgefasst werden (Gilbert Gr.-S. Handb. 2. Aufl. V, 3. Abt. Kap. VI).

Endlich lassen die mitgeteilten Befunde über die Anordnung und Gestalt der Blasen — es sei nur an die perlschnurartige Reihenstellung und die gelegentlich beobachtete ampullenförmige Auftreibung einzelner Blasen erinnert — noch eine dritte Erklärungsmöglichkeit für die Entstehung der bläschenförmigen Gebilde zu.

Es ist bekannt, dass beim Zusammentreffen eines Fermentes mit der in der Lymphflüssigkeit enthaltenen Katalase eine Gasentwickelung stattfinden kann. Man darf vielleicht daran denken, dass die Blasen in der Irisoberfläche als Gasblasen in den eingangs geschilderten Poren im Maschenwerk der Iris entstanden seien, d. h. also an Stellen, wo eine freie Kommunikation der Interzellularflüssigkeit mit dem Kammerwasser möglich ist. Die Blasen wären alsdann gasförmige Ausgüsse der Interzellularräume. Voraussetzung dafür wäre freilich, dass eine Fermentvermehrung im Kammerwasser, das selbst keine Katalase enthalten soll, stattgefunden hat.

Das Verschwinden und Entstehen der Blasen, ihr Lagewechsel und ihre perlschnurartige Anordnung weisen darauf hin, dass in der Iris leicht gangbare Spalten oder Hohlräume, sie mögen nun Lymphwege oder Interzellularräume genannt werden, vorhanden sind. Ein Verschluss dieser Interzellularräume durch Quellung des anliegenden Gewebes — gleichgültig ob durch feste Körper, Flüssigkeit oder Gasentwickelung hervorgerufen — oder durch Verstopfen der Hohlräume selbst könnte den Abfluss des Kammerwassers, der sicherlich zum Teil wenigstens seinen Weg durch die Iris nimmt, behindern und zur intraokularen Drucksteigerung führen (Iritis obturans [Schieck]). Die häufig nachweisbare Drucksteigerung im Beginn einer Iritis, die auch bei der Mehrzahl der mitgeteilten Fälle vorhanden war, spricht für diesen Erklärungsversuch.

Das Tierexperiment ist vorläufig noch nur mit stärkster Kritik zu bewerten. In einer grösseren Versuchsreihe habe ich bei verschiedenen Tieren (Kaninchen, Meerschwein, Hund) nach der von Magnus (D. Z. f. Chir. 175, 147 u. 182, 325) angegebenen Methode versucht, die Interzellularporen der Iris durch Gasfüllung mit katalysiertem Wasserstoffsuperoxyd darzustellen. Zwar konnten auch bei richtiger Technik fast regelmäßig bei den genannten Tieren überraschend ähnliche Erscheinungen in den oberflächlichsten Lagen der Iris beobachtet werden wie bei der Spaltlampenuntersuchung des Menschen, doch möchte ich den Spaltlampenbefund und die experimentellen Ergebnisse nur mit allergrösster Reserve als identisch betrachten.

Eine Klärung des ganzen Fragenkomplexes steht noch aus. Sie ist einmal von der mikroskopischen Untersuchung der Iris zu erwarten, ferner von Untersuchungen des Fermentgehaltes des Kammerwassers, die wir in den genannten Krankheitsfällen begonnen haben. Über die experimentellen Ergebnisse soll später zusammen mit den hier nur kurz geschilderten klinischen Beobachtungen berichtet werden. Vielleicht gelingt es, damit zugleich auch die Frage nach dem Ursprungsort der Interzellularflüssigkeit zu beantworten.

<h1 style="text-align:center">III.</h1>

Über den Blutdruck in den intraokularen Gefässen.

Von

Serr (Heidelberg).

Von allen Seiten wird jetzt anerkannt, dass die Frage des Blutdruckes in den intraokularen Gefässen von maßgebender Bedeutung ist für unsere Vorstellung vom Flüssigkeitswechsel im Auge in physiologischen und pathologischen Zeiten.

Es wurde daher in den letzten Jahren dem Problem der Blutdruckmessung ein erhöhtes Interesse entgegengebracht.

Trotz einer Reihe von experimentellen Arbeiten ist in der Frage nach der Höhe des Blutdruckes in den Augengefässen des Menschen bis jetzt noch keine volle Einigung erzielt. Da das Verständnis der einschlägigen Verhältnisse den etwas Fernerstehenden nicht ganz leicht ist, möchte ich mir erlauben, im folgenden kurz die gesicherten Haupttatsachen darzustellen und kritisch zu besprechen, besonders insoweit ich mich durch eigene experimentelle Untersuchungen bei der Klärung der so wichtigen Frage beteiligt habe.

Beginnen wir zunächst mit dem Blutdruck in den intraokularen Venen.

Beobachtet man mit dem Augenspiegel beim Menschen die Netzhautvenen auf der Papille an ihrer Austrittsstelle und übt dann mit dem Finger durch das Lid hindurch einen minimalen Druck auf den Bulbus aus, so erkennt man regelmäßig, dass das Venenende im Gefässtrichter momentan bis zur Blutleere kollabiert, um nach Nachlassen des Druckes sich sofort wieder zu füllen. Dieses Phänomen lässt sich an allen gesunden menschlichen Augen mit grosser Leichtigkeit feststellen und ist nur so zu erklären, dass der minimale Druckzuwachs im Auge, der durch die sanfte Berührung des Bulbus hervorgerufen wird, einen Augendruck erzeugt, der den intravenösen Austrittsdruck übertrifft und deshalb zum Kollabieren des Venenrohres führt.

Der Druckzuwachs, der hierzu nötig ist, ist ein minimaler, was schon daraus hervorgeht, dass bei der allerleisesten Berührung des Bulbus das Phänomen in Erscheinung tritt. Versuche, die ich anstellte, den Druckzuwachs durch kombinierte Anwendung von Dynamometer und Tonometer zu messen, scheiterten, weil sich ergab, dass der Druckzuwachs unmessbar klein ist.

Wir können somit sagen, dass der Venenaustrittsdruck auf der Papille in physiologischen Zeiten den normalen Augendruck um einen minimalen Betrag übertrifft d. h. höchstens 1—2 mm-Hg höher ist als 20—25 mm-Hg.

Die zweite wichtige Frage ist die über die Höhe des Kapillardruckes im Auge. Da die Kapillaren bekanntlich sich zu den Venen vereinigen, ohne dass zwischen beiden Gefässgebieten ein nennenswerter Widerstand eingeschaltet ist, so können wir mit Bestimmtheit sagen, dass der intraokulare Kapillardruck nur wenig höher sein kann als der Venendruck. Wir haben hier genau dieselben Verhältnisse wie in anderen Körperregionen, wo ja bekanntlich auch Kapillardruck und Venendruck bei direkter Messung dicht beieinanderliegend gefunden wurden.

Wenn wir somit schon auf Grund der Kenntnisse des Venendruckes die Höhe des Kapillardruckes erfahren, so ist es jedoch von besonderer Bedeutung, dass wir auch eine Methode besitzen, um den Kapillardruck direkt zu beurteilen. Nach den grundlegenden Untersuchungen des englischen Physiologen Hill wird die Höhe des Kapillardruckes durch denjenigen Kompressionsdruck dargestellt, der die Blutströmung in den Kapillaren eben zu verlangsamen beginnt. Nun können wir aber — wie bekannt — die Blutströmung in den Netzhautkapillaren uns entoptisch zur Wahrnehmung bringen durch Blicken gegen eine helle Fläche. Tun wir dieses, und üben wir dann mit dem Finger durch das Lid hindurch einen leisen Druck auf das Auge aus, so beobachten wir sofort eine deutliche Verlangsamung des pulsatorisch werdenden Blutstromes in den Netzhautkapillaren, ein Zeichen, dass durch minimale Erhöhung des Augendruckes die Höhe des intraokularen Kapillardruckes erreicht bzw. überschritten ist.

Wir müssen somit die Höhe des physiologischen Kapillardruckes im Auge nur wenig höher als den Augendruck d. h. auf etwa 30 mm Hg ansetzen. Pulsatorische Druckschwankungen treten bekanntlich unter physiologischen Verhältnissen in den Kapillaren nicht auf, da der Blutstrom in ihnen kontinuierlich ist, wie man schon lange weiss, und wie erst kürzlich wieder die interessanten direkten Kapillardruckmessungen im Kroghschen Laboratorium einwandfrei gezeigt haben. Die Annahme, dass die Blutzirkulation in den Kapillaren des Auges sich anders verhielte wie in anderen Körperregionen, entbehrt jeder tatsächlichen Grundlage und ist daher gänzlich unwahrscheinlich.

Die dritte Frage, die von hohem Interesse ist, ist die nach der Höhe des intraokularen Arteriendruckes. Auch hier hat man zunächst die Netzhautarterien bei ihrem Eintritt ins Auge auf der Papille zu den entsprechenden Untersuchungen herangezogen. Es ist vor allem das Verdienst von Bailliart, eine klinisch anwendbare Untersuchungstechnik ausgearbeitet zu haben. Baillairt ging bekanntlich so vor, dass er mit Hilfe einer federnden Drucksonde, des sog. Dynamometers, einen zunehmenden Druck auf die Sklera ausübte und während dieser Zeit mit dem Augenspiegel beobachtete, wann die erste grosse Kaliberschwankung in Gestalt einer grossen Pulsation der Arterie auf der Papille eintrat und dann den Zeitpunkt bestimmte, zu welchem das Gefässrohr dauernd während einiger Herzperioden blutleer gedrückt war. Der mit der federnden Sonde bei der ersten grossen Pulsation ausgeübte Druck steigerte den Augendruck bis zur Höhe des diastolischen Blutdruckes, und derjenige Druck, der nötig war, um während einiger Herzperioden eine dauernde Blutleere zu erzeugen, erhöhte den Augendruck über den systolischen Blutdruck in der Netzhautarterie. Durch nachträgliches nochmaliges Ausüben desselben Dynamometerdruckes auf die Sklera mit gleichzeitiger tonometrischer Messung des Augendruckes wurde der entsprechende Kompressionsdruck annähernd bestimmt. Bailliart fand auf diese Weise als diastolischen Druck einen Wert von 25 mm Hg und als systolischen Druck einen solchen von 50 mm Hg.

Bekanntlich hat Bailliart später zusammen mit Magitot zur Ermittlung des durch den Dynamometerdruck künstlich gesteigerten Augendruckes das Tonometer nicht mehr angewandt, sondern am Katzenauge durch manometrische Messungen eine Eichkurve ausgearbeitet, aus welcher man nach Kenntnis des ursprünglichen Augendruckes aus dem Skalenausschlag des Dynamometers den Kompressionsdruck direkt in mm Hg ablesen kann. Diese Umrechnungswerte entsprachen den ursprünglich tonometrisch festgestellten nicht ganz, sondern waren etwas höher nämlich 30—35 mm Hg diastolisch und 65—70 mm Hg systolisch.

Wenn auch die meisten Autoren bei der Nachprüfung mit der Bailliartschen Technik am Menschenauge ungefähr dieselben Resultate erhielten, so wurden doch auch einzelne Messungsergebnisse bekannt, die erheblich höhere Werte erzielt hatten, wodurch eine Unsicherheit in diese Frage gebracht wurde.

Ich stellte mir deshalb zur Aufgabe zu untersuchen, worauf die verschiedenen Angaben der einzelnen Autoren beruhten und habe folgendes festgestellt.

Erstens sind die Kriterien, die die einzelnen Autoren als maßgebend erachten für den Zeitpunkt, an welchem der diastolische und systolische Blutdruck durch den äquilibrierenden Gegendruck erreicht ist, verschieden. So wurde von Bailliart und zahlreichen anderen Autoren bei Bestimmung des diastolischen Blutdruckes derjenige Kompressionsdruck ermittelt, bei welchem die erste grössere Kaliberschwankung in Form einer grossen Pulsation des Arterienrohres auftrat. Andere Autoren beobachteten das erste vorübergehende Blutleerwerden der Arterie und wieder andere verlangten, dass dauernd ein intermittierendes Einströmen des Blutes auftreten müsste, um den hierzu nötigen Druck dem diastolischen Blutdruck gleichsetzen zu können.

Ich habe nun festgestellt sowohl mit der Bailliartschen Methode als auch mit Seidels Pelottenmethode — wenn man die Pelotte, um analoge Verhältnisse zu schaffen, absichtlich nicht nach Vorschrift auf ein Seitenästchen, sondern auf einen Hauptast einer vorderen Ciliararterie aufsetzt —, dass die auf die Arterie von aussen ausgeübten Drucke, die an derselben Arterie diese Phänomene hervorbringen, durchaus nicht identisch sind. Zuerst beobachtet man eine deutliche Pulsation, ohne dass das Gefässrohr dabei vorübergehend blutleer wird. Bei etwas höherem Drucke tritt die erste vorübergehende Blutleere ein. Schon nach 1—2 Pulsschlägen aber kollabiert die Arterie trotz gleichbleibenden äusseren Druckes nicht mehr bis zur Blutleere. Um eine periodisch wiederkehrende, pulsatorische Blutleere zu erzeugen, muss der Kompressionsdruck noch weiter gesteigert werden.

So bedurften Bailliart und andere Autoren zur Erzeugung der ersten deutlichen Pulsation eines Gegendruckes von 25—35 mm Hg; ein anderer Autor brauchte, um mit derselben Technik ein dauerndes intermittierendes Einströmen hervorzurufen, einen Gegendruck von 50 mm Hg, bei welchem Druck Bailliart bereits eine systolische Blutleere feststellte. Die verschiedenen zugrunde gelegten Kriterien zur Erkennung des Zeitpunktes, zu welchem der diastolische Blutdruck durch den äquilibrierenden Gegendruck erreicht war, liefern eine genügende Erklärung für die verschiedenen in der Literatur erwähnten Resultate.

Bei der Bestimmung des systolischen Blutdruckes fand ich Ähnliches.

Es ergab sich nämlich, worauf Seidel schon vor 2 Jahren aufmerksam gemacht hat, dass dann, wenn man beim Bailliart-schen Verfahren den Kompressionsdruck rasch ansteigen liess, der Druck, der dazu ausreichte, die Arterie während einiger Herzperioden dauernd blutleer zu drücken, erheblich niedriger gefunden wurde, als wenn man den Kompressionsdruck langsam einschleichen liess. Auf diese Weise konnte ich bei verschiedenem Vorgehen an demselben Auge leicht Unterschiede bis zu 30 mm Hg feststellen.

Welche Werte sollen wir nun als physiologisch betrachten für die Höhe des diastolischen und systolischen Blutdruckes, bzw. welche Kriterien zeigen uns zuverlässig an, ob der äquilibrierende Gegendruck den Betrag des diastolischen bzw. systolischen Blut-druckes erreicht?

Wenden wir uns zunächst der Frage des diastolischen Blut-druckes zu.

Wir müssen uns darüber klar sein, dass derjenige Kompressions-druck, der die Arterie zum ersten Male während der Diastole blut-leer drückt, höher sein muss, als der physiologische Betrag des diastolischen Arteriendruckes, da er ausserdem die elastische Eigen-spannung der Arterienwand überwindet, indem er das Arterienrohr zum Kollabieren d. h. zu umschriebener Blutleere bringt und eine gewisse Arbeit leisten muss, die Blutflüssigkeit aus dem betreffenden Gefässabschnitt zu verdrängen. Denn bei gleichem Druck innerhalb des Gefässrohres und ausserhalb desselben kann die Arterie nicht blutleer werden; es wird vielmehr bei gleichen Drucken innen und aussen vom Gefässrohr die Arterienwand in maximale Schwingungen geraten, da durch den äusseren Druck die physikalische Wandspannung während der Diastole aufgehoben wird, so dass die Arterienwand wie eine hochempfindliche Manometermembran jedem systolischen Druckzuwachs nachgibt.

Komprimiert man aber mit äusserem Druck ein elastisches Rohr, in dem Flüssigkeit strömt, so tritt sehr bald, wenn das Rohr eingedellt bzw. verschlossen wird, eine Stauung ein, wodurch sofort eine Erhöhung des Druckes nach oben von der Kompressionsstelle stattfindet. Diese Druckerhöhung wächst allmählich auf ein Maximum an, ist also bei längerer Versuchsdauer grösser als bei kürzerer.

Auf Grund dieser Überlegung ist es theoretisch durchaus richtig, wenn Bailliart denjenigen Kompressionsdruck dem diastolischen Blutdruck gleichsetzt, bei welchem die erste grosse Pulsation auftritt. Wenn man aber als Kriterium das erste Kollabieren bis zur Blutleere ansieht, was die Beobachtung erleichtert, so ist dieser Wert schon um ein geringes höher als der physiologische diastolische Druck, doch wird der Fehler nicht sehr bedeutend sein.

Ganz anders verhält es sich aber, wenn man denjenigen Kompressionsdruck dem diastolischen Blutdruck gleichsetzt, bei dem ein diastolisches Blutleerwerden dauernd periodisch auftritt. Dieser Wert muss erheblich zu hoch sein, weil vom Augenblick des ersten diastolischen Blutleerwerdens sofort das Stauungsmoment in Erscheinung tritt, wodurch der Blutdruck erhöht wird.

Ich habe mich von dieser Tatsache durch zahlreiche Versuche überzeugt.

Allein richtig ist es, denjenigen Kompressionsdruck dem diastolischen Blutdruck gleichzusetzen, bei dem die erste deutliche grosse Pulsation, allenfalls die erste vorübergehende Blutleere auftritt, nicht aber denjenigen, bei dem ein dauerndes intermittierendes Einströmen erfolgt.

Nach dem Vorausgeschickten lässt sich die Frage, welche Werte für den systolischen Blutdruck als physiologisch zu betrachten sind, leicht beantworten. Erhöhen wir den Augendruck sehr langsam, so brauchen wir, um die Netzhautarterie auf der Papille dauernd blutleer zu drücken, Druckwerte, die dem allgemeinen Blutdruck sehr nahe kommen, weil wir durch Stauung den Blutdruck in den Augenarterien auf das Niveau der A. ophthalmica d. h. des allgemeinen Blutdruckes erhöhen, wie das v. Schultén im Gegensatz zu neueren Autoren bereits vor über 40 Jahren richtig erkannte, worauf schon Seidel hinwies. Lassen wir den Kompressionsdruck jedoch sehr rasch ansteigen, so gelingt es, die Arterie durch einen weit geringeren Gegendruck während einiger Herzperioden blutleer zu drücken, da die Stauung und die ihr folgende Blutdruckerhöhung erst einige Zeit zu ihrer vollen Ausbildung brauchen.

Man muss sich bei der kritischen Betrachtung aller Messungs-methoden, welche den Bulbusinhalt als druckübertragendes Medium auf die intraokularen Arterien benutzen, darüber klar werden, dass man mit ihnen nur dann Werte erhalten kann, die sich den physiologischen intraokularen Blutdruckwerten annähern, wenn man den Kompressionsdruck sehr rasch ansteigen lässt und den niedrigsten Druckwert, der zu einem temporären, jedoch mehrere Pulsschläge überdauernden Kolla-bieren der Arterie führt, als Wert für den systolischen Blut-druck registriert (Seidel 1925).

Trotzdem auch Bailliart die fundamentale Bedeutung dieser Forderung für die Messung intraokularer Blutdruck-werte nicht erkannte, hat er sie dennoch unbewusst bei seinem Vorgehen erfüllt, was bei Bliedung aber nicht der Fall ist.

Obgleich Bliedung[1]) zur Messung des Blutdruckes in den Netzhautarterien eine Methode angegeben hat, die ebenfalls den Bulbus-inhalt als druckübertragendes Medium und die Kaliberveränderungen an der im aufrechten Bild beobachteten Netzhautarterie als Kriterium benutzt, so misst er doch aus verschiedenen Gründen zweifellos stets den Blutdruck in der A. ophthalmica und nicht — wie er an-nimmt — den Blutdruck in den intraokularen Arterien. Die Gründe hierfür liegen darin, dass bei Bliedungs Verfahren der wirksame Kompressionsdruck wegen Verwendung eines Luftgebläses nur ver-hältnismäßig langsam erhöht werden kann, wodurch die durch Blutstauung hervorgerufene Druckerhöhung in den Netzhautarterien Zeit hat, sich auf die volle Höhe des Ophthalmikadruckes zu erheben, was aber ausserdem durch die von Bliedung gegebene und befolgte Messungsvorschrift gewährleistet ist. Diese besteht bekanntlich darin, dass der Kompressionsdruck von vornherein so hoch gesteigert wird, bis die Arterien auf der Papille dauernd blutleer sind, um darauf, wenn dieser Zustand erreicht ist, durch geringe Senkung des Kom-pressionsdruckes das erste Durchschlagen der Pulswelle durch das leergedrückte Arterienrohr zu beobachten und den zu diesem Zeit-punkt abgelesenen Druck (nach mehrmaliger Wiederholung des Ver-suches) als systolischen Blutdruck zu registrieren.

Es ist nach dem Vorausgeschickten ohne weiteres verständlich, dass die so erhaltenen Werte etwa denen mit der Bailliartschen

---

[1]) Die auf die Methode Bliedungs sich beziehenden Ausführungen wurden auf der Versammlung nicht mit vorgetragen.

Methode bei sehr langsamem Ansteigenlassen des Kompressionsdruckes ermittelten entsprechen müssen, wie ich das tatsächlich feststellte (systolisch etwa 100 mm Hg gegenüber etwa 60 bis 70 mm Hg bei rascher Kompression nach Bailliarts Technik).

Da Bliedung von vornherein nicht nur die intraokularen Gefässe, sondern die gesamten Gefässe des Orbitalinhaltes unter Druck setzt, schaltet er künstlich den aus der A. ophthalmica stammenden, gesamten arteriellen Blutzufluss für die Orbita aus, wodurch selbst der ursprüngliche Druck in der A. ophthalmica noch erhöht werden kann.

Ich bin deshalb der Ansicht, dass die von Bailliart und anderen angegebenen Werte d. h. für den diastolischen Druck 30—35 mm Hg und für den systolischen Druck 50—70 mm Hg der Wirklichkeit am nächsten kommen.

Die klare Erfassung dieser physikalisch leicht verständlichen Verhältnisse ist deshalb dringend nötig, weil ausser der zu langsamen Kompression des Bulbus eine Reihe anderer möglicher Fehlerquellen — wie z. B. psychische Erregung — alle in demselben Sinne wirken, dass sie einen zu hohen Blutdruck vortäuschen. —

Es ist nun aber von grosser Wichtigkeit, besonders wegen der hieraus abzuleitenden weitgehenden Folgerungen bezüglich des intraokularen Flüssigkeitswechsels, dass wir seit einigen Jahren ausser der Bailliartschen noch eine zweite, ganz andere Messungsmethode besitzen, die uns die Richtigkeit dieser Werte zu kontrollieren erlaubt. Diese Methode ist die von Seidel angegebene Pelottenmethode. Wir können mit ihr den Blutdruck in den vorderen Ziliararterien messen, bevor sie in den Bulbus eintreten. Benutzt man als Kriterium für die Höhe des diastolischen Druckes denjenigen Druck in der Pelotte, der ein Seitenästchen der Arterie zum ersten Male zum Kollabieren bringt und für den systolischen denjenigen, der ein dauerndes Kollabieren hervorruft, so erhält man für den diastolischen Druck Werte von 30—45 mm Hg und für den systolischen solche von 55—75 mm Hg. Diese Werte entsprechen nicht ganz genau den Bailliartschen, sie sind etwas höher als diese. Eine vollkommene Übereinstimmung ist aber auch nicht zu erwarten, weil ja diese Zahlen extraokulare Blutdruckwerte darstellen und aus physikalischen Gründen eine Abnahme des Blutdruckes beim Eintritt in die Bulbuskapsel erfolgen muss. Der zweite Grund liegt aber darin, dass die mit Seidels Methode ermittelten Werte direkte manometrische Messungen darstellen, während die nach Bailliart gefundenen durch kombinierte Anwendung von Drucksonde und Tonometer bekanntlich Fehlerquellen einschliessen.

Zusammenfassend können wir somit sagen, dass für die Werte des arteriellen Blutdruckes im Auge, nach zwei verschiedenen Methoden kontrolliert, dasselbe Resultat erhalten wird, und dass die Tatsache, dass einige Autoren mit denselben Methoden am Menschenauge höhere Werte gefunden haben, darauf beruht, dass sie einerseits andere Kriterien für die Erkennung des äquilibrierenden Gegendruckes zugrunde legten, andererseits aber leichte, unbewusste Abänderungen der Technik vornahmen, indem sie den Kompressionsdruck zu langsam ansteigen liessen und so durch Stauung den Blutdruck erst erhöhten, ehe sie ihn maßen.

Auf die Versuche, den arteriellen Blutdruck in den Augengefässen des Tierauges direkt zu bestimmen, bin ich absichtlich nicht eingegangen. Teils haben die Methoden schwerwiegende prinzipielle Fehler (wie z. B. die oszillatorische Methode), teils sind die hierzu nötigen Eingriffe, wie Narkose, Knochenresektion, Bulbuseröffnung etc. zu schwer, und die zugrunde gelegten Kriterien (Beobachtung des Einfliessens von Farbstofflösung in eine Netzhautarterie mit dem Augenspiegel) zu unsicher, als dass die erhaltenen Werte als physiologisch betrachtet werden könnten, ganz abgesehen davon, dass Resultate, die am Tierauge gewonnen sind, nicht ohne weiteres auf das Menschenauge zu übertragen sind.

Welch grosse Bedeutung die Kenntnis der Blutdruckhöhe in den intraokularen Gefässen hat, ist hier nicht näher auszuführen. Ich will nur kurz darauf hinweisen, dass die wichtige Frage, ob wir im Auge für die Erneuerung des Kammerwassers eine Filtration oder eine Sekretion annehmen müssen, auch an Hand der genannten Blutdruckwerte jetzt im Sinne einer Sekretion zu beantworten ist, wodurch eine ganze Reihe klinischer Beobachtungen — ich erinnere nur an die druckherabsetzende Spätwirkung subkonjunktivaler Adrenalininjektionen am gesunden und glaukomatösen Auge — erst dem physiologischen Verständnis erschlossen wird.

Aussprache zu den Vorträgen II und III.

Herr Meesmann:

Meesmann beobachtete bei chronischen Iridozyklitiden das Auftreten massenhafter Bläschen unter der vorderen Grenzschicht der Iris. Die Erklärung wäre in zweifacher Weise möglich, einmal dadurch, dass diese Schicht durchlässiger geworden wäre und somit Flüssigkeit aus dem Kammerwasser eindringen konnte. Die zweite Erklärung wäre durch das Ansammeln eines Exsudates unter der Oberflächenschicht gegeben. Ob Beziehungen zu den von Thiel beschriebenen Bildern bestehen, ist nicht sicher zu entscheiden.

Herr Baurmann:

Die Annahme von Herrn Serr, dass aus der Möglichkeit durch Ausübung eines geringen Druckes auf die Bulbuswandung das Venenendstück
auf der Papille zu einem vorübergehenden Kollaps zu bringen, der Schluss
berechtigt sei, dass unter physiologischen Verhältnissen der intraokulare
Venendruck nur ganz wenig über dem intraokularen Druck liege, ist
unberechtigt. Nach den Ergebnissen von Strömungsversuchen mit
kollabierbaren Strombahnen, die durch einen Raum in dem ein bestimmter
Überdruck herrscht, geleitet werden, muss man schliessen, dass in diesem
Venenendstück der Druck von einem wesentlich über dem Intraokulardruck liegenden Wert auf den wesentlich niedrigeren extraokularen
Venendruck abstürzt. Durch Druck auf den Bulbus kann die mittlere
Weite dieses (physiologischerweise pulsierenden Stückes) leicht variiert
werden, doch ist daraus keine Schlussfolgerung auf die Druckhöhe im
weiter aufwärts liegenden Venengebiet erlaubt.

Weiterhin ist für die gesamten Zahlen von Bailliart und vielen
anderen Autoren, deren Ergebnisse irgendwie mit tonometrischen
Messungen zusammenhängen, zu sagen, dass die dort angegebenen Zahlen
nach der Schiötzschen Kurve II ausgewertet sind. Da deren Werte
aber gerade in dem hier interessierenden Gebiet um rund 5 mm Hg zu
tief liegen, wie wir durch die inzwischen veröffentlichte dritte Schiötzsche
Kurve wissen, so sind diese Zahlen alle um einen entsprechenden Betrag
zu erhöhen.

Herr Best:

Die Bläschenbildung auf der Vorderfläche der Iris habe ich in aus-
gesprochenster Weise bei Heterochromiekatarakt beobachtet. In diesem
Fall war die ganze Iris mit Bläschen dicht übersät. Besonders möchte
ich das Fehlen von Beschlägen und Synechien dabei betonen. Der
Augendruck war normal. Mit dem Entzündungszustand an sich hängt
die Bläschenbildung darnach nicht zusammen; vielleicht bestehen Beziehungen zur Depigmentierung, obgleich zuzugeben ist, dass andere
Fälle von Heterochromie ohne solche Bläschenbildung vorkommen.

Herr Thiel (Schlusswort):

Zur Blasenbildung in der Iris bei der Heterochromie ist zu bemerken,
dass durch den Funktionsausfall des Sympathikus eine Permeabilitätsänderung der Gefässwände entstehen kann (siehe Wirkung des Ergo-
tamins).

Man muss ferner bedenken, dass es bisher noch unmöglich ist,
irgendein anderes lebendes Organ mit der gleichen Vergrösserung und der
gleichen Lichtintensität zu beobachten, die wir bei der Untersuchung
des Auges mit der Spaltlampe und dem Hornhautmikroskop anwenden.
Infolgedessen können analoge Vorgänge oder Veränderungen in einem
andern lebenden Organ auch nicht gesehen werden.

Herr Serr (Schlusswort):

Zu Herrn Baurmann: Das Phänomen des sofortigen Kollabierens
der Netzhautvene auf der Papille bei leisem Druck auf den Bulbus hat
mit dem physiologischen Venenpuls nichts zu tun, da es auch an solchen

Augen auftritt, die keinen physiologischen Venenpuls zeigen. Entscheidend ist auch nicht der Modellversuch, sondern das Experiment am lebenden Auge, wobei eine andere Erklärung für das Kollabieren des Venenendstückes als die, dass der äussere Druck den Venendruck übertrifft, physikalisch nicht möglich ist.

Auch für die Höhe des Kapillardruckes sind nicht mathematische Berechnungen ausschlaggebend, die mit unseren heutigen Kenntnissen von der Physiologie des Blutdruckes nicht im Einklang stehen. Man weiss vielmehr aus direkten Kapillardruck- und Venendruckmessungen in anderen Körperregionen, dass zwischen beiden Drucken nur minimale Unterschiede bestehen (nach Krogh z. B. an der Hand 2 cm H_2O). Ausserdem gibt uns die Kenntnis des diastolischen Blutdruckes in den zuführenden Arterien eine obere Begrenzung für die mögliche Höhe des Kapillardruckes, da keine dafürsprechenden Tatsachen bekannt sind und es undenkbar ist, dass der Kapillardruck höher ist, als der diastolische Blutdruck in den zuführenden Arterien. Auf Druckunterschiede von 5—10 mm Hg kommt es im Prinzip gar nicht an. Die Schlussfolgerung, dass eine Filtration von Kammerwasser aus den Kapillarschlingen unmöglich ist, bleibt immer dieselbe, ganz einerlei, ob man die Höhe des Kapillardruckes bei 30 oder 40 mm Hg, ja sogar bis auf 50 mm Hg ansetzt (bei einem normalen Augendruck von 20 bis 25 mm Hg).

IV.

Über eine optische Darstellung der Hornhautoberfläche und ihrer Veränderungen.

Von

F. P. Fischer (Leipzig).

Mit 3 Textabbildungen.

1925 hat S. Rösch eine Methode zur Darstellung von Kristallflächen bekanntgegeben, deren Prinzip mit gutem Erfolg zur Darstellung der Hornhautoberfläche verwendet werden kann.

Fällt paralleles Licht durch die zentrale Bohrung eines Schirmes auf die Hornhaut, so reflektiert diese die Strahlen auf den Schirm. Ist der Schirm mit einer photographischen Schicht bedeckt, so kann die Reflexprojektion zur Reflexphotographie ausgestaltet werden. Die Apparatur zur Reflexphotographie werde ich in der Demonstrationssitzung vorweisen. Jetzt sei nur erwähnt, dass das untersuchte Auge die Lichtquelle fixiert.

Entsprechend der Oberflächengestaltung der Hornhaut entstehen auf dem Schirm Schnittkurven der reflektierten Strahlen. Diese und die erzeugende Oberfläche stehen in gesetzmäßiger

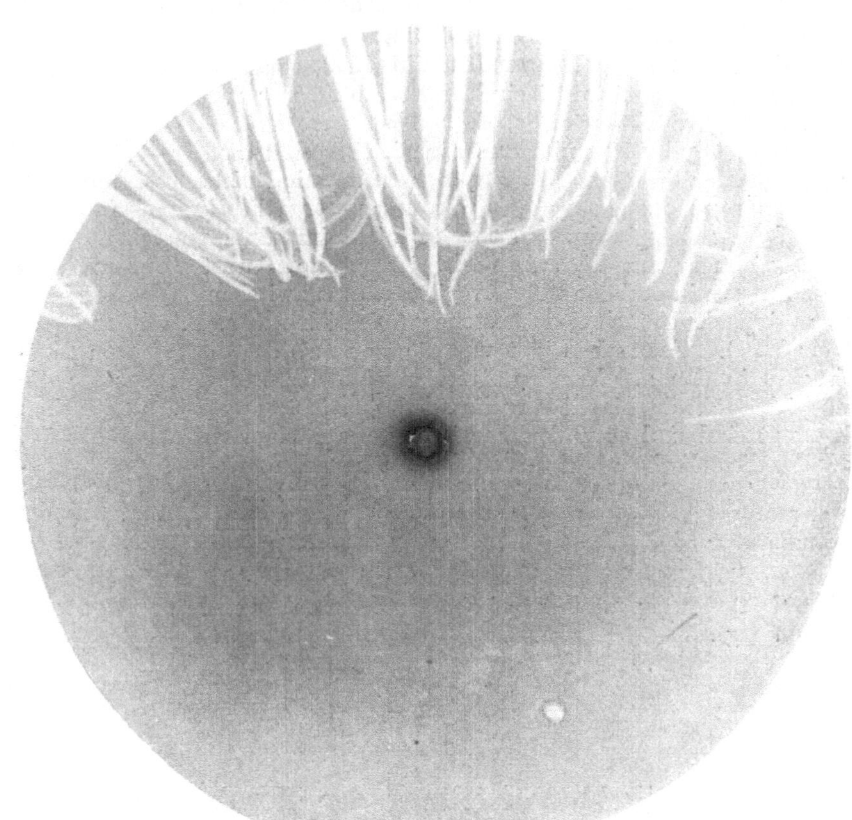

Abb. 1.

Beziehung, deren Ausdruck das Reflexionsgesetz ist. Zu jeder bestimmten Oberfläche gehören bestimmte Reflexe. Die zu einzelnen Elementen der Oberfläche gehörigen Reflexe schliessen sich zu einem einheitlichen Reflexbild zusammen. In diesem finden sich als einfache Grundtypen:

1. der Lichtpunkt, der zu einer ebenen Fläche gehört,
2. der Lichtzug, der von einer einfach gekrümmten Fläche entsteht,
3. der Lichtfleck oder das Lichtfeld, der die Flächen mit doppelter Krümmung zukommen und
4. der Lichtring, der konischen Gebilden sein Dasein verdankt.

Alle diese Reflexe ändern mit der Änderung des Objektabstandes weder Form noch Ort. Eine zweite Gruppe sehr komplizierter Reflexe ändert bei Abstandsänderung beides. Sie verhalten sich wie

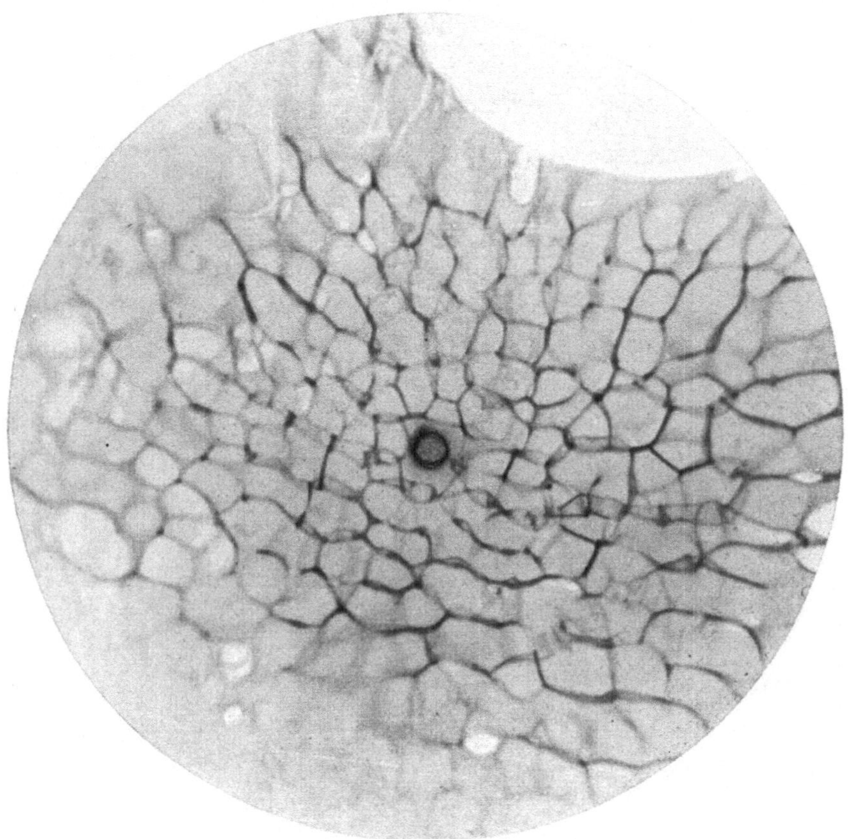

Abb. 2.

Schnittkurven kaustischer Flächen und gehören kompliziert aufgebauten, konkav gekrümmten Oberflächen zu. Alle Reflexe können
lichtstark und lichtschwach, je nach der Grösse der zugehörigen
Oberfläche, sein; scharf oder verwaschen, je nach ihrer Form.

In den Reflexbildern werden Sie ausser den Lichtzügen auch
Schattenbilder sehen, die von Gegenständen herrühren, die im Wege
des reflektierten Lichtes stehen, wie die Zilien, der Lidrand und
Bestandteile der Tränenflüssigkeit.

Reflektierende Körper können in zwei Gruppen eingeteilt
werden: In absolute Reflektoren, die lichtundurchlässig sind und
in relative, die Licht durchlassen. Die Hornhaut ist ein relativer
Reflektor. Reflexe können ihrer Vorderfläche und der Hinterfläche
angehören. Aber nur ihre Vorderfläche und die Oberfläche der
Tränenschicht manifestieren sich im Reflexbild, weil der relative

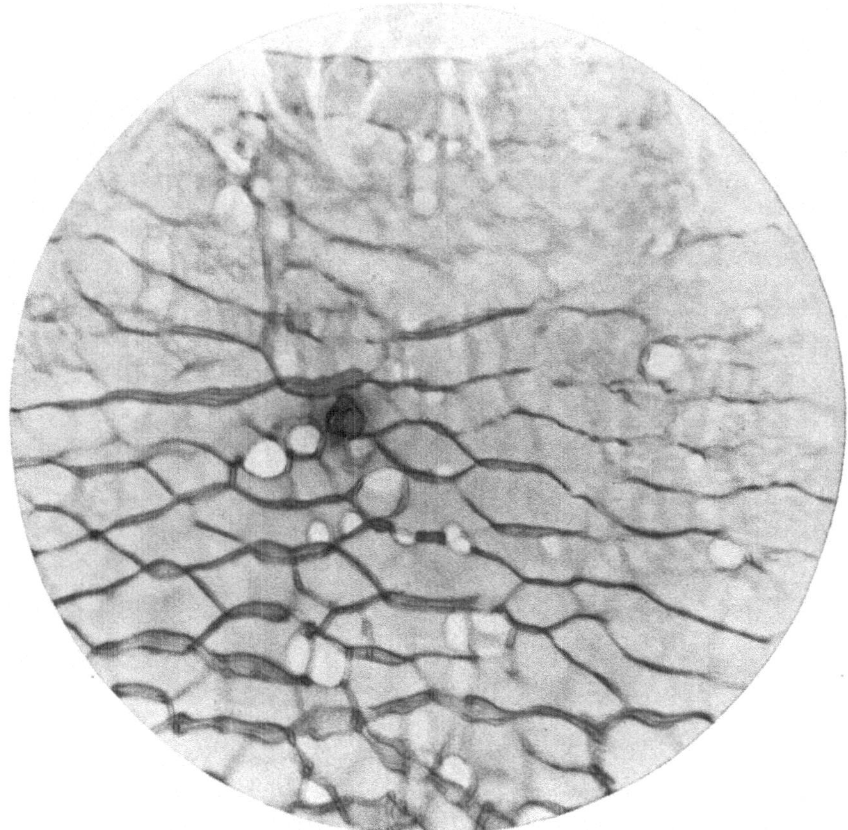

Abb. 3.

Brechungsquotient, also der Quotient der Brechungsindizes angrenzender Medien, nur an diesen Oberflächen eine genügend grosse Intensität reflektierten Lichtes gewährt. Die Tränenreflexe gleiten über den Schirm, die Vorderflächenreflexe sind ortsgebunden.

Ich zeige Ihnen jetzt das Reflexbild der normalen Hornhaut. (Bild 1). Die Photogramme sind Negative. Die Reflexe sind schwarz, die lichtlosen Stellen weiss. Oben die Zilienschatten. Der Lichtring gehört den Tränen an. Die Schwärzung nimmt radiär ab, entsprechend der Hornhautwölbung. Es ist das Bild einer fast ideal glatten Fläche.

Wischt man mit dem Finger mit einem der Lider über die Hornhaut (Bild 2), so entsteht in jedem Fall ein aus pflastersteinartigen, netzförmig angeordneten Lichtzügen zusammengesetztes Reflexbild. Die Lichtzüge sind verschieden gestaltet. Jeder macht nacheinander die Veränderungen durch, die Sie hier nebeneinander sehen. Die Erscheinung vergeht rasch.

Bild 3 zeigt ihren Höhepunkt. Das Auge blickt etwas nach oben, man sieht den Limbus mit Zilienschatten des Unterlides.

Nach der Einwirkung des Lides entstehen auf der Hornhautoberfläche Runzeln oder Furchen, zu denen die pflastersteinartigen Lichtzüge gehören. Die Tränen fliessen über sie hinweg.

Im nächsten Bild sehen Sie ein Salbenauge. Die Schatten der Salbenbröckel.

Dasselbe Auge nach E nwirkung des Oberlides. Sie sehen, wie der Tränenstrom mit den Salbenpartikeln über d e Lichtzüge fliesst.

Die Furchen oder Runzeln sieht man mit dem Lupenspiegel, auch mit der Spaltlampe, aber sie vergehen zu rasch, um Einzelheiten fixieren zu lassen. Sie sind von Hirschberg zuerst beschrieben, dann anscheinend von Vogt und Staeli gesehen worden. Helmholtz, Listing, Joung und neuerdings Esser haben sie im entoptischen Hornhautspektrum festgestellt und als das Krauswerden der Oberfläche gedeutet.

Die pflastersteinartigen Lichtzüge fehlen immer dort, wo das Epithel fehlt oder verändert ist. Diese Stellen sind im Furchenbild ausgespart.

Das nächste Bild zeigt ein anscheinend normales Reflexbild. Die Schwärzung ist an einer Stelle etwas geringer.

Das Furchenbild desselben Auges zeigt Ihnen einen polygonen Bezirk von Lichtzügen frei. Klinisch eine Makula nach Fremdkörper vor sehr langer Zeit entstanden.

Feinste Bläschen im Epithel bei einer tuberkulösen Iridozyklitis, perlschnurartig angereiht, wie sie Bergmeister jüngst beschrieb.

Das Furchenbild zeigt ihre wahre Form und Grösse. Ohne Epithel ist auch das Reflexbild in toto anders.

Dieses Bild ist nach einer Abrasio aufgenommen. Hier ist der Schaber in das Parenchym eingedrungen. Nur Lichtpunkte. Die Oberfläche ist in zahllose kleine Flächen zerklüftet.

Nun folgen einige Krankengeschichten, dargestellt in den entsprechenden Reflexbildern: Eine Erosion und ihr Heilverlauf. Eine rezidivierende Erosion in der anfallsfreien Zeit und zur Zeit des Rezidives. Ein Herpes superficialis corneae.

Alle Oberflächenveränderungen, auch Wölbungsabweichungen manifestieren sich im Reflexbild. Ich habe Ihnen nur einige ausgewählte Bilder gezeigt, die eine ungefähre Vorstellung von dem, was die Reflexphotographie leisten kann, geben sollen. Die Reflex-photographie soll nicht mit klinischen Methoden konkurrieren oder sie gar ersetzen, aber sie kann sie vielleicht in manchen Fällen ergänzen.

Aussprache.

Herr Kubik:

Herr Kubik richtet an den Vortragenden die Anfrage, welche anatomischen Befunde dem netzartigen Furchenbild zugrunde liegen.

Herr Fischer (Schlusswort):

Das Zustandekommen der Furchen ist an zwei Eigentümlichkeiten des Epithels geknüpft, an seine Weichheit und dass sich in ihm Orte verschiedener mechanischer Deformierbarkeit befinden müssen. Die verschiedene Deformierbarkeit kann bestimmte anatomische Grundlagen haben, über die näheres noch nicht bekannt ist oder in der feinbaulichen Struktur des Epithels begründet sein. Nach Aufhören der Einwirkung des Lides streben die stärker deformierten Teile der Ausgangsstellung zu und erreichen sie vollkommen. Ich möchte noch an die histologischen Untersuchungen von Friebös erinnern, der Faserzüge in und um die Epithelzellen festgestellt hat. Doch lässt sich nicht mit Sicherheit sagen, ob diese histologischen Eigentümlichkeiten mit den Furchen irgend etwas zu tun haben. Das Intervall zwischen zwei annähernd parallelen Furchen schwankt bezüglich der Grösse zwischen 25—100 μ.

V.

Intraokularer Druck und die äusseren Bulbushüllen.

Von

E. Hertel (Leipzig).

Mit 2 Textabbildungen.

Dass die Beschaffenheit der Bulbushüllen bei Augendruck-erhöhungen eine gewisse Rolle spielen kann, hat schon Schmidt-Rimpler in seiner Monographie über das Glaukom auf Grund älterer Arbeiten (Coccius, Arlt, Koster usw.) diskutiert. Bekannt-lich hat dann in der neuesten Zeit M. H. Fischer das Glaukom lediglich als eine Erscheinung einer abnormen Säurequellung der Hüllen angesprochen auf Grund seiner Experimente an enukleierten Tieraugen, die in angesäuerten Lösungen durch Quellung der Sklera und Hornhaut steinhart wurden. Diese Anschauung ist vielfach zurückgewiesen worden. Ich selbst habe an lebenden Tieren durch Einführung von sauren Salzen niemals eine Drucksteigerung erzeugen können. Nakamura hat in der Leipziger Klinik diese Experimente in exakter Weise fortgesetzt, erreichte aber auch keine Drucksteigerung, selbst nicht in Fällen, bei denen eine Übersäuerung des Blutes gelungen war.

Ich ging dann dazu über, die angeschnittene Frage durch Untersuchungen glaukomatöser menschlicher Augen zu klären. Hierher gehören zunächst meine Bestimmungen der Wasserstoffionenkonzentration im Kammerwasser. Ich konnte mit der Indikatorenmethode von Michaelis bei Glaukomaugen eine Vermehrung der H-Ionen, die man doch nach der Fischerschen Theorie hätte erwarten können, nicht feststellen. Ich kam vielmehr auf Grund meiner Messungen zu dem Schluss, dass der H-Ionengehalt des Kammerwassers auf die Höhe des Augendruckes nicht von Einfluss sei. Auch Kubiks mit der Gaskettenmethode unter allen Kautelen in der Leipziger Augenklinik auf meine Veranlassung ausgeführten Untersuchungen haben das Resultat gezeitigt, dass weder eine Vermehrung noch eine Verminderung der H-Ionenkonzentration im Kammerwasser für die Entstehung des Glaukoms von Bedeutung ist in Übereinstimmung mit Baurmanns Mitteilungen. Wenn man bei Glaukomkranken eine Vermehrung der H-Ionen findet, so ist das eine sekundäre Erscheinung, beruhend auf der Stauung bei inkompensierten Fällen.

Weiter suchte ich dann nach Veränderungen in den Bulbushüllen selbst, und zwar auch bei menschlichen Augen.

Ehe ich auf diese interessanten Untersuchungen eingehe, möchte ich noch kurz eine experimentelle Arbeit aus meiner Klinik in Erinnerung bringen, aus der zu entnehmen war, wie leicht auffällige reversible Veränderungen sich in der Sklera hervorbringen lassen durch Änderung ihres kolloidalen Zustandes. F. P. Fischer konnte am vorderen Abschnitt von Augen lebender Kaninchen — aber auch am Menschen — die Sklera unter gewissen Bedingungen durchsichtig machen, wenn er sie nämlich mit entquellenden Substanzen, wie Alkohol, Magnesiumsulfat, Zitrat usw. betupfte, ja, es genügt sogar Spülung mit 5%iger Kochsalzlösung. Diese Durchsichtigkeit ging zurück nach Aufhören der Einwirkung der entquellenden Substanzen, es waren also nicht etwa anatomische Schädigungen eingetreten. Inzwischen ist es auch gelungen, mit einer geeigneten Methode, beruhend auf beträchtlicher Verstärkung der Lichtquelle und Erhöhung der Vergrösserung des Spaltlampengerätes, die durchsichtig gewordenen Flecken ultramikroskopisch am lebenden Auge zu untersuchen. An den Bildern, die ich kurz demonstrieren möchte, sehen wir die grosse Ähnlichkeit des ultra-mikroskopischen Bildes von der durchsichtig gemachten Sklera mit dem der Hornhaut. Dass die Farbe des Hintergrundes verschieden ist, dürfte klar sein, weil bei der Sklera ja die Aderhaut den Hinter-grund bildet, bei der Hornhaut die Pupille. Man sieht eine ausser-ordentlich ähnliche Verteilung der Beugungsscheibchen, während die unveränderte Sklera bei der gleichen Betrachtung ein mehr gleichmäßig weissgestreiftes Bild gibt. Die besonders stark und hell glänzenden Fleckchen, die man sowohl im Hornhautbild, wie im Bild der aufgehellten Sklera erkennt, sind ganz oberflächlich gelegen, gehören also zu den Reflexen, über die Herr Fischer soeben eingehend gesprochen hat.

Wenn wir nun zu den Untersuchungen an menschlichen Skleren und Hornhäuten übergehen, so möchte ich zunächst berichten über Messungen ihres Wassergehaltes auf Grund der Gewichts-differenzen des frischen Materials gegenüber den bis zur Gewichts-konstanz eingetrockneten. In der Tabelle sind unterschieden

Wassergehalt in Prozenten.

Hypertonie			Hypotonie			Drucksteigerung nicht beobachtet		
Diagnose	Sklera	Cornea	Diagnose	Sklera	Cornea	Diagnose	Sklera	Cornea
Absolutes Glaucom 66 Jahre	63	75	Phthisis 20 Jahre	71	73	Perforier. Hornhaut-verlg. 12 J.	67	75
Fast absol. Glaucom 71 Jahre	62	74	Phthisis 60 Jahre	71	79	Iridocy-klitis 46 J.	66	76
Intracul. Tumor 56 Jahre	61	75	Phthisis 70 Jahre	71	78			
Intraocul. Eisenspl. 51 Jahre	63	75	Intraocul. Tumor 56 Jahre	71	73			

Fälle, bei denen eine deutliche Hypertonie festgestellt werden konnte und solche, bei denen Hypotonie vorhanden war. In der letzten Gruppe sind Fälle bezeichnet, bei denen eine ausgesprochene Änderung des Augendruckes nicht feststellbar gewesen war. Ein Vergleich des prozentischen Wassergehaltes zunächst in den Skleren ergibt, dass bei den Fällen mit Hypertonie eine nicht sehr hochgradige, aber doch deutliche Verminderung des Wasser-gehaltes gegenüber den Fällen mit Hypotonie vorhanden war.

Die Hornhäute liessen eine eindeutige Differenz in dieser Richtung nicht erkennen. Auch die Werte in den Hornhäuten von den Fällen, bei denen eine Drucksteigerung nicht gesehen war, hielten sich in ähnlichen Grenzen, während der Wassergehalt der Skleren etwa die Mitte einnahm zwischen den Werten in den vorhergehenden Gruppen.

Es war nun zu untersuchen, ob etwa durch diese Differenz in dem prozentischen Wassergehalt auch ein Einfluss auf die Fein-- struktur der Sklera eingetreten war. Es wurden dazu Messungen des Brechungsindexes der Sklera vorgenommen, da ja auf diese, wie wir aus den Fischerschen vorhererwähnten Unter-suchungen entnehmen konnten, der Wassergehalt von Bedeutung ist. Es wurden Sklerastückchen von bekanntem Ausmaße in Flüssigkeiten, deren Brechungsindex bestimmt war — es kamen in Betracht Lösungen von Pyridin in Wasser, Azeton und Anethol in Ätylnitrat, deren Wasserentziehungsvermögen auf die Sklera-stückchen bestimmt wurde — eingetragen und mikroskopisch das durchsichtigste Stück, ähnlich der Töplerschen Schlieren-methode, ausgewählt. In den Kurven ist der jeweilige prozentische Wasserverlust eingetragen und der zugehörige Brechungsindex.

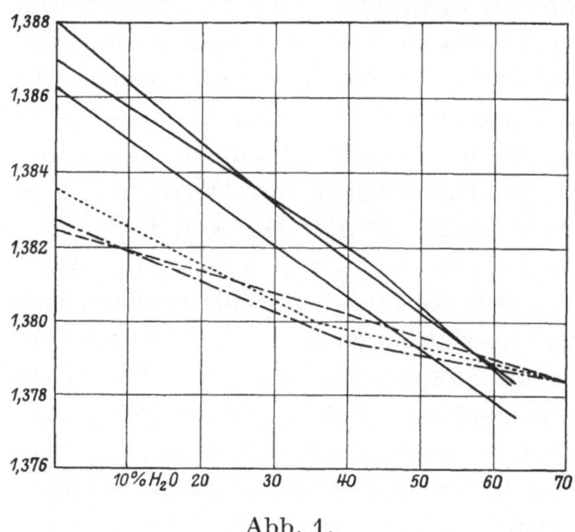

Abb. 1.

Es ergibt sich nun, dass bei den Augen mit erhöhtem Druck (voll ausgezogene Kurven) gegenüber den mit erniedrigtem Druck (punktierte Linien) die Wasserentziehung einen viel stärkeren Einfluss auf den Brechungsindex hatte. Man sieht ohne weiteres, dass bei einer gleichen prozentischen Wasserentziehung mit Zunahme

der Grösse derselben der Brechungsindex in den Augen mit Druckerhöhung ganz bedeutend schneller stieg. Man sieht aber auch,
dass schon beim Beginn der Untersuchungen, d. h. also, wo der
künstlich gesetzte Wasserverlust noch ganz gering war, eine solche
Differenz im Laufe der Kurve sich anbahnte. Damit erscheint
uns bewiesen, dass der Wassergehalt der Sklera in Augen mit
erhöhtem Druck nicht nur prozentisch vermindert ist, sondern dass
auch die Wasserbindung eine wesentlich andere sein muss, als in
den Augen mit Druckerniedrigung.

Die Erhöhung des Brechungsindexes weist darauf hin, dass
eine Verminderung der Lösungsphase des dispersen Systems eingetreten war. Die Differenz aber, die diese Erhöhung des Brechungsindexes bei den Augen mit gesteigertem Druck gegenüber denen
mit vermindertem Druck aufwies, zeigt eine ungleiche Konzentration und eine Änderung des Dispersitätsgrades an, es stellten
die Skleren in Augen mit erhöhtem Druck ganz andere kolloidale
Systeme dar, als in Augen mit niedrigem Druck.

Noch weitere Einblicke in diese Differenz brachte die folgende
Untersuchungsreihe, die zugleich den grossen Vorteil hatte,
wie Sie sehen werden, die Resultate bildlich festzuhalten und zwar
mit Hilfe der Röntgenstrahlen. Sie erinnern sich, dass zuerst
Laue darauf hingewiesen hat, dass man mit einem dreidimensionalen
Raumgitter bei genügender Kleinheit der Teile desselben ein Gitterspektrum der Röntgenstrahlen erhalten müsse. Friedrich und
Knipping haben mit Laue tatsächlich dieses Gitterspektrum,
zuerst an Zinkblendenblättchen, zur Darstellung gebracht.

Später wurde dann die Methode von F. Rinne-Leipzig und
Debye und Scherrer, Katz u. a. weiter ausgebildet. Im Prinzip
beruht dieselbe, wie Sie aus dem Bilde ersehen, darauf, dass die
Strahlen einer Spezialröntgenröhre für Spektraluntersuchungen,
durch Kupferantikatoden möglichst monochromatisch gemacht,
durch ein Blendensystem geleitet werden. Am Ende des Blenden-
systems wird das zu durchleuchtende Objekt in einem geeigneten
Rahmen senkrecht zu den durchfallenden Strahlen aufgestellt;
es entstehen dann um den zentralen Durchstosspunkt des Bündels
durch Beugung an kleinsten Teilchen Interferenzstrahlungen, die das
Gitterspektrum auf dem Schirm ergeben (Demonstration einiger
Beispiele: Debye-Scherrer Diagramme von Graphit und Paraffin).

Es gelang uns nun nach langen Vorversuchen bei geeigneter
Anordnung, auch von der Sklera und der Kornea derartige Röntgen-
bilder zu bekommen. Als Beispiele möchte ich das von der normalen

Sklera und Hornhaut eines jugendlichen Individuums demonstrieren. Dann gingen wir dazu über, auch pathologische Fälle mit der gleichen Methode zu untersuchen. Ich möchte davon nur als zu unserem heutigen Thema gehörig, einige Bilder zeigen von Augen, die Drucksteigerung hatten. Zuerst das Bild von einer Sklera aus einem Glaukomauge (Abb. 2a), das vor der Enukleation gemessen, einen Druck von 70 mm Hg aufwies, daneben ein auf gleiche Weise hergestelltes Röntgenbild einer normalen Sklera (Abb. 2 b). Der Unterschied zwischen beiden Bildern ist augenscheinlich, der Interferenzring bei dem Glaukomauge ist wesentlich grösser als bei dem

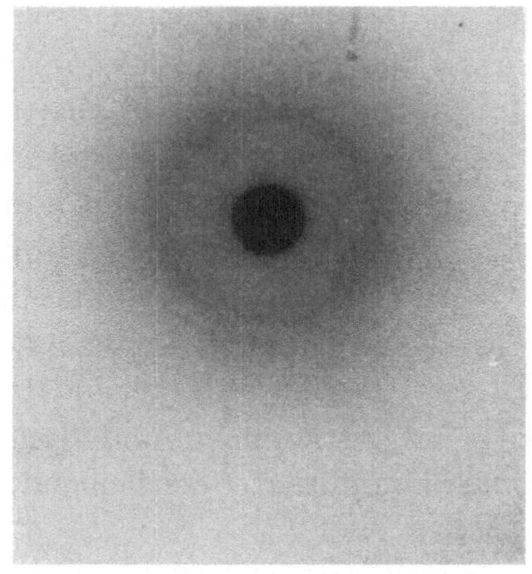

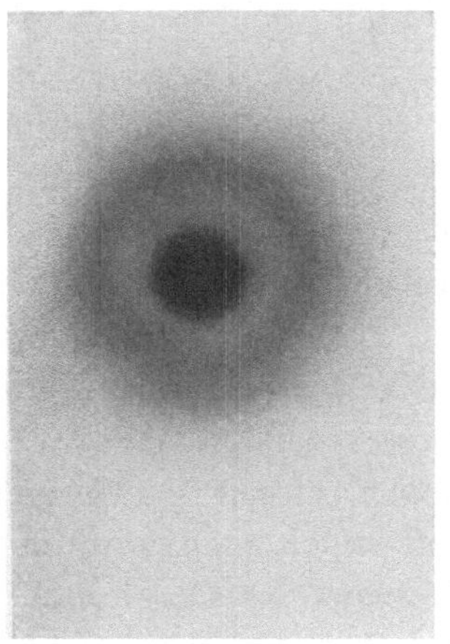

Abb. 2a.   Abb. 2b.

normalen Auge. Sein Abstand von dem Primärstrahlfleck ist breiter. Bei dem zweiten Fall von Glaukom, bei dem eine etwas geringere Drucksteigerung (44 mm Hg) gemessen war, ist der Unterschied von dem gleichzeitig demonstrierten normalen Bilde nicht so beträchtlich, dürfte aber einwandfrei auch bei der Projektion hervortreten. Auf den jetzt folgenden Korneabildern ist bei einfacher Betrachtung der Unterschied zwischen den Glaukom- und normalen Augen nicht ohne weiteres auffallend. Über die genauen Ausmessungen aller dieser Bilder, namentlich auch auf die Resultate der photometrischen Bestimmungen kann ich wegen der Kürze der Zeit leider nicht eingehen, sie werden in einer ausführlichen Mitteilung wiedergegeben werden.

Die aber auch ohne diese genaueren Zahlen, namentlich bei Skleren deutliche Vergrösserung des Interferenzringes, dürfte den Schluss berechtigt erscheinen lassen, dass die Elementarteilchen und ihre Lage in den Hüllen des Auges mit Druckerhöhung verschieden war von denen mit Druckerniedrigung, und zwar muss die Entfernung der Teilchen in den druckgesteigerten Augen geringer sein. Und da diese Elementarteilchen wegen der ausserordentlichen Kleinheit der Röntgenstrahlenwellen wohl nur molekulare oder micellare Grösse haben können, müssen die von uns aufgedeckten Unterschiede sehr tiefgreifende sein. Es steht meines Erachtens nichts im Wege — namentlich im Zusammenhang mit den verschiedenen Resultaten unserer übrigen Versuchsreihen — sie als bedingt durch die Änderung des Verhältnisses der beiden dispersen Phasen in den Augenhüllen anzusehen.

Ich möchte aber ausdrücklich hervorheben, dass es, soviel ich aus der Literatur entnehmen kann, überhaupt das erste Mal ist, dass mit dieser Methode versucht worden ist, einem krankhaften Prozess nachzugehen und dass mir daher in der weiteren Ausdeutung der Gitterbilder grösste Zurückhaltung nötig erscheint. Ich hoffe aber doch, zweierlei bewiesen zu haben, einmal, dass die Erforschung der Hüllenbeschaffenheit von grosser Bedeutung sein muss für die Vertiefung unserer Erkenntnis der Ursachen etwa auftretender Augendruckänderungen und zweitens, dass wir Möglichkeiten haben, diesen schwierigen Fragen näher zu kommen und damit hoffentlich auch dem uns freilich immer komplizierter erscheinenden Problem des Glaukoms.

Zum Schluss möchte ich nicht unterlassen, zu bemerken, dass die Durchführung meiner Absichten in dankenswerter Weise unterstützt wurde von der eifrigen Mitarbeit von Herrn Dr. Fischer an der Leipziger Augenklinik und Herrn Dr. Henschel am Leipziger Mineralogischen Institut (Direktor: Geheimrat Rinne).

VI.

Zur Methodik der klinischen Glaukomforschung.

Von

E. Seidel (Heidelberg).

Bereits vor sieben Jahren habe ich darauf hingewiesen, dass die wichtige Frage nach der Genese der glaukomatösen Augendrucksteigerung für eine kleine Gruppe von Augen mit primärem chronischem Glaukom eindeutig beantwortet werden kann durch ein einfaches, äusserst schonendes, unter klaren Bedingungen und übersichtlichen Verhältnissen anzustellendes klinisches Experiment.

Das einfache Experiment besteht darin, dass man solche Patienten bei völlig unberührt gelassenen Augen und normalem Augendruck etwa eine Stunde lang in einen ganz oder halbverdunkelten Raum bringt. Man findet nach dieser Zeit bei der tonometrischen Messung des Augendruckes regelmäßig eine ganz beträchtliche Augendrucksteigerung bis auf etwa 60—80 mm Hg. Bringt man darauf die Patienten in derselben Körperhaltung in einen hellen Raum, so tritt gesetzmäßig im Verlauf von etwa einer halben Stunde wieder ein Druckabfall bis zur Norm ein.

Ich habe im Laufe der Zeit, um über das Zustandekommen dieser Augendruckschwankungen volle Klarheit zu erlangen, an 13 solchen Glaukomaugen (die diese Dunkel- und Lichtreaktion des Augendruckes besonders ausgeprägt darboten), über 250 Einzelversuche angestellt, in den letzten Jahren zusammen mit Herrn Dr. Serr, und zwar unter verschiedenen, nach ganz bestimmten Gesichtspunkten gewählten und variierten Bedingungen und möchte mir bei der grossen theoretischen Bedeutung, die diesen Fällen für die so wichtige, neuerdings wieder lebhaft diskutierte Frage nach der Entstehung der glaukomatösen Drucksteigerung zukommt, heute erlauben, Ihnen kurz zusammenfassend über meine Beobachtungen zu berichten und die sich daraus ergebenden Schlussfolgerungen abzuleiten:

Wie ich schon in meiner ersten, hierauf bezüglichen Arbeit in v. Graefes Archiv (1920) hervorhob, ist es nur eine kleine Gruppe von Augen mit chronischem bzw. einfachem Glaukom, die die Erscheinung der Drucksteigerung durch Beschattung und des Druckabfalles durch Belichtung zeigt, nämlich solche Augen mit ausgesprochen seichter Vorderkammer, mit sog. Habitus glaucomatosus. Sämtliche Augen waren äusserlich völlig blass und reizfrei, besassen meist für Ferne und Nähe noch volle Sehschärfe und zeigten mit dem Augenspiegel zum Teil noch einen völlig normalen Papillenbefund, zum Teil eine beginnende glaukomatöse Exkavation. Die Iris erwies sich bei der Besichtigung mit der Spaltlampe und dem Hornhautmikroskop als völlig normal.

Zum Bewirken eines Druckanstieges war es meist nicht erforderlich, das Untersuchungszimmer vollkommen zu verdunkeln, auch bei Dämmerlicht im halbverdunkelten Raum kam er bei Fernblick zustande. Man kann den Druckanstieg ganz willkürlich zu jeder Tageszeit, beliebig oft, unmittelbar nacheinander oder mit dazwischenliegenden Pausen in gleicher Stärke hervorrufen.

Zum Bewirken des Druckabfalles ist keine intensive Belichtung nötig, auch Blick gegen bewölkten Himmel in den Morgenund Abendstunden genügt dazu. Durch künstliches Licht ist der Druckabfall ebenfalls zu erreichen. Auch wenn man, wie das wiederholt geschah, die Patienten am Tage mit dem Rücken gegen das Fenster setzte und sie gegen die einige Meter entfernte Zimmerwand sehen liess, trat er prompt ein, ebenso auch dann, wenn der im Dunkelzimmer befindliche Patient nach Öffnen der Tür nach dem künstlich oder durch Sonnenlicht beleuchteten Nebenzimmer blickte.

Durch geeignete Versuche mit variierter Belichtungsintensität konnte festgestellt werden, dass sowohl zum Bewirken eines Druckanstieges als auch zum Bewirken eines Druckabfalles nicht etwa eine maximale Mydriasis bzw. eine maximale Miosis erforderlich war, sondern hierzu eine mittlere, für jedes einzelne Auge individuelle Pupillenweite ausreichte, gleichsam ein Schwellenwert derselben. Dieser Schwellenwert des Pupillendurchmessers, bei dessen Überschreiten ein Druckanstieg eintrat, betrug meist etwa 3—4 mm, an manchen Augen aber auch nur 2,5—3 mm; der entsprechende Wert, bei dem eine Drucksenkung erfolgte, war stets nur um etwa 0,5 mm kleiner.

Die erforderliche Zeitdauer, um den Augendruck in solchen Augen von seiner normalen Höhe nach Herstellung des betreffenden Schwellenwertes der Pupillenweite um etwa 40—60 mm Hg ansteigen zu lassen, belief sich etwa auf eine Stunde, die zur Bewirkung eines Druckabfalles bis zur Norm nötige Zeit nur auf eine halbe bis dreiviertel Stunde. Durch Verlängerung der Beschattungszeit konnte in einer Reihe von Fällen der Augendruck noch weiter in die Höhe getrieben werden. Im allgemeinen erreichte man an demselben Auge mit der gleichen Beschattung in verschiedenen Versuchen annähernd denselben Druckanstieg und mit der gleichen Belichtung den gleichgrossen Druckabfall. Bei verschiedenen Augen waren die entsprechenden Zeiten etwas verschieden.

Die betreffenden Patienten, bei denen die Versuche vorgenommen wurden, standen im Alter von 43—60 Jahren und hatten meist einen allgemeinen Blutdruck von 120—130 mm Hg, der auch während der beträchtlichen Augendruckschwankungen, wie wiederholte Messungen ergaben, stets auf seiner ursprünglichen Höhe verharrte. —

Aus der Gesamtheit von 250 solchen genau registrierten Belichtungs- und Beschattungsversuchen an 13 verschiedenen Augen ergab sich nun mit voller Sicherheit die wichtige Tatsache, dass die wesentliche Bedingung für das Zustandekommen eines Druckanstieges und eines Druckabfalles in diesen Augen in der Pupillenweite lag, m. a. W., dass zwischen Pupillenweite und Augendruck ein kausaler Zusammenhang bestand, der besonders klar in Erscheinung trat, wenn man, wie das in unseren Fällen stets geschah, sich den tonometrisch ermittelten Augendruck und die dabei jeweils beobachtete Pupillenweite in Form von Kurven aufzeichnete, von denen Herr Dr. Serr in der Demonstrationssitzung[1] heute Nachmittag eine Auswahl zeigen wird.

Der bei diesen Augen bestehende mechanische Kausalzusammenhang zwischen Pupillenweite und Augendruck geht fernerhin noch aus folgenden vier, durch besondere Beobachtungsreihen festgestellten Tatsachen hervor:

1. Der Druckabfall tritt auch dann ein, wenn das betreffende Auge selbst der direkten Lichteinwirkung durch Anlegen eines lichtdicht abschliessenden Verbandes entzogen und nur das andere Auge belichtet wird. Dabei macht es keinen Unterschied, ob das andere, belichtete Auge gesund oder glaukomatös ist (d. h. ob es bei der Messung immer normalen Augendruck ergibt und also keine Drucksteigerung im Dunkelzimmer aufweist, oder ob es sich ähnlich wie das erste verhält, also ebenfalls Licht- und Dunkelreaktion des Augendruckes zeigt). Auch am lichtdicht abgeschlossenen Auge tritt eine Drucksenkung immer auf, vorausgesetzt, dass durch Belichtung des anderen Auges eine konsensuelle Pupillenverengerung am verdeckten bewirkt wird, die den entsprechenden Schwellenwert der Pupillenweite erreicht bzw. überschreitet.

---

[1] Demonstrationsvortrag Nr. 4.

2. Der bei Fernblick im halbverdunkelten Raum in die Höhe getriebene Augendruck kann in geeigneten Fällen **trotz gleichbleibender Beleuchtungsstärke** zur Norm zurückgeführt werden, dadurch, dass man die betreffenden Personen veranlasst, während längerer Zeit eine Akkommodationsanstrengung auszuführen, z. B. durch Lesen von Zeitungsschrift. Nach Auftreten einer den betreffenden Schwellenwert der Pupillenweite überschreitenden **Konvergenzverengerung** geht der Augendruck innerhalb einer Stunde auf die normale Höhe zurück.

3. Der Druckanstieg im Dunkelzimmer tritt **nur am wachen** Patienten ein; er bleibt aus bzw. geht zur Norm zurück, wenn die betreffenden Personen während des Dunkelzimmerversuches **einschlafen**, wie das in einigen Versuchen zufällig geschehen war. Durch das Eintreten einer **Miosis im Schlafe** finden diese Beobachtungen ohne weiteres ihre Erklärung.

4. Die durch Beschattung und Belichtung bei diesen Augen hervorgerufenen Druckschwankungen treten auch dann ein, wenn **man bei gleichbleibender Belichtung nur die Pupillenweite verändert**, wie das durch Anwendung von Medikamenten möglich ist. So ergab sich z. B., dass **trotz heller Belichtung**, die am intakten Auge stets den Druck zur Norm herabsetzte, **nach** Eintropfen von Homatropin und Kokain-Adrenalin ein **Druckanstieg** erfolgte, sobald die hierdurch bewirkte medikamentöse Mydriasis den vorher durch Beschattungsversuche am intakten Auge ermittelten Schwellenwert der Pupillenweite überschritt. Dabei ist besonders zu beachten, dass es für das Zustandekommen des Druckanstieges in solchen Augen einerlei ist, ob das angewandte pupillenerweiternde Mittel zu einer inneren Hyperämie des Auges führt, wie z. B. Homatropin, oder eine vasokonstriktorische Wirkung auf die inneren Augengefässe entfaltet wie Kokain-Adrenalin.

Durch zahlreiche, im Einzelfalle stets häufig wiederholte Versuche ist somit festgestellt, dass bei einer Gruppe von Augen mit primärem chronischem Glaukom mit seichter Vorderkammer durch eine äusserst schonende, wirklich physiologische Experimentiermethode, nämlich durch geringfügige Änderung der auf das völlig intakte, in die Ferne blickende Auge einwirkenden Lichtintensität ganz beträchtliche Augendrucksteigerungen und -senkungen beliebig oft in gesetzmäßiger Weise hervorgerufen werden können, und dass in diesen Fällen eine gesetzmäßige kausale Beziehung des Druckanstieges und der Drucksenkung zur Pupillenweite besteht.

Aus dieser Tatsache geht zunächst mit Sicherheit hervor, dass die beobachteten Druckschwankungen auf lokalen Verhältnissen im Auge beruhen. Die beträchtlichen Augendruckschwankungen, die an beiden Augen desselben Patienten, aber in einzelnen Fällen, wenn das andere Auge gesund war, auch nur an einem Auge bei normal bleibendem Drucke am anderen Auge auftraten, müssen notwendigerweise hervorgerufen werden durch Volumenschwankungen des Bulbusinhaltes, d. h. es muss bei der Beschattung eine Volumenzunahme und bei der Belichtung eine Volumenabnahme des Bulbusinhaltes eintreten. Diese Volumenschwankung kann im intakten, ruhenden, in die Ferne blickenden Auge nicht auf einer plötzlich eintretenden, vermehrten oder verringerten Blutfülle der intraokularen Gefässe beruhen, muss daher auf eine Volumenschwankung der Augenflüssigkeiten zurückgeführt werden, von denen aus einer Reihe von Gründen wiederum nur das Kammerwasser in Betracht kommt. Es ergibt sich somit, dass bei Beschattung, einhergehend mit Pupillenerweiterung, eine Vermehrung des Kammerwasservolumens und bei Belichtung, einhergehend mit Pupillenverengerung, eine Verringerung des Kammerwasservolumens eintritt. Das Auftreten solch beträchtlicher Drucksteigerungen im intakten Glaukomauge von der normalen Augendruckhöhe bis auf 60—80 mm Hg und mehr innerhalb einer Stunde beweist zu gleicher Zeit das Vorhandensein einer nicht unbeträchtlichen kontinuierlichen Kammerwasserabsonderung bei normalem Augendruck.

Da nun die Beschattungs- und Belichtungsreaktion des Augendruckes nur an solchen Glaukomaugen beobachtet wird mit ausgesprochen seichter Vorderkammer, und nicht die geringsten Anhaltspunkte dafür vorhanden sind, dass etwa durch Beschattung eine Vermehrung des Kammerwasserzuflusses oder durch Belichtung eine Verringerung desselben eintritt, so ergibt sich, dass in diesen Augen durch Pupillenerweiterung (hervorgerufen durch Beschattung) eine Behinderung des Kammerwasserabflusses und durch Pupillenverengerung (hervorgerufen durch Belichtung) eine Erleichterung des Kammerwasserabflusses bewirkt wird, was durch die anatomischen Verhältnisse des Kammerwinkels bei solchen Augen mit ausgesprochen seichter Vorderkammer ja vollkommen verständlich ist. —

Diese aus Versuchen an völlig intakten Glaukomaugen sich ergebende Schlussfolgerung kann nun ausserdem noch durch eine zweite Untersuchungsmethode, ein zweites klinisches Experiment auf ihre Richtigkeit geprüft werden in folgender Weise: Wenn man ein solches Auge, das die eben besprochene Reaktion des Augendruckes auf Beschattung und Belichtung zeigt, durch gleichgrosse Gewichte bei gleichem normalem Augendruck zu verschiedener Zeit gleich lang, etwa 2 Minuten belastet, (z. B. durch Aufsetzen des mit dem 15 g Gewicht beschwerten Schiötzschen Tonometers), das eine Mal bei enger, das andere Mal aber bei weiter Pupille, was man leicht durch verschieden starke Belichtung des anderen Auges erreichen kann, so beobachtet man, dass der durch die gleiche Belastung hervorgerufene Druckverlust am nämlichen Auge bei enger Pupille etwa 5mal grösser ist als der bei weiter Pupille eintretende. Diese wiederholt festgestellte, experimentelle Tatsache besagt, dass die durch dieselbe Belastung bewirkte Volumenverminderung in demselben Bulbus bei enger Pupille eine weit grössere ist als bei weiter Pupille, was nur darauf beruhen kann, dass in diesem Auge durch Erweiterung der Pupille die Abflussmöglichkeit für das Kammerwasser verringert wird gegenüber der bei enger Pupille vorhandenen.

Wir können somit feststellen, dass zwei verschiedene klinische Untersuchungsmethoden zu demselben Resultate führen. —

Mit diesem Ergebnis stehen weiterhin in Einklang Versuche, die angestellt wurden, um den Einfluss unserer gebräuchlichsten Glaukomoperationen auf die beschriebene Beschattungsreaktion des Augendruckes sowie auf den Ausfall des geschilderten Belastungsexperimentes bei diesen Augen zu prüfen. Ich will hier nur soviel sagen, dass sowohl Iridektomie als auch Elliotsche Trepanation die Beschattungsreaktion des Augendruckes bei diesen Augen dauernd beseitigen können, ein Zeichen für die durch die Operation bewirkte Verbesserung der Abflussverhältnisse für das Kammerwasser, wie das wiederum durch das Ergebnis entsprechender Belastungsversuche bestätigt wurde. —

Zum Schluss noch einige Worte über die sich neu eröffnende Möglichkeit einer methodischen Prüfung des Sekretionsvorganges des Kammerwassers mit Hilfe solcher Glaukomaugen. Nach dem vorausgeschickten ist es ohne weiteres klar, dass solche Glaukomaugen, bei denen im unberührten Zustand der Kausalzusammenhang zwischen Pupillengrösse und Augendruck durch zahlreiche Beschattungs- und Belichtungsversuche nachgewiesen ist, sehr geeignet sind, um die Frage nach der Einwirkung bestimmter Medikamente bzw. Gifte auf den Absonderungsvorgang des Kammerwassers zu beantworten. So wird eine von Medikamenten und Giften bewirkte Lähmung bzw. Hemmung des Absonderungsvorganges dann vorliegen, wenn nach ihrer Anwendung nach Beschattung trotz Auftretens einer Pupillenerweiterung über den Schwellenwert der vorher am intakten Auge regelmäßig beobachtete Druckanstieg ausbleibt bzw. wesentlich geringer ausfällt.

Ein solches Verhalten wird bei diesen Augen tatsächlich beobachtet als Spätwirkung intensiver Adrenalinanwendung in Form zirkumkornealer, subkonjunktivaler Injektionen der Stammlösung, wie bei 7 solcher Augen festgestellt wurde. An diesen Augen war einige Zeit nach Adrenalinanwendung, meist mehrere Tage lang, höchstens 8 Tage, durch Beschattung trotz Pupillenerweiterung kein Druckanstieg mehr auslösbar, infolge des eingetretenen Lähmungs- bzw. Narkoseeffektes[1]) des über der Ziliarkörpergegend angelegten Giftdepots; erst nach dem angegebenen Zeitabschnitt stellte sich die früher vorhandene Beschattungsreaktion des Augendruckes allmählich wieder ein.

Mit derselben Methodik wurde das neuerdings zur Glaukombehandlung empfohlene Gynergen an 3 solchen Augen geprüft. Eine Sekretionslähmung konnte trotz maximaler Dosierung in Form subkutaner Injektionen danach nicht festgestellt werden; nur an einem Auge war eine rasch vorübergehende vasokonstriktorische Wirkung auf die inneren Augengefässe nachweisbar. —

Im Verlaufe der Untersuchungen, über die ich eben kurz zusammenfassend berichtete, bin ich immer mehr zu der Erkenntnis gekommen, dass die geschilderten Beobachtungen mit die wichtigsten und gesichertsten Tatsachen und Befunde darstellen, die wir aus der pathologischen Physiologie des Augendruckes bzw. des primären Glaukoms zur Zeit kennen, und dass somit jede Glaukomtheorie sich mit ihnen in erster Linie auseinanderzusetzen hat, gleichsam als Prüfstein für ihre Richtigkeit. Zur Zeit vermag nur eine Theorie eine hinlängliche Erklärung für sie zu liefern, nämlich die vom Vorhandensein einer ständigen sekretorischen Neubildung von Kammerwasser, dessen Hauptabflussweg in der Vorderkammer, und zwar im Kammerwinkel

---

[1]) Vgl. Seidel „Über die Gewebsatmung im Auge und ihre klinische Bedeutung." Heidelberger Kongressbericht 1925, S. 14—22.

gelegen ist, und dessen Verlegung durch Pupillenerweiterung eine
Vergrösserung des Kammerwasservolumens zur Folge hat, die
sich klinisch als Augendrucksteigerung äussert.

VII.

Zur Druckbeeinflussung des Glaukomauges.

Von

Schmidt (Bonn).

Mit 5 Textabbildungen.

Bevor ich Ihnen über die Ergebnisse von Versuchen, den
Druck des Glaukomauges durch verschiedene subkonjunktival oder
intramuskulär injizierte Mittel zu beeinflussen, berichte, seien
mir einige allgemeine Bemerkungen zu diesen Versuchen gestattet.
Es kam bei diesen Versuchen gar nicht darauf an, etwa eine neues
Mittel zu finden, das den Druck im Glaukomauge senkt, sondern
es wurden Mittel benutzt, deren Wirkungsweise, vor allen Dingen

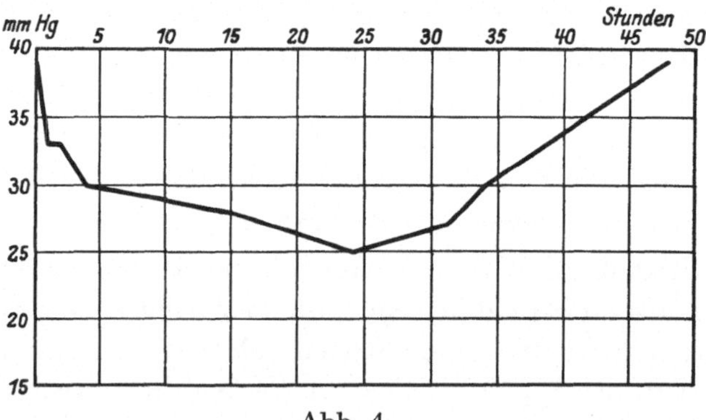

Abb. 1.

auf die Gefässe durch Untersuchungen von physiologischer und
pharmakologischer Seite hinreichend geklärt erschienen. Wenn
wir die Wirkungsweise dieser Mittel auf die Gefässe kennen und
Versuche mit ihnen eine Änderung des Druckes im Glaukomauge
herbeiführen, so sind wir vielleicht in der Lage, einen Schluss
über den Mechanismus der Drucksenkung bei der konservativen
Behandlung des Glaukoms überhaupt zu tun.

Zuerst untersuchten wir das Hypophysin. Es zeigt sich, wie
aus Kurve 1 hervorgeht, dass etwa 1 Stunde nach der Injektion
der Druck des Glaukomauges wesentlich herabgesetzt ist.

Diese Drucksenkung hält im allgemeinen etwa 36 Stunden an.
Injiziert man 0,3 Hypophysin subkonjunktival, so zeigt sich etwa
1 Stunde nach Eintritt der Drucksenkung auf dem injizierten Auge
auch eine Drucksenkung des zweiten Auges. Wir können diese
Senkung auf die Resorption des Mittels und seine Wirkung vom
Gesamtorganismus aus beziehen, denn es zeigt sich, wenn man
etwas grössere Dosen Hypophysin intramuskulär injiziert, dass
etwa 2 Stunden nach der Injektion der Druck des Glaukomauges
sinkt, wie ich Ihnen auf Kurve 2 zeigen kann.

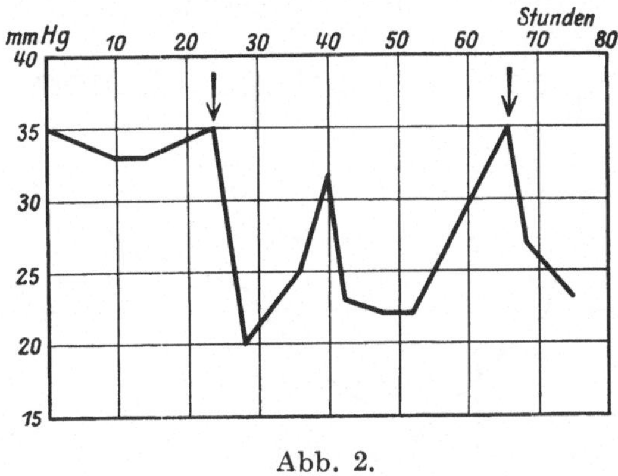

Abb. 2.

Wir wissen nun vom Hypophysin, dass es die Kapillaren ver-
engt. Wir können uns also zuerst die Drucksenkung zwanglos aus
einer Volumensverminderung durch Verengung des Strombettes
der Kapillaren erklären. Weiter wissen wir, dass einer solchen
Kapillarverengerung nach einiger Zeit eine Erschlaffung folgt,
dabei kommt es zu einer Verbreiterung des Kapillarstrombettes,
also einer vermehrten Füllung des Auges, und trotzdem bleibt die
Drucksenkung weiter bestehen. Eine Drucksenkung im Auge bei
vermehrtem Volumen können wir uns aber nur, wie Herr Geheimrat
Römer nachher ausführen wird, durch eine Veränderung des
Tonus der Gewebe, in unserem Falle wohl hauptsächlich der
Kapillaren erklären.

Weiterhin untersuchten wir die Wirkung des Bariumchlorids
auf den Druck des Glaukomauges. vom Hofe berichtete vor
einiger Zeit über Versuche mit Bariumchlorid am Kaninchenauge.
Er stellte dabei fest, dass Barium auf Grund seiner Fähigkeit, die
glatte Muskulatur zur Kontraktion zu bringen, eine starke Miose
hervorruft, dabei sah er eine geringe Drucksteigerung. Ich injizierte
0,3 einer 1%igen Bariumchloridlösung an blinden Glaukomaugen

4*

und fand, wie ich Ihnen auf Kurve 3 zeigen kann, zuerst einen
kräftigen Druckanstieg. Nach 2 Stunden ist der Druck wieder
zur Norm zurückgekehrt und nun beginnt eine sehr tiefe und lang
andauernde Drucksenkung.

Auch hierfür scheint eine Erklärung nicht besonders schwierig
zu sein. Barium bringt die Gefässe des Auges zur stärksten Kontraktion auf Grund seiner Wirkung auf die glatte Muskulatur, mit
andern Worten, der Tonus eines Teiles des Augengewebes steigt
ganz wesentlich und mit ihm steigt auch der Augendruck. Es
reicht also in diesem Falle die Verengerung des Strombettes nicht

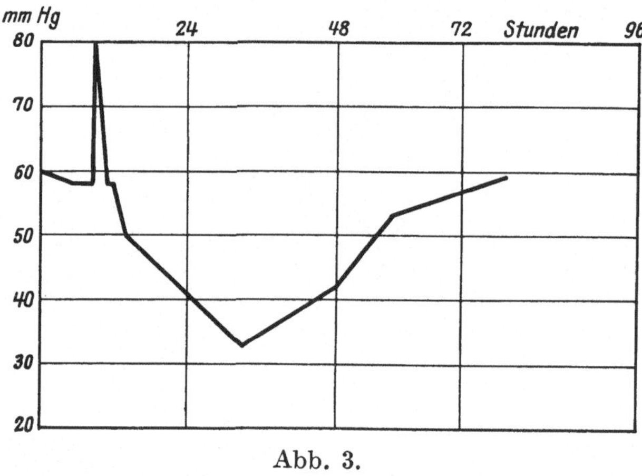

Abb. 3.

dazu aus, durch eine Volumensverminderung den Druck herab-
zusetzen, sondern die stärkste Kontraktion der Gefässe mit stärkster
Steigerung ihrer Spannung überwiegt, und diese gesteigerte Spannung findet ihren Ausdruck in der Erhöhung des Augendruckes.
Auch hier erfolgt, wie bei den meisten Giftwirkungen im Organismus, auf die Reizung eine Lähmung und nun tritt an Stelle
der Gefässkontraktion eine Erschlaffung der Gefässe mit einer
Vergrösserung des Gefässlumens und damit beginnt gleichzeitig
eine tiefe Drucksenkung. Diese bleibt solange bestehen, bis die
Gefässe wieder ihre Spannung wie vor der Injektion erreicht
haben. Ich darf sie in diesem Zusammenhange an die Wirkung
des Eserins erinnern. Auch beim Eserin sehen wir unmittelbar
nach der Anwendung häufig eine Drucksteigerung auftreten, die
dann einer sekundären Drucksenkung Platz macht.

Wir untersuchten ferner die Wirkung des Kalks in Form
von 1%iger Calcium-chloratum-Lösung. Es zeigt sich, dass fast
unmittelbar nach der subkonjunktivalen Injektion eine deutliche

Drucksenkung erfolgt, die über 7 Stunden anhält.   In Kurve 4
sehen sie einen Kalkversuch wiedergegeben.

Von den von uns benutzten Gefässmitteln weiss man eigentlich
über den Kalk am wenigsten.   Mit Sicherheit wissen wir nur, dass
die Permeabilität der Gefässwand durch Kalk vermindert und der
Tonus der Gefässe durch Kalk erhöht wird.   Injiziert man nun
lokal Kalk am Auge und findet eine Druckherabsetzung des
Glaukomauges, so kann man diese Herabsetzung vielleicht zuerst
durch einen veränderten Austausch zwischen Gefäss und Umgebung erklären.   Über den Charakter dieses Austausches bzw.

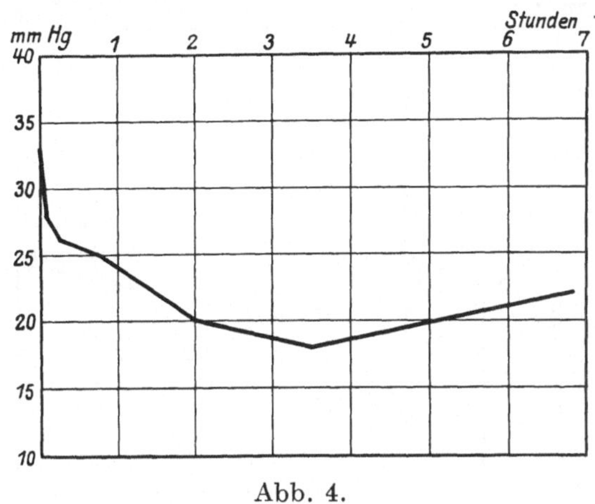

Abb. 4.

seiner Änderungen können wir allerdings noch keine Auskunft
geben.   Aber auch beim Kalk dürfen wir wohl annehmen, dass sich
an die Periode der Abdichtung und Verengung eine Periode der
grösseren Durchlässigkeit und des Weiterwerdens anschliesst.   Wir
dürfen also wohl einen Teil der Drucksenkung wie bei den beiden
andern Versuchsmitteln auch beim Kalk auf eine Erschlaffung der
Gefässe zurückführen.

Wir können also feststellen, dass bei den drei untersuchten
Substanzen die Druckherabsetzung im Glaukomauge im zweiten
Stadium mit allergrösster Wahrscheinlichkeit die Folge einer
Gefässerweiterung ist.   Mit dieser Anschauung befinden sich meine
Tierversuche in voller Übereinstimmung.   Ich konnte früher nachweisen, dass die durch Suprarenin, Eserin und Pilocarpin herbei-
geführte Drucksenkung im Tierauge sicher nicht auf einer Volumensverminderung, sondern bei Suprarenin und Pilocarpin bestimmt und
bei Eserin höchst wahrscheinlich auf einer Volumensvermehrung
beruht.   Die bisherige konservative Therapie des Glaukoms benutzt

also zur Herbeiführung einer Drucksenkung den Umweg über eine
stärkere Füllung des Auges, allerdings mit gleichzeitiger Erschlaffung
der Gefässe. Unter diesen Voraussetzungen lassen sich die nach
allen Glaukommitteln, besonders aber nach Suprarenin beobachteten
akuten Glaukomanfälle gut erklären. Bei solchen Augen reicht
eben die Erschlaffung des Gefässtonus nicht aus, um eine Drucksenkung herbeizuführen, sondern die sekundäre reaktive Hyperämie überwiegt und so kommt es dann in dem hochgradig gefüllten
Auge zur plötzlichen Drucksteigerung.

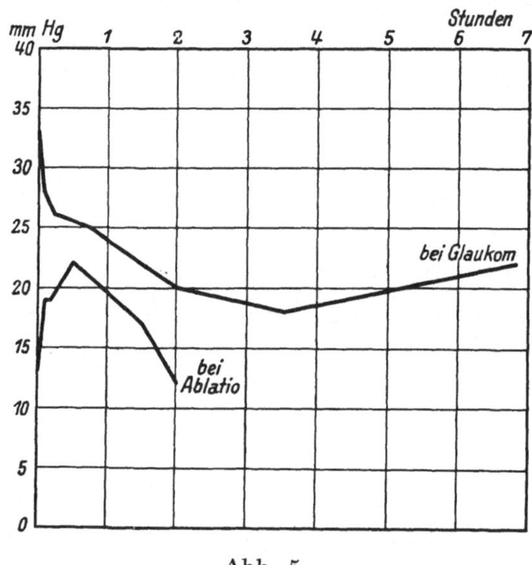

Abb. 5.

Auch die sozusagen antagonistische Wirkung derselben Mittel
bei der Ablatio und beim Glaukom lässt sich zwanglos erklären
Die Drucksteigerung bei der Ablatio wird, wie Herr Geheimrat
Römer ausführen wird, bedingt durch die Zunahme der Gefäß-
spannung. Als drucksteigerndes Moment beim Glaukomauge wird
die Zunahme nur selten in Erscheinung treten, da meistens die
damit verbundene Volumensverminderung genügen wird, eine
Drucksenkung herbeizuführen. Beim Bariumchlorid und beim
Eserin finden wir jedoch die anfängliche Drucksteigerung. Bei
genauen Vergleichen des zeitlichen Verlaufes kann man feststellen,
dass der Druckanstieg bei der Ablatio eher zu Ende ist als die
Drucksenkung beim Glaukom. Auf Kurve 5 habe ich die Wirkung
des Kalks auf Glaukom und Ablatioauge zusammengestellt und
Sie sehen, dass zu der Zeit, wo die drucksteigernde Wirkung bei

der Ablatio zu Ende ist, der tiefste Punkt der Drucksenkung beim Glaukom noch gar nicht erreicht ist.

Meines Erachtens stellen also die bisher gebrauchten Glaukommittel keineswegs die Idealmittel für die Glaukombehandlung dar. An das ideale Glaukommittel müssen wir die Anforderung stellen, dass es nur zu einer Verengerung der Gefässe und damit zu einer Volumensverminderung führt und dass die reaktive Erweiterung der Gefässe ausbleibt. Wir dürfen wohl annehmen, dass im glaukomatösen Auge eine venöse Stase besteht. Unsere bisher gebrauchten Mittel beseitigen aber unserer Ansicht nach diese Stase keineswegs, sondern führen sogar noch zu einer stärkeren Füllung des Glaukomauges. Leider ist es uns bisher nicht möglich gewesen, ein Mittel zu finden, das lediglich eine Volumensverminderung herbeiführt.

Ich brauche wohl nicht besonders hervorzuheben, dass die demonstrierten Kurven einem grossen Material entnommen sind und nur typische Einzelfälle darstellen. Ebenso ist es selbstverständlich, dass den Versuchen am Menschenauge eine grössere Reihe von Tierexperimenten vorangingen, über die ich im Zusammenhang noch berichten werde.

VIII.

Prinzipielles zur Hypotonie.

Von

Römer (Bonn).

Mit 4 Textabbildungen.

Die Vorgänge, welche zur Erweichung des Auges führen, bedürfen bekanntlich noch immer einer genaueren Erforschung.

Zweifellos liegen — schon rein physikalisch betrachtet — den verschiedenen klinischen Formen der Hypotonie auch verschiedene Faktoren zugrunde.

So wird uns hoffentlich die von mir geschaffene Elastometrie des Auges, von der Sie durch Herrn Dr. Vogelsang hören werden, noch interessante Aufschlüsse darüber geben, welche Rolle die Elastizität der Bulbuskapsel bei den verschiedenen klinischen Formen der Druckherabsetzung spielt.

Wir haben ferner in der Erkenntnis derjenigen Hypotonie, die wir im Anschluss an unsere operativen Eingriffe am normalen

Tierauge sehen, einen Schritt vorwärts getan. Ich darf Sie in dieser Beziehung an die Resultate erinnern, über die ich in Düsseldorf berichtet habe. Punktiert man die vordere Kammer eines Kaninchenauges, so bleibt das Auge monatelang erheblich leichter als das Kontrollauge. Die einmal verloren gegangene intraokulare Flüssigkeit wird also nicht vollständig wieder hergestellt. Mag diese unvollkommene Füllung des Auges allein auf dem einmaligen Flüssigkeitsverlust beruhen, oder mögen hier noch andere nach der Druckentlastung veränderte Resorptionsbedingungen mitsprechen, auf jeden Fall beruht diese Hypotonie auf eine Volumensverringerung im Auge. Diese operativ erzielte Hypotonie ist die wirksamste und am längsten andauernde, die wir bisher am normalen Auge kennen. Hierher gehört auch die Hypotonie des staroperierten Auges.

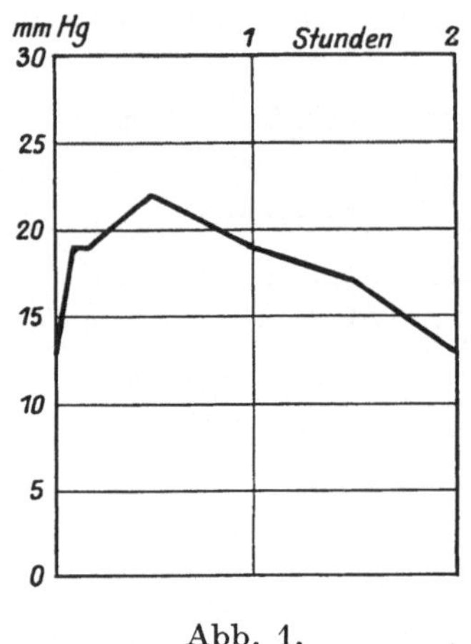

Abb. 1.

Von grösserer Bedeutung für uns ist die Frage, worauf die Hypotonie des nicht eröffneten Auges bei Prellungshypotonie, bei Ablatio, bei Entzündungen des Augeninnern, bei der medikamentösen Behandlung des Glaukomauges beruht.

Müssen wir annehmen, dass dem Auge auch hierbei mehrere wesensverschiedene Mechanismen der Erweichung zur Verfügung stehen? Oder handelt es sich hier nur um verschiedene Grade ein und desselben physiologischen Grundgesetzes?

Die Ergebnisse der modernen Gefässphysiologie, besonders die bahnbrechende Forschungen unseres Bonner Physiologen Ebbeke, auf die ich hier nur verweisen kann, haben mich zu der Vorstellung geführt, dass diesen Formen der Hypotonie eine Funktionsstörung der kleinsten Gefässe, insonderheit eine Störung der Kapillartätigkeit zugrunde liegt.

Während sonst in der Ophthalmologie in Rücksicht auf das Glaukom immer nur nach Mitteln gesucht wird, welche den intraokularen Druck herabsetzen, habe ich für meine Beweisführung den umgekehrten Weg eingeschlagen und habe untersucht, ob und inwieweit die von der Physiologie als spezifische Gefässmittel angesprochenen Substanzen bei der Prellungshypotonie und der Ablatio imstande sind, den pathologisch gesunkenen Druck wieder zur Norm zu heben.

Ich zeige Ihnen hier ganz kurz einige Beispiele: Wir haben am menschlichen Auge viele hundert solcher Versuche gemacht und ich brauche wohl nicht erst zu betonen, dass das, was ich Ihnen hier vortrage, auch auf einer breiten tierexperimentellen Grundlage beruht.

Wenn nun die Anschauung der Physiologen richtig ist, dass z. B. das Hypophysin den Tonus der Kapillaren erhöht, wenn vor der Hypophysinanwendung der Augendruck bei der Prellung und der Ablatio gesunken ist, durch das Hypophysin der Druck aber wieder zur Norm ansteigt, so müssen wir zunächst den Schluss ziehen, dass der Hypotonie bei der Prellung des Auges und bei der myopischen Netzhautablösung eine Kapillarlähmung zugrunde liegt.

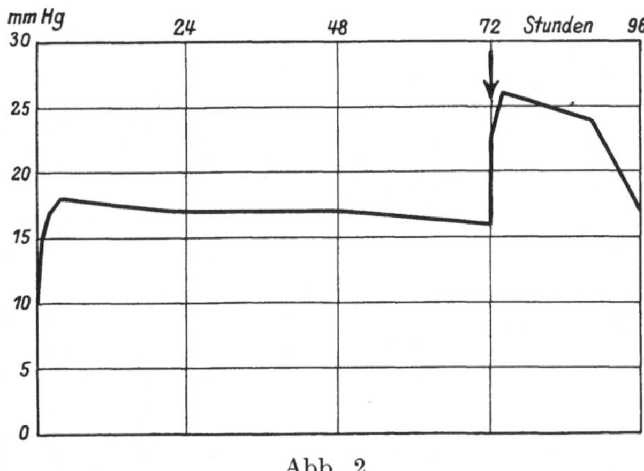

Abb. 2.

Ihr Zustandekommen bei der Prellung durch das Trauma ist ohne weiteres verständlich. Aber auch bei dem Ektasierungsprozess des myopischen Auges mit der jahrzehntelangen Dehnung der Gefässe bietet der schliessliche Eintritt der Kapillarerschlaffung dem Verständnis keine besonderen Schwierigkeiten, und die Transsudation ist nach den Ergebnissen der Physiologie nur ein Schritt weiter auf dem Wege der Kapillarerschlaffung.

Ich stelle also hiermit die Behauptung auf, dass zunächst die Prellungshypotonie und auch die Hypotonie bei Ablatio durch eine Kapillarlähmung bedingt ist: Mit der Kapillarerschlaffung ändert sich auch der Stoff- und Flüssigkeitsaustausch zwischen Blutgefässen und Geweben. Welche physikalisch-chemischen Veränderungen dabei in den Augengeweben im einzelnen auftreten, darüber kann uns die physikalische Chemie z. Z. noch keinen sicheren Aufschluss geben. Unsere Feststellung hat eine erkenntnistheoretische und praktische Bedeutung. Sie wissen alle, dass Netzhautablösung und Glaukom entgegengesetzte Krankheiten sind. Daraus würde sich aber z. B. ergeben, dass ebenso, wie wir beim Glaukom den Druck senken, wir bei Ablatio die gesunkene Gefässfunktion wieder bessern, also den Druck heben müssen. Ich kenne bisher in der Augenheilkunde keine Behandlungsmethode der Netzhautablösung, die diesem ätiologischen Faktor der Netzhautablösung zielbewusst Rechnung getragen hätte. Solche Versuche sind erst durch unsere Fragestellung möglich geworden und ich werde Ihnen an anderer Stelle darüber berichten.

Auch für die nächste Form der Hypotonie bei Entzündungen des Auges liefert uns die Gefässphysiologie zum erstenmal ein

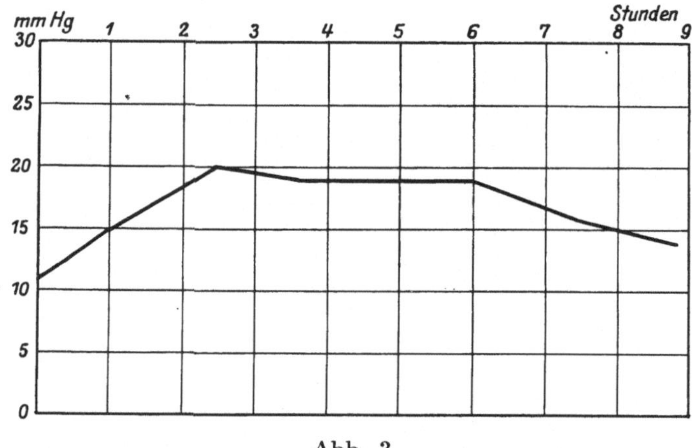

Abb. 3.

Verständnis. Hamburgers Verdienst ist es, darauf hingewiesen zu haben, dass das Auge bei Entzündungen sich häufig erweicht, obwohl dabei, physikalisch betrachtet, das intraokulare Volumen vergrössert ist. Die Physiologie hat jetzt nachgewiesen, dass bei jeder, selbst bei aseptischer Reizung der Gewebe flüchtige immer wieder schnell abgebaute Stoffwechselprodukte entstehen, welche die Wirkung haben, die Kapillaren zu erweitern und zu erschlaffen. Eine solche Substanz kennen wir bereits genauer, das Histamin. Auch von dieser Substanz ist festgestellt, dass sie den Augendruck herabsetzt.

Auch die Hypotonie bei Entzündungen des Auges ist daher mit grösster Wahrscheinlichkeit auf die Erschlaffung und Erweiterung der Kapillaren zurückzuführen.

Auf Grund dieser Ergebnisse der Gefässphysiologie wird es in hohem Grade wahrscheinlich, dass auch die Drucksenkung des

Glaukomauges bei unserer konservativen Glaukombehandlung im wesentlichen auf einer Kapillarerschlaffung und Erweiterung beruht.

Allerdings lässt sich hierfür nur ein indirekter Beweis führen. So hat Ihnen Herr Dr. Schmidt aus meiner Klinik soeben gezeigt, dass die Gefässmittel in bezug auf den Druck beim Glaukom gerade die entgegengesetzte Wirkung haben wie bei der Ablatio. Auch das spricht dafür, dass der Ort des Angriffs in beiden Fällen der gleiche ist.

Gehen wir ferner vom Adrenalin aus, so wissen wir jetzt durch unsere Untersuchungen in meiner Klinik, dass im ersten Stadium der Adrenalinwirkung, im Stadium der Gefässkontraktion das tierische Auge leichter wird. Dieser Teil der Adrenalinhypotonie

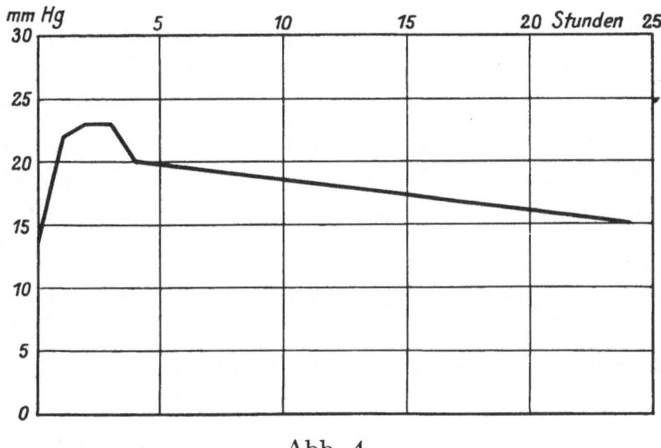

Abb. 4.

beruht daher auf einer Volumenverringerung des Bulbusinhaltes. Dann aber erschlaffen die Gefässe, vor allem die Kapillaren, und das Auge wird bei dieser längeren Periode der Adrenalinhypotonie erheblich schwerer als das normale Auge und trotzdem bleibt die Hypotonie bestehen. Eine Erweichung des Auges trotz deutlicher Gewichtsvermehrung ist aber physikalisch nur möglich dadurch, dass das Auge nicht nur Flüssigkeit, sondern Gewebe enthält, deren Turgor veränderlich ist.

Nun zeigt uns die Wage weiterhin, dass auch bei der Eserin- und Pilokarpinwirkung das Auge nicht leichter wird, sondern schwerer. Wir müssen daraus den Schluss ziehen, dass bei der konservativen Glaukombehandlung die pharmakologisch erzielte Hypotonie mit einer Volumensvermehrung einhergeht, die auf einer Tonusverminderung und Erschlaffung der Kapillaren und ihrer Wirkung auf die Gewebe beruht.

Diese Feststellung hat eine prinzipielle Bedeutung. Nur soweit die Drucksenkung auf einer Gefässverengerung beruht, erzielen wir eine Volumensverminderung des Glaukomauges. Mit dem Eintritt der Kapillarerschlaffung aber füllen wir das Glaukomauge mit einer grösseren Blutmenge an. Wir schaffen also im Glaukomauge, an dem bereits eine Stase besteht, noch eine Volumensvermehrung und dadurch ist der Eintritt schwerer Glaukomanfälle nach dem Adrenalin jetzt verständlich geworden.

Wir müssen uns also darüber klar sein, dass wir bei unserer konservativen Glaukombehandlung gewissermaßen den Teufel mit Beelzebub austreiben, und dass wir wohl vorübergehend durch eine Gefässlähmung der Kapillaren den Druck des Glaukomauges normalisieren können, aber keineswegs das Glaukomauge normalisieren!

Und wenn es weiter zutrifft, dass mit der Kapillarerschlaffung Hand in Hand durch Änderung des Stoff- und Flüssigkeitsaustausches zwischen Blut und Geweben auch der Turgor der Gewebe sich ändert, so entsteht die Frage, ob nicht ein immer wieder auf diese Weise aufgelockertes Gewebe der erneuten Drucksteigerung u. U. noch leichter zum Opfer fällt, als ohne dieselbe. Jedenfalls müssen wir uns bewusst sein, dass wir mit der konservativen Behandlung des Glaukoms durch unsere bisherigen Gefässmittel, vor allem durch die immer wieder eingeführte Giftlähmung der Kapillaren dem Glaukomauge auch eine gewisse Gefahrenkomponente zumuten. Ich möchte damit heute nur zum Ausdruck bringen, dass wir auf die alleinige Anwendung der konservativen Glaukombehandlung keine allzugrossen Hoffnungen setzen dürfen. Vom physikalischen Standpunkt aus wird das Glaukomauge am besten dem immer wiederkehrenden Anprall der Drucksteigerungen gewachsen sein, wenn die Hypotonie, die wir erstreben, auf einer Volumenverminderung im Bulbus beruht.

Dieses Ziel ist bisher für uns wohl nur auf dem Wege der rechtzeitigen Operation zu erzielen. Darum scheinen mir die Untersuchungen in meiner Klinik über die Hypotonie von erkenntnistheoretischer und praktischer Bedeutung zu sein.

IX.

Zur Elastometrie des Auges.

Von

Vogelsang (Bonn).

Mit 2 Textabbildungen.

Bei Besprechung der Druckverhältnisse im Auge ist stets hervorgehoben worden, dass neben dem intraokularen Druck die Elastizitätsverhältnisse der Bulbuskapsel zu berücksichtigen sind. Allerdings hat sich das Hauptinteresse dem intraokularen Druck zugewandt, wie in der Konstruktion verschiedenartiger Tonometer und ihrer praktischen Anwendung zum Ausdruck kommt. Es ist ohne weiteres verständlich, dass beim Tonometrieren die Spannung der Bulbushüllen eine wesentliche Rolle spielt, aber ein zahlenmäßiger Ausdruck für die Elastizität des Auges oder eines seiner Teile kann aus den tonometrischen Resultaten nicht entnommen werden. Bei dem Schiötzschen Tonometer ist zu berücksichtigen, dass nicht der Binnendruck des Auges als solcher, sondern eine Grösse, die aus der Elastizität der Bulbuswand und dem Binnendruck zusammengesetzt ist, gemessen wird. Schiötz hat selbst die Nachgiebigkeit der Bulbushüllen in Rechnung gestellt und hervorgehoben, dass derselbe Ausschlag des Zeigers nicht in allen Augen denselben Druck bedeutet. Die in der Literatur zerstreuten Angaben über eine verschiedene Elastizität von Sklera und Kornea oder eine Zunahme der Rigidität des Auges im Alter bieten keinen Anhaltspunkt für sichere Tatsachen. Es sei erwähnt, dass auf andern Gebieten die Elastometrie bemerkenswerte Fortschritte gemacht hat. Von physiologischer Seite wurden von Noyons, Gildemeister und Mangold Versuchsanordnungen beschrieben, welche am Muskel und an andern Geweben Härtebestimmungen ermöglichen, die mit Elastizitätsbestimmungen auf das engste zusammenhängen. Ferner hat Schade ein Elastometer angegeben, welches bei ödematösen Geweben und bei Bestimmung des Turgors kindlicher Gewebe neue Aufschlüsse geliefert hat. Am menschlichen Auge liegen die Verhältnisse besonders schwierig, weil eine grosse Anzahl von Faktoren zu berücksichtigen ist. Erst durch die Konstruierung des optischen Tonometers (Römer) wurde eine experimentelle Elastizitätsmessung am Auge angeregt. Ebenfalls auf Anregung von Herrn Geheimrat Römer wurde von den Bonner Physikern Herrn Prof. Grebe und Herrn Dr. Gärtner folgende Methode vorgeschlagen und ausgearbeitet. Die Versuche wurden von mir gemeinsam mit Herrn Dr. Gärtner durchgeführt.

Die von uns benutzte Methode kann man im Gegensatz zu der Schiötzschen Methode als eine dynamische bezeichnen. Sie besteht darin, dass eine Kugel aus passendem Material durch ihr Gewicht auf das Auge fällt, wieder zurückgeworfen wird und auf diese Weise Schwingungen ausführt. Diese Schwingungen hängen u. a. von der elastischen Beschaffenheit der Membran ab, auf der sie zustande kommen. Man kann also umgekehrt, wenn der Schwingungsvorgang in seinem ganzen Verlauf bekannt ist, gewisse Rückschlüsse auf die elastische Beschaffenheit der Membran ziehen. Selbstverständlich bedarf es dazu einer besonderen Untersuchung über den Zusammenhang zwischen dem Schwingungsvorgang und der elastischen Beschaffenheit der Membran. Die direkte Registrierung der Kugelschwingungen etwa durch Projektion derselben auf einen Film wäre sehr wenig geeignet. Die Registrierung wurde vielmehr auf dem Umwege über elektrische Schwingungen vorgenommen. Die Kugel war zu diesem Zweck mit einem leichten, permanenten Stabmagneten verbunden, der sich innerhalb einer Induktionsspule bewegte. Die von der Kugel ausgeführten Schwingungen wurden so durch Vermittlung des Stabmagneten in Wechselströme entsprechender Frequenz umgesetzt. Diese Wechselströme wurden wieder mit Hilfe eines Seitengalvanometers von Edelmann und Sohn in mechanische Schwingungen verwandelt. Die Bewegungen der schwingenden Seite in dem Galvanometer wurden in üblicher Weise durch Projektion auf einem rotierenden Film registriert. Der grosse Vorzug dieser Anordnung besteht darin, dass die Registrierung der Schwingungen nicht in der Nähe des Patienten vorgenommen werden muss, denn der in der Induktionsspule erzeugte Wechselstrom kann durch eine ca. 5—10 m lange Leitung in einen andern Raum geleitet werden, während sich am Patienten nur die kleine, handliche Spule befindet. Ebenso kann die Bedienung des Registrierapparates auf elektrischem Wege mit Hilfe eines einzigen Schaltknopfes vom Patienten aus bewirkt werden.

Die Versuche gingen in folgender Weise vonstatten: Die Patienten wurden auf einen Versuchstisch möglichst horizontal gelagert, von einer Fixierung des Kopfes wurde Abstand genommen. Nach Einlegen eines Lidsperrers wurde das Auge des Patienten wiederholt holokainisiert, so dass das Fallen des Kügelchens keine

Schmerzen verursachte. Der Patient musste ruhig an die Decke blicken, wobei der untere Teil des Kügelchens in die Blickrichtung zu liegen kam. Der Versuchsleiter konnte durch Visierung von oben genau einstellen, indem der Radius der Spule sich mit dem Pupillenrande deckte und ausserdem die Zentrierung mit Hilfe einer Dosenlamelle einen senkrechten Fall garantierte. Im allgemeinen verhielten sich die Patienten so ruhig, dass ohne weiteres zu brauchbaren Werten gelangt werden konnte. Falls die Versuchsperson dennoch Reaktionsbewegungen ausführte, konnte dies an

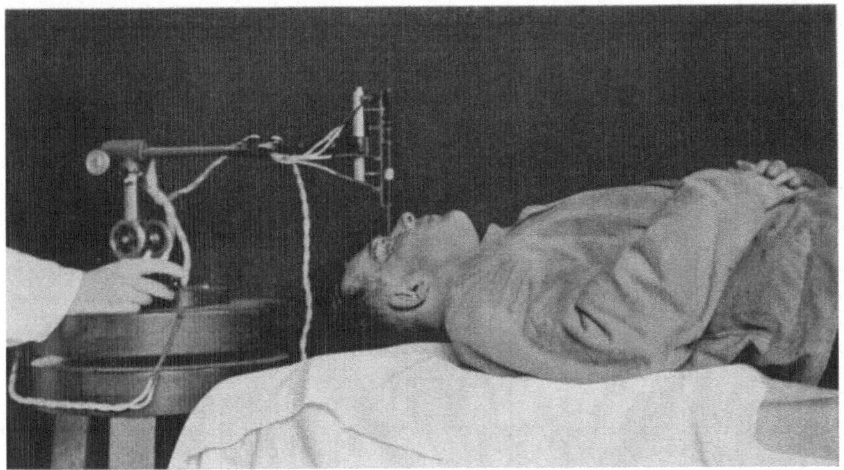

Abb. 1.

Ausschlägen an den Filmen gesehen werden (vgl. Photographie der Versuchsanordnung Abb. 1).

Die bisher ausgeführten Versuche erstreckten sich auf die Festlegung der günstigsten Arbeitsbedingungen, wozu 150 Aufnahmen erforderlich waren. Hierbei boten sich beträchtliche Schwierigkeiten, da die zu berücksichtigenden Faktoren sehr zahlreich und in mannigfacher Weise miteinander verknüpft waren. Es sollen heute nur zwei Kurven mitgeteilt werden (Abb. 2.) Die erste (2a) stammt von dem Auffallen des Kügelchens auf einen Bleiklotz, die zweite Kurve (2b) zeigt die Schwingungen unter gleichen Bedingungen beim Auffallen auf ein Auge von normaler Beschaffenheit (Tension 24 mm-Hg).

Was die Auswertung der Kurven anbetrifft, so ist zu bemerken, dass dieselben durch 4 Grössen charakterisiert werden:

1. Die Dauer der ganzen Schwingung.
2. Die Wellenlänge.
3. Die Amplitude.
4. Die Dämpfung, die sich aus dem Verhältnis zweier Amplituden ergibt.

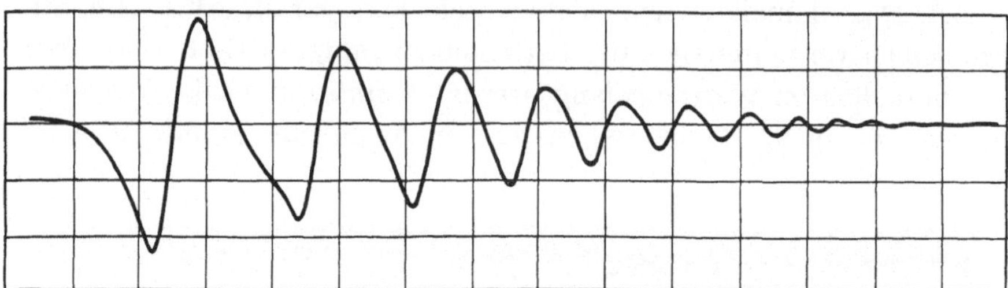

Abb. 2a.

Der Zusammenhang zwischen diesen 4 Grössen und den gesuchten Grössen Druck und Elastizität wird noch durch Ver-

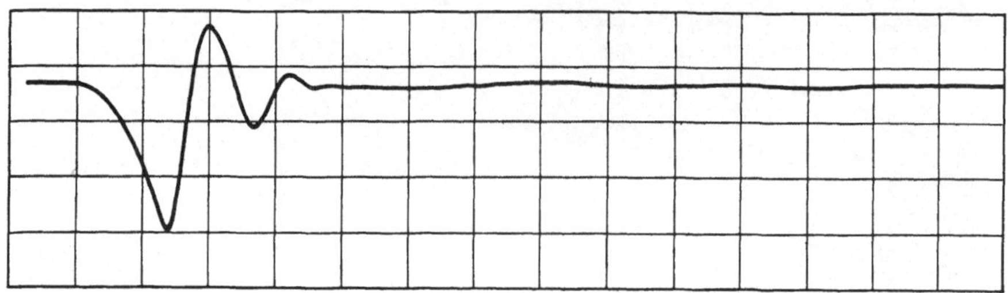

Abb. 2b.

suche an künstlichen Membranen ermittelt werden. Ferner ist zu erhoffen, dass die Untersuchung am Auge unter verschiedenen pathologischen Verhältnissen weitere Aufschlüsse bringen wird.

X.

Entstehung der glaukomatösen Exkavation.

Von

A. Elschnig (Prag).

Heinrich Müller, der als erster eine glaukomatöse Exkavation anatomisch untersucht hat, hat daraus eine Tatsache und eine Hypothese abgeleitet; die Tatsache: die glaukomatöse Exkavation ist durch restlosen Schwund des vor der Lamina gelegenen Papillengewebes bedingt; die Hypothese: der Schwund ist durch das Andrücken der Nervenfasern an den scharfen Chorioidalrand und durch ihre Dehnung zufolge der Ektasie der Lamina, also lediglich durch die Drucksteigerung bedingt.

Der Reformator der Glaukomlehre, Schnabel, hat die Tatsache hinzugefügt, dass der Schwund durch Auflösung des gesamten Sehnervengewebes, also Nervenfasern samt Stützgewebe, durch den kavernösen Schwund entstehe, und der Müllerschen Hypothese die Antithese entgegengestellt, dass der Druck nichts sei, die Auflösung durch das Eindringen pathologischer Flüssigkeit aus dem Glaskörper in den Sehnerven entstehe.

Bei meinen ausgedehnten anatomischen Untersuchungen konnte ich die beiden angeführten Tatsachen als solche erhärten, die Antithese Schnabels aber ebensowenig als restlos zutreffend anerkennen wie die Hypothese Heinrich Müllers. An der Hand einer Anzahl von Projektionsbildern von Mikrophotographien möchte ich diesen Standpunkt kurz begründen[1]). Jede akut einsetzende Drucksteigerung (inkompensiertes sowohl primäres als sekundäres Glaukom) bewirkt eine neuritisartige Schwellung des eigentlichen Papillengewebes, die durch Erweiterung der kleinen Venen und Gefässchen, durch Auflockerung des gesamten Gewebes durch eiweissarme Flüssigkeit und zum Teil durch mächtige Aufquellung der Nervenfasern selbst bedingt ist. Es fehlen auch die geringsten Zeichen einer Kompression wie einer Lageveränderung der Laminabalken, dagegen folgt frühzeitig schon der Auflösung der Nervenfasern eine begleitende Auflösung der zarteren, später der derberen bindegewebigen Laminabalken — also das typische Bild

---

[1]) Ich verweise bezüglich der Abbildungen auf die demnächst erscheinende pathologische Anatomie des Glaukoms im Handbuch der pathologischen Anatomie Henke-Lubarsch.

des kavernösen Schwundes. Die neuritisartige Schwellung ist nur so zu erklären, dass die plötzliche Steigerung des Glaskörperdruckes durch Erweiterung der kleinen Gefässchen, wohl auch durch Aufnahme von Flüssigkeit aus dem Glaskörper zu einer Erhöhung des gesamten Gewebsdruckes (Lymphdruck) im prälaminaren Sehnervengewebe selbst führt, da nur dadurch vorerst die Kompression, das Andrücken des prälaminaren Gewebes an den intralaminaren Teil und gleichzeitig die Verlagerung des ganzen intralaminaren Teiles nach aussen verhindert wird, wie es am Leichenauge durch Aufquellung des Glaskörpers bei der Fixation so typisch hervorzurufen ist.

Schon mit dem Eintritt der Drucksteigerung und der Aufquellung der Nervenfasern im intraokularen Sehnervenstück erfolgt die gleichartige Veränderung im retrobulbären Stück, die dann zu der völligen Auflösung des Sehnervengewebes, anfänglich Skelettierung des Glia- und Bindegewebes und schliesslich auch zur Rarefaktion und ausgedehntem Schwund des letzteren führt.

Versagt der zur Erhöhung des Gewebsdruckes im intraokularen Sehnervenstück führende Vorgang, so kommt es zur Kompression des Sehnervengewebes, und zwar sowohl des intraokularen, das an den intralaminaren Teil angepresst wird, als auch des letzteren selbst, dessen Balken einander genähert, die durchtretenden Nervenfasersäulen verkrümmt werden — schliesslich wird das ganze Stück in den retrobulbären Sehnerven gewissermaßen hinausgepresst. Hier kommt es in der Regel zu einem ausgedehnten Schwund der Nervenfasern, zu einer Auflösung des gesamten intraokularen Sehnervenstückes und des bindegewebigen Anteiles der Lamina, so dass schliesslich nur komprimiertes nervenloses, mitunter auch durch reaktive Wucherung verdichtetes Gliagewebe vor der rarefizierten Lamina übrig bleibt. Die Kompression, unter der das ganze periphere Sehnervenende steht, lässt sich besonders auch daran erkennen, dass bei der vorsichtigen Härtung und Einbettung der Lamina parallele Spalten beim Nachlassen des Druckes nach der Enukleation (oder im Kadaver) entstehen, die wohl zu unterscheiden sind von dem typischen kavernösen Schwund.

Der Schwund der Nervenfasern erfolgt ebenso wie der des gesamten Stützgewebes durch Auflösung des Gewebes, durch kavernösen Schwund, der auch anscheinend im komprimierten restlichen Papillengewebe oft noch sehr deutlich ist, so dass in vorgeschrittenen Fällen von absolutem Glaukom trotz Erscheinungen von Kompression noch das restliche Gewebe von Kavernen durchsetzt sein kann, bis schliesslich die mächtige tiefe Exkavation bei schliesslich fast vollständigem Fehlen der Lamina cribrosa, auch des skleralen Anteiles, entsteht. Dabei kann es durch die kavernöse Atrophie zu ausgesprochenen Glaskörperhernien in den Sehnerven kommen.

Neben dieser Art der glaukomatösen Veränderung, bei der man trotz gelegentlichen Fehlens einer wirklichen Ektasie der rarefizierten Lamina immerhin den Gewebsschwund als eine blosse Folge der Kompression, der Drucksteigerung, auffassen könnte, steht der zweite Typus der glaukomatösen Exkavationsbildung, wie er in der Regel bei kompensiertem Glaukom, also langsam erfolgendem Anstieg der Tension, aber auch bei inkompensiertem Glaukom mit mächtiger Drucksteigerung unter Umständen sich zeigt: Der intralaminare Teil bleibt relativ intakt, die rarefizierten Laminabalken sind keineswegs sehnervenwärts verschoben, also ektasiert, aber der kavernöse Schwund des Sehnervengewebes führt zu einer vollständigen Aushöhlung, zu typischer glaukomatöser Exkavation. Dabei kann auch in den restlichen erhaltenen intraokularen Sehnervenpartien, ebenso wie retrobulbär natürlich, der typische kavernöse Schwund zu beobachten sein. Aber auch bei kompensiertem Glaukom kann man kombiniert sehen, nebeneinander, die deutliche Kompression mit der typischen kavernösen Lückenbildung.

In älteren Fällen von Glaukom verschwindet die typische kavernöse Lückenbildung retrobulbär; sie ist intraokular nicht mehr nachweisbar, da kein Gewebe da ist, und dies ist wohl in folgender Weise zu erklären: So lange die Glaskörperflüssigkeit einen gewissermaßen freien Abfluss in den retrobulbären Teil des Sehnerven finden kann, also bei ausgesprochener Glaskörperhernie oder bei derartiger Auflösung des ganzen peripheren Sehnervenstückes, dass eine direkte Kommunikation zwischen Glaskörper und Kavernen besteht oder bestehen bleibt, werden die retrobulbären Lücken im Sehnerven von der durchdringenden Glaskörperflüssigkeit aufgeblasen erhalten, das Querschnittvolumen ist grösser als im normalen Sehnerven. Treten, wie es besonders in älteren Fällen von inkompensiertem Glaukom der Fall ist, irritative Erscheinungen im Sehnerven auf, Glia- und Bindegewebswucherung, die zu einem Abschluss des Sehnerven gegen den Glaskörper, ja zu einer Ausfüllung der Exkavation führen können, so ist der Abfluss der Glaskörperflüssigkeit in den Sehnerven gehemmt oder aufgehoben, der schrumpfenden Tendenz des restlichen Bindegewebes entsprechend kollabieren

5*

die Kavernen, so dass sie in mindestens 75% der lange absoluten
Glaukome nicht mehr nachweisbar sind.

Die Auflösung des Sehnervengewebes muss im Sinne Schnabels
durch Eindringen pathologischer Flüssigkeit in den Sehnerven
erklärt werden, die erst zur Aufquellung der Nervenfasern, dann zu
ihrer Auflösung und der des gesamten Stütz- und Bindegewebes
führt. Ich kann mich aber auch in dieser Hinsicht der Meinung
Schnabels nicht anschliessen, dass die Steigerung des intraokularen Druckes bedeutungslos sei; denn es ist doch ohne weiteres
einzusehen, dass bei Steigerung des Druckes, unter dem die intraokulare Flüssigkeit steht, die eindringende Flüssigkeit quantitativ
vermehrt sein muss und zu der gewebslösenden Wirkung der Flüssigkeit auch die zweifellos zu Ernährungsstörungen führende Drucksteigerung hinzutritt.

Für die Art und Ausdehnung des kavernösen Sehnervenschwundes scheint mir in weitgehendem Maße die präexistente
anatomische Beschaffenheit der Papille maßgebend zu sein. Normalerweise ist, vom zentralen Bindegewebsstrang ausgehend, die
Papillenoberfläche mit einer zarten, spärlichste endothelartige
Zellen enthaltenden Membran gegen den Glaskörper abgegrenzt,
die sich retinawärts in die Limitans interna retinae fortsetzt. Bei
vielen Sehnerven ist diese Membran zart, ja bei den Fällen von
grosser physiologischer Exkavation, in der das von mir zuerst
beschriebene Schaltgewebe so häufig sich vorfindet, ist die Abgrenzung eine höchst mangelhafte, damit das Eindringen von
Glaskörperflüssigkeit in den Sehnerven auch schon bei niedrigem
Augendruck ermöglicht und gefördert. Auf diesem Wege, und nicht
durch die nicht existierende Resistenzlosigkeit der Lamina ist das
Entstehen der glaukomatösen Exkavation in jenen seltenen Fällen
von kompensiertem Glaukom, in denen keine oder verschwindend
geringe Drucksteigerung besteht, zu erklären. Ja, es ist sehr naheliegend anzunehmen, dass gerade durch das reichliche, aber in diesem
Falle natürlich unzweckmäßige Abfliessen von Glaskörperflüssigkeit,
also in Analogie zu einer Elliotfistel, der Eintritt von Drucksteigerung verzögert oder verhindert wird. Ein intensiver Abschluss
des Sehnerven gegen den Glaskörper verhindert das Eindringen oder
verzögert das Eindringen von Glaskörperflüssigkeit auch bei
gesteigertem Glaskörperdruck, bewirkt also ausschliesslich oder fast
ausschliesslich die Kompression des intraokularen Sehnervenstückes,
und erst wenn bei der Auflösung des intraokularen Sehnervenstückes auch die trennende Grenzmembran mit aufgelöst oder

defekt wird, kann auch nach eventueller operativer Wiederherstellung des intraokularen Druckes, trotz normalem intraokularem
Druck die weitere Auflösung des Sehnerven erfolgen, wie wir dies
ja gleichfalls öfter beobachten können. So ergibt sich, dass die
intraokulare Drucksteigerung für den glaukomatösen Sehnerven-
schwund durchaus nicht bedeutungslos ist, dass sie aber, wie dies
ja auch klinisch feststeht, durchaus nicht eine Conditio sine qua non
für die Entstehung glaukomatöser Exkavation und glaukomatösen
Sehnervenschwundes ist.

XI.

Über Verhütung akuter Anfälle bei der Glaukosan-
behandlung.

Von

Hamburger (Berlin).

Gegen die neue Behandlung des Glaukoms ist eingewandt
worden:

1. Möglichkeit der Nekrose. Diese Gefahr besteht nicht. Der
   einzige publizierte Fall betraf ein seit 12 Jahren blindes Auge
   mit narbig degenerierter Hornhaut und statt der Tropfen
   war ein „Glaukosanbad" gegeben worden (!).
2. Möglichkeit der Blutdruckerhöhung im grossen Kreislauf.
   Diese Gefahr ist beseitigt durch Glaukosan.
3. Unmöglichkeit auf diese Weise die Operation monatelang
   oder Jahre hinauszuschieben. — Wer dieser Meinung noch
   heute ist, dem fehlt die Erfahrung.
4. Die Möglichkeit eines akuten Anfalles. Diese Möglichkeit
   ist zuzugeben. Ist sie verhütbar?

Prinzipiell ist vorauszuschicken: Glaukosan soll man nur geben,
wenn die Miotika versagen, wo man also früher ohne Weiteres operiert
hätte. Tritt nun bei dieser strengen Indikationsstellung, von der
ich niemals abgehe, ein akuter Anfall auf und man muss operieren,
so geschieht nur, was früher erst recht geschehen wäre. Ausserdem sind die Anfälle keineswegs häufig und sie gehen fast immer
durch die üblichen Mittel zurück. Sehr wertvoll aber wäre es, sie zu
verhüten. Wie kann dies geschehen?

Durch ein starkes Miotikum, Amin-Glaukosan, d. h. Histamin
in 7—10%iger Lösung, 1—1½ Stunden nach Beginn der Glaukosan-

einträuflung eingetropft, etwa so, wie man nach Homatropin bei alten Leuten Eserin gibt, um Anfälle zu verhüten. Bei zwei Patienten, welche — der eine zweimal, der andere einmal — nach Glaukosantropfen akute Anfälle bekommen hatten, blieben die Anfälle aus, als Aminglaukosan der Glaukosaneinträuflung nachgeschickt wurde. Auf die zu erwartende Chemosis, die bisweilen stark, bisweilen gering ist, ist vorher hinzuweisen. Sogar die Glaukosanpupille pflegt durch Aminglaukosan deutlich enger zu werden, wenn auch längst nicht so rasch und so vollständig wie die Atropinpupille. — Durch Kurven wird gezeigt, dass die Glaukosanerweichung des Glaukoma-Simplexauges durch das nachträgliche Einträufeln des Aminglaukosans nicht beeinträchtigt wird. Das starke Mydriatikum (Glaukosantropfen) und das starke Miotikum Aminglaukosan, d. h. Histamin sind also nicht Antagonisten, sondern Synergisten. (In manchen Fällen genügt sogar Histamin allein, um den Druck dieser Augen zu mindern, für eine Reihe von Tagen. Doch sind diese Fälle selten.)

Zuversichtlich werden die akuten Anfälle durch nachträgliches Hinzufügen von Aminglaukosan noch viel seltener werden, als sie schon jetzt sind. Einen Gegengrund gegen die Glaukosanbehandlung stellen diese Zwischenfälle absolut nicht dar. Wer bei der Behandlung des Glaucoma simplex Zwischenfälle fürchtet, müsste konsequenterweise zunächst jede operative Behandlung dieses Leidens ablehnen, denn hierbei sind die Zwischenfälle weit häufiger, weit ernster und weit irreparabler.

XII.

Erfahrungen mit der Holth'schen Iridencleisis antiglaucomatosa.

Von

Pillat (Wien).

Von 1921 bis Dezember 1926 wurde an unserer Klinik bei 116 Glaukomkranken die Iridencleisis antiglaucomatosa an zusammen 159 Augen ausgeführt. Diese Zahl würde sich noch um einige 30 Fälle erhöhen, wenn alle bis zum heutigen Tage operierten Augen mitgerechnet würden. Die in den letzten 6 Monaten vorgenommenen Iridencleisen wurden hier deswegen weggelassen, weil es keinen Sinn hat, über die Wirkung einer Glaukomoperation irgend etwas auszusagen, wenn die Beobachtungszeit nicht mindestens ein halbes Jahr beträgt.

Mein Bericht erstreckt sich nur über 85 Kranke, mit 101 operierten Augen, die zur Nachuntersuchung erschienen sind. Bei all diesen wurde jüngst Fundus, Visus, Gesichtsfeld und Spannung nachgeprüft, das Auge in bezug auf das Aussehen der Narbe, die Verziehung und Beschaffenheit der Iris (Atrophie, hintere Synechien) und Veränderung der brechenden Medien, fast alle Fälle unter Zuhilfenahme der Spaltlampe, genau nachuntersucht. Vier enukleierte Augen wurden mit unter diese Aufstellung einbezogen und ebenso eine Kranke, die des öfteren auf der Klinik nachuntersucht wurde, vor kurzem aber gestorben ist. Die Tatsche, dass es sich in diesem letzten Falle um einen Misserfolg der Iridencleisis gehandelt hat und auch die 4 enukleierten Fälle die Statistik der Operation verschlechtern, soll dartun, dass die Endbeurteilung in Wirklichkeit eher noch etwas günstiger ausfällt, als hier erwähnt ist.

Unter den 85 nachuntersuchten Kranken mit 101 operierten Augen wurde die Iridencleisis primär bei 94 Augen ausgeführt. Bei 7 Augen war vorher schon eine andere Glaukomoperation vorgenommen worden.

Die Zahl der Operationen verteilt sich auf 61 Frauen mit 68 Augen, darunter 54 Frauen, die einseitig (54 Augen), und 7 Frauen (= 14 Augen), die beiderseitig mit Iridencleisis operiert wurden. Von 24 Männern mit 33 Augen wurden 15 nur einseitig, 9 (= 18 Augen) aber beiderseits operiert.

Vorausgeschickt sei, dass die Fälle für die Iridencleisis nicht „ausgesucht" wurden. Im Gegenteil, im Anfang wurde die Operation absichtlich an blinden oder fast blinden Augen ausgeführt, um ihre Wirkung kennen zu lernen. Bald aber wurden alle primären chronischen Glaukome, bei denen erfahrungsgemäß die Iridektomie häufig versagt, mit Iridencleisis operiert. Unter unseren 101 Iridencleisen befinden sich 80 chronische Glaukome, 13 akut inflammatorische und 8 Sekundärglaukome.

Das vorliegende Material stammt mit verschwindenden Ausnahmen von vier Operateuren der Klinik (Dimmer, Lindner, Guist, Pillat), wodurch eine gewisse Einheitlichkeit der Operationsmethode gewährleistet erscheint.

Bevor auf die Ergebnisse eingegangen wird, sei es gestattet, kurz die Operation zu schildern, wie sie auf unserer Klinik ausgeführt wird. Dies ist vielleicht um so eher gerechtfertigt, als der Iridencleisis nach den Begriffen der Schulmedizin ein gewisser, eigentlich recht beträchtlicher Makel anhaftet: die Regenbogenhaut wird vorgezogen und in die Lederhautwunde zur Einheilung gebracht, ein Vorgang, der nach den üblichen Anschauungen bisher bei allen Eingriffen gegen Glaukom ängstlich vermieden wurde. Und doch sind die Ergebnisse der Iriseinklemmung zumindest nicht schlechter als die der anderen Glaukomoperationen, der Eingriff in vielen Fällen harmloser und auch dort ausführbar, wo gegen die Iridektomie eine Gegenanzeige (z. B. zu hoher Druck, Glaucoma simplex, Glaucoma haemorrhagicum usw.) besteht.

Die Zahl der Ärzte, die bisher die Iridencleisis angewendet haben, ist sehr klein und ihre Erfahrung gründet sich auf eine sehr geringe Anzahl von Fällen (Holth, Bentzen, Vollert und Borthen). Eine vorläufige Mitteilung aus unserer Klinik von Ikonomopoulos umfasst auch nur 31 nachuntersuchte Augen und ist bereits 1925 abgeschlossen. Die grösste Erfahrung bis jetzt hatte Gjessing, der, wie er mir persönlich mitteilte, bis Mai 1927 112mal die Operation ausgeführt hat. Sein letzter Bericht über 89 Fälle findet sich in Band 3 der Acta ophthalmologica. Seine Erfahrungen decken sich mit den unsrigen in guter Weise.

Vor der Operation injizieren wir oben vom Limbus subkonjunktival 0,1—0,2 ccm einer Mischung von Alypin 2%ig und Pilokarpin 1%ig. Nach Einlegen des Lidsperrers und Abwärtsschauen des Kranken wird die Bindehaut ungefähr 6 mm vom Limbus entfernt konzentrisch zu ihm eingeschnitten und etwas nach unten zu unterminiert. Anlegen eines schiefen Schnittes durch die Sklera mit nicht zu breiter Lanze. Der Schnitt beginnt 3 mm oberhalb des Limbus und zielt genau in den Kammerwinkel. Das Lanzenmesser wird bis zum oberen Pupillarrande vorgeschoben und dann langsam zurückgezogen. Wenn die Regenbogenhaut dabei nicht von selbst in die Wunde vorfällt, was in ungefähr 50% des Eingriffes der Fall ist, wird sie mit der Irispinzette vor die Sklera gezogen, mit der Weckerschen Schere meridional bis zum Pupillarrande eingeschnitten und dann losgelassen. Die beiden Iriszipfel bleiben in dem schiefen skleralen Wundkanal eingeklemmt liegen. Die Bindehaut wird mit dem Spatel nach oben gestrichen; Verband.

Der Bericht über feinere Einzelheiten und Zwischenfälle bei der Operation, sowie über die Wundheilung ist nicht Sache vorliegender Mitteilung. Nur sei vermerkt, dass nach dem Loslassen der Iris die beiden Schenkel manchmal mehr oder minder weit in die

Vorderkammer herunterrutschen, so dass „hochstehende Sphinkterecken" zum Vorschein kommen. Dieses Vorkommnis scheint übrigens das Ergebnis der Operation nicht wesentlich zu beeinflussen, da in diesen Fällen wohl immer noch ein Teil der Regenbogenhaut eingeklemmt bleibt und die Verbindung zwischen Vorderkammer und skleralem Wundkanal bzw. subkonjunktivalem Gewebe dauernd gewährleistet.

Im nachfolgenden sei der summarische Bericht über die 101 Iridencleisen gegeben. Zur besseren Beurteilung des Operationsergebnisses wurden die Fälle in folgende Gruppen eingeteilt:

1. Glaucoma chronicum non inflammatorium . .	60	Augen
2. Glaucoma chronicum inflammatorium	7	,,
3. Glaucoma absolutum und fere abs.	9	,,
4. Glaucoma simplex	4	,,
5. Glaucoma acutum inflammatorium	11	,,
6. Iritis glaucomatosa	2	,,
7. Glaucoma secundarium	5	,,
8. Heterochromieglaucom	2	,,
9. Unsichere Einreihung	1	,,
	101	Augen

Um Missverständnissen vorzubeugen sei erwähnt, dass zum Glaucoma fere absolutum nur chronische Glaukome mit schlechter Lichtempfindung und Projektion und mit Handbewegung oder Fingerzählen vor dem Auge, und zum Glaucoma simplex nur Augen ohne Anfälle, ohne Habitus glaucomatosus, mit schleichender Ausbildung einer glaukomatösen Exkavation gerechnet wurden. Alle anderen Fälle gehören zum Glaucoma chronicum non inflammatorium.

Unter „gutem Ergebnis" habe ich nicht nur jene Fälle verzeichnet, bei denen Visus, Gesichtsfeld und Fundus gleichgeblieben oder besser geworden sind, sondern auch jene, bei denen bei mindestens einjähriger Beobachtung der Druck dauernd gut geblieben ist, der Visus oder das Gesichtsfeld, gelegentlich beides um ein geringes schlechter geworden ist: und zwar der Visus um höchstens 2 Zeilen der Sellenschen Sehprobentafel und das Gesichtsfeld an der Stelle der stärksten Einengung um nicht mehr als 10—15⁰. Solche Veränderungen sind, wie man weiss, nicht auf Rechnung der ausgeführten Operation zu setzen, sondern dadurch bedingt, dass gewisse, vorher schon schwer geschädigte Nervenfasern in ihrer Entartung nicht aufzuhalten sind.

Jede Veränderung des Visus und des Gesichtsfeldes mit Druck an der oberen Grenze (25 mm Hg) oder über dem Normalen, jeder Fall mit erhöhtem Druck auch bei gleichbleibender Funktion, sowie jeder Fall, der mit irgend einer Operation nachoperiert werden musste, wurde selbstverständlich unter die „Misserfolge" der Iridencleisis aufgenommen.

Zur Klärung der Stellung der Iridencleisis, ob fistulierende oder nicht fistulierende Operation, wurde dem klinischen Aussehen der Narben besondere Beobachtung geschenkt und ihre Durchlässigkeit mit der Seidelschen Fluoreszeinprobe untersucht. Rein klinisch können drei Formen von Narben unterschieden werden: 1. flache, 2. kissenartige und 3. ektatische Narben. Zu den Fällen mit flachen Narben sind auch jene zu rechnen, bei denen unter der Bulbusbindehaut Pigment der Iris in Form von Krümeln oder zungenförmigen Lappen oft in beträchtlichem Ausmaße sichtbar ist, ohne dass die Bindehaut dadurch irgendwie vorgebuckelt erscheint. Gerade diese Fälle geben, meiner Erfahrung nach, oft ein sehr gutes Resultat in bezug auf Herabsetzung des Druckes, ohne dass eine sichtbare Fistulierung bestände.

Kissenartige Narben kommen nach Iridencleisis in der verschiedensten Ausbildung vor. Ihre Grösse schwankt von kleinen, stecknadelkopfgrossen, perlenartigen Zysten bis zu grossen mehrkammrigen Blasen. Meist ist in der Tiefe dieser Zysten mehr oder weniger uveales Gewebe sichtbar. Hierher habe ich auch jene Fälle gezählt, bei denen die vorgezogene Iris in Buckelform knapp unter der Bindehaut liegt.

Ektatische Narben kommen ebenfalls in einem gewissen Prozentsatze vor. Die Vorbuckelung der Sklera hält sich meist in ganz mäßigen Grenzen, kann aber gelegentlich, wie es uns bei einem Falle von Sekundärglaukom passiert ist, ganz ungewöhnliche Grösse und Ausdehnung erreichen. In den ektatischen Narben liegt die Iris meist sehr tief und schimmert nur zart bläulich durch.

Ihrer Funktion nach sind die Narben entweder „frei fistulierend", oder sie lassen Flüssigkeit nach Fingerdruck auf den Bulbus durchtreten („druckfistulierend"), oder sie fisteln nicht nachweisbar. Nach der beträchtlichen Anzahl der frei oder auf Druck durchlässigen Narben ist die Iridencleisis doch wohl zu den fistulierenden, besser zu den Filtrationsnarben bildenden Glaukomoperationen zu zählen.

Die Beobachtungszeit von 97 Augen beträgt bei 21 Augen von ½—1 Jahr, bei 42 bis zu 2 Jahren, bei 13 bis zu 3 Jahren, bei 13 bis zu 4 Jahren, bei 5 bis zu 5 Jahren und bei 6 Augen bis zu 6 Jahren.

1. Glaucoma chronicum non inflammatorium. 60 Augen.

Von diesen 60 Fällen wurden 47 mit gutem Ergebnis operiert, und zwar 40 Augen, bei denen Visus, Gesichtsfeld, Fundus und Tonus gleich blieben oder sich besserten und 7 Augen, bei denen Visus und Gesichtsfeld innerhalb der oben erwähnten Grenzen etwas schlechter wurden, der Druck jedoch dauernd herabgesetzt blieb. Unter diesen 47 Augen waren 17 flache, 22 Kissen- und 11 ektatische Narben. 7 Fälle fistulierten frei, 12 auf Druck und 28 gar nicht.

Mit schlechtem Erfolg wurden 9 Augen operiert, von denen 7 nachoperiert werden mussten. In 4 Fällen wurde mit Erfolg eine Zyklodialyse nachgeschickt und die Augen mit Visus Fgz. 3 m (Tonus 14), Visus 6/8 (Tonus 23—30), Visus 6/60 (Tonus 12) und Visus 6/6 (Tonus 14) erhalten. Im 5. Falle wurde die Vorziehung des nasalen Schenkels, also eine zweite Iridencleisis und zwei Monate später eine Kataraktextraktion ausgeführt, ohne dass der Verfall des Sehvermögens (von 6/9 auf L. E. in 3 m) hintangehalten werden konnte. Adrenalin und Glaukosan hatten in diesem Falle gar keinen Erfolg. Das andere Auge dieser Patientin wurde deshalb gleich von vornherein nach Elliot operiert, musste aber schon nach 3 Wochen enukleiert werden. Ein ausgesprochenes Glaucoma malignum. — Ein weiterer Fall von chronischem Glaukom mit Visus 6/12 wurde mit Zyklodialyse, Sklerotomia posterior und Glaskörperabsaugung nachoperiert und musste schliesslich enukleiert werden. Das andere Auge dieser Kranken wurde iridektomiert und kam ebenfalls nicht zur Ruhe. — Bei dem 7. Fall wurde infolge unruhigen Verhaltens der Kranken während der Operation der Ziliarkörper verletzt. Es trat eine schwere Blutung ein, der Druck blieb hoch; weder drei Zyklodialysen noch eine Glaskörperabsaugung hatten irgendwelchen Einfluss auf den Tonus. Der Visus sank von 6/6 auf L. E. in 6 m.

Unter diesen 9 schlechten Ausgängen war ein Auge mit einer druckfistulierenden Narbe. Sechsmal bestand eine flache und dreimal eine Kissennarbe.

Viermal wurde die Iridencleisis bei chronischem Glaukom als Nachoperation nach Zyklodialyse bzw. nach Iridektomie mit gutem Erfolg ausgeführt.

2. Glaucoma chronicum inflammatorium. 7 Augen.

Die bei 6 Augen primär ausgeführte Iridencleisis hatte in allen Fällen ein gutes Ergebnis. Zwei Narben fistulierten spontan, eine Narbe auf Druck, die anderen drei nicht. Vier Narben waren flach, zwei kissenartig; in einem Falle wurde die Iridencleisis als Nachoperation nach vorderer Sklerotomie mit gutem Erfolg ausgeführt.

3. Glaucoma absolutum und fere absolutum. 9 Augen.

Bei den sechs mit gutem Erfolg operierten Fällen hatten drei flache und drei Kissennarben, ein Fall fistulierte spontan, einer auf Druck, vier garnicht. Sämtliche amaurotische Augen sind bis heute in guter Verfassung.

Von drei mit schlechtem Ergebnis operierten Fällen hatten zwei eine reine Kissennarbe. Zwei dieser Fälle kamen zur Enukleation. Bei dem einen Fall gelang es in zweimaligem Versuch nicht, die ganz atrophische Iris bei der Iridencleisis vorzuziehen, so dass es eigentlich nicht zu einer Iridencleisis kam. Das Auge wurde 1½ Monate später wegen Schmerzen entfernt. Der andere

101 operierte Augen	mit gutem Ergebnis	fistulierend			Narbenform			mit schlecht. Ergebnis	fistulierend			Narbenform		
		frei	aufDruck	nicht	flach	Kissen-	ektat.		frei	aufDruck	nicht	flach	Kissen-	ektat.
1. Gl. chron. non infl. 60	47*)	7	12	28	14	22	11	9	—	1	8	6	3	—
2. Gl. chron. infl. 7	6**)	2	1	3	4	2	—	—	—	—	—	—	—	—
3. Gl. absol. 9	6	1	1	4	3	3	—	3	—	—	3	2	1	—
4. Gl. simplex 4	4	—	2	2	2	1	1	—	—	—	—	—	—	—
5. Gl. acut. infl. 11	10	—	4	6	4	6	—	1	—	—	1	1	—	—
6. Iritis glauc. 2	2	1	1	—	—	1	1	—	—	—	—	—	—	—
7. Gl. secund. 5	3***)	—	1	2	2	1	—	—	—	—	—	—	—	—
8. Gl. b. Heterochrom. 2	2	—	—	2	1	1	—	—	—	—	—	—	—	—
9. Unsichere Einreihg. 1	—	—	—	—	—	—	—	1	—	—	—	1	—	—
Mit JKl. nachoperiert	*) 1, **) 2, ***) 2.													

Fall bekam eine schwere intraokulare Blutung, wobei sich eine blutige Blase aus der Wunde vorwölbte, wohl eine zum Stillstand gekommene expulsive Blutung. Die Operation war bei 75 mm Hg und sehr schlechtem Allgemeinbefinden vorgenommen worden. Das Auge wurde nach drei Tagen enukleiert.

4. Glaucoma simplex. 4 Augen.

Diese vier mit gutem Erfolg operierten Augen wiesen zweimal eine flache, einmal eine Kissen- und einmal eine leicht ektatische Narbe auf. Auf Druck fistulierten zwei Fälle. Bei zwei dieser Augen hielt sich der Druck an der oberen Grenze (zwischen 20—25 mm Hg).

5. Glaucoma acutum inflammatorium. 11 Augen.

Zehn von diesen Fällen wurden mit gutem Ergebnisse operiert, vier hatten eine flache, sechs eine Kissennarbe. Vier Fälle fistulierten auf Druck, sechs Fälle nicht.

Bei einem Falle, der als schlechtes Ergebnis gebucht wurde, blieb der Druck zwar dauernd erhöht (25—30 mm Hg), der Visus aber bei einer Beobachtungszeit von 62 Monaten 6/6.

6. Iritis glaucomatosa. 2 Augen.

Beide Augen mit gutem Erfolg operiert, das eine fistuliert spontan, das andere auf Druck. Eine Narbe ist zystisch, die andere ektatisch.

7. Glaucoma secundarium. 5 Augen.

Dreimal wurde die Iridencleisis als primäre Operation, zweimal als Nachoperation nach Sclerotomia anterior bzw. nach Zyklodialyse ausgeführt. In allen fünf Fällen mit gutem Erfolg. Von den drei primär operierten Augen fistulierte eines auf Druck, die beiden anderen nicht. Zweimal war eine flache, einmal eine Kissennarbe vorhanden.

8. Heterochromieglaukom. 2 Augen.

Beide mit gutem Ergebnis operiert, beide ohne Fistulierung. Einmal war eine flache, das andere Mal eine Kissennarbe vorhanden.

9. Unsichere Einreihung. 1 Auge.

Die Patientin war vorher wegen Altersstar operiert worden, bekam eine schwere Iritis glaucomatosa oder Iritis mit Sekundärglaukom (?), wurde erfolglos mit Iridencleisis operiert, nachher zweimal punktiert, einmal mit Zyklodialyse nachoperiert und das Auge schliesslich wegen Schmerzen enukleiert. Sympathische Ophthalmie?

Bei den 101 mit Iridencleisis operierten Augen handelte es sich 93mal um primäre und 8mal um sekundäre Glaukome. Da die Iridencleisis 7mal als Nachoperation ausgeführt wurde, bleiben 94 primär operierte Fälle übrig. Von diesen wurden:

80 Augen mit gutem Ergebnis   = 85,1%
14 Augen mit schlechtem Ergebnis   = 14,9%

operiert. Selbst wenn man nur die 88 primären Glaukome in Betracht zieht, ergibt sich derselbe hohe Prozentsatz guter Operationserfolge:

$$75 \text{ Augen mit gutem Ergebnis} = 85,2\%$$
$$13 \text{ Augen mit schlechtem Ergebnis} = 14,8\%$$

Unter den 80 mit gutem Ergebnis operierten Augen zeigen 30 = 37,5% flache, 37 = 46,3% kissenartige und 13 = 16,2% Augen ektatische Narben. Die zystischen Kissennarben erreichten manchmal eine ganz beträchtliche Höhe und Ausdehnung. Die Sklerektasie hielt sich gewöhnlich in geringen Grenzen; nur bei einem Sekundärglaukom, das später wiederholt nachoperiert werden musste, trat eine staphylomähnliche, bohnengrosse Ektasie mit Verdünnung der Sklera ein, die zwar durch das Oberlid gedeckt, beim Aufheben desselben aber als grosser schwarzer Buckel entstellend sichtbar war. Das Auge ist aber ruhig, gut gespannt, wird zum Sehen verwendet, so dass wir keine Ursache haben, gegen das Staphylom vorzugehen.

Unter den 14 mit schlechtem Ergebnis operierten Augen sind 10 = 71,5% flache und 4 = 28,5% Kissennarben, keine ektatischen Narben.

Was die Funktion der Narben anlangt, verhält sie sich bei 80 primär mit gutem Erfolg operierten Augen folgendermaßen:

nicht fistulierende Fälle sind . .	47 Augen =	59 %
fistulierende Fälle sind	33 ,, =	41 %
darunter frei fistulierend	11 ,, =	13,8 %
druckfistulierend	22 ,, =	27,5 %

Unter den 14 mit schlechtem Ergebnis operierten Augen sind:

nicht fistulierende Narben	13 Augen =	92,4 %
druckfistulierende Narben	1 ,, =	7,6 %

Aus dieser Gegenüberstellung kann höchstens geschlossen werden, dass bei Versagen nach Iridencleisis häufiger nicht fistulierende und mehr flache Narben vorkommen als bei erfolgreichen Operationen. Inwieweit eine durch die Fluoreszeinmethode nachweisbare Fistulierung den Erfolg der Iridencleisis bedingt, ist nicht ohne weiteres zu entscheiden. Jedenfalls gibt es Narben, die weder spontan, noch auf Druck Flüssigkeit an die Bindehautoberfläche druchtreten lassen, bei denen aber doch eine Filtration aus dem Augeninneren in das subkonjunktivale Gewebe statthat, die durch keine Untersuchungsmethode nachweisbar ist. Immerhin unterliegt es keinem Zweifel, dass die Iridencleisis zu den fistelbildenden Operationen zu rechnen ist, wenn auch die Fistulierung in einer anderen Weise vor sich geht, als bei der Elliotschen Trepanation, indem die Narbe, mit uvealem Gewebe vollgepfropft, die Flüssigkeit nur wie durch ein Filter nach aussen treten lässt. Diese Ausfüllung der Narbe mit uvealem Gewebe erklärt jedenfalls auch das Ausbleiben von Spätinfektionen.

Der Nachteil der Iridencleisis ist, dass auch sie keine Operation darstellt, die in allen Fällen den Druck im glaukomatösen Auge herabsetzt, dass leichtere Reizzustände der Iris mit hinteren Synechien relativ häufig vorkommen und dass unter den 15% Versagern Augen sind, die wegen schwerem chronischen Reizzustand nach dem Eingriffe enukleiert werden mussten. Über den histologischen Befund dieser Augen wird in späterer Zeit berichtet werden.

Die Vorteile der Iridencleisis sind: die verhältnismäßig einfache Technik, das Fehlen von Spätinfektion (bisher ist m. W. über keinen Fall berichtet), die Möglichkeit, die Operation auch bei hohen, intraokulären Druckwerten ausführen zu können, und die gute Wirkung auf das chronische, nicht entzündliche Glaukom, bei dem die Iridektomie häufig versagt, die Zyklodialyse oft nur temporären Erfolg zeitigt und die Elliotsche Trepanation die Gefahr der Spätinfektion immer in sich birgt.

Aussprache zu den Vorträgen V—XII.

Herr vom Hofe:

Bei einem Falle mit Glaucoma absol. rechts und keinerlei pathologischen Symptomen links entstand nach Einstreichen von Pilocarpinsalbe in beide Augen rechts eine Hypotonie, links eine Hypertonie. Dabei beiderseits maximale Miosis. — Die Erscheinungen traten nach einiger Zeit wieder in gleicher Weise ein, wenn Pilocarpin gegeben wurde. — Wie erklären sich die Vortragenden die Vorgänge?

Herr Stock:

Schon vor vielen Jahren habe ich die Ansicht vertreten, dass die lakunäre Atrophie bei der glaukomatösen Exkavation daher kommt, dass die einzelnen Sehnervenfasern über den Skleralsporn hinüber abgerissen werden. Ich kann Ihnen jetzt ein Präparat eines ganz akuten Glaukoms zeigen, bei dem man sieht, wie nicht die Nervenfasern, sondern die Netzhaut neben der Papille abgerissen und in die Papille hineingezogen ist (ausführliche Beschreibung des Falles in der Festschrift für Axenfeld). Dann müssen wir, um nicht aneinander vorbeizureden, die Glaukome in Rubriken teilen. Einen speziellen Vorschlag für alle

Glaukome kann ich nicht machen, jedenfalls müssen wir solche mit
Störungen irgendwelcher innerer Sekretion, andere mit Kapillarveränderungen unter besonderen Bezeichnungen führen.   Dann werden
wir endlich einmal zur Einsicht kommen, bei welchen Glaukomen sich eine
Operation eignet und bei welchen nicht.

Herr Schneider:

Die Apparatur, die Herr Vogelsang für seine „Elastometrie"
benutzt hat, erinnert an ein in der Technik zur Prüfung von Metallen
verwendetes Instrument.   Am Auge in der geschilderten Weise angewendet, fungiert der Apparat nicht als „Elastometer". Diese Bezeichnung
wäre irreführend, denn es wird bei der angegebenen Versuchsanordnung
am Auge kein Elastizitätskoeffizient, z. B. etwa der Augenhäute, bestimmt, sondern es dient das Instrument im grossen und ganzen lediglich
der Messung der Augapfelspannung.   Über diese orientieren die bereits
existierenden Tonometer wohl sicherer und rascher als Vogelsangs
Apparat, mit dem nach seinen eigenen Angaben nur mittels zahlreicher
und schwieriger Messungen die mitgeteilten Resultate zu gewinnen waren.

Die Iridoenkleisis — allerdings in der von Schlösser geübten
Modifikation — habe ich als eine leichte „Verlegenheits"-Operation
besonders in Fällen, bei denen die Iridektomie versagt hatte, angewendet und damit die erwünschte Druckherabsetzung erreicht.

Herr Thiel:

Ein Arzneimittel, das nur eine Kontraktion der Kapillaren im Auge
ohne sekundäre Paralyse hervorruft, wird kaum herzustellen sein.   Es
sprechen dagegen experimentelle pharmakologische Untersuchungen,
nach denen, wie auch im Auge nachweisbar ist, eine Zweiphasenwirkung
der in der Augenheilkunde gebräuchlichsten Arzneimittel anzunehmen
ist. (Vgl. Imres Bemerkung zur paradoxen Pilocarpinwirkung.)

Die Aufgabe ist: 1. vor jeder medikamentösen und operativen
Glaukomtherapie eine Funktionsprüfung der Gefässe vorzunehmen
(s. Gefahrmoment bei der Adrenalinbehandlung des Glaukoms); 2. das
Glaukom als Allgemeinleiden aufzufassen und als solches zu behandeln
(Ergotamin, Abasin).

Herr Golowin:

Zum Vortrag von Herrn Schmidt möchte ich bemerken, dass ich
bei meinen Experimenten mit den überlebenden Augen von grossen
Tieren die Verminderung des intraokularen Druckes und eine gewisse
dauernde Verengerung der Gefässe (d. h. eine Verminderung der Zahlen
von abfliessenden Tropfen), aber niemals eine spätere Erweiterung
derselben gesehen habe.

Herr Greeff:

Ich möchte daran erinnern, dass an dieser Stelle vor vielen Jahren
Prof. Pflüger sen. den Rat gegeben hat, bei akuten Glaukomanfällen
den Patienten nicht im Dunkeln schlafen zu lassen, sondern eine brennende
Lampe neben seinem Bett zu stellen, ein Rat, der damals von einigen
Fachkollegen belächelt wurde.   Dieser Rat Pflügers würde also durch
die Mitteilungen Seidels seine Erklärung und seine Berechtigung finden.

Herr Imre:

Herr Hertel meint, dass die Änderung der Wasserstoffionenkonzentration keine besondere Rolle bei der Drucksteigerung spielt. Darauf möchte ich bemerken, dass wir vor kurzer Zeit einen Fall von Glaukom hatten, bei welchem weder die medikamentöse Behandlung noch wiederholte operative Eingriffe den Druck herabsetzen konnten und eine Iontophorese mit Ca-Ionen (1,5 MA 8 Minuten, diascleral) den Druck von über 40 mm-Hg auf 26 mm heruntergebracht hat. Allerdings war die erste Behandlung nicht von langer Dauer, doch folgte auf die zweite Iontophorese eine Drucksenkung von 35 mm auf 18 mm-Hg. Die von Schmidt beobachtete Hypophysinwirkung kann nicht als allgemein gültig angesehen werden. In manchen Fällen wirken eben andere Hormonpräparate gut und Hypophysin kann sogar eine Druckerhöhung verursachen. Die Druckerniedrigung kann nicht einfach als eine Folge der Hyperämie aufgefasst werden, da diese Mittel, besonders wenn nicht lokal, sondern wie wir es machen, subkutan oder intern verwendet, sicher keine so langdauernde Hyperämie verursachen können.

Herr Wessely:

Nachdem die örtliche Anwendung der die Gefässe des Auges beeinflussenden Mittel bei den heutigen Darlegungen in den Vordergrund getreten ist, halte ich es für meine Pflicht, in Kürze die Befunde des Kollegen Passow an meiner Klinik mitzuteilen, der leider verhindert war, seinen angekündigten Vortrag zu halten. Denn Passow hat gerade den Stoffen innerer Sekretion, die auf das vegetative Nervensystem und damit auf den Augendruck wirken können, im Blute Glaukomkranker besondere Aufmerksamkeit gewidmet.

Passow untersuchte das Blut chronisch Glaukomkranker zunächst auf seinen Gehalt an Adrenalin. Er wies nach, dass die bisher vorliegenden Befunde wegen der geringen Empfindlichkeit der geübten Methoden für so kleine Adrenalinmengen, wie sie physiologischer- und pathologischerweise im Blut vorkommen, unbrauchbar sind. Mit Hilfe des Froschgefässpräparats nach Trendelenburg und des Kaninchendarms nach der Methode von Magnus ergab sich in 4 von 24 Blutproben eine beträchtliche Steigerung der Adrenalinmenge. Der Blutzuckerspiegel war in diesen Fällen nicht erhöht.

In einer weiteren Serie wurde von Kahlson das hormonale Cholin bestimmt, ein körpereigener, vagotroper Stoff, der nach einigen experimentellen Untersuchungen als Antagonist des Adrenalins am Auge zu bezeichnen ist. Es ergab sich in 13 von 22 Fällen eine mehr oder weniger starke Senkung des Cholingehalts im Blut Glaukomatöser. Da nach neueren Feststellungen die Cholinwirkung durch Kalium abgeschwächt wird, wenn es in unternormaler Menge vorhanden ist, wurde auch die Konstellation

Kalium-Kalzium bei den Bestimmungen berücksichtigt, und es zeigte sich, dass diese beim Glaukom durchschnittlich zu ungunsten von Kalium verschoben ist. Es muss demnach bei einer grossen Anzahl von Glaukomkranken ein Überwiegen der sympathisch gerichteten Kräfte resultieren.

Schliesslich wurden Jodbestimmungen nach der Methode von v. Fellenberg und Sturm ausgeführt, da auch das Jod in engen Beziehungen zum vegetativen System steht und schon Untersuchungen über Beziehungen zwischen Schilddrüsenfunktion und Glaukom vorliegen. Es fand sich in 9 von 20 Fällen eine zum Teil hochgradige Senkung des Jodspiegels, der sonst für eine bestimmte Jahreszeit konstante Werte aufweist.

Die insgesamt untersuchten Sera stammten von 37 Glaukompatienten — eine Basedowkranke ausgenommen — und wurden je nach Möglichkeit auf eine oder mehrere Substanzen untersucht. Hiernach wurde bei 70% der Patienten eine Verschiebung der Hormon- bzw. Elektrolytkonstellation im Sinne einer Adrenalinämie, einer Hypocholinämie oder einer Hypojodämie ermittelt, wobei in 30% der Fälle Inkorrelationen von beträchtlichem Ausmaß in ger einen oder anderen Richtung vorlagen.

Diese Befunde scheinen mir somit von wesentlicher Bedeutung zu sein und wenn ich auch ganz gewiss nicht für meine Person in Verdacht kommen kann, auf irgend eine bestimmte Glaukomtheorie eingeschworen zu sein, so meine ich, sollten derartige Serumuntersuchungen in möglichst grossem Umfange fortgeführt werden, besonders wenn man in geeigneten Fällen etwa durch Darreichung von Jod, Thyreoidin oder ähnlichen Substanzen therapeutische Versuche unternehmen will.

Herr Fischer:

Zur Bemerkung von Herrn Imre möchte ich mir zu sagen erlauben, dass schon vor längerer Zeit Girard und Morax in Kataphoreseversuchen mit Kalzium und Barium, je nach Richtung des Stromes, Hypertonie und Hypotonie erzielen konnten. Statt von Wasserstoffionenkonzentration wäre es vielleicht besser, hypothesenfrei von einer Millivoltspannung gegenüber einer Normalelektrode zu reden.

Herr Samojloff:

Die mit Hilfe meines Spiegelmanometers erzielten Augendruckkurven nach Pituitrin- und Adrenalininjektionen zeigten, dass die unmittelbare Wirkung der beiden gefässverengernden Präparate auf den Augendruck ganz verschieden ist. Nach Adrenalin zeigte sich sogleich nach der ungefähr 10—15 Minuten dauernden Augendrucksenkung eine Phase der Augendrucksteigerung, die nur viel später in einen sekundären Druckabfall überging, was nach Pituitrin nicht der Fall war. Der Unterschied kann vielleicht durch die sekundäre Hyperämie, die nach Adrenalin, nicht aber nach Pituitrin sich entwickelt, erklärt werden.

Herr Seidel (Schlusswort):

Auf die Bemerkung von Herrn Prof. Stock bezüglich meiner Ausführungen vor 5 Jahren auf dem Jenaer Kongress (Kongressbericht 1922 S. 52 und 55) möchte ich mir erlauben zu antworten, dass wir wohl alle den Mangel einer brauchbaren Einteilung der verschiedenen, mit Augendrucksteigerung einhergehenden Krankheitsfälle empfinden, allerdings auch deren Schwierigkeit. Seit 15 Jahren hat sich in der Heidelberger Augenklinik die Einteilung des chronischen Glaukoms nach dem Verhalten der betr. Augen gegenüber Mioticis klinisch als recht brauchbar erwiesen.

Wir teilen seit dieser Zeit das chronische, nicht entzündliche Glaukom in folgende Gruppen ein:

1. Fälle, in denen Miotika (3mal täglich Pilokarpin $2^0/_0$ig) den Augendruck dauernd zur Norm herabsetzen (so dass auch nach der Nacht am Morgen am unbeeinflussten Auge ein normaler Augendruck vorhanden ist).

2. Fälle, in denen durch Miotika der Druck zur Norm herabgesetzt wird, aber nur für kurze Zeit (so dass nach der Nacht morgens am unbeeinflussten Auge wieder eine erhebliche Drucksteigerung vorhanden ist).

3. Fälle, in denen Miotika den gesteigerten Augendruck überhaupt nicht oder nur bis zu einem gewissen Grade herabsetzen.

Gruppe 1 wird nicht operiert, sondern medikamentös mit Pilocarpin behandelt. Gruppe 2 wird iridektomiert. Gruppe 3 wird trepaniert (nach Elliot).

Bei Schlüssen aus der Wirksamkeit von Mioticis am intakten Auge auf den Erfolg einer eventuell vorzunehmenden Glaukomoperation ist streng zu unterscheiden zwischen Iridektomie und Elliotscher Trepanation.

Nach den Erfahrungen der Heidelberger Klinik, die sich mit denen anderer grosser Kliniken decken (z. B. der Leipziger und Würzburger bzw. Münchner Klinik), kann es als Regel, wenn auch nicht als Gesetz gelten, dass die Elliotsche Trepanation den Augendruck in fast allen Fällen zu normalisieren vermag, die Iridektomie jedoch nur in solchen Fällen, deren Druck durch Miotika, wenn auch nur vorübergehend, zur Norm herabgesetzt wird. Trotzdem also die Elliotsche Trepanation bei einer grösseren Anzahl von Glaukomaugen und wesentlich zuverlässiger als die Iridektomie druckerniedrigend wirkt, wird sie zunächst aus einer Reihe von Gründen (Spätinfektion) auf solche Glaukomaugen beschränkt, bei denen die Miotika versagen (Gruppe 3).

Diese Richtlinien sind auf Grund von Erfahrungstatsachen an einigen 100 Glaukomaugen in den letzten 15 Jahren in der Heidelberger Klinik gewonnen, und ihre Richtigkeit kann auf Grund von gelegentlichen Ausnahmen (malignes Glaukom, anatomische Variationen des Kammerwinkels an der Operationsstelle oder unübersehbare Zufälligkeiten bei der Operation) nicht bezweifelt werden (vgl. auch Wessely, Münch. Med. Wochenschr. 1923, S. 1072; desgl. Augenärztl. Operationsl.

i. Handb. Graefe-Sämisch, 3. Aufl. S. 943, ferner Klin. Monatsbl. f.
Augenheilk. 1927, S. 80; ferner auch Hertel im Wien. Kongressber. 1921,
S. 62).

Herr Schmidt (Schlusswort):

Die von v. Hofe demonstrierte Kurve wird als ein Beispiel für die
erwähnten Glaukomanfälle nach konservativer Therapie angesehen.
Die Eserinversuche am enukleierten Auge erscheinen unter unphysio-
logischen Bedingen vorgenommen, eigene Versuche zeigten, dass das
eserinisierte Tierauge keine Gewichtszunahme zeigt.

Herr Vogelsang (Schlusswort):

In Bezug auf die Bemerkung, dass es sich bei den mit der von mir
beschriebenen Apparatur mitgeteilten Kurven nur um tonometrische
Werte handelt, möchte ich mir erlauben zu bemerken, dass nach Ansicht
der Physiker in den gezeigten Kurven zweifellos die Elastizität enthalten
ist.   Dass ausserdem in diesen Kurven tonometrische Werte enthalten
sind, soll nicht bezweifelt werden.   Die nähere Analyse wird bemüht sein,
diese schwierigen Verhältnisse zu klären, aber schon die Tatsache, dass
in den Kurven zu sehen ist, wie die Schwingungen allmählich zur Ruhe
kommen, ist ein Beweis, dass darin mehr enthalten ist als nur eine
Messung des intraokularen Druckes, und ich glaube doch, vertreten zu
können, dass die von mir ausgeführten Messungen als elastometrische
zu bezeichnen sind.

Herr Elschnig (Schlusswort):

An keinem einzigen halbwegs rezenten Glaukomauge ist irgend ein
Anhaltspunkt für eine Zerreissung von Sehnervenfasern im Sinne von
Birnbacher-Czermak und Stock zu finden.   Auch die Erfahrungen
bei Stauungspapille sprechen gegen eine Zerreissung von Sehnervenfasern.   Die Einteilung Seidels der Glaukome ist monosymptomatisch;
wir haben noch nicht einmal eine Definition des Glaukoms, und auch
die Nomenklatur ist, wie Pillat zeigt, vollständig im Argen.   Was ist
der Unterschied zwischen „Glaucoma simplex" und „Glaucoma chronicum non inflammatorium"?   Simplex oder kompensiert ist jenes
Glaukom, in dem alle anatomischen Veränderungen im vorderen Bulbusabschnitte fehlen, die nur bei inkompensierten oder fälschlich so genannten
inflammatorischen, und zwar acutum und chronicum vorkommen.

Herr Hamburger (Schlusswort):

Herr Stock teilt mit: Eserin brachte den Druck zur Norm, nun wurde
operiert, nach 6 Wochen aber war die vorübergehende Normalisierung
wieder verschwunden! Ich sehe viele solche Fälle, die Operation ist eben
unberechenbar — ist den Patienten denn gedient mit einer so vorübergehenden Wirkung? Ich frage, wozu wurde hier überhaupt operiert, da die
konservativen Mittel noch ausreichten.   Eine Kritik soll das nicht sein,
aber verstehen kann ich es nicht.   Ich sehe manchen, der geheilt war,
mancher war sogar mehrmals geheilt.   In meiner Behandlung befindet
sich ein bekannter Graphologe, das eine Auge ist an Glaucoma simplex

erblindet, des andern wegen wurde er vielfach behandelt, zuletzt von dem Chef einer grossen Klinik. Im August 1925 sagte ihm dieser: Nun sofort operieren; der Kranke, fast 70 Jahre alt, erwiderte, er habe ja eine Verschlimmerung gar nicht bemerkt, er wolle wenigstens noch die Sommerreise machen. Er lehnte also die Operation ab; fast zwei Jahre sind seitdem vergangen, die üblichen Mittel haben genügt, ihn vollkommen dienstfähig zu erhalten, obwohl seine Dienstreisen ihn über ganz Deutschland führen und das Glaucoma simplex weiter besteht. Wozu also hier die Empfehlung der Operation, die doch wie jeder operative Eingriff ein Risiko darstellt und meistens wiederholt werden muss, und ausserdem ist schon ein Auge blind.

Den in der Diskussion geäusserten Wunsch nach einem Mittel, das nur kontraktil wirkt auf die Gefässe, die Gefässerschlaffung aber verhindert, halte ich für kaum erfüllbar. Dauernde Kontraktion würde Nekrose machen, und überall im Körper entspricht der Aktion die Reaktion. Hiervon gibt es wohl kaum eine Ausnahme: der Esmarchschen Blutleere folgt die Hyperämie, der Uteruskontraktion bei der Geburt folgt die Erschlaffung, selbst das Insulin und Suprarenin haben ihre zwei entgegengesetzten Phasen (vgl. Zondek und Ucko, die Zweiphasenwirkung der Hormone.) — Seidel glaubt immer noch an den Kausalzusammenhang zwischen Pupillenweite und Augendruck; die erweichende Wirkung des Adrenalins (trotz Mydriasis) gibt er zwar zu, aber er bezieht sie auf Lähmung des sekretorischen Apparates. Diese aber dauert höchstens einige Stunden, dann folgt Hyperämie des Augeninnern, also müsste der Druck sogleich wieder steigen, in Wirklichkeit kann die Erweichung Tage und Wochen dauern. Seidels Vorstellung ist rein schematisch und bezieht sich, immer noch, ausschliesslich auf den Kanal. Der verdienstvolle Kolloidchemiker der Technischen Hochschule Charlottenburg, Traube, konnte, zusammen mit seinen Schülern, zeigen, dass Gärungs- und Verseifungsvorgänge ganz ähnlich von Atropin und Eserin beeinflusst werden wie die Stoffwechselvorgänge des Auges: Atropin hemmt sie im Auge und hemmt erstaunlicherweise auch die Vorgänge bei der Gärung und Verseifung; Eserin wirkt entgegengesetzt. Das grösste Kolloiddepot des Auges, der Glaskörper mit seinen Quellungs- und Entquellungsmöglichkeiten, bleibt bei Seidel ganz ausser Betracht. In Wirklichkeit ist es höchstwahrscheinlich so: die wichtigste Phase bei der Adrenalin- resp. Glaukosanwirkung ist die sekundäre, die reaktive. Sie bringt dem Auge frisches, arterielles Blut: das ist der grosse Heilimpuls im Organismus; so heilen die seltsamsten trophischen Geschwüre durch Sympathikolyse, d. h. durch Lähmung des Sympathikus, d. h. durch arterielle Hyperämie, so wird auch das Glaukom, welchem venöse Hyperämie zugrunde liegt, günstig beeinflusst, wenn es gelingt, die venöse in die arterielle Hyperämie zu verwandeln: so erweicht das Auge durch Iritis, durch Zyklitis, durch Keratitis, durch unsere 30—40 Operationsmethoden, durch die Ätzung mit dem Argentumstift und durch die Staroperation. Was von diesen Möglichkeiten die beste sei, muss klinisch ausprobiert werden, aber das heilende Prinzip, das „Erweichungsprinzip" ist überall das gleiche, die „arterielle Hyperämie", oder anders ausgedrückt: die dosierbare, beherrschbare Entzündung, denn beide gehen ineinander über. „Ich halte an der Überzeugung fest,“ schrieb 1859 der junge Virchow, „dass die einzelne Wahrheit, mag sie noch so wahr sein, nur dann Geist erhält, wenn sie in ihren allgemeinen Beziehungen verfolgt wird“.

XIII.

Über Meningismus und Meningo-Enzephalismus bei Augenkranken.

Von

W. Gilbert (Hamburg).

M. D. u. H.! Wenn ich Ihnen heute über einige Wechselbeziehungen von entzündlichen Zuständen des Hirns und seiner Häute zu Augenkrankheiten berichte, so ist vorauszuschicken, dass ich die bisher in dieser Richtung hauptsächlich berücksichtigte eitrige Meningitis auf der einen Seite, die metastatische, gleichfalls meist eitrige Ophthalmie auf der anderen Seite ausschliesse. Denn es ist nicht der Symptomenkomplex einer eitrigen oder auch sonst nur schwerer verlaufenden Meningitis, den ich zur Sprache bringen möchte, sondern Ausgangspunkt für meine Untersuchungen und Überlegungen ist der von Gröer geprägte Begriff des Meningo-Enzephalismus[1]). Diese Bezeichnung ist nämlich der seit schon viel längerer Zeit üblich gewesenen des Meningismus (état meningé der Franzosen) entschieden vorzuziehen, weil bei den in Betracht kommenden Zuständen nicht nur die weichen Hirnhäute, sondern auch die Hirnsubstanz Veränderungen zeigen kann und weil deren klinische Symptome auf einer Affektion von kortikalen, basalen und spinalen Zentren der grauen Substanz beruhen. Dies Symptomenbild eines Meningismus bzw. Meningo-Enzephalismus kann nun im Verlauf zahlreicher akuter, aber auch chronischer Infektionskrankheiten sich einstellen, während die Sektion die Zeichen einer Meningitis durchaus vermissen lässt. In einer Reihe von derartigen Fällen fand besonders Fränkel oft Invasion der Krankheitserreger in das Gehirn[2]). Veränderungen am Gefässapparat der Meningen und am Gehirnparenchym sind dann Ausdruck der vitalen Schädigung der Gewebe, die aber auch ohne nachweisbare Ein-

---

[1]) Gröer, Zeitschrift für Kinderheilkunde, Bd. 21, 1919.
[2]) Fränkel, Virchows Archiv, Bd. 114, Beilagenheft 1908; vgl. auch Oseki, Zieglers Beiträge, Bd. 52, 1912.

wanderung der die Grundkrankheit bedingenden Bakterien ausgelöst werden kann. Die Herde pflegen niemals sich über grössere
Strecken auszudehnen, sind allenthalben leichterer Natur und
führen daher auch nicht zu schwereren und dauernden Störungen
des Gehirns.

Das Gesamtbild eines Meningo-Enzephalismus wird nun durch
eine Reihe von Symptomen motorischer, sensibler, vegetativer
und schliesslich sensorischer Art beherrscht, die auf Grund von
klinischen Erfahrungen hauptsächlich bei Erkrankungen der
Meningen beobachtet werden. Wer sich für die Gesamtheit dieser
Symptome interessiert, sei auf die schon erwähnte Arbeit von
Gröer hingewiesen; hier möchte ich nur die Symptome erwähnen,
die nach meinen bisherigen Beobachtungen für den Ophthalmologen
vor allem in Betracht kommen. Es sind dies gesteigerte Sehnenreflexe, leichte Nackensteifigkeit und vor allem Kopfschmerzen,
die durch den Augenbefund keine Erklärung finden. Nach Möglichkeit ist diese Symptomengruppe noch durch den Liquorbefund zn
vervollständigen, dem unter Umständen erhebliche Bedeutung
beizumessen ist. Teils wird Liquordruck infolge von Hirnkongestion
und Meningenödem, teils werden enzephalotoxische Zustände
für die Genese des Meningo-Enzephalismus in Anspruch genommen
und dieser selbst als ein Reizzustand des Zentralnervensystems
aufgefasst, den die Franzosen als état meningé rein funktionell
zustande kommen lassen, während Gröer die Grenze zwischen
Meningo-Enzephalismus und Meningitis serosa durch den Liquorbefund errichtet: bei ersterem darf der Liquor unter erhöhtem
Druck stehen, er soll aber klar und steril sein und eine wesentliche
Vermehrung der Zellen und Globuline primär vermissen lassen.

Da die Abgrenzung gerade der leichteren Liquorveränderungen
in ihrer diagnostischen Wertigkeit noch keineswegs geklärt ist
und schnelle Übergänge z. B. zur eitrigen Meningitis vorkommen,
so wird man sich aber einstweilen auf den Liquorbefund allein
auch nicht verlassen dürfen, sondern die ganze Symptomengruppe
zu würdigen haben, die ich vorher als Kennzeichen eines Meningo-
Enzephalismus aufgeführt habe.

Es liegt nun auf der Hand, dass der Augenarzt kaum Gelegenheit haben wird, einschlägige Beobachtungen bei den akuten
Infektionskrankheiten anzustellen. Dagegen ist er wohl wie kaum
ein anderer berufen, diese Verhältnisse bei einer chronischen
Infektionskrankheit zu prüfen, die ausserordentlich häufig Augenkomplikationen hervorruft, nämlich bei der Tuberkulose. So wohl-

bekannt die tuberkulöse Meningitis ist, so wenig sind die leichteren
Begleiterscheinungen des Hirns und seiner Häute bei den Äusserungen der Augentuberkulose beachtet worden. Ich habe zwar
wiederholt auf solche Begleiterscheinungen bei frischer disseminierter
Aderhautentzündung hingewiesen und den Kopfschmerz sowie
die auch von Heine beobachteten Liquorveränderungen als Zeichen
einer leichten Meningitis gedeutet. Die Frage des tuberkulösen
Kopfschmerzes überhaupt fand dann eingehende Erörterung durch
v. Frisch[1]). Der oft monatelang andauernde Kopfschmerz bei
diesen Kranken, für den eine Beteiligung der Iris und der Ziliarnerven nicht herangezogen werden kann und der sich dann
schliesslich völlig verliert, dürfte aber heute richtiger als Haupt-
symptom eines Meningo-Enzephalismus aufzufassen sein. Von den
übrigen Symptomen des Meningo-Enzephalismus sind Liquordruckerhöhung und leichte Pleozytose, ausserdem bisweilen ein
leichter Grad von Nackensteifigkeit und Steigerung der Sehnenreflexe zu nennen.

Sicherlich kommen bei der Tuberkulose der vorderen Uvea
ähnliche Zustände vor, doch sind sie wegen der hier nicht ein-
deutigen, bei der Bewertung aber doch wichtigen subjektiven
Symptome weit schwerer festzustellen, jedenfalls nicht ohne
Liquorbefund, der wieder aus äusseren Gründen nicht stets erhoben
werden kann. Das Gleiche gilt auch für die selteneren Tuberkulosen
der Netzhaut und des Sehnerven. Dagegen begegnete ich wiederholt
der gleichen Symptomengruppe bei Kranken mit phlyktänulären
Prozessen, sofern sie im Alter jenseits der Pubertät standen.
Natürlich können einstweilen nur solche Beobachtungen verwertet
werden, bei denen keinerlei Hornhaut- und Iriskomplikationen
bestehen, und da auch Kinder für diese Feststellungen völlig ausscheiden müssen, ist das Beobachtungsmaterial natürlich klein.

Ich beobachtete nämlich vier Kranke, drei Frauen und einen
Mann im Alter von 18—40 Jahren, bei denen jeder Rückfall einer
phlyktänulären Bindehautentzündung von den deutlichen Zeichen
des Meningo-Enzephalismus begleitet war. Besonders auffallend
war, dass der übrigens von den Menses oder einer familiären Belastung vollständig unabhängige Kopfschmerz stets 1—2 Tage vor
Aufschiessen der Phlyktänen auftrat, so dass zwei der Kranken,
nachdem sie auf den Zusammenhang von mir aufmerksam gemacht
worden waren, den Ausbruch der Augenentzündung bei den späteren
Anfällen jedesmal voraussagen konnten.

[1]) v. Frisch, Beiträge zur Klinik der Tuberkulose, Bd. 49, 2, 1921.

Neben diesem meningealen Kopfschmerz wurde zweimal Steigerung der Sehnenreflexe und geringe Nackensteifigkeit bei sonst gutem Befinden festgestellt, einmal Liquordruckerhöhung und geringe Pleozytose.

Auf die Liquoruntersuchung, die ich nur in wenigen Fällen vornehmen lassen konnte, wird meines Erachtens künftig bei geeignetem klinischen Material besonders zu achten sein. Was nun die Deutung dieser Symptomengruppe anlangt, so möchte ich in Einklang mit meinen eingangs gemachten Ausführungen betonen, dass dies Auftreten des Meningo-Enzephalismus ebensowenig wie etwa die Phlyktäne an die direkte Mitwirkung des Tuberkelbazillus geknüpft sein muss. Diese Erscheinungen stehen vielmehr, wie manche begleitenden Hauterkrankungen, in enger Abhängigkeit zu den Immunitätsvorgängen des Körpers und können auch zur tuberkulotoxischen Disposition gerechnet werden, wie sie z. B. Engelking für die erwähnten Hauterkrankungen angenommen hat. Es kann ja keinem Zweifel unterliegen, dass die begleitenden Haut- und Schleimhauterkrankungen bei der skrofulösen Ophthalmie weit mehr im Vordergrunde stehen als diese meningo-enzephalen Reizzustände. Es schien mir aber doch wichtig genug, auch einmal auf diese weniger beachteten Begleitzustände hinzuweisen, da aus ihnen doch die Lehre gezogen werden muss, dass auch bei diesen meist im sekundären Stadium der Tuberkulose stehenden Erwachsenen die Allgemeinbehandlung in den Vordergrund zu stellen ist.

<h2 style="text-align:center">XIV.</h2>

Die ophthalmoskopische Differentialdiagnose der infra- und supranukleären Hemianopsie, zugleich ein Beitrag zur Topographie der Faserverteilung in der Netzhaut.

Von

H. Lauber (Wien).

(Mit 6 zum Teil farbigen Textabb.)

Als Unterscheidungsmerkmale der Hemianopsie infolge von Schädigung des primären Neurons von solcher durch höher angreifende Schädigungen gelten: das Vorhandensein hemianopischer Pupillenreaktion, der negative Ausfall des Prismenversuches, die durch den Fixationspunkt verlaufende Grenze der sehenden und der blinden Gesichtsfeldhälfte, also das Fehlen der makularen

Aussparung oder eines überschüssigen Gesichtsfeldes, und eine erkennbare Abblassung der Papillen.

Die hemianopische Pupillenreaktion ist zwar bei der Traktushemianopsie sicher nachweisbar; ob sie aber nicht auch bei supranukleärer Hemianopsie vorkommt, erscheint keineswegs ausgeschlossen (Behr). Die Verlässlichkeit des Wilbrandschen Prismenversuches wird vielfach bestritten. Die makulare Aussparung ist zugegebenermaßen schwer auszuschliessen, da die Beobachtungsfähigkeit der Kranken oft ungenügend ist. Das objektive Merkmal der Papillenabblassung ist nicht verlässlich, da wir ja auch weisse Papillen mit normaler Funktion des Auges kennen.

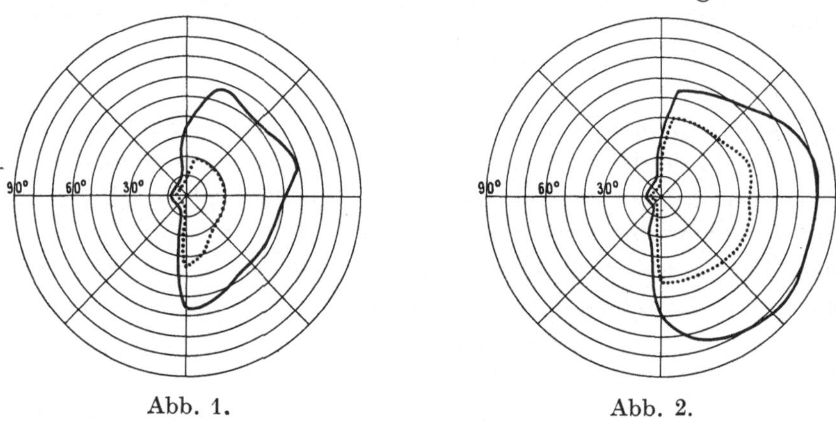

Abb. 1.   Abb. 2.

Es ist daher sicherlich zu begrüssen, wenn ein objektives Zeichen die Unterscheidung von infranukleärer Hemianopsie von der supranukleären gestatten würde. Durch die Untersuchung im rotfreien Lichte muss sich bei länger bestehenden infranukleären Hemianopsien sicher der Ausfall der Nervenfasern der Netzhaut erkennen lassen, die der funktionsunfähigen Hälfte angehören, da die Elemente des primären Neurons zugrunde gehen. Ich habe eine grössere Anzahl von homonymen und bitemporalen Hemianopsien sorgfältig im rotfreien Lichte untersucht. Von letzteren standen mir nur verhältnismäßig frische Fälle zur Verfügung, und ein alter Fall, der durch eine Myopie von 18 D. kompliziert war, daher sich nicht gut zeichnen liess. Die homonymen Hemianopsien wiesen alle einen normalen ophthalmoskopischen Befund bei der gewöhnlichen Untersuchung wie bei der im rotfreien Lichte auf, bis auf einen, welcher die Grundlage der folgenden Betrachtungen bildet.

Ich hatte mir a priori die Frage vorgelegt, welche Nervenfasern in der Netzhaut fehlen müssen, wenn eine Traktushemianopsie vorhanden ist. Da die Trennungslinie der sehenden und blinden Netzhauthälften nicht durch die Papille, sondern durch die Makula verläuft, so war ein kompliziertes Bild zu erwarten. Bei Ausfall der nasalen Gesichtsfeldhälfte müssen die zu den temporal von der Makula liegenden Netzhautteilen verlaufenden Nervenfasern fehlen, somit muss ein Teil der bogenförmig um die Makula verlaufenden Fasern in Wegfall kommen. Auf dem andern Auge, dessen über den nasalen Papillenrand verlaufende Fasern geschwunden sein müssen, ist ein Defekt eines Teiles der temporal

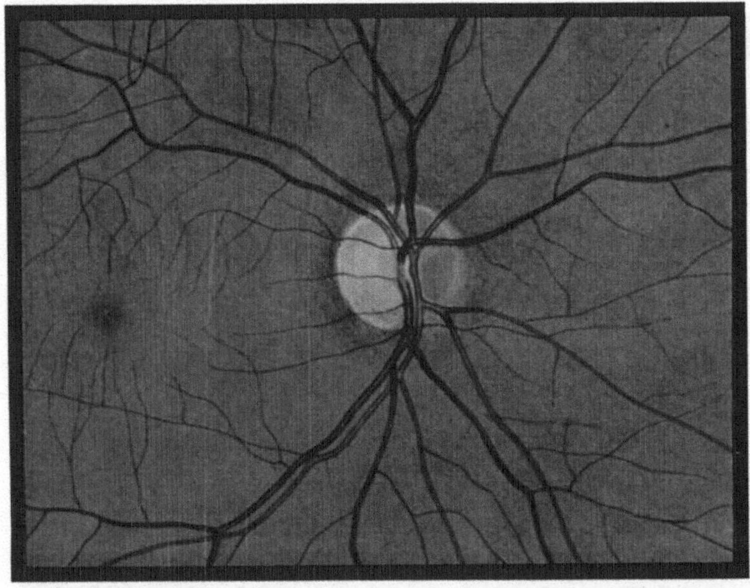

Abb. 3.

verlaufenden Fasern gleichfalls zu erwarten. Merkwürdigerweise spricht Vogt in seinen Arbeiten über die Ophthalmoskopie im rotfreien Lichte nicht von diesen Verhältnissen, bringt auch keine Abbildungen entsprechender Fälle.

K. S., 41 Jahre alt, 1907 luetisch infiziert, Schmierkur, 1910 Iritis, 1915 wegen Hauterscheinungen Hg-Injektionen. 1923 traten in den linksseitigen Gliedmassen Parästhesien auf, die sich bis zu deutlicher Gangstörung steigerten. Es fand sich Anisokorie (rechte Pupille weiter als die linke), Entrundung beider Pupillen, reflektorische Pupillenstarre. Leichte Hemiparese der linksseitigen Gliedmassen mit Unsicherheit des Finger-Nasenversuches, Fehlen der Bauchdecken-, Patellarsehnen- und Achillessehnenreflexe, Ataxie der unteren Extremitäten, positiver Romberg, Blutwassermann negativ, Liquorwassermann ++, Pandy ++, Nonne +(+), Lymphozyten 3, Goldsol +. Damals wurde auf der Klinik D i m m e r festgestellt: R. A S = $^6/_6$ mit — 1,25 D. sph. L. A. S = $^6/_6$ mit — 0,50 D. sph. Linksseitige Hemianopsie, linke Papille blasser als die rechte. Die Nervenabteilung Prof. M a t t a u s c h e k s stellte die Diagnose Tabes mit rechtsseitigem Hirnherd und linksseitiger Hemianopsie. Der Sitz des die Hemianopsie bedingenden Herdes wurde nicht genauer festgestellt. Ein basaler Sitz wurde weder auf der Nervenabteilung

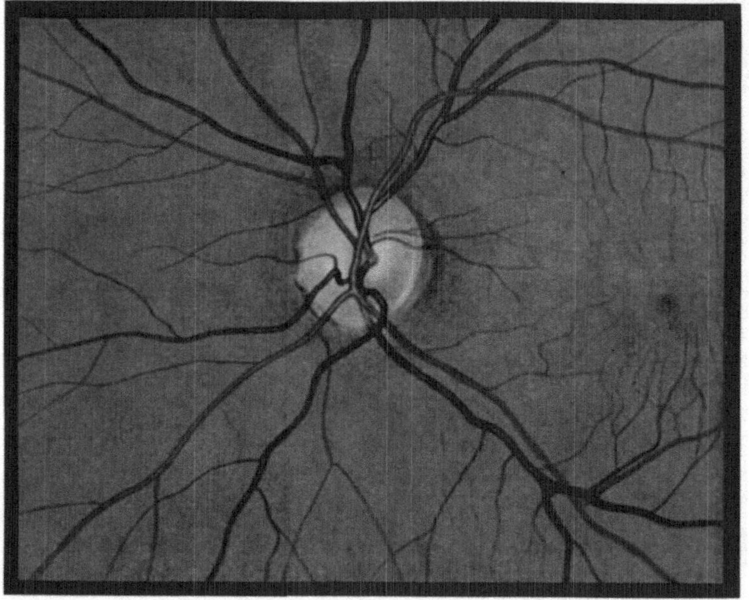

Abb. 4.

noch auf der Augenklinik erkannt. 1925 neuerliche Iritis. Wegen Lues Neosalvarsanbehandlung auf der dermatologischen Abteilung des Krankenhauses der Stadt Wien. 1927 Hg-Behandlung. Im Januar 1927 eigene Augenuntersuchung; R. A. S = $^{10}/_8$ mit — 1,0 D. sph. L. A. S = $^{10}/_8$ mit — 0,5 D. sph. Periphere Hornhautnarben des R. A., Anisokorie (R > L), reflektorische Pupillenstarre. Linksseitige Hemianopsie mit deutlichem überschüssigem Gesichtsfelde, auch bei der Untersuchung mit dem Skotometer von E l l i o t ($^2/_{1200}$). Bei der Augenspiegeluntersuchung erscheint die temporale Papillenhälfte etwas blass, vielleicht etwas blasser als der physiologischen Färbung entspricht (Abb. 3). Die nasale Hälfte der linken Papille ist ausgesprochen blasser als die temporale, die mehr rosa gefärbt

ist als die temporale Hälfte der rechten Papille. (Abb. 4.) Schon dieser
Befund legt die Annahme nahe, dass es sich um eine infranukleäre
Hemianopsie handelt. Die Untersuchung im rotfreien Lichte zeigt
am R. A., dass die Nervenfasern in der nasalen Netzhauthälfte erhalten sind. (Abb. 5.) Vom oberen Papillenrande verläuft die Grenze
der sichtbaren Nervenfasern vertikal nach oben, vom unteren
etwa 10⁰ nach innen vom vertikalen Papillenmeridian gegen die
Peripherie. Die Grenze gegen die der Nervenfasern entbehrenden
temporalen Netzhauthälfte ist ganz scharf. Über den temporalen

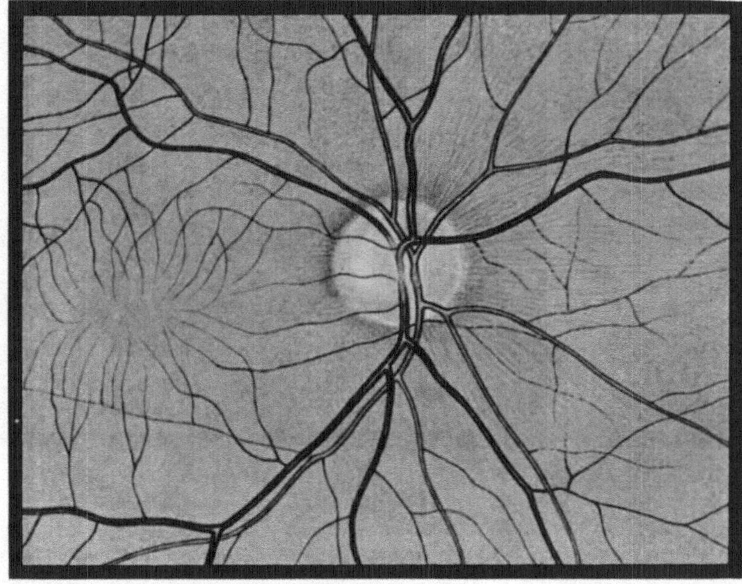

Abb. 5.

Papillenrand lassen sich zwei Bündel von Nervenfasern gegen die
Makula zu verfolgen: das eine knapp über dem horizontalen Meridian
der Papille, das andere etwas darunter. Am linken Auge fehlen die
den nasalen Papillenrand überschreitenden Nervenfasern. (Abb. 6.)
Die Grenze des nervenlosen Teiles der Netzhaut zieht vom oberen
Papillenrande vertikal nach oben, vom unteren weicht sie etwas
bogenförmig nach aussen ab. Ungefähr entsprechend der Mitte
des temporalen Papillenrandes fehlen die zur Makula ziehenden
Nervenfasern vollständig. Im ganzen Bereiche des papillomakulären
Bündels sind die Fasern spärlicher, als es der Norm entspricht.
Weder die Gesichtsfelduntersuchung, noch die Prüfung auf hemi-
anopische Pupillenstarre hätten im beschriebenen Falle die Frage

nach dem Sitze der die Hemianopsie bedingenden Schädigung erbringen können, weil das Gesichtsfeld auch bei genauester Untersuchung eine Hemianopsie mit überschüssigem Gesichtsfeld ergab, die hemianopische Pupillenstarre infolge der vollständigen tabischen Pupillenstarre nicht geprüft werden konnte.

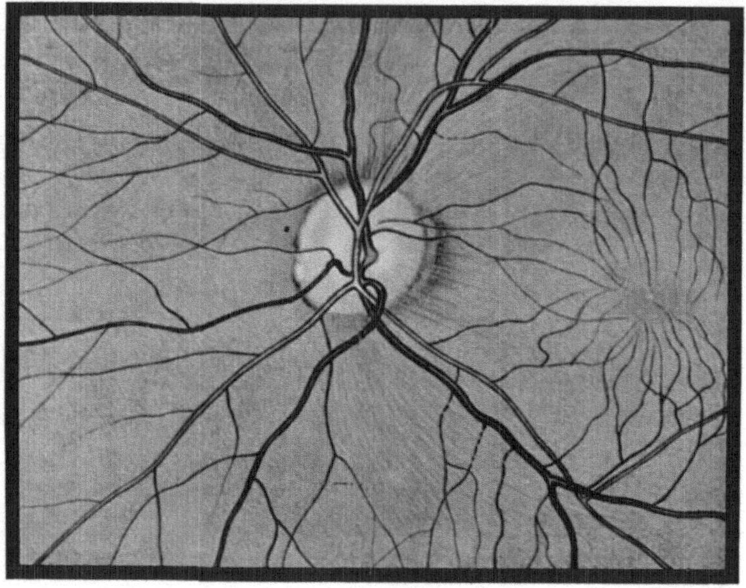

Abb. 6.

Der vorliegende Fall ist als Beweis dafür zu erachten, dass wir imstande sind, die Differentialdiagnose zwischen infra- und supranukleärer Hemianopsie mittels des Augenspiegels zu stellen, wodurch mancher Fall eine Klärung erfahren kann. Werden einige solche Befunde gesammelt, so können wir neue Einblicke in die Verteilung der Nervenfasern in der Netzhaut gewinnen und wahrscheinlich auch individuelle Varietäten kennen lernen, die wir heute nur vermuten. Hier kann die klinische Beobachtung uns neue anatomische Erkenntnisse verschaffen, zu denen die vorliegende Mitteilung einen Beitrag liefert.

Abstimmung über die Zuerkennung der Graefe-Medaille.
Mittags 12¹/₄ Uhr.

Nach Schluss der ersten wissenschaftlichen Sitzung fand die Abstimmung über die Zuerkennung der Graefe-Medaille statt. Von 123 abgegebenen Stimmen entfielen 70 auf Gullstrand, 33 auf E. Fuchs, 12 auf Axenfeld; 8 Stimmen waren zersplittert. Herrn Gullstrand ist also mit überwiegender Majorität die Graefe-Medaille zuerkannt. Da Herr Gullstrand nicht anwesend ist, so wird ihm das Resultat mit herzlichen Glückwünschen vom Schriftführer telegraphisch mitgeteilt. Noch am Abend traf folgendes Telegramm ein, das zu Beginn der zweiten wissenschaftlichen Sitzung am Freitag, den 10. Juni, verlesen wurde: „Ich statte der Deutschen Ophthalmologischen Gesellschaft meinen ehrerbietigen Dank für die grosse Ehrung ab. Gullstrand.“

Zweite wissenschaftliche Sitzung.

Freitag, den 10. Juni 1927, vormittags $8^1/_2$ Uhr.

Vorsitzender: Herr A. Elschnig (Prag).

XV.

Weitere Ergebnisse der intrakraniellen Druckmessung mit Hilfe der Netzhautvenenpuls-Beobachtung.

Von

Baurmann (Göttingen).

(Mit 1 Textabb. und 19 Tabellen.)

Ich habe auf der letzten Tagung dieser Gesellschaft eine Methode der intrakraniellen Druckmessung mitgeteilt, bei der aus der Höhe des zur Erzeugung von Netzhautvenenpuls notwendigen Intraokulardruckes ein sehr präziser Rückschluss auf die Höhe des intrakraniellen Druckes möglich ist[1]). Ich habe diese Methode weiter erprobt und mir inzwischen eine grössere Übung erworben, so dass besonders in letzter Zeit meine Bestimmungen recht gut geworden sind.

Die Bedeutung der intrakraniellen Druckmessung ohne Lumbalpunktion und ohne Zysternenpunktion wird vor allem von den Neurologen betont mit Rücksicht auf die Gefahren, die eine Punktion gerade bei erhöhtem Druck mit sich bringt. Zweifellos ist es aber auch für den Chirurgen von Wichtigkeit, vor einem Eingriff am Schädel die Höhe des intrakraniellen Druckes zu kennen und die Schwankungen des Druckes im Verlaufe der Erkrankung verfolgen zu können.

---

[1]) Bezüglich der theoretischen Erörterungen und der praktischen Ausführung der Messungen muss ich auf den Bericht der Ophthal. Gesellschaft in Heidelberg 1925 (S. 53) verweisen. Die dort für die praktische Ausführung der Messung aufgestellte Kurve hat inzwischen eine gewisse Änderung erfahren. Die Kurve hatte gegenüber den rein experimentellen Ergebnissen des Modellversuches eine gewisse Korrektur erhalten, z. T. infolge der praktischen Erfahrung, dass die Resultate der Messungen zunächst fast regelmäßig gegenüber den Ergebnissen der Lumbalpunktion

Aber abgesehen von diesen praktischen, rein klinischen Gesichtspunkten glaube ich, dass die Verfolgung der Höhe des intrakraniellen Druckes in Beziehung zu der Entstehung und Rückbildung der Stauungspapille und in Beziehung zu den Resultaten der Lumbaldruckmessung auch ein wesentliches theoretisches Interesse hat.

Grundlegend für jede Erörterung über prinzipielle Fragen ist natürlich eine Orientierung über die Zuverlässigkeit der Methode. Ich verweise da auf Tabelle 1—4, die meine Resultate zeigen in Parallele zu den Ergebnissen der gleichzeitig oder in kurzem Zeitintervall ausgeführten Lumbal- oder Ventrikelpunktion, oder zu den Angaben über die Duraspannung, wie sie bei der Operation gefunden und von den Chirurgen im Operationsbericht angegeben wurde. Ich möchte vorausschicken, dass Fehlmessungen hier

um rund 50 mm H_2O zu niedrig ausfielen. Diese Korrektur fällt nunmehr fort, nachdem die inzwischen von Schiötz für das Tonometer veröffentlichte Kurve III uns belehrt hat, dass die bei der damals noch verwandten Schiötzschen Kurve II abgelesenen Werte durchweg 5 mm Hg zu niedrig waren. Die Korrektur war also nicht durch einen Fehler in den Resultaten meiner Modellversuche resp. der Übertragbarkeit der Modellversuche auf die Verhältnisse am lebenden Auge bedingt, sondern durch die zu niedrigen Werte, die die Tonometerkurve angab. Die für meine Messungen danach verwandte unkorrigierte Kurve hat daher jetzt folgende Form.

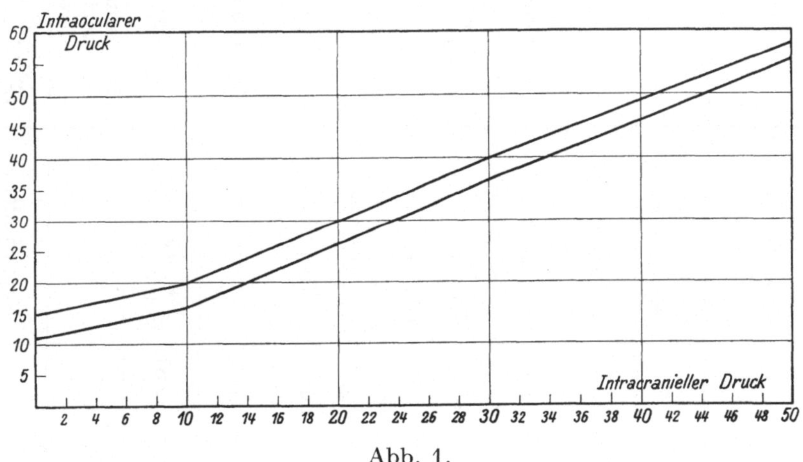

Abb. 1.

Als Druckinstrument zur willkürlichen Steigerung des intraokularen Druckes verwandte ich bisher weiterhin das Bailliartsche Dynamometer, und da dessen Skala erst mit einem relativ hohen Druckwert (15 g) beginnt und somit für Fälle mit geringer Drucksteigerung nicht brauchbar ist, ein zweites, prinzipiell gleiches Instrument, das mit einem wesentlich geringeren Wert beginnt.

Tabelle 1.

Datum	Name	Klinische Diagnose	Ophthalmoskopischer Befund	Verhalten des Venenpulses	Tension bei Vorhandensein von Venenpuls (Sch. III) mm Hg	Intrakranieller Druck gemessen durch Venenpulsmethode Punktion resp. mm H₂O	Befund bei der Operation
27. V. 25	Gust. Gille	Kopfschuss 1915 Meningopathie	normal	spontan	?	normal	220
9. VI. 25	Elly Thungen	Meningitis tbc.	Beginnende Stauungspapille	nicht spontan	24	190	12. VI. 330 16. VI. 260
29. VII. 25	Fritz Weinecke	Tumor cerebri	Stauungspapille	nicht spontan	36	350	400
7. IX. 25	Else Peter	Tumor cerebri	Bds. Stauungspapille 8 D Promin.	nicht spontan	44—45	470	„Gehirn u. hohem Druck stehend.“
25. IX. 25	♂ Ebhardt	Hirntumor. Zustand kurz nach spont. Schluss einer Occipit. Stichfistel	Bds. geringe Stauungspapille	nicht spontan	34	325	„Dura stark gespannt.“
8. IX. 25	Wilh. Dietrich	Hirntumor	Bds. Stauungspapille	nicht spontan	34	325	Enzephalogr.: „Liquor unter starkem Druck stehend.“
25. IX. 25	Wilh. Dietrich	Hirntumor	Bds. Stauungspapille	nicht spontan	27	230	Trepanat.: „Dura etwas gespannt.“
5. XII. 25	Florenz Rützel	Pseudosklerose unklarer Genese	normal	bei leiser Berührung	ca. 25	190—250 unsicher!	sehr niedrig. Liquor tropft nur langsam ab.
13. I. 26	♂ Pfeifer	—	Bds. Stauungspapille mit beginnender Atrophie	nicht spontan	32	300	360—390
22. I. 26	Wilh. Hesse	Nephrosklerose	Retinit. albumin. Papillenschwellung	nicht spontan	?	erhöht	275

Tabelle 2.

9. II. 26	Elly Rieckenberg	Kopfschmerzen Erbrechen	—	zeitw. eben spontan	26	215	200
23. II. 26	Joh. Boxheimer	Nephrosklerose	Retinit. albumin. Stauungspapille Bds. 3-4 D Promin.	nicht spontan	40	400	420
10. III. 26	Joh. Boxheimer	Nephrosklerose	Retinit. albumin. Stauungspapille Bds. 3-4 D Promin.	nicht spontan	37	385	370
12. IV. 26	Maria Stecker	Hirntumor	Stauungspapille Bds. 4 D Prominenz	nicht spontan	28	243	235
22. IV. 26	Maria Stecker	Hirntumor	Bds. 3 D Prominenz	nicht spontan	27	230	225—230
24. IV. 26	David Reitze	Hirntumor	Bds. Stauungspapille R 9 D / L 7 D } Prominenz	nicht spontan	ca 50	550	Trepanat.: „Druck ungeheuer hoch."
28. IV. 26	Maria Arold	Hirntumor (Kleinhirnzyste)	Bds. Stauungspapille R 7-8 D / L 7-8 D } Prominenz	nicht spontan	40	405	220
8. V. 26	Maria Arold	Hirntumor (Kleinhirnzyste)	R 9 D / L 9 D } Prominenz	nicht spontan	36	370	375
13. VII. 26	Maria Arold	Hirntumor (Kleinhirnzyste)	R 7 D / L 10 D } Prominenz	nicht spontan	32	300	Trepanat: „Liquor fliesst u. mäßigem Druck ab."
11. V. 26	Luise Kaufhold	Hirntumor	Bds. Stauungspapille R 3 D / L 4 D } Prominenz	nicht spontan	26	215	Trepanat.: „Dura mäßig gespannt."
10. VI. 26	Ernst Bade	Hirntumor	Bds. Stauungspapille R 3 D / L 3 D } Prominenz	nicht spontan	50	550	Trepanat.: „Druck ungeheuer hoch."

Tabelle 3.

Datum	Name	Klinische Diagnose	Ophthalmo-skopischer Befund	Verhalten des Venenpulses	Tension bei Vorhandensein von Venenpuls (Sch. III) mm Hg	Intrakranieller Druck gemessen durch Venenpulsmethode Punktion mm H₂O	resp. Befund bei der Operation
14. VII. 26	Adolf Werner	Hirntumor	Bds. Stauungspapille R 4 D L 4 D } Prominenz	nicht spontan	37	370	Ventrikelp.: „Liquor u. hoh. Druck hervorgesprudelt.“ Trepanat.: „Dura stark gespannt.“
15. VII. 26	Friedr. Bennecke	Hirntumor (Frontallappen)	Bds. Stauungspapille R 4-5 D L 3 D } Prominenz	nicht spontan	29	255	Enzephalographie: 250
13. VIII. 26	Paul Lorenz	Kleinhirn-brückenwinkel Tumor	Bds. Stauungspapille R 7 D L 7 D } Prominenz	nicht spontan	32	295	Ventrikelpunkt: 270
22. VIII. 26	Herm. Schlamelcher	Meningit. luet.	Bds. Stauungspapille R 2 D L 2 D } Prominenz	nicht spontan	25	200	150
12. X. 26	Karl Reese	Zuerst Tumorverdacht; dieser später abgelehnt	normal	spontan	26	maximal 215	250
17. X. 26	Martha Wilhelm	Meningitis tbc.	R normal L Stauungspapille 3 D Prominenz	R bei leisester Berührung L nicht spontan	24—26	190—210 355	800
22. X. 26	Ernestine Winter	Otitis acuta	Bds. venöse Stauung	nicht spontan	28	245	Punkt. normal 2. Punkt. 250 3. Punkt. normal
5. XI. 26	Minna Herbst	Hirntumor	Bds. Stauungspapille R 2 D L 2 D } Prominenz	nicht spontan	28	245	245
13. XII. 26	Frau Jnrich	Hirntumor	Bds. Stauungspapille R 7-8 D L 7-8 D } Prominenz	nicht spontan	33	310	320

Tabelle 4.

18. XII. 26	Frau Inrich	Hirntumor	R 4-5 D L 4-5 D } Prominenz	Venen eng gestellt	—	niedrig	60
17. III. 27	Frau Inrich	Hirntumor	R 4 D L 4 D } Prominenz	nicht spontan	24	190	Trepanat.: „Dura pulsierend.“
22. I. 27	♂ Mailand	Scheitellappen Tumor	Bds. Stauungspapille R 3-4 D L 3-4 D } Prominenz	nicht spontan	50	550	Trepanat.: ‚Dura höchstgradig gespannt.‘
1. II. 27	Gust. Brandes	Hirntumor? Kleinhirnabszess	Bds. Stauungspapille R 7-8 D L 9 D } Prominenz	nicht spontan	46—47	485—500	Enzephalographie: 510
7. II. 27	Gust. Brandes	Hirntumor? Kleinhirnabszess	R 6 D L 6 D } Prominenz	nicht spontan	23—24	175—190	Lumbalpunkt. v. 9. II.: 250 oh. Abwarten bestimmt.
31. III. 27	Heinr. Klingeberg	Meningitis serosa	Bds. Stauungspapille R 2 D L 2 D } Prominenz	nicht spontan	21	148	140—150
22. IV. 27	♂ Albrecht	Meningitis luet.	normal	nicht spontan	23	175	170
29. IV. 27	♂ Wertheim	Tabes?	R normal L alte Papillitis	nicht spontan	21	150	165
10. IV. 27	Aug. Welze	Meningitis luet.	Rückgängige Stauungspapille	nicht spontan	23—24	175—190	185
28. IV. 27	Aug. Welze	Meningitis luet.	Rückgängige Stauungspapille	nicht spontan	21—22	148—160	140
1. V. 27	Aug. Welze	Meningitis luet.	Rückgängige Stauungspapille	nicht spontan	22	160	160
23. V. 27	Kind Gertr. Löding	Kleinhirntumor?	Bds. atroph. Stauungspapille ohne messbare Prominenz	nicht spontan	22—23	160—175	500

wie überall unterlaufen. Messungen, die eine deutliche Diskrepanz zwischen meinem Resultat und dem Ergebnis der Lumbalpunktion erkennen lassen, habe ich durch Unterstreichen des Namens hervorgehoben. Dazu einige Worte:

Fall Gustav Gille erscheint mir zweifelhaft. Kopfschuss 1915; jetzt kein Lokalsymptom, keine Stauungspapille, weder jetzt noch vor einem halben Jahr; vielleicht ist es ein Fall, bei dem der intrakranielle und der Lumbaldruck divergieren, oder nur vorübergehende Drucksteigerungen gelegentlich auftreten. Patient wurde ohne weitere Behandlung aus der Nervenklinik entlassen und hat sich bis heute auch nicht wieder vorgestellt.

Fall Elli Thungen ist wohl als Fehlmessung zu buchen, obwohl die Diagnose Meningitis Tbc. zur Vorsicht mahnt, da erhebliche Druckschwankungen dabei nicht selten sind.

Fall Florenz Rützel stellt wahrscheinlich auch eine Fehlmessung dar; ich selbst hatte mir bei der Messung notiert, dass die Messung wegen schlechten Haltens des Patienten unsicher sei.

Ebenso ist die erste Messung bei Maria Arold vielleicht eine Fehlmessung; allerdings ist in den kurz vorausgehenden und folgenden Punktionen der Druck sehr schwankend gewesen: 6. IV. 470, 14. IV. 240, 25. IV. über 400, 29. IV. 220, 1. V. 340.

Im Fall Schlamelcher ist wahrscheinlich meine Bestimmung die richtige. Kompression der Jugularis bei der Punktion ergab kein Ansteigen der Liquorsäule, das spricht für einen Abschluss zwischen Kranium und Lumbalsack.

Fall Reese ist mir zweifelhaft. Keine Stauungspapille, Tumorverdacht von der Nervenklinik später selbst verworfen. Da zwischen meiner Messung und der Lumbalpunktion immerhin ein Zeitraum von 1 Tag lag, ist an die Möglichkeit einer vorübergehenden Drucksteigerung zu denken. Die Diagnose wird schliesslich auf doppelseitige Otosklerose gestellt.

Fall Martha Wilhelm ist besonders interessant und wird besonders besprochen werden.

Bei Fall Gustav Brandes ist meines Erachtens wiederum meine Messung die richtige. Bei der in der chirurgischen Klinik ausgeführten Punktion ist nur das erste Ansteigen der Liquorsäule notiert worden, ohne den endgültigen Einstand abzuwarten. Wir alle wissen, dass bei Punktionen die Liquorsäule fast regelmäßig zuerst über den richtigen Wert hinaussteigt und sich erst nach und nach auf einen tieferen und dann auch konstant bleibenden Wert einstellt.

Fall Gertrud Löding wird besonders besprochen werden.

Den wenigen Fehlmessungen steht nun aber eine so grosse Zahl so guter und präzis übereinstimmender Messungen gegenüber, dass an der Brauchbarkeit der Methode wohl kaum mehr ein Zweifel aufkommen kann. Zu den in der Tabelle aufgeführten Fällen kommen noch über 40 Fälle, die mir mit der Frage nach der Höhe des intrakraniellen Druckes, mit den verschiedensten Diagnosen, und zwar oft mit Tumorverdacht, vorgestellt wurden, bei denen ich den Druck als normal bezeichnete und die nachfolgende Punktion dieses Ergebnis bestätigte.

Ich möchte aus diesen Fällen einen Fall noch besonders erwähnen, der mir in der Göttinger Nervenklinik vorgestellt wurde mit der Wahrscheinlichkeitsdiagnose: „Hirnabszess".

Patient stark benommen. Druckpuls! Ophthalmoskopisch normal, Venenpuls spontan, intraokularer Druck normal. Meine Antwort lautete: „Intrakranieller Druck nicht erhöht". Lumbalpunktion am gleichen Tag ergab 160 mm H_2O.

Viel interessanter aber als die Betrachtung der einzelnen Messungen ist die Verfolgung der Fälle in ihrem klinischen Verlauf in Verbindung mit wiederholt ausgeführten intrakraniellen Druckbestimmungen. Es ergibt sich dabei zunächst die schon bekannte Tatsache, dass der Grad der Papillenprominenz nicht absolut abhängig ist von der Höhe der intrakraniellen Drucksteigerung, doch zeigt sich durchweg — und das konnte bisher in dieser Weise noch nicht verfolgt werden —, dass die Zunahme und die Abnahme der Prominenz im einzelnen Falle ziemlich streng abhängig sind von der Zunahme und von der Abnahme der Druckhöhe im Kranium resp. im Sehnervenscheidenraum. Weiter sehen wir, dass der postoperative Abfall des Druckes bei den einzelnen Fällen in sehr verschiedenem Tempo vor sich geht.

Es sei mir gestattet, zu den einzelnen Beobachtungen ganz kurz einige Worte zu sagen:

Fall Luise Kaufhold. Ein allmähliches Ansteigen der Papillenprominenz auf beiderseits 5,0 D. bei einem Druck zwischen 215 und 243 — die vorhandenen Schwankungen liegen sicher innerhalb der Fehlergrenze der Methode —, nach der Trepanation Abnahme der Prominenz auf 2 resp. 3—4 D. bei einem Druck von 200 noch nach $1^1/_2$ Monaten; darauf nach weiteren 3 Wochen Druck normalisiert und Prominenz auf höchstens 1 D. zurückgegangen.

Tabelle 5.

Frau Luise Kaufhold

Diagn.: Tumor cerebri. Bds. Stauungspapille.	
7. IX. 25	R 2.0 D L 4.0 D Prominenz; intrakranieller Druck 230 mm H_2O.
11. V. 26	R 3.0 D L 4.0 D Prominenz; intrakranieller Druck 215 mm H_2O.
20. V. 26	R 5.0 D L 5.0 D Prominenz; intrakranieller Druck 243 mm H_2O.
22. V. 26	Trepanation über dem rechten Schläfenlappen. „Dura mäßig gespannt".
7. VII. 26	R 2.0 D L 3-4 D Prominenz; intrakranieller Druck ca. 200 mm H_2O.
31. VII. 26	R höchstens 1 D Prominenz; Venenpuls bei leisester Be- L „ 1 D rührung. Intrakranieller Druck normal.

Fall Else Peter. Zunächst eine Prominenz von beiderseits 8 D. bei einem Druck von ca. 500. Im Anschluss an die Trepanation relativ schneller, gleichmäßiger Rückgang der Prominenz und des Druckes, der nach 6 Tagen noch 270 mm H_2O bei einer Prominenz von etwa 5 D. beträgt. Nach 3 Wochen weiterer starker Rückgang der Prominenz bei einem inzwischen normalisierten intrakraniellen Druck.

Tabelle 6.

Else Peter

Diagn.: Tumor cerebri. Bds. Stauungspapille.	
7. IX. 25	R 8.0 D L 8.0 D Prominenz; intrakranieller Druck 470—510 mm H_2O.
12. IX. 25	Operation: Tumor aus dem unteren Teil der l. Zentralwindung entfernt. Druck bei der Operation sehr' hoch gefunden.
18. IX. 25	R 5-6 D L 4-5 D Prominenz; intrakranieller Druck 270 mm H_2O.
7. X. 25	Stauungspapille in vollem Rückgang. Intrakranieller Druck 160 mm H_2O.

Fall Bekaan. Luetische Meningitis. Bei der Aufnahme schwerste Tumorsymptome. Beginnende Stauungspapille bei 400 Lumbaldruck. Nach spezifischer Behandlung im Laufe von 14 Tagen Rückgang aller Erscheinungen. Unter Rückgang der Papillenprominenz Absinken des intrakraniellen Druckes auf 190 und schliesslich 160.

Tabelle 7.

♂ B e k a a n

Diagn.: Lues cerebri mit schwersten Tumorsymptomen.

2. XII.	Bds. beginnende Stauungspapille. Lumbalpunktion. Druck 400 mm H_2O. Spezifische Behandlung und schneller Rückgang aller Symptome.
16. XII.	R. noch geringe Papillenprominenz. } intrakranieller L. „ „ Promin. des nasalen Randes. } Druck 190 mm H_2O.
30. XII.	Intrakranieller Druck 160 mm H_2O.

Fall Hermann Ebhardt. Cholesteatom des linken Kleinhirns. Vor der Operation Stauungspapille erheblichen Grades. Trepanation über dem Kleinhirn. Es bleibt eine Liquorfistel bestehen, dabei subjektives Befinden erheblich gebessert. Dieser Zustand bleibt 1 Monat lang, darauf spontaner Abschluss der Liquorfistel und ab 19. IX. wieder zunehmende Kopfschmerzen. Nach 5 Tagen: Beiderseits geringe Stauungspapille. Druck 340. Am nächsten Tag Balkenstich, dabei quillt der Liquor über die 70 cm lange Steigröhre hinaus, Exitus am nächsten Tag.

Tabelle 8.

Hermann Ebhardt.

Diagn.: Tumor cerebri. Bds. Stauungspapille erheblichen Grades.

20. VIII. 25	Trepanation über dem Kleinhirn. „Dura stark gespannt.“ Es bleibt Liquorfistel an der Operationsstelle bestehen. Gutes Befinden.
14. IX. 25	„Noch immer gleichbleibender Liquorfluss.“
19. IX. 25	Die Liquorabsonderung hat beträchtlich nachgelassen. Gleichzeitig ist eine Zunahme der Kopfschmerzen zu beobachten.
25. IX. 25	Bds. geringe Stauungspapille. Intrakranieller Druck 340 mm H_2O.
26. IX. 25	Balkenstich. Der Liquor quillt über die Steigröhre (700 mm) hinaus.
27. IX. 25	Exitus. Sektion: Cholesteatom des linken Kleinhirns.

Fall Maria Arold. Kleinhirnzyste. Relativ mäßige Schwankungen in der Höhe des gemessenen Druckes, dessen operative Regulierung durch Trepanation über der rechten Zentralwindung nicht gelingt, dabei dauernd ausserordentlich starke Stauungspapille.

Die Schwankungen in der Höhe der Prominenz sind relativ gering und gehen im ganzen dem Druck parallel.

Tabelle 9.

Maria Arold.

	Diagn.: Tumor cerebri. Bds. Stauungspapille.
28. IV. 26	R 7-8 D ⎫ Prominenz; intrakranieller Druck 405 mm H_2O. L 7-8 D ⎭ (Lumbalpunktion. 220 mm H_2O.)
8. V. 26	R 9.0 D ⎫ Prominenz; intrakranieller Druck 370 mm H_2O. L 9.0 D ⎭
15. V. 26	Trepanation über der rechten Zentralwindung.
27. V. 26	R 8.0 D ⎫ Prominenz; intrakranieller Druck 250 mm H_2O. L 10.0 D ⎭
1. VI. 26	R 6.0 D ⎫ Prominenz; intrakranieller Druck 285 mm H_2O. L 10.0 D ⎭
14. VI. 26	R 10.0 D ⎫ Prominenz; intrakranieller Druck 340 mm H_2O. L 12.0 D ⎭
13. VII. 26	R 7.0 D ⎫ Prominenz; intrakranieller Druck 300 mm H_2O. Operation: grosser Hydrocephal. internus. „Liquor fliesst unter mäßigem Druck ab.“ L 10.0 D ⎭
27. VII. 26	Exitus. Sektion: Kleinhirnzyste von Pflaumengrösse.

Fall **Friedrich Bennecke** stellt nur eine kurzdauernde Beobachtung dar, er demonstriert nur ein promptes Abfallen des Druckes nach der Trepanation.

Tabelle 10.

Friedr. Benneke.

	Diagn.: Tumor cerebri. Bds. Stauungspapille.
15. VII.	R 4.0-4.5 D ⎫ Prominenz; intrakranieller Druck 255 mm H_2O. L 3.0 D ⎭
22. VII.	Enzephalographie. Lumbaldruck 250 mm H_2O.
27. VII.	Trepanation.
30. VII.	R 3.0 D ⎫ Prominenz; intrakraniellerDruck 165—215 mmH_2O. L 3.0 D ⎭
4. VIII.	R 3.0 D ⎫ Prominenz; intrakranieller Druck 160 mm H_2O. L 3.0 D ⎭
6. VIII.	Entlassen. Patient hat sich nicht wieder vorgestellt.

Fall Adolf Werner. Anfangs Prominenz beiderseits 4 D.
Intrakranieller Druck 365—400: Durch die Trepanation über der
linken Zentralwindung wird eine Verminderung des Druckes, aber
keine Normalisierung erreicht. Die Prominenz ist auf 2—3 D.
zurückgegangen, verharrt aber dann unverändert auf diesei Höhe.
Spontaner Venenpuls wird niemals erreicht. Die letzte von mir
ausgeführte Messung ist wahrscheinlich etwas zu niedrig, wie ja
auch die mäßige Duraspannung bei der zweiten Operation ergibt:

Tabelle 11.

Adolf Werner.

	Diagn.: Tumor cerebri? Bds. Stauungspapille.
14. VII. 26	R 4.0 D / L 4.0 D } Prominenz; intrakraniellerDruck 365—400 mmH$_2$O.
22. VII. 26	Ventrikelpunktion: „Liquor unter hohem Druck hervor-gesprudelt.“
23. VII. 26	Trepanation über der l. Zentralwindung. „Dura stark ge-spannt.“
31. VII. 26	R 2-3 D / L 2.0 D } Prominenz; intrakraniellerDruck 175—230 mmH$_2$O.
4. VIII. 26	R 3.0 D / L 2.0 D } Prominenz; kein spontaner Venenpuls. Venenverengerung bei geringem Druck auf d. Bulbus. (Keine genaue Messung. Pat. hält schlecht.)
30. VIII. 26	R ca 3.0 D / L ca 3.0 D } Prominenz; intrakranieller Druck 165 mm H$_2$O(?). Kein spontaner Venenpuls.
13. IX. 26	Trepanation über dem Occiput. „Dura scheint von mäßig starker Spannung.“
16. IX. 26	Exitus. Sektion: Cysticercus des Gehirns. Auffallend ist der relativ niedrige Druck von 165 mm H$_2$O, der am 30. VIII. gemessen wurde; vielleicht liegt dem eine fehlerhafte Intraokulardruckmessung zugrunde, der an diesem Tage von mir mit 22 mm Hg (Sch. III) notiert wurde, gegenüber ca 26 mm Hg am 14. VII.

Eine sehr prompte Übereinstimmung zwischen dem Grad
der Prominenz und der gemessenen intrakraniellen Druckhöhe
ergibt wiederum Fall Paul Lorenz. Anfangs Zunahme der
Stauungspapille unter steigendem intrakraniellem Druck. Nach der
Operation bleiben intrakranieller Druck und Papillenprominenz
noch längere Zeit hoch; erst eine Messung 2 Monate nach der
Operation ergibt normalen intrakraniellen Druck und nunmehr
auch einen Rückgang der Stauungspapille von 7 auf 2 D.

Tabelle 12.
Paul Lorenz.

Diagn.: Kleinhirn-Brückenwinkel-Tumor.   Bds. Stauungspapille.

13. VIII. 26	R 3.0 D / L 4.0 D } Prominenz; intrakranieller Druck 185 mm H_2O.
3. XI. 26	R 7.0 D / L 7.0 D } Prominenz; intrakranieller Druck 300 mm H_2O.
10. XI. 26	Operation: Teilweise Entfernung des Tumors. Ventrikeldruck 270 mm H_2O.
22. XI. 26	R 7.0 D / L 7.0 D } Prominenz; intrakranieller Druck 300 mm H_2O.
13. I. 27	R 2 0 D / L 2.0 D } Prominenz; intrakranieller Druck normal. Spontaner Venenpuls.

Bei Fall Minna Herbst sind die Änderungen in der Höhe des intrakraniellen Druckes und in dem Grad der Prominenz nur gering, aber wiederum durchaus parallel gehend.

Tabelle 13
Minna Herbst.

Diagn.: Tumor cerebri.   Bds. Stauungspapille.

5. XI. 26	R 2.0 D / L 2.0 D } Prominenz; intrakranieller Druck 245 mm H_2O.
7. XII. 26	Palliativtrepanation.
13. XII. 26	R 3.0 D / L 3.0 D } Prominenz; intrakranieller Druck 230—240 mm H_2O.
29. II. 27	R höchstens 1 D / L „ 1 D } Prominenz; intrakranieller Druck 175—190 mm H_2O. Bds. Papille abgeblasst R ⌐ L.

Fall Maria Stecker. Primär mäßige Drucksteigerung und nur mäßige Prominenz. Nach der Trepanation bei sofort vorhandenem grossem Prolaps langsame Rückbildung der Stauungspapille. Die erste Beobachtung, die ein völliges Fehlen der Prominenz erkennen lässt, weist zugleich auch wieder spontanen Venenpuls auf.

Tabelle 14.
Maria Stecker.

Diagn.: Tumor cerebri.   Bds. Stauungspapille.

22. IV. 26	R 3.0 D / L 3.0 D } Prominenz; intrakranieller Druck 230 mm H_2O.
22. VI. 26	Enzephalographie. Trepanation über dem rechten Schläfenlappen. Danach starker Hirnprolaps.
13. X. 26	R 0 D / L noch ganz geringe } Prominenz; Venenpuls bei leisem Druck. Linksseitige Hemianopsie infolge Zerrung des r. Traktus.
23. V. 27	Bds. keine Prominenz mehr. Beide Papillen abgeblasst. Intrakranieller Druck normal. Spontaner Venenpuls.

Ein nicht zu verkennendes Parallelgehen zwischen Papillenprominenz und intrakraniellem Druck zeigt weiter der Fall Jurich. Anfangs (am 13. XII.) Prominenz von 7—8 D. bei einem intrakraniellen Druck von 310. Nach der am nächsten Tag ausgeführten Lumbalpunktion, die meine Messung bestätigte, ist dann vielleicht zunächst eine Liquorfistel bestehen geblieben, denn bei der am 15. XII. ausgeführten Ventrikelpunktion fiel einerseits auf, dass die Dura nicht gespannt war, andererseits fand sich im Ventrikel kein erhöhter Druck. Am 16. XII. zeigten sich beiderseits an der Papille deutliche konzentrische Rückbildungsringe, die Prominenz nahm im Verlauf weniger Tage kontinuierlich ab und sank auf 2 D. Wiederholte in diesen Tagen ausgeführte Messungen ergaben stets ganz niedrigen Druck, ebenso wie eine weiter ausgeführte Lumbalpunktion. Danach stieg der Druck wieder langsam an auf 190. Die Prominenz nahm wieder zu bis 4 D. beiderseits und blieb so bis zum Exitus. Eine vorgenommene Palliativtrepanation brachte keine grundlegende Änderung.

Tabelle 15.
Frau Jurich.

Diagn.: Tumor cerebri.　Bds. Stauungspapille.		
13. XII. 26	R 7-8 D L 7-8 D	Prominenz; intrakranieller Druck 310 mm H_2O.
14. XII. 26		Lumbalpunktion (Druck 320 mm H_2O).
15. XII. 26		Ventrikelpunktion. Es fällt auf, dass die Dura nicht gespannt ist. Kein erhöhter Druck.
16. XII. 26	R 6.0 D L 5.0 D	Prominenz; intrakranieller Druck niedrig; Venen eng. Bds. konzentrische Rückbildungsfalten.
17. XII. 26		Lumbalpunktion. Druck 60 mm H_2O.
18. XII. 26	R 4-5 D L 4-5 D	Promin.; intrakranieller Druck niedrig; Venen eng gestellt. Keine Pulsphänomene daran auslösbar.
24. XII. 26	R 2.0 D L 2.0 D	Prominenz; intrakranieller Druck normal. Venenverengerung bei leisestem Druck.
29. XII. 26	R 4.0 D L 4.0 D	Prominenz; Venenpuls bei mäßigem Druck.
17. III. 27	R 4.0 D L 4.0 D	Prominenz; intrakranieller Druck 190 mm H_2O.
19. III. 27		Trepanation; nur vorübergehend subjektive Besserung.
31. III. 27	R 4.0 D L 4.0 D	Prominenz; intrakranieller Druck 190 mm H_2O.
		Exitus.

Einen ausserordentlich prompten Rückgang von Hirndruck und Stauungspapille zeigt der Fall Gustav Brandes. Prominenz 7—9 D., intrakranieller Druck nach meiner durch Lumbalpunktion bestätigten Messung 500. Nach der Entfernung einer Schwarte, die den Aquädukt komprimierte, prompter Druckabfall auf fast normalen Wert innerhalb von 3 Tagen. Gleichzeitig Rückgang der Papillenprominenz auf 6 D. Nach weiteren 14 Tagen Prominenz noch beiderseits höchstens 1 D. und spontaner Venenpuls.

Tabelle 16.
Gustav Brandes.

Diagn.: Tumor cerebri. Bds. Stauungspapille.	
1. II. 27	R 7-8 D / L 9.0 D } Prominenz; intrakraniellerDruck 480—500 mmH$_2$O.
3. II. 27	Enzephalographie (Druck 510 mm H$_2$O).
4. II. 27	Operation: Entfernung einer dicken Schwarte über dem 4. Ventrikel.
7. II. 27	R 6.0 D / L 6.0 D } Prominenz; intrakraniellerDruck 175—190 mmH$_2$O.
21. II. 27	R höchstens 1.0 D / L „ 1.0 D } Prominenz; intrakranieller Druck normal. Papillengrenzen durchscheinend. Venenpuls zeitweise spontan.
10. III. 27	Lumbalpunktion 110 mm H$_2$O (Liquor spontan gerinnend).
17. III. 27	Exitus. Sektion: Kleinhirnabszess.

Die interessanteste Beobachtung ist zweifellos der Fall Ernst Baade. Bei der ersten Untersuchung intrakranieller Druck 500; Papillenprominenz beiderseits 3 D. Nach operativer Entfernung eines Tumors sank der Druck auf „200 — 185 — normal (spontaner Venenpuls)" unter gleichzeitigem Rückgang der Stauungspapille auf höchstens ½—1 D. Prominenz. Etwa 1 Monat nach der letzten Untersuchung stellt B. sich wieder vor; dabei wiederbeginnende Stauungspapille von 1½—2½ D. Prominenz. Spontaner Venenpuls wieder verschwunden, Druck nach meiner Messung 215. Es wurde dann ein faustgrosses Tumorrezidiv entfernt und in wenigen Tagen schwand die Prominenz der Papillen wieder, der Venenpuls wurde wieder spontan und blieb bisher stets spontan[1]).

---

[1]) Inzwischen ist ein zweites Rezidiv aufgetreten. Venenpuls nicht mehr spontan, Druck nach meiner Messung 300 mm H$_2$O Bds 1—2 D Prominenz.

Tabelle 17.

Ernst Baade.

Diagn.: Tumor cerebri. Bds. Stauungspapille.	
10. VI. 26	R 3.0 D L 3.0 D } Prominenz; intrakranieller Druck 500 mm H_2O.
26. VI. 26	Operation: Entfernung eines fast faustgrossen Tumors.
7. VII. 26	R 3-4 D L 4.0 D } Prominenz; intrakraniellerDruck 200—250 mmH$_2$O.
29. VII. 26	R 1-2 D L 1-2 D } Prominenz; intrakranieller Druck 185 mm H_2O.
25. VIII. 26	R ca. 1.0 D L höchstens $^1/_2$ D } Prominenz; intrakraniellerDruck normal. Spontaner Venenpuls.
20. XI. 26	Seit 14 Tagen wieder Kopfschmerzen, Erbrechen. Bds. beginnende Stauungspapille. R 1.5-2 D } Prominenz; intrakranieller Druck 215 mm H_2O. L 2-2.5 D } Kein spontaner Venenpuls mehr.
24. XI. 26	Operation: Entfernung eines faustgrossen Tumorrezidivs.
29. XI. 26	R weniger als 1 D L „ „ 1 D } Prominenz; intrakraniellerDruck normal.
11. XII. 26 bis 28. IV. 27	Wiederholte Untersuchungen. Bds. Papille normal. Stets spontaner Venenpuls bei intraokularem Druck von 20 bis 23 mm Hg. Intrakranieller Druck normal.

Einen Fall von Rückgang der Stauungspapille bei fortbestehender Drucksteigerung im Sehnervenscheidenraum habe ich bisher unter meinen Beobachtungen nicht gehabt.

Auch ist mir bisher keine Beobachtung zu Gesicht gekommen, wo eine Stauungspapille trotz Normalisierung des Druckes bei ausreichend langer Beobachtung bestehen geblieben wäre. Besonders lehrreich scheint mir da gerade der Fall Heinrich Klingeberg. Es handelt sich um traumatische Meningitis serosa mit den klinischen Symptomen der Hirndrucksteigerung. Die erste ophthalmoskopische Untersuchung und Druckmessung 14 Tage nach dem Unfall fiel offenbar in die Periode voller Rückbildung der Krankheitssymptome. Noch mäßige Prominenz, aber schon normaler intrakranieller Druck, 3 Tage später war auch die Papillenprominenz geschwunden. Ohne diese Nachkontrolle nach 3 Tagen wäre dieser Fall wohl leicht als Stauungspapille ohne intrakranielle Drucksteigerung gebucht worden.

Tabelle 18.

Heinr. Klingeberg.

Diagn.: Traumatische Meningitis serosa. Bds. Stauungspapille.	
17. III. 27	Sturz aus dem Eisenbahnwagen; Schlag des Kopfes gegen das Geleise. Erbrechen. Bewusstlosigkeit.
31. III. 27	R 2.0 D Prominenz; intrakranieller Druck 140 mm H_2O. L 3.0 D Lumbalpunktion (Druck 140 mm H_2O).
3. IV. 27	R höchstens $\frac{1}{2}$ D Prominenz; noch ganz geringe Unschärfe L ,, $\frac{1}{2}$ D der Papillengrenzen.

Hervorheben möchte ich an dieser Stelle noch, dass beginnende Stauungspapille und spontaner Venenpuls sich nicht ausschliessen. Es ist mir ein Fall aus der Praxis meines Chefs bekannt, bei dem ein auswärtiger Augenarzt Stauungspapille diagnostizierte und zugleich zufällig das Bestehen eines spontanen Venenpulses erwähnte. Bei der Untersuchung in Göttingen bestand kein spontaner Venenpuls mehr. Die draussen gestellte Diagnose wurde durchaus bestätigt und die Patientin kam auch zur Trepanation. Es beweist diese Beobachtung, dass die Papillenschwellung bereits begann zu einer Zeit, wo der Druck im Sehnervenscheidenraum noch erheblich niedriger war als der Intraokulardruck, andernfalls wäre das Bestehen eines spontanen Netzhautvenenpulses unmöglich gewesen.

Ein solches Zusammentreffen von Stauungspapille und spontanem Venenpuls (bei normalem Intraokulardruck) ist aber wohl stets nur ein ganz vorübergehender Zustand auf dem Entwicklungsweg der Stauungspapille. Bei einer rückgängigen Stauungspapille zeigt das Wiederauftreten des spontanen Venenpulses wohl immer die wieder erreichte Normalisierung des intrakraniellen Druckes an. Ich selbst verfüge über 8 solcher Beobachtungen abgeheilter Stauungspapillen mit wieder vorhandenem spontanem Venenpuls.

Bei meinen eben mitgeteilten Fällen zeigt sich keine Abhängigkeit im Rückgang der Stauungspapille davon, ob operativ ein raumbeschränkender Prozess beseitigt wurde oder nicht, vielmehr scheint maßgebend in meinen Fällen die Höhe des Liquordruckes im Subarachnoidealraum. Anders wäre der Fall Frau Jurich nicht zu verstehen, bei der die Lumbalpunktion bei Normalisierung des Druckes einen Abfall der Stauungspapille von beiderseits 7—8 D. auf 2 D. innerhalb von 14 Tagen brachte, obwohl, wie die spätere Sektion ergab, ein grosser, vom Balken ausgehender Tumor bestand, also ein raumbeschränkender Prozess, der durch die Lumbalpunktion im wesentlichen nicht beeinflusst werden konnte.

An dieser Stelle dürften auch die Beobachtungen von Stauungspapille bei Nephrosklerose Erwähnung finden. Unter meinen heute mitgeteilten Beobachtungen finden sich zwei derartige Fälle (Tabelle 2), dazu kommt noch ein auf der vorigen Tagung mitgeteilter Fall von Nephrosklerose. Bei diesen drei Fällen wurden zum Teil meine Messungen wiederholt ausgeführt und wiederholt durch Lumbalpunktion kontrolliert. Es bestand Stauungspapille bei erhöhtem Druck im Sehnervenscheidenraum wie im Lumbalsack bei durchaus befriedigender Übereinstimmung der Resultate beider Messungsmethoden.

Dass unter physiologischen Verhältnissen eine offene Verbindung zwischen dem Kranium und dem Sehnervenscheidenraum besteht, bedarf nach den Untersuchungen von Schwalbe, Manz, Schmidt-Rimpler u. a. keiner weiteren Erörterung. Auf die Frage, ob der Druck unter physiologischen Verhältnissen im Subarachnoidealraum des Schädels und im Lumbalsack bei horizontaler Lage des Patienten gleich sei, können meine Untersuchungen eine ganz präzise Antwort nicht geben, da physiologischer Weise der Netzhautvenenpuls fast immer spontan gefunden wird und somit meine Messungen nur eine obere Druckgrenze für diese Fälle angeben können. Unter Berücksichtigung dieser Beschränkung aber finde ich eine befriedigende Übereinstimmung meiner Messungen mit den Ergebnissen der Lumbalpunktion bei diesen normalen Fällen.

Von besonderem Interesse scheint mir nun die Frage, wie meine Befunde sich mit unseren Vorstellungen von der Genese der Stauungspapille vereinbaren lassen. Die von mir ausgeführten Messungen beruhen auf dem Vorhandensein einer Steigerung des Zentralvenendruckes in direkter Abhängigkeit vom intrakraniellen Druck. Der Ort dieser Beeinflussung der Zentralvene ist meines Erachtens die Durchtrittsstelle der kollabierbaren Vene durch den Sehnervenscheidenraum, und, falls dieser Druck sich, wie es der Schieckschen Vorstellung entspricht, auf den zentralen Bindegewebsstrang fortsetzt, die gesamte Strecke vom Eintritt der Zentralvene in den Sehnervenscheidenraum bis zur Lamina cribrosa. Da die Schiecksche Theorie eine direkte Fortsetzung des intrakraniellen Druckes in den Sehnervenscheidenraum hinein annimmt, so sind meine Befunde mit dieser Theorie wohl vereinbar. Wesentlich schwerer wird es aber sein, meine Befunde mit der Behrschen

Theorie der Stauungspapille in Übereinstimmung zu bringen. Zwar lässt ja auch die Behrsche Theorie die Vorstellung einer Drucksteigerung im intraorbitalen Sehnerven durch Behinderung der parenchymatösen Saftstörung und auch eine Steigerung des Druckes im Subarachnoidealraum durch Behinderung des kranialwärts gerichteten Abflusses der perivaskulären Lymphe zu. Es wäre aus diesen Überlegungen Behrs wohl auch eine Beeinflussung der Zentralvene auf ihrem Weg von der Lamina cribrosa bis zum Durchtritt durch die Dura ableitbar, doch scheint mir bei dieser Deduktion das beobachtete zahlenmäßige Parallelgehen zwischen dem intrakraniellen Druck und dem Druck im Sehnervenscheidenraum und der prompt zu beobachtende Wechsel des Zentralvenendruckes in Abhängigkeit von Zustandsänderungen im Kranium schlechterdings unerklärbar, zumal ja der feste Abschluss des Sehnervenscheidenraumes gegen das Kranium von Behr sehr stark in den Vordergrund gestellt wird und die Festigkeit der Kompression des Sehnerven am Foramen opticum nach Behr unabhängig ist vom Grad der Drucksteigerung.

Einer besonderen Besprechung bedarf der Fall Martha Wilhelm. Eine tuberkulöse Meningitis mit multiplen, nach und nach sich ausbreitenden Hirnnervenlähmungen und einem dauernd hohem Lumbaldruck von 800—1000 mm H_2O; dabei fehlte rechts jede Andeutung einer Stauungspapille, während links eine geringe Prominenz der Papille sich entwickelte, von der ich nicht entscheiden kann, ob es sich um den Ausdruck einer Entzündungspapille oder den einer beginnenden Stauungspapille handelt. Rechts fehlte mit absoluter Sicherheit jede nennenswerte Drucksteigerung im Sehnervenscheidenraum, links ergab meine Messung einen Druck von 350 mm H_2O, beide Werte also unter sich ungleich und in ausgesprochenem Gegensatz zu den Ergebnissen der Lumbalpunktionen. Es ist in hohem Grade wahrscheinlich, dass die Lumbaldruckmessung den Wert des intrakraniellen Druckes angab, da es sich um einen Krankheitsprozess im Schädelraum handelte. Die Diskrepanz gegenüber meiner Messung scheint sich mir am leichtesten zu erklären durch die Annahme eines Abschlusses des Sehnervenscheidenraumes gegenüber dem Schädelraum, dabei mögen am linken Auge entzündliche Vorgänge im vorderen Teile des Nervus opticus zu einer mäßigen Stauung in der Zentralvene geführt haben. Mir scheint eine solche Annahme um so mehr berechtigt, als nach meinen Erfahrungen durch die Venenpulsbeobachtungen eine Differentialdiagnose zwischen Stauungspapille und Papillitis nicht möglich ist. Offenbar kommt es auch gelegentlich bei entzündlichen Vorgängen im distalen Teil des Sehnerven zu einer leichten venösen Stauung hinter der Lamina cribrosa und damit zum Verschwinden des Venenpulses. Die Vorstellung einer ungestörten „parenchymatösen Saftströmung" aus dem rechten Sehnerven zum dritten Ventrikel und den zerebralen Arachnoidealräumen, wie sie bei dem Ausbleiben einer Stauungspapille für den rechten Sehnerven nach der Behrschen Theorie anzunehmen wäre, scheint mir in diesem Fall bei einem Lumbaldruck von 800—1000 grosse Schwierigkeiten zu bereiten. Indessen möchte ich ausdrücklich hervorheben, dass die Verwertbarkeit dieses Falles für oder gegen eine Theorie sehr beschränkt bleibt, da leider eine Obduktion nicht ausgeführt werden konnte.

Tabelle 19.

Martha Wilhelm

	Diag.: Meningitis tbc.
1. X. 26	L Abduzenslähmung
2. X. 26	Lumbaldruck 600 mm H_2O.
4. X. 26	Lumbaldruck > 800 mm H_2O.
7. X. 26	Lumbaldruck 800—1000 mm H_2O.
8. X. 26	Klagen über schlechtes Sehen.
9. X. 26	Ophthalmosk.: R normal, L etwas unscharfe Papillenbegrenzung. (Beginnende Stauungspapille?)
10. X. 26	Bds. Abduzenslähmung. Sensibilitätsstörungen auf Stirn, Kopf und am rechten Bein. Kau- und Schluckbeschwerden.
11. X. 26	Völlige Erblindung.
13. X. 26	Ophthalmosk.: R normal, L 3.0 D } Prominenz; intrakranieller Druck R normal, L 350 mm H_2O.
12. X. und 14. X. 26	Lumbaldruck 800 mm H_2O.
15. X. 26	Zustand unverändert, sowohl ophthalmoskopisch wie Venenpulsmessung. Lumbaldruck 800 mm H_2O.
20. X. 26	Exitus. Keine Sektion.

8*

Als letztes bleibt noch der Fall Gertrud Löding zu besprechen.

Nach der Geburt Krämpfe, vielleicht Geburtstrauma. Auffallende Adipositas. Seit etwa 4 Monaten zerebellare Erscheinungen. Jetzt Verdacht auf Hydrocephal. intern. mit aufgepfropfter seröser Meningitis. Ophthalmoskopisch findet sich beiderseits eine atrophische, durchaus zurückgebildete Stauungspapille ohne messbare Prominenz. Am Gullstrand Zentrum der Papille beiderseits ganz wenig kegelförmig hervortretend. Venenpuls nicht spontan, aber sehr leicht auslösbar, so dass ich in 2 Messungen im Verlauf von 8 Tagen das erstemal Druck 175 mm H_2O und bei der zweiten Messung Druck etwas über 162 mm H_2O finde. Die Lumbalpunktion ergibt einen Druck von 500 mm H_2O. Nach dem Befund der Venenpulsbeobachtung ist mit Sicherheit zu sagen, dass beiderseits im Sehnervenscheidenraum — soweit die Zentralgefässe reichen — ein wesentlich erhöhter Druck nicht herrschte. Es liegt nahe, dabei an bekannte anatomische Befunde zu denken, wo ein Verschluss des Sehnervenscheidenraums im wesentlichen durch wuchernde Zellen der Arachnoidea zustande gekommen ist, so dass die Frage auftaucht, ob der Rückgang der Stauungspapille trotz erhöhten intrakraniellen Druckes mit dem Aufhören des erhöhten Druckes im vorderen Teil des Sehnervenscheidenraumes in einem ursächlichen Zusammenhang stehen könne. Jedenfalls werde ich in Zukunft sehr auf solche Fälle achten, vielleicht bringt dann eine anschliessend ermöglichte anatomische Untersuchung die Antwort auf diese hier aufgeworfene Frage.

Aussprache zu den Vorträgen XIII—XV.

Herr van der Hoeve:

Zu den Ausführungen des Herrn Baurmann möchte ich bemerken, dass man in schöner Weise sehen kann, dass intrakranieller Druck und Stauungspapille nicht immer sich in derselben Weise verhalten, wenn man sich daran gewöhnt, während der druckentlastenden Operationen, wie Lumbalpunktion, Trepanation usw., so viel wie möglich zu ophthalmoskopieren.

In mehreren Fällen sieht man sofort bei der Druckentlastung Änderungen an der Papille, in der Gefässfüllung oder sogar in der Papillenhöhe. Man sieht ein bis daher nicht wahrgenommenes Gefäss sich füllen oder ein anderes sich entleeren u. dgl.

Mehrere Male konnte ich bei einer Trepanation, obwohl ich durch sterile Tücher bedeckt, die Operation nicht sehen konnte, den Moment angeben, in dem die Dura eröffnet wurde; man merkt bei dieser Ophthalmoskopie auch, dass nicht die Öffnung des Kraniums, sondern diejenige der Dura das Wichtigste ist.

Meines Erachtens gibt dieser Befund eine Andeutung für die Prognose für das Auge; wenn man bei der Druckentlastung sofort Papillenänderungen merkt, ist die Prognose für den Rückgang der Stauungspapille viel besser, als wenn keine Änderung auftritt.

Herr Cords:

Die Parallelität zwischen Stauungspapille und intralumbalem Druck besteht nicht immer.

Es gibt Fälle von hohem Lumbaldrucke ohne Stauungspapille. Ausserdem geht die Stauungspapille trotz hohen Druckes zurück, wenn die Papille atrophisch wird.

Herr Erggelet:

Da Herr Gilbert gestern dazu aufgefordert hat, den von ihm mitgeteilten Zusammenhang weiter klären zu helfen, möchte ich hier — einen, wenn auch negativen Beitrag dazu liefern. Aus ähnlichen Überlegungen habe ich vor Jahren einige wenige Leute mit Uvealentzündungen, vor allem des hinteren Augenabschnittes, auf einer möglichst frischen Stufe lumbal punktiert. Druck und Liquor waren regelrecht bei uncharakteristischem oder auch negativem neurologischem Befund. Es liegt nahe zur Liquorentnahme eine andere, dem Plexus nähere Stelle zu wählen, um vielleicht doch oft nur geringfügige Veränderungen aufzudecken. Wenn auch die Zysternenpunktion an sich nicht schwierig ist, so ist sie doch nicht ausgeführt worden mangels zwingender Veranlassung, weil gelegentliche Zwischenfälle bekannt sind, die im voraus zu erkennen und zu vermeiden einstweilen nicht möglich ist. Auch dürfte es auf die Entnahmestelle nicht allzuviel ankommen, vielmehr darauf, bei diesen wohl manchmal schnell vorübergehenden Zuständen mit der Untersuchung des Liquors einen günstigen Zeitpunkt zu treffen.

Herr Werdenberg:

Die wichtige Feststellung eines vorhandenen Meningismus hat bei Augentuberkulose ihre praktische Bedeutung, indem sie davor warnt, durch kontraindizierte spezifische Behandlung Tuberkulinschäden zu provozieren. Dies gilt auch für Fälle leichtester tuberkulöser Augenerkrankungen, wenn sie Begleiterscheinungen sind einer hartnäckigen fieberhaften tuberkulösen Allgemeinerkrankung (Hilusdrüsentuberkulose), wie sie z. B. bei Jugendlichen im Überempfindlichkeitsstadium häufig beobachtet wird.

Herr Baurmann (Schlusswort):

Bezüglich der Diskussionsbemerkung von Herrn Prof. Cords kann ich nur auf meine Ausführungen über den Fall Martha Wilhelm und Gertrud Löding verweisen, deren Besprechung während des Vortrages wegen der Kürze der Zeit unmöglich war.

XVI.

Zur Frage der experimentellen Erzeugung von Augenmissbildungen beim Säugetier.

Von

Gasteiger und **Seefelder (Innsbruck).**

a) G a s t e i g e r:

Die Forschungen des letzten Jahrzehntes haben unsere Kenntnisse in der Missbildungslehre wesentlich bereichert. Die formale Genese der wichtigsten Augenmissbildungen ist heute vor allem durch die grundlegenden Arbeiten v. Szilys, Seefelders, v. Hippels u. a. fast restlos geklärt. Weniger ergiebig war die Ausbeute der Forschungsergebnisse betreffend die kausale Genese. Ich darf hier auf die vor kurzem erschienene ausführliche Darstellung Seefelders in Lubarsch und Ostertag verweisen, aus der sich ergibt, dass wir auf diesem Gebiete nach wie vor auf Vermutungen angewiesen sind. Unter den Momenten, die als Ursache von Missbildungen vermutet wurden, befinden sich, wie bekannt, neben anderen (Lues, Tuberkulose, Intoxikationen usw.) auch die Röntgenschädigungen und die Störungen der inneren Sekretion.

Auf Anregung Prof. Seefelders wurden in den letzten Jahren an unserer Klinik Versuche angestellt, die bezweckten, bei Säugetieren Schädigungen der oben genannten Art hervorzurufen. Bekanntlich bildet die richtige Auswahl der Versuchstiere grosse Schwierigkeiten. Wir suchten, diesen dadurch zu begegnen, dass wir zur Zucht weisse Ratten benützten, die sämtlich von zwei Paaren missbildungsfreier Tiere abstammten. Die Rattenzucht hatte beim Versuchsbeginn schon länger als 1 Jahr in unserer Beobachtung gestanden und war angelegt worden, um aus den Schwanzsehnen Nahtmaterial zu gewinnen. Wir haben die Zahl der Nachkommenschaft leider nicht genau festgestellt, doch dürfte sie bei Beginn unserer Experimente schon weit über 500 betragen haben. In dieser Zeit waren niemals Augenmissbildungen zur Beobachtung gelangt. Es muss hier allerdings zugegeben werden, dass bis zu diesem Zeitpunkte die Tiere nicht genau daraufhin untersucht worden waren, so dass die Möglichkeit besteht dass kleinere Missbildungen z. B. Kolobome, entgangen sein könnten. Wir können aber mit gutem Gewissen behaupten, dass schwerere Missbildungen z. B. ein Anophthalmus, uns nicht entgangen wären.

Noch wichtiger aber dürfte die Tatsache sein, dass seit Beginn unserer Versuche jedes geworfene Tier einer genauen Untersuchung unterzogen wurde und bis heute — und zwar innerhalb von 3 Jahren — bei den sehr zahlreichen Nachkommen der unbehandelten Ratten weder eine Augenmissbildung, noch eine andere Missbildung beobachtet wurde. Tiere einer anderen Zucht, deren Stammbaum natürlich unbekannt wäre, kamen nie hinzu. Wir glauben daher, dass bei unseren Rattenversuchen alle Bedingungen erfüllt waren, die nötig sind, um eine möglichst einwandfreie Beurteilung der Ergebnisse zu gestatten.

Bei unseren Mäuseversuchen liegen die Verhältnisse in diesen Punkten weniger klar, weshalb wir ihnen auch weniger Wert beilegen.

Wir wenden uns nun der Besprechung der Versuchsanordnung und der Ergebnisse zu und ich darf mir erlauben, Ihnen im folgenden über die Versuche zu berichten, bei denen Störungen der inneren Sekretion hervorgerufen wurden. Herr Prof. Seefelder wird Ihnen über die Ergebnisse der Röntgenschädigungen Mitteilung machen.

Wir schlugen drei Wege ein, um Störungen der inneren Sekretion hervorzurufen: wir entfernten Nebennieren und Schilddrüsen und versuchten, durch Verabfolgung von Thymusextrakt eine Hyperthymisierung zu erreichen.

Die operative Entfernung der Nebennieren wurde nach der von Peiper in Abderhaldens Handbuch angegebenen ventralen Methode und zweizeitig vorgenommen. Die Mortalität ist eine verhältnismäßig grosse, was z. T. wohl darauf zurückzuführen ist, dass die bestehenden festen Verwachsungen der linken Nebenniere mit der Vena cava auch bei sorgfältiger Technik manchmal eine Verletzung derselben nicht vermeiden lassen. Das Auffinden der Nebenniere ist bei einiger Übung nicht schwer und es kommen Verwechslungen mit anderen Gebilden kaum in Frage; trotzdem wurde in allen Fällen das exstirpierte Gewebe histologisch untersucht. Zur Operation gelangten im ganzen 12 Paare und ausserdem wurden noch zwei Weibchen operiert. Zur Paarung gelangten 6 Paare von beiderseitig operierten Tieren und ausserdem paarten wir zwei doppelseitig operierte Weibchen mit normalen Männchen. Diese beiden letzteren Weibchen warfen zusammen 15 normale Junge und gingen dann zugrunde.

Von den 6 Paaren, bei denen beide Tiere operiert waren, ging eines ein, ohne dass eine Befruchtung erfolgt war, während 2 Paare nur normale Junge — zusammen 18 — zur Welt brachten. Die 3 weiteren Paare interessieren besonders, da sich unter ihrem Nachwuchse Missbildungen fanden. Das erste dieser 3 Paare warf 8 Junge, 7 davon waren normal, und auch in deren Nachkommenschaft fanden sich wieder nur normale Tiere (18). Das 8. Tier, ein weibliches, wies doppelseitigen Anophthalmus auf. Dieses Tier brachte, mit einem normalen Männchen gepaart, in zwei Würfen 13 Junge zur Welt (7 und 6), die in allen Teilen normale Verhältnisse aufwiesen. Das zweite von den drei Paaren lieferte im ersten Wurf 5 Junge, wovon 4 normal waren, das fünfte neben Fehlen einer Zehe ein typisches Iriskolobom zeigte. Ein zweiter Wurf von denselben Eltern ergab 7 normale Junge. Das Kolobomtier, welches männlich war, wurde mit normalem Weibchen gepaart und lieferte 3 normale Junge. Schliesslich sei noch des dritten Paares gedacht, welches neben 4 normalen Jungen ein Männchen zur Welt brachte, das mit einseitigem Mikrophthalmus behaftet war. Dieses Tier pflanzte sich nicht fort. Somit erhielten wir von den operierten Tieren im ganzen 58 Junge, darunter 3, die mit Missbildungen behaftet waren. Besonders bemerkenswert erscheint uns, dass sich die Missbildungen in keinem Falle vererbten.

Bisher hatten über anophthalmische Ratten nur F. B. Hoffmann und Bernheimer berichtet, wobei aller Wahrscheinlichkeit nach die Bernheimerschen Tiere der Hoffmannschen Zucht entstammten. Die Tiere dieses Hoffmannschen Stammes vererbten nun den Anophthalmus regelmäßig weiter, und auch bezüglich der Kolobome ist — bei anderen Säugetieren wenigstens — Vererbung festgestellt worden. Vielleicht kann man dieses Fehlen der Vererbung in unseren Fällen dahin auslegen, dass es sich hier nicht um idiokinetische, sondern um parakinetische Missbildungen handelt.

Über die Schilddrüsenoperationen ist nur zu berichten, dass wir 3 Tiere operierten, wovon 2 zugrunde gingen; ein männliches Tier überlebte und wurde mit normalem Weibchen gepaart. Es erfolgte ein Wurf, der aus 7 normalen Jungen bestand.

Zum Zwecke der Hyperthymisierung injizierten wir 3 Paaren täglich 0,5 ccm Extractum thymi sterilisatum der Fabrik Gedeon Richter, Budapest. Diese Dosis entspricht 0,5 g frischer Drüse. Ausserdem verfütterten wir pro Tier täglich 0,25 g Extractum thymi pulverisatum Merck. Nachdem die zwölfte Injektion verabfolgt war, stellten wir die Zuführung von Thymuspräparaten ein und führten die Paarung durch. Wir erhielten nur von einem

Paar Nachkommen und zwar 3 normale Junge. Ausser diesen 3 Paaren wurde je ein Paar von Tieren nur mit Injektionen bzw. nur durch Verfütterung behandelt. Auch von diesen Tieren erhielten wir nur normale Junge, und zwar von dem ersten Paar 4 und vom zweiten Paar 6 Junge.

So weit unsere Ergebnisse. Über ihre Bewertung gilt dasselbe, was Herr Prof. Seefelder bei Besprechung der Erfolge der Röntgenschädigung ausführen wird.

b) Seefelder:

M. D. u. H.! Die Versuche, über die ich Ihnen berichten möchte, sind auf meine Veranlassung von Herrn Dr Hidano in Tokio vollkommen selbständig ausgeführt worden. Ich spreche also nur im Namen von Herrn Dr. Hidano, dem es selbst unmöglich gewesen ist, von seiner fernen Heimat zu unserer Tagung zu kommen. Die Frage, ob durch eine Röntgenbestrahlung der männlichen oder weiblichen Keimdrüsen eine Schädigung der Nachkommenschaft hervorgerufen werden könne, hat bekanntlich nicht nur ein grosses wissenschaftliches, sondern seit der Einführung der Röntgentherapie in der Frauenheilkunde, insbesondere der temporären Röntgensterilisation, ein hervorragendes praktisches Interesse. So ist es verständlich, dass sich mit ihr bis jetzt vorzugsweise die Gynäkologen beschäftigt haben. Die Anschauungen in dieser Frage sind in mancher Hinsicht noch geteilt, doch fehlt es nicht an bedeutenden und erfahrenen Forschern, die vor allem auf Grund der bisher vorliegenden Tierversuche die Möglichkeit einer Schädigung der Nachkommenschaft durch Anbestrahlung der Mutter unter allen Umständen für erwiesen halten und gegen eine zu sorglose Anwendung dieser Behandlungsart ihre warnende Stimme erheben (Okintschitz, Trillmilch, Lacassagne und Coutard, Schinz, Martius, Eymer u. a.). Die bisher beobachteten Schädigungen bestehen in vorzeitiger Unterbrechung der Schwangerschaft, reifen Totgeburten, Tod der Frucht kurz nach der Geburt, Zurückbleiben in der Entwicklung und Sterilität der am Leben gebliebenen Tiere, sowie Verkleinerung der Würfe. Über Missbildungen ist lediglich von zwei amerikanischen Forschern, Bagg und Little, berichtet worden. Die genannten Forscher haben männliche und weibliche Mäuse bestrahlt und merkwürdigerweise erst in der dritten Filialgeneration Mikrophthalmus und Atrophie des Augapfels, sowie das Fehlen einer Niere feststellen können. Es würde sich also hier um eine genische Schädigung der Nachkommenschaft handeln, doch werden die Ergebnisse dieser Versuche von Nürnberger vorläufig noch nicht für überzeugend im Sinne einer Röntgenschädigung gehalten.

Wir selbst haben bei unseren Versuchen wesentlich andere Ergebnisse erzielt als Little und Bagg. Wir sind dabei in folgender Weise vorgegangen:

1. Zu den Bestrahlungen sind nur grosse männliche und weibliche geschlechtsreife Tiere ausgewählt worden.
2. Die Tiere wurden vor der Bestrahlung 15 Tage lang einzeln in einem Käfig abgesperrt, um eine vorzeitige Befruchtung der weiblichen Tiere zu vermeiden.
3. Die Bestrahlung wurde über das ganze auf dem Rücken liegende Tier ausgedehnt.
4. Es wurden verschiedene, und zwar im allgemeinen mittlere Bestrahlungsdosen angewendet.
5. Die Paarungen wurden in der Weise vorgenommen, dass
   I. bestrahlte Männchen mit unbestrahlten Weibchen,
   II. bestrahlte Weibchen mit unbestrahlten Männchen und
   III. bestrahlte Männchen mit bestrahlten Weibchen gepaart wurden.

   Schliesslich wurden sowohl die normalen als abnormen Nachkommen der bestrahlten Tiere untereinander gepaart.
6. Die Untersuchung der jungen Tiere wurde stets einen Monat nach dem Wurf vorgenommen. Da inzwischen einige Tiere eingegangen oder abhanden gekommen waren, stimmt die Zahl der untersuchten Tiere mit der der geworfenen nicht genau überein.

Zunächst soll das Ergebnis der Bestrahlungen bei den Ratten, auf das wir aus den von Herrn Gasteiger angeführten Gründen besonderes Gewicht legen, kurz geschildert werden:

1. Unter den Nachkommen von sämtlichen bestrahlten männlichen Tieren fanden sich keine Augenanomalien. Die Zahl der Jungen betrug 185, davon wurden 173 genau untersucht.
2. Von den bestrahlten 7 weiblichen Tieren wurden insgesamt 128 Junge geworfen. 115 Junge wurden untersucht. Von diesen 115 Jungen waren 6, die von 3 Weibchen stammten, mit Augenmissbildungen behaftet. Und zwar fand sich ein doppelseitiger Anophthalmus in einem Falle, ein einseitiger Anophthalmus bei normalem Verhalten des

anderen Auges in drei Fällen, ein Anophthalmus der einen und Mikrophthalmus der anderen Seite und eine schrägovale Pupille des einen Auges in je einem Falle.

Hierbei ergibt sich die auffallende Tatsache, dass die Augenanomalien bei einem Weibchen erst im sechsten und achten Wurf, bei einem anderen erst im vierten und fünften Wurf und nur bei einem bereits im ersten Wurf vorgekommen sind. Bei dem letzteren erscheint besonders der Umstand bemerkenswert, dass es vor der eigenen Bestrahlung mehrfach mit bestrahlten Männchen gepaart worden war und nur normale Junge geworfen hatte. Überhaupt muss der Umstand hervorgehoben werden, dass nur in den Kreuzungsversuchen mit bestrahlten weiblichen Tieren Anomalien beobachtet worden sind.

Bei allen übrigen Versuchen, darunter auch bei den Paarungen der Filialtiere, und zwar der normalen als abnormen, waren keine Anomalien mehr nachzuweisen. Eine Vererbbarkeit der Augenanomalien war also nicht zu erweisen. Dabei muss allerdings zugegeben werden, dass mir über die Zahl der ausgeführten Paarungen und der erzielten Würfe leider keine durchwegs genauen Aufzeichnungen vorliegen. Es wird mir aber versichert, dass zahlreiche Junge geworfen wurden und dass keines mit nachweisbaren Augenanomalien behaftet gewesen ist.

Unsere Bestrahlunsversuche an weissen Mäusen sind in wesentlich geringerem Umfange ausgeführt worden. Es sind aber auch bei diesen Versuchen positive Ergebnisse erzielt worden.

Die Anomalien sind auch in dieser Versuchsreihe nur bei den Nachkommen von bestrahlten Weibchen vorgekommen, und zwar noch verhältnismäßig häufiger als bei den Ratten, insoferne in jedem von den drei erzielten Würfen je ein Tier mit ausgesprochenem Iriskolobom behaftet war. Die Nachkommen dieser Kolobomtiere waren normal.

Was nun die Beurteilung unserer Ergebnisse anbelangt, so glauben wir in der Annahme nicht fehlzugehen, dass Sie sie, wie wir selbst, überraschend finden werden. Wir sind mit geringen Hoffnungen an unsere Versuche herangegangen und schon nahe daran gewesen, sie aufzugeben, als die ersten Würfe der bestrahlten Tiere nur normale Tiere gebracht hatten, bis dann zu unserer Überraschung solche mit Augenmissbildungen kamen. Das Überraschende unserer Ergebnisse besteht vor allem auch darin, dass in zwei vollkommen verschiedenen Versuchsreihen ganz gleichartige Missbildungen und dass, soweit nachweisbar, mit nur einer Ausnahme nur solche vorgekommen sind. Wir sind uns bewusst, dass angesichts der ganzen Sachlage die Frage auftauchen könnte, ob es sich nicht dabei um reine Zufallserscheinungen handeln könne, die auch ohne unser Zutun aufgetreten wären. Wir glauben aber darauf keine bessere Antwort geben zu können als die, dass es doch ein ganz ungeheurer Zufall sein müsste, wenn ausgesucht nur bei den Nachkommen der bestrahlten oder anderweitig geschädigten Tiere zufällig Augenmissbildungen aufgetreten wären, bei etwa 1000 anderen Tieren der gleichen Zucht dagegen nicht. Mit Rücksicht auf die Kürze der zur Verfügung stehenden Zeit müssen wir es uns leider versagen, auf das Für und Wider in dieser Frage genauer einzugehen; es bedürfte dazu längerer Ausführungen, die nach unseren bisherigen Überlegungen darauf hinauslaufen würden, dass sich weder die eine noch die andere Auffassung unbedingt beweisen oder widerlegen liesse. Wir wollten uns auch heute nicht auf Beweisversuche einlassen, sondern nur die nackten, uns der Mitteilung wert erscheinenden Tatsachen, bekannt geben. Alles weitere müssen wir unserer ausführlichen Veröffentlichung vorbehalten.

In der angeschlossenen Demonstration werden photographische Abbildungen der anophthalmischen Ratten, sowie eine mikrophotographische Abbildung eines Anophthalmus gezeigt, aus der hervorgeht, dass keine Spur eines Augenrudiments nachzuweisen war.

XVII.

Explantationsversuche mit Augengeweben. [1]

Von

L. Poleff (Krim, z. Zt. Berlin).

M. D. u. H.! Indem ich, als Gast, meinen innigsten Dank der hochverehrten Deutschen Ophthalmologischen Gesellschaft für die freundliche Aufnahme zum Ausdruck bringe, erlaube ich mir dieses Mal über meine neuen Explantationsversuche, d. h. Gewebezüchtung in vitro, Ihnen kurz zu berichten und die Bedeutung dieser Methode auch für die experimentelle ophthalmologische Forschung zu erläutern.

---

[1] Aus dem Kaiser-Wilhelm-Institut für Biologie, Berlin-Dahlem, Gastabteilung Dr. A. Fischer aus Kopenhagen.

Unter allen Errungenschaften neuerer Zeit auf dem Gebiete der biologischen und experimentell-medizinischen Untersuchungsmethodik hat sich die Explantation, speziell die Gewebekultur ausserhalb des Organismus, als eine der interessantesten theoretischen und eine der fruchtbarsten im Laboratorium sicher erwiesen. Im Laufe der zwei Dezennien hat dieselbe eine so fabelhafte Laufbahn zurückgelegt, dass es zur Zeit kaum möglich wäre, die sämtlichen wertvollen Arbeiten, welche mit Hilfe der Gewebekultur in vitro ausgeführt worden sind, in einem kurzen Referat zusammenfassend wiederzugeben. Sie bilden den Stoff für einige Monographien, welche seit 1914 in verschiedenen Sprachen erschienen sind, und zur gleichen Zeit eine erschöpfende Darstellung der für bestimmte Perioden existierenden Technik der Gewebezüchtung und die zugehörige Literatur enthalten[1]). Ich möchte nur die wichtigsten wissenschaftlichen Entdeckungen aufzählen und die Arbeitsgebiete erwähnen, deren Entwicklung ausschliesslich dieser Methode zu verdanken sind, abgesehen von den glänzenden, manchmal sehr geistreichen, methodologisch und technisch vervollkommneten Ergebnissen vieler Autoren.

Epochemachend erscheint schon die Feststellung allein, dass die Gewebezellen in vitro, also vollkommen frei und unabhängig vom Gesamtorganismus, zu einem unendlichen Leben unter Vermehrung und Wachstum fähig sind. Es gibt gegenwärtig die 15jährigen Fibroblastenkulturen (Zellkolonien), welche im Laboratorium, wie die Bakterienstämme, alle 3 Wochen in frisches Medium überimpft werden und per Post von Berlin z. B. nach New-York oder nach Sibirien ruhig sich versenden lassen.

Die Wachstumsbedingungen und Folgen in den Gewebekulturen, sowie das gegenseitige Verhalten von einzelnen Zellen dabei, sind bereits eingehend studiert worden und liefern ein reichhaltiges Material für einen neuen Zweig der biologischen Wissenschaft, welchen man nach Carrel als „Zellularsoziologie" bezeichnen kann. Ausser normalen Geweben lassen sich auch maligne Tumoren in vitro unbegrenzt züchten, ja sogar aus normal-embryonalen Zellen unter Einwirkung bestimmter Stoffe erzeugen.

---

[1]) Oppel, A., Gewebekulturen. Sammlung Vieweg 1914, H. 12 (deutsch). — Krontowski u. Poleff, Die Methode der Gewebekultur, Kiew 1917, S. 398 (russ.). — Erdmann, Praktikum der Gewebepflege oder Explantation bes. Gewebezüchtung, Berlin 1922, S. 117 (deutsch). — Fischer, A., Tissue Culture, S. 310 (englisch), Kopenhagen 1925. — Levi, Vita autonoma di parti dell'organismo, S. 98, Bologna 1922.

Man kann die wachsenden Zellen gegen gewisse Schädlichkeiten immun bzw. anaphylaktisch machen. Sie sind imstande, verschiedene Metamorphosen zu erleiden, ebenso wie die Zellen im Organismus, z. B. die Fettmetamorphose, und Stoffe zu produzieren von allergrösster physiologischer und pathologischer Bedeutung. Sie phagozytieren Bakterien, z. B. Tuberkelbazillen, in ganz charakteristischer Weise und gestatten uns, die Natur einiger unbekannter Erreger näher kennenzulernen. Die Gewebekulturen sind besonders geeignet zur Ausführung der verschiedenen mikrurgischen Versuche nach Péterfi. **Die Explantationsmethode gestattet also eine weitgehende physiologische Zergliederung des Organismus auszuführen und hatte bereits eine tiefgreifende Umwälzung der klassischen Zytologie zur Folge.**

Merkwürdigerweise zeigte sich das Sehorgan auch hier, wie früher bei Erforschung vieler physiologischer und pathologischer Probleme, zur Lösung einiger Fragen von allgemeiner Bedeutung für die Gewebezüchtung als ganz besonders geeignet. So hat z. B. **Fischer** zum erstenmal die Reinkultur von Epithelgewebe in vitro, ausgehend vom Irisepithel, endgültig erhalten. **Smith** studierte die Pigmentbildung und Phagozytose im wachsenden Pigmentepithel der Retina. **Matsumoto** analysierte die Zellwanderung in der Hornhautkultur. **Grawitz** benutzte dieselbe zur Nachprüfung seiner Entzündungstheorien. **Steinhard, Israeli** und **Lambert** haben das fragliche Vakzinevirus in der Kornea-Explantation zur Züchtung gebracht usw.

Das sind aber alles die Arbeiten von Nichtspezialisten in der Ophthalmologie, welche das Auge und seine Gewebe nicht als Gegenstand und Zweck ihrer Untersuchung, sondern nur als passendes Objekt bzw. als ein geeignetes Mittel zur Bearbeitung ihrer eigenen allgemein-pathologischen Fragen benutzt haben. Von der ophthalmologischen Seite existierte bis jetzt nur eine einzige ältere Arbeit von **Eleonskaja** [1]) (1915), welche die ersten Züchtungsversuche von Augengeweben darstellt.

Dasselbe habe ich auch während meiner früheren Studien mit dieser Methode zum Teil ausgeführt, ohne sie für die spezialistische Forschung in Angriff genommen zu haben, infolge von mangelhafter damaliger Technik. Erst kürzlich erschien eine

---

[1]) **Eleonskaja**, Westn. Ophthalmolog. Nr. 3, 1915 (russ.).

amerikanische Arbeit von Kirby[1]) zur Frage der Ernährung der Linse, welche allerdings vorläufig nur methodologisches Interesse besitzt[2]).

Wie vorher dargelegt, erscheint aber die Gewebezüchtung in vitro als die einzige modern biologische Untersuchungsmethode, welche allein die weitere Erforschung vieler pathologischer Probleme, die zum Teil von grösster klinischer Bedeutung sind, ermöglicht. Die Gewebekultur tritt gegenwärtig in die Reihe unserer unentbehrlichen wissenschaftlich-klinischen Arbeitsmethoden, wie die pathologisch-anatomische, bakteriologische und die physikalisch-chemische Untersuchung, als eine wertvolle Ergänzung derselben ein. Sie soll, meiner Meinung nach, zur Förderung folgender praktisch wichtiger Fragen in der Ophthalmologie unbedingt herangezogen werden: zum Studium der unbekannten Virusarten, zur Erforschung der Immunitätsverhältnisse des Auges, zur Lösung des Geschwulstproblems, zur Kenntnis der Transplantationsbedingungen usw.

Indessen habe ich jetzt im Laboratorium von Albert Fischer meine Explantationsversuche wieder aufgenommen und mich in erster Linie bemüht, die wichtigsten Organgewebe des Auges in Reinkultur zu gewinnen und die moderne Arbeitstechnik dem Zweck der ophthalmologischen Studien anzupassen.

Das Ansetzen von Gewebekulturen vollzieht sich bekanntlich auf die Weise, dass ein kleines Stückchen Gewebe, unter streng aseptischen Bedingungen, in ein dazu geeignetes Nährmedium, gewöhnlich Blutplasma mit Embryonalextrakt derselben Tierart, gebracht wird und in einem entsprechenden Gefäss vor Austrocknung und Infektion geschützt, im Thermostaten bei Körpertemperatur zur Aufbewahrung kommt. Das Präparieren der Augengewebe zum Zweck der Explantation erfordert eine ganz besondere Sorgfalt. Die äusseren Augenhäute (Konjunktiva, Kornea und Sklera) müssen nach der Entnahme vom lebenden Organismus mehrmals in Ringerlösung gespült werden; dieselben Teile vom Hühnerembryo oder von ganz jungen, noch blinden Säuge-

---

[1]) Kirby, Transactions of the Americ. Academy of Ophthalm. and Oto-Laryngology 1926.

[2]) Die Arbeiten von Filatow über Totalexplantation des Auges (Arch. f. Entw.-Mech., Bd. 107), sowie Regenerationsversuche von v. Szily (Sitzungsber. in Heidelberg 1920) und die Untersuchungen von Golowin über die subvitalen Vorgänge in den Augen (Sitzungsber. in Moskau, Zbl. f. d. ges. O., Bd. 18, H. 1) kommen hier nicht in Betracht.

tieren können auch ohne diese Reinigung steril gewonnen werden. Ebenso die inneren Augengewebe: Iris- und Netzhautepithelschichten sowie die Linse. Ausschlaggebend für den Erfolg, abgesehen von der richtigen Nahrungszufuhr, ist ein richtiges Operieren bei der Anfertigung von Explantationen (glatte Schnittfläche) und ein schonendes Behandeln derselben während der ganzen nachfolgenden Manipulation. Speziell die Hornhaut, wenn sie zur Epithelzüchtung gebraucht wird, benötigt eine sichere und zarte Hand. Von der Iris wird gewöhnlich nach Fischer, die oberflächlichste Epithelschicht, welche an der Linse haftet, am leichtesten zum Wachstum gebracht. Man setzt die einzelnen isolierten Gewebekulturen mit Vorliebe auf Deckgläschen bzw. Glimmerstückchen, welche über einen hohlgeschliffenen Objektträger mit Paraffin befestigt werden, an; die Massenkulturen werden in speziell von Carrel angegebenen Flaschen gepflegt. Es ist nicht leicht, die kleinen Explantate in solch ein Fläschchen unter Vermeidung jedes Trauma hineinzubringen; am leichtesten geht das mit Hilfe von breiten Pasteurpipetten. Nach einer kurzen Inkubation (1—3 Tage) zeigen die Augengewebe in Reinkultur ein recht charakteristisches Wachstum.

Demonstration.

Es ist mir bis jetzt gelungen, die Epithelien von der Hornhaut, Iris und Retina in Reinkultur zu gewinnen, während die Konjunktiva mit Vorliebe in einer Mischkultur mit Fibroblasten wächst, ebenso zeigt die Sklera ein Bindegewebswachstum. Das Hornhautepithel bildet in der Regel ziemlich gleichmäßige dünne Membranen aus polygonalen flachen Zellen, welche das Nährplasma stark zu verflüssigen pflegen und an der Peripherie stellenweise fusiforme Gestalt annehmen. Die Irisepithelien zeigen dicke, solide Platten, meistens in einer Schicht pflasterartig angeordnet; sie setzen sich öfters in eigenartige zungenförmige Auswüchse fort, welche aber, im Gegensatz zu Fibroblastenkulturen, immer geschlossene Gebilde von eng mit einander verbundenen Zellen darstellen. Das Pigmentepithel der Retina wächst in feinen schleierartigen Membranen, von welchen die einzelnen Zellen gelegentlich aktiv sich entfernen können. In den wachsenden Zellen kann man verschiedene Entwicklungsstadien der Pigmentbildung aus Zytoplasma verfolgen. In Flaschen erscheinen die Epithelkolonien, z. B. von den Hornhautkulturen, unter dem folgenden typischen Bild.

Infolge von Zeitmangel unterlasse ich die weitere Demonstration unter starker Vergrösserung. Meine Präparate stehen den Interessenten zur Verfügung. Man kann in denselben auch reichlich Mitosen finden, als Ausdruck eines echten Wachstums.

Diese wachsenden Gewebekulturen lassen sich ohne Schwierigkeiten in frisches Medium überimpfen und können unter günstigen Bedingungen passageweise unbegrenzt am Leben erhalten werden. Sie bieten ein dankbares Objekt für die verschiedensten Experimente, welche bereits vorher angedeutet wurden, und stellen ein ganz neues verlockendes Forschungsfeld auch für einen Ophthalmologen dar.

<h2 style="text-align:center">XVIII.</h2>

<h2 style="text-align:center">Über angeborene Hornhautstaphylome.</h2>

(Mit Demonstration zahlreicher Mikrophotogramme, Zeichnungen und eines Plattenmodells.)

Von

E. v. Hippel (Göttingen).

1. Im Alter von 3 Wochen enukleiert. Ausgesprochener Mikrophthalmus mit angeborenem Staphylom. Linse fehlt, keine Zonula. Staphylomwand stellenweise so dünn, dass sie bei der Halbierung des Auges durch Äquatorialschnitt geplatzt ist. Andere Stellen der Wand erheblich verdickt. Die Hinterfläche mit Ausnahme der mittleren Teile ist mit Pigmentepithel bekleidet, das kontinuierlich übergeht in das Epithel der Ziliarfortsätze, eine deutliche Iris fehlt. Eine Stelle der Staphylomwand zeigt eine besonders tiefe Ektasie mit Pigmentauskleidung. Die sehr langen Ziliarfortsätze reichen weit nach der Achse des Bulbus hin, weiter hinten stellen sie kleine Auswüchse dar. Die Ora serrata liegt gegenüber dem vorderen Rand des Ziliarmuskels, so dass dieser nach innen an Pigmentepithel und Retina grenzt. An anderen Stellen tut dies nur die hintere Hälfte des Muskels, während die vordere nach innen von einer niedrigen Pars ciliaris überzogen ist. Wir haben also hier Verhältnisse wie sie nach Seefelder den letzten Monaten des embryonalen Lebens entsprechen. Retina und Papille in der Hauptsache normal.

2. Im Alter von 7 Monaten enukleiert. Partielle eitrige Entzündung der Staphylomwand und Endophthalmitis geringen Grades, nach der Anamnese entstanden 3 Wochen vor der Enukleation, mit der Entstehung des Staphyloms ohne Zusammenhang. Das andere Auge klein, mit flacher trüber Kornea.

Nach oben vom Staphylom normale Kornea, ebenso nach unten. Hier liegt sie aber vollkommen unter der Konjunktiva, hat deshalb weder Epithel noch Bowman. Oben und unten ein sehr weit nach hinten reichender Spalt der vorderen Kammer, Deszemet und Endothel sind normal, eine dünne Lage von Iris bildet die hintere Wand, hinter der Iris platte Ziliarfortsätze, direkt hinter diesen Retina, also eine ganz abnorme Lagebeziehung.

Der Ziliarmuskel hat genau dieselbe abnorme Lage gegenüber der Retina wie im Fall 1. Die Pigmentauskleidung der hinteren Staphylomwand, die nur in der Mitte unterbrochen ist, wird gebildet vom Pigmentepithel der Iris, wie sich aus der direkten Fortsetzung nach der Peripherie sowohl als auch aus der Fortsetzung auf den Zapfen ergibt, der von der Hinterfläche der Staphylommitte nach hinten geht. Dieser besteht aus Irisgewebe, zeigt einen doppelten Überzug von Pigmentepithel, das an seinem hinteren Ende scharf abbricht, hier liegt in der Iris reichlich glatte Muskulatur (Gegend der Pupille). Der Zapfen (in Wirklichkeit nach dem Plattenmodell eine Membran) geht über in eine Bindegewebsinsel, die da liegt, wo die Mitte der Linse zu erwarten wäre. Letztere fehlt. Vorhanden sind dagegen reichliche Zonulafasern, welche mit der Bindegewebsinsel und dem retinalen Septum, das in gleicher Höhe den Bulbus durchquert, in engster Beziehung stehen. Dieses Septum, das in der unteren Bulbushälfte vollständig ist, in der oberen eine grosse Unterbrechung zeigt, stellt eine Fortsetzung der Retina dar, es besteht aus Gliagewebe, zeigt Ringe und Halbringe vom Charakter des Ziliarepithels, Züge des Pigmentepithels, die von den Ziliarfortsätzen und der Iris ausgehen, treten damit in Verbindung. Es zeigt keine gewebliche Verbindung mit der Bindegewebsinsel ausser durch die Zonulafasern.

Die Retina zeigt alle möglichen Grade der Degeneration, zum Teil mit enormer Verdünnung. An einer Stelle im vorderen oberen Teil des Bulbus fehlt sie ganz, hier ist das Pigmentepithel verdoppelt. Andere Stellen weichen nur wenig von der Norm ab. Eigentümliche aus Gliagewebe bestehende Auswüchse lagern sich über die Innenfläche. Eine eigentliche Ora serrata fehlt. Das geschilderte Septum hat vielfach grösste Ähnlichkeit mit einzelnen

Befunden von Heine, die dieser als Septum frontale bezeichnet, ferner mit dem, was Fuchs als Ausziehung und Vorziehung der Retina beschrieben hat; dem entspricht auch die Verziehung der retinalen Schichten an der Papille. Ferner zeigt die Retina vielfach chorioretinitische Narben und Wucherungen des Pigmentepithels, distal von den Narben pflegt die stärkste Verdünnung zu bestehen. Im Zentrum der Papille findet sich eine tiefe bis weit hinter die Lamina reichende Tasche, deren Wandungen von Glia gebildet werden.

Von den geschilderten Veränderungen sind als zweifellose Entwicklungsstörungen aufzufassen:

1. der Mikrophthalmus,
2. die abnorme Lagebeziehung der vorderen Kammer zu Ziliarfortsätzen und Retina,
3. die abnorme Lage des Ziliarmuskels, letztere beschrieben, aber nicht näher gewürdigt in den Fällen von Coats, Krükow, Treitel, Treacher-Collins und wohl auch Schnaudigel, als etwas noch nicht beobachtetes bezeichnet von Koyanagi,
4. die Tasche im Sehnerven,
5. der Defekt in der Retina mit doppeltem Pigmentepithel,
6. wahrscheinlich das retinale Septum mit Rücksicht auf die epithelialen Halbringe und ziliarfortsatzartigen Bildungen (Beziehung zu den Fällen Schnaudigel, Clausen); möglich ist aber auch die Deutung des Septums als Ausziehung und Vorziehung im Sinne von Fuchs oder eine Kombination beider Vorgänge.

Nicht eindeutig hinsichtlich der Genese ist meines Erachtens die histologische Beschaffenheit der Staphylomwand, die sowohl mit der Auffassung abnormer Differenzierung wie mit der von Narbenbildung vereinbar ist. Nicht eindeutig ferner das Fehlen der Linse und das Verhalten der Zonula, das in beiden Fällen verschieden war. Unsicher ist die Deutung der Bindegewebsinsel, deren Gefässe mit denen der Iris zusammenhängen. Ist sie ein Rest fötaler Linsenkapsel oder eine entzündliche Neubildung? Nicht als Entwicklungsstörung zu betrachten sind die typischen chorioretinitischen Narben.

Sehr schwierig ist die Deutung des aus Irisgewebe bestehenden, mit der Staphylomwand verbundenen Zapfens. Die Lage des Sphinktergewebes ganz hinten unmittelbar vor der Bindegewebsinsel lässt an die Möglichkeit denken, dass der Befund als höchster

Grad einer sogenannten Butterglockeniris mit sekundärer Verschmelzung der Vorderwand zu deuten ist, doch soll dies keineswegs als sichere Erklärung bezeichnet werden.

Gesamtergebnis: In beiden Augen zahlreiche Veränderungen, die nur als Entwicklungsstörung gedeutet werden können, dies spricht für die Wahrscheinlichkeit der Auffassung, dass auch die Staphylombildung selber solchen Vorgängen ihre Entstehung verdankt. Direkte Schlüsse in dieser Hinsicht vermag ich aus der Beschaffenheit der Staphylomwand nicht zu ziehen, auch hinsichtlich der formalen Genese bleiben für mich grosse Schwierigkeiten, wie ich sie schon öfters erwähnt habe, bestehen.

Die Peterssche Hypothese von der fehlerhaften Linsenabschnürung befriedigt mich insofern nicht, als sie ebenso anwendbar sein soll für die Fälle, wo die Linse fehlt, als für die, wo sie an normaler Stelle und in normaler Beschaffenheit vorhanden ist.

Hier kam es mir nur auf die Demonstration der Präparate an, eine eingehendere Erörterung der Fälle wird in morphogenetischer Hinsicht kaum weiter führen und kann deshalb einstweilen unterbleiben. Die Präparate, Photogramme und Zeichnungen stehen jedem Interessenten leihweise zur Verfügung.

Aussprache zu den Vorträgen XVI—XVIII.

Herr Fleischer:

Zu den Vorträgen Gasteiger und Seefelder möchte ich bemerken: Zur Feststellung, ob experimentell erzeugte Missbildungen wirklich durch das Experiment erzeugt und nicht zufällig, ob sie idiokinetisch oder parakinetisch sind, wären stets im Sinne der Vererbungslehre exakte Kreuzungsversuche notwendig; da es sich ja um rezessiv sich vererbende Anomalien handeln kann, sind nicht nur Kreuzungsversuche der Kranken mit Normalen, sondern auch Rückkreuzungen oder Kreuzungen unter den Gliedern der ersten Filialgeneration erforderlich.

Herr Seefelder (Schlusswort)

erkennt die Berechtigung der Bemerkungen Fleischers an, betont aber nochmals dass ausgiebige Kreuzungsversuche sowohl der normalen als abnormen Nachkommen unter sich als auch vereinzelt mit den Muttertieren vorgenommen worden sind, so dass den Forderungen Fleischers hinlänglich Rechnung getragen sein dürfte. Einer zu grossen Häufung von Kreuzungen stehen auch äussere Schwierigkeiten entgegen.

XIX.

Zur Pharmakologie der Akkommodationsmuskulatur. Die Wirksamkeit der Sympathikusreizmittel am normalen Auge und bei Sympathikuslähmung.

Von

Fr. Poos (Münster i. W.).

(Mit 1 Textabb.)

Während die Wirkungsweise der parasympathischen Lähmungs-
und Reizmittel auf die Ziliarmuskulatur wiederholt exakt studiert
worden ist, liegen so gut wie gar keine systematischen Untersuchungen über die, wie wir gleich sehen werden, starke und
charakteristische Beeinflussung der Akkommodation durch die verschiedenen sympathischen Reizmittel, insbesondere des Adrenalins,
vor. Seit langem ist schon bekannt, dass Kokain eine vorübergehende, etwa 40—60 Minuten andauernde Akkommodationsparese
bewirkt, die von der begleitenden Mydriasis überdauert wird. Eine
Erklärung dafür, wie Kokain das zustande bringt, konnte nicht
gegeben werden. Dem Ephedrin wurde eine Beeinflussung der
Akkommodation abgesprochen, während man in dieser Hinsicht
das Adrenalin, bis auf die einmal kurz mitgeteilte Beobachtung
Hamburgers beim Glaukosan, überhaupt nicht in Betracht
gezogen hat.

Nachdem die pharmakologische Prüfung des isolierten Sphinkter-
muskels mittels der Suspensionsmethode ergeben hatte, dass sämtliche Sympathikusreizmittel eine aktive Erschlaffung dieses Muskels
bewirken und auch elektrische Reizung des Halssympathikus eine
Erschlaffung des freigelegten Sphinkters hervorruft, vermutete ich
in weiterer Analogie zur Bronchialmuskulatur und anderen glatten
Muskelorganen ähnliche Verhältnisse am Ziliarmuskel, die den bisherigen Untersuchern mangels geeigneter Methoden verborgen
bleiben musste. Sämtliche Versuche, kymmographische Kurven
des isolierten Ziliarmuskels meiner Versuchstiere zu gewinnen,
schlugen fehl. Deshalb entschloss ich mich, in Selbstversuchen und
bei anderen Versuchspersonen die Einwirkung der Sympathikusreizmittel auf den Ziliarmuskel an dem Verhalten der Akkommodation zu studieren. Die fortlaufenden Nahpunktsbestimmungen
wurden immer mit Hilfe des Scheinerschen Versuches bestimmt.

Nach Aufsetzen eines besonders konstruierten Brillengestells, das rechts und links einen Durchblick durch zwei feine Öffnungen gestattet, wurde immer der Punkt angegeben, an welchem ein von jenseits des Nahpunktes sich nähernder dünner Faden bei aufmerksamer Fixierung soeben sich verbreitet resp. doppelt erscheint. Die so erhaltenen Nahpunktswerte stehen alle dem unteren Grenzwert näher als dem oberen.

Ohne Sie mit Zahlen, die sehr von der individuellen Empfindlichkeit und dem Grade der latenten Akkommodation abhängig sind, zu belasten, möchte ich Ihnen ganz kurz an Hand einiger Kurven ein Bild von der Beeinflussung der Akkommodation durch die verschiedenen Sympathikusreizmittel geben.

Das Ephedrin bewirkt bei gleicher Konzentration und sonst gleichen Bedingungen eine ebenso starke Ziliarmuskelparese wie das Kokain. Die Akkommodationskurven nach Kokain und Ephedrin haben den gleichen Charakter, d. h. sowohl hinsichtlich der zeitlichen Verhältnisse als auch dem Grade nach ist die Wirkung dieser beiden Stoffe auf den Ziliarmuskel gleich. Eine Akkommodationskurve von gleichem Charakter erzeugt auch das Adrenalin, wenn es in entsprechenden Dosen angewandt wird. Glaukosan, das ich verdünnt und unverdünnt ausschliesslich zu den Akkommodationsversuchen verwandte, entspricht zeitlich und quantitativ etwa einer 2%igen Kokainlösung. Jedoch kommen hier entsprechend der individuellen Empfindlichkeit gegen die Sympathikusreizmittel auch grosse Schwankungen nach oben und unten vor.

Die Wirkung des Adrenalins auf den Ziliarmuskel weist die gleichen Eigenschaften auf, die die übrigen Sympathikusreizmittel besitzen: die paretische Wirkung setzt ziemlich plötzlich ein, führt nie zu einer vollständigen Lähmung und ist nach 60—80 Min. wieder verklungen. Die Wirkung ist ähnlich wie an der Iris. Im Gegensatz zu den parasympathischen Substanzen erzeugen sämtliche Sympathikusreizmittel eine schnell wieder zurückgehende Mydriasis.

Wir haben gute Gründe, als Angriffsort der Sympathikusreizmittel in der Iris die Endgebilde des Nervus sympathicus anzunehmen. Nachdem wir nun eine ganz ähnliche Wirkungsweise dieser Substanzen an den Ziliarmuskeln kennen gelernt haben, liegt es nahe, sich die Ziliarmuskelparese als Folge einer sympathischen Erregung zu denken. Handelt es sich aber tatsächlich um eine solche, dann müssten sich im Falle einer Sympathikuslähmung am Ziliarmuskel dieselben oder ähnliche Differenzen in der pharmakologischen Wirkung ergeben, wie an der Iris beim Hornerschen Symptomenkomplex. Und tatsächlich bestehen solche Differenzen am Ziliarmuskel in ebenso regelmäßiger und charakteristischer Weise, wie an der Irismuskulatur beim Hornerschen Symptomenkomplex, d. h. wir haben ebenso wie an der sympathisch denervierten Iris auch am Ziliarmuskel bei Sympathikuslähmung eine Verschiebung der Grenzkonzentration für Kokain nach oben und für Adrenalin nach unten.

Handelt es sich z. B. um eine linksseitige Sympathikuslähmung, so bleibt im Kokainversuch in der Nahpunktverschiebung die gelähmte linke Seite weit hinter der rechten normalen zurück, während im Adrenalinversuch der pharmakologische Effekt sich genau umgekehrt verhält. Hier ist Glaukosan auf der gelähmten Seite viel stärker wirksam als auf der sympathisch innervierten rechten Seite.

Reiz-mittel	Pupille		Akkommodation	
	Normal	Sympathikus-lähmung	Normal	Sympathikus-lähmung
Cocain	+	−	+	−
Adrenalin	−	+	−	+

Abb. 1.

Sämtliche bisher untersuchten Fälle reiner Sympathikuslähmung zeigten dieses charakteristische Verhalten, so dass man sagen kann, dass zum echten Hornerschen Symptomenkomplex auch ein anders funktionierender Ziliarmuskel gehört. Verwendet man niedrige Konzentrationen, so kann man die Wirkungsweise von Kokain und Adrenalin auf Iris und Ziliarmuskel bei sympathikusgelähmten und normalen Augen wie auf der zur Abbildung gebrachten Tabelle zusammenstellen. Kokain führt bei Sympathikuslähmung im Gegensatz zur normalen Seite weder zu einer Mydriasis noch zu einer Ziliarmuskelparese, während Adrenalin durch die Sympathikuslähmung sowohl an der Iris wie am Ziliarmuskel erst wirksam wird.

Irgendwelche prinzipiellen Einwände gegen die Versuchsanordnung oder bedeutsame Untersuchungsfehler, die die theoretische Verwertbarkeit der Befunde herabsetzen könnten, sind
wohl kaum möglich. Die Einwirkung auf den Ziliarmuskel läuft
zeitlich nicht parallel mit der Pupillenerweiterung und -wieder-
verengerung, zudem wird ja auch durch sehr feine Öffnungen
beobachtet. Ferner spielen auch gelegentliche unaufmerksame
Einstellungen der Versuchsperson für den Gesamtablauf der Kurven
keine grosse Rolle und gibt man den Patienten mit Sympathikuslähmung z. B. auf dem Höhepunkt der Adrenalinwirkung bei
ungefähr gleichweiten oder stenopäisch korrigierten Pupillen Druckschrift zu lesen, so wird diese auf der gelähmten Seite entsprechend
viel weiter abgehalten, als auf der normalen Seite, umgekehrt beim
Kokain. Die ungleiche Störung für die Naheinstellung bei Sympathikuslähmung ist so ausgesprochen, dass die Patienten dieses
gelegentlich spontan bemerken und angeben.

Nach dem geschilderten Verhalten des Ziliarmuskels im
normalen Auge und bei Sympathikuslähmung den Sympathikus-
reizmitteln gegenüber ist es überaus wahrscheinlich, dass der Ziliarmuskel auch vom Sympathikus innerviert wird. Hierdurch gewinnt
die alte Morat-Doyonsche Hypothese von der sympathischen
Hemmung der Akkommodation und ihrer Bedeutung für die Ferneinstellung eine beachtenswerte Stütze, ja, die mitgeteilten Befunde
zwingen uns, die Frage der antagonistischen Innervation des Ziliarmuskels, insbesondere der Bedeutung des Sympathikus für den
Akkommodationsakt, erneut in Angriff zu nehmen. Die darauf
bezüglichen Experimente von Hess und Heine (Beobachtung von
Nadelausschlägen nach der Hensen-Völkersschen Methode bei
gleichzeitiger direkter und indirekter elektrischer Reizung der
Ziliarmuskeln) sind in mancher Hinsicht ungeeignet, weder einen
Einfluss des Sympathikus zu konstatieren, noch seinen Einfluss
auszuschliessen.

Aus der durch die beschriebenen pharmakologischen Reaktionen
sehr wahrscheinlich gewordenen Annahme einer parasympathisch-
sympathischen Doppelinnervation des Ziliarmuskels entspringt ohne
weiteres weder ein Grund zur Aufstellung einer besonderen Akkommodationstheorie, noch zu einer Modifikation der Helmholtzschen Anschauung, sondern es erhebt sich die Frage, ob
nicht eine jede Akkommodationstheorie aus Gründen der allgemeinen Muskelphysiologie einen nervösen Gegenspieler zum
Parasympathikus braucht, wenn der Ziliarmuskel mit wunderbarer

Präzision das leisten soll, was von ihm verlangt wird und was besonders die Helmholtzsche Theorie von ihm verlangt, und zwar soll er das Auge nicht nur möglichst schnell für die Nähe, sondern annähernd ebenso schnell für die Ferne mit mathematischer Genauigkeit und grosser Sicherheit einstellen können. Ferner soll der Muskel während seiner beschleunigten Erschlaffung die Arbeit der Linsendeformation leisten, was durch einfache passive Erschlaffungsreaktion schwer verständlich ist, und drittens soll der Muskel über Stunden den verschiedensten Spannungszuständen im passiv-elastischen Anteil des Akkommodationsapparates ein nicht schwankendes unverrückbares Gleichgewicht setzen können. Auf diese letztere Funktion, der Halte- oder Sperrfunktion, die für sich schon eine kompliziertere nervös-muskulöse Struktur voraussetzt, will ich hier nicht näher eingehen, da die Rolle der autonomen Nerven als Regulatoren dieser Muskelfunktion noch nicht genügend klargestellt ist.

Anders aber ist es mit der beschleunigten Erschlaffung. Wir kennen schon eine ganze Reihe von Muskeln, deren Erschlaffungsphase unter nervösem Einfluss steht, z. B. die Krebsscherenmuskeln, ferner unter der Herrschaft des Sympathikus die Blasen- und Bronchialmuskulatur und der Sphinkter iridis. Bei diesen Muskeln erfolgt die Verlängerungsaktion nicht allein durch Fortfall der Erregungen zur Kontraktion, denn dieses würde nur ein relativ langsames Aufgeben des Muskeltonus zur Folge haben, was z. B. für die prompte, d. h. schnelle und an einem Punkte haltmachende Ferneinstellung zum Nachteil wäre, sondern die Erschlaffung ist eine besondere Aktion, die je nach dem Grade der nervösen Erregung langsam oder schnell, energisch oder weniger energisch verlaufen kann. Wir nennen diese Art der durch nervöse Erregung regulierten Erschlaffung eine aktive Erschlaffung. Sowohl parasympathische Erregungen zur Kontraktion als auch sympathische Erregungen zur Erschlaffung fliessen den Muskeln in den verschiedensten Intensitätsverhältnissen abgestuft zu und ermöglichen so die „Feststellung" des Muskelapparates in den verschiedensten Zuständen und eine exakte, schnell erfolgende und andauernde Gleichgewichtseinstellung gegen wechselnde Widerstände. Zum Vergleich kann man die Bedeutung des Zusammenspiels der Agonisten und Antagonisten der Skelettmuskulatur mit ihrer reziproken Innervation für die Ausführung von exakten Zielbewegungen und Gleichgewichtseinstellungen heranziehen. Uns wird die ganze negative Phase der Helmholtzschen Akkommodationstheorie in muskelphysiologischer Hinsicht verständlicher, wenn wir annehmen, dass auch der Ziliarmuskel eine solche Fähigkeit zur aktiven Erschlaffung von sich aus besitzt und dass diese Funktion unter der regulierenden Herrschaft des Antagonisten zum Parasympathikus steht. Ferner wird uns hierdurch gleichzeitig die Wirkungsweise und der Angriffsort der sympathischen Reizmittel auf den Ziliarmuskel in befriedigender Weise verständlich.

Bei meinem Studium über die Physiologie der Irismuskulatur habe ich in erster Linie diese besonderen Funktionen der Muskeln untersucht und kam zu dem Resultat, dass sich die beiden Irismuskeln hinsichtlich der Sperr- und Bewegungsfunktion, der aktiven Kontraktion und aktiven Erschlaffung grundsätzlich voneinander unterscheiden. Schon bei direkter elektrischer Reizung kommen diese Unterschiede gut zum Ausdruck. Der Dilatator neigt in hohem Maße zum Kontraktionsrückstand, zum Festhalten einer durch Reiz eingetretenen Verkürzung auf Grund seines plastischen Tonus, mit einem Worte, zur Sperrung, während ganz im Gegensatz hierzu der Kalbssphinkter nicht nur nie Kontraktionsrückstände zeigt, sondern noch über die schnell einsetzende und schnell verlaufende Erschlaffung hinaus eine negative Kurvenphase der aktiven Erschlaffung zeigt. Diese negative Erschlaffungsphase kann je nach dem Zustande des Muskelpräparates kleiner, aber auch um das Vielfache grösser als die Kontraktionsphase sein. Dass diese Phase der aktiven Erschlaffung keine Folge einer Schleuderung im Schreibhebelsystem ist, beweisen die Kurven, auf welchen die Kontraktionsphase durch Arretierung des Schreibhebels nach oben unterdrückt wurde und jeweils nur die negative Phase zur Registrierung kommen konnte. Zudem erfolgt eine Schleuderbewegung rasch, während die Phase der aktiven Erschlaffung sich über viele Sekunden erstrecken kann. Es besteht eine gewisse Abhängigkeit des Grades der aktiven Erschlaffung auf denselben Reiz hin von dem primären Tonuszustand des Muskelpräparates. Je grösser die spontane Tonuszunahme wird, um so grösser wird der negative Ausschlag in der aktiven Erschlaffungsphase.

Kurz zusammengefasst ergeben sich folgende Resultate meiner Arbeit:

1. Die bisher von mir untersuchten Sympathikusreizmittel Kokain, Ephedrin und Adrenalin üben eine paretische Wirkung auf den Ziliarmuskel aus.

2. Die Akkommodationskurven haben bei Anwendung der entsprechend dosierten Sympathikusreizmittel hinsichtlich der zeitlichen Verhältnisse und dem Grade der Wirkung den gleichen Charakter. Die Wirkung auf den Ziliarmuskel ist sehr ähnlich der Wirkung dieser Substanzen auf die Iris. Die Ziliarmuskelparese ist ebenso wie die Sphinkterparese schnell einsetzend, unvollkommen und schnell wieder vorübergehend.

3. Als Angriffsort für die Sympathikusreizmittel werden in Analogie zur Iris die anatomischen Endgebilde des Nervus sympathicus im Ziliarmuskel angenommen.

4. Die Annahme einer parasympathisch-sympathischen Doppelinnervation des Ziliarmuskels wird sehr wahrscheinlich gemacht durch die in charakteristischer Weise veränderte pharmakologische Wirksamkeit der Sympathikusreizmittel auf den Ziliarmuskel bei Sympathikuslähmung. Ebenso wie an der Iris kommt es beim Hornerschen Symptomenkomplex auch am Ziliarmuskel zu einer Verschiebung der wirksamen Grenzkonzentration für das Kokain nach oben und für das Adrenalin nach unten.

5. Eine der erkennbaren und experimentell nachweisbaren Aufgaben des Sympathikus für Sphinkter und Ziliarmuskel ist die nervöse Regulierung der aktiven, d. h. durch Erregung bewirkte Erschlaffung.

6. Diese nerv-muskelphysiologischen Verhältnisse sind für den Akkommodationsakt, gleichgültig welcher Theorie, von grösster praktischer Bedeutung.

XX.

Untersuchungen über die intrazerebrale Bahn des Pupillarreflexes.

Von

Georg Lenz (Breslau).

Das auch für die Klinik so wichtige Problem der intrazerebralen Bahn des Lichtreflexes der Pupille ist trotz zahlreicher Untersuchungen noch ungelöst. Die einschlägige Literatur findet sich bei Bernheimer (1899) und neuerdings bei Behr (1924) im Handbuch der Augenheilkunde; es sei deshalb hier nur das Allerwichtigste erwähnt.

Als gesichert gilt, dass jedenfalls im vorderen Zweidrittel der Traktus noch die Pupillarbahn in sich einschliesst. Die Abzweigungsstelle derselben von der Sehbahn ist unbekannt (Behr). Im Vordergrund stehen experimentelle Studien am Tier, besonders auch am Affen. Nach Karplus und Kreidl sollen die Pupillenfasern im vorderen Vierhügelarm unter Umgehung des Kniehöckers zum anterior-lateralen Rand der Vierhügel ziehen, von wo aus dann die Einstrahlung in das Kerngebiet erfolge; über den Modus dieser Einstrahlung wird nichts gesagt. Durchschneidung des vorderen Vierhügelarmes bewirkte bei der Katze hochgradige Herabsetzung der Lichtreaktion am kontralateralen Auge. Beim Affen trat dagegen keine wesentliche Störung der Lichtreaktion ein; indessen erfolgte hier bei elektrischer Reizung eines Traktus und eines vorderen Vierhügelarmes doppelseitige Pupillenverengerung, die nach Durchschneidung des Armes ausblieb. Bei einem Affen mit doppelseitiger Durchschneidung der vorderen Vierhügelarme wurde monatelang reflektorische Pupillenstarre beobachtet.

Levinsohn dagegen sah nach Abtragung des vorderen Vierhügels bis in das Niveau des Aquädukt einschliesslich der Endigung des Armes nur eine schnell vorübergehende Pupillenstörung. Hensen und Völkers setzten eine Läsion am hintersten Ende des dritten Ventrikels und an der Commissura posterior; sie konstatierten danach eine Pupillenerweiterung. Es bestehen somit hinsichtlich der Ergebnisse des Tierexperimentes noch unüberbrückbare Gegensätze.

Pathologisch-anatomische Untersuchungen am Affen nach Enukleation eines Auges liegen vor von Bernheimer und von Minkowski. Bernheimer fand mit der Marchimethode einen Faserzug, der vom oberen inneren Rand des Corp. gen. ext. zum Sulcus lat. des vorderen Vierhügels hinzieht und sich dann in diesen hinein auffasert. Getrennt davon sieht man auf der Zeichnung Querschnitte degenerierter Fasern im absteigenden Schenkel des tiefen Markes. Die Angaben Bernheimers sind von Dimmer, Bach und Bumke angezweifelt worden.

Minkowski beschreibt einen einseitig degenerierten Faserzug, der aus dem äusseren bogenförmigen Mark des Corp. gen. ext. entspringt, medialwärts zur Schleifengegend zieht und sich dann aufwärts wendet, um schliesslich in das mittlere Mark und Grau des vorderen Vierhügels in seinem oralen Abschnitt einzutreten (optische Schleife). Ob die Faserung im mittleren Grau auch endigt, konnte nicht festgestellt werden; von einem Eintritt in die Comm. pcst. bzw. in das tiefe Mark konnte sich Minkowski nicht überzeugen. Jedenfalls ist der Befund Minkowskis prinzipiell verschieden von dem Bernheimers.

Nach Bumke und Trendelenburg kann es sich eigentlich nur um einen Verlauf handeln, bei dem die Pupillenfasern den Hirnschenkel durchbrechen oder ihn umgreifen, um dann zwischen beiden Hirnschenkeln von unten nach oben zum zentralen Höhlengrau zu ziehen. Die Autoren betonen jedoch ausdrücklich, dass wir hier nicht weiterkommen werden, so lange wir nichts Sicheres über den genauen Faseraufbau dieser Gegend wissen. Und in der Tat liegen darüber jedenfalls vom Menschen nur auffallend spärliche und sich vielfach widersprechende Angaben in der Literatur vor. Die übliche Markscheidenfärbung genügt hier offenbar nicht zum Nachweis einer zusammenhängenden Pupillenbahn, insbesondere da wir wegen Ausbleibens einer Degeneration im Okulomotoriuskern nach peripherer Erblindung mit hintereinander geschalteten Neuronen rechnen müssen, von denen einzelne vielleicht marklos sind.

Unter diesen Umständen hielt ich es für aussichtsvoll, die Fibrillenfärbung von Bielschowski heranzuziehen, von dem Gedanken ausgehend, dass man mit dieser Methode bei lückenloser Serienuntersuchung doch wenigstens die Austrittsstelle der Pupillenfibrillen aus der Sehbahn müsste auffinden können. Nach längeren Vorstudien gelang es mir, das ganze in Frage kommende Gebiet in toto mit Silber zu imprägnieren, da ja nur Serienuntersuchung verwertbar ist. Schnittdicke 8—10 μ, nachher Vergoldung der Schnitte. Da bei der Bielschowskifärbung namentlich die kleinen Ganglienzellen recht wenig hervortreten, fügte ich eine Zellfärbung hinzu. Meine bisherigen Untersuchungen betreffen unter Anwendung verschiedener Schnittebenen zwei Serien vom neugeborenen und drei vom erwachsenen normalen Menschenhirn. Da die Verhältnisse im Prinzip durchaus übereinstimmen, beschränke ich mich auf die Demonstration einer Neugeborenenserie mit schräg frontaler Schnittrichtung (23 Mikrophotographien).

Die Fragestellung war, ob etwa im Fibrillenbild sich eine zusammenhängende Bahn auffinden liesse, mit dem Anfang etwa im hinteren Drittel des Traktus und dem Ende im sogenannten Polkern, der nach meinen früher hier vorgetragenen Untersuchungen speziell den Lichtreflex der Pupille auslöst.

Die Serie zeigt folgendes: Im gesamten Verlauf des noch frei gelegenen Traktus findet keinerlei Abzweigung statt. Erst nachdem sich der Traktus in die Hirnsubstanz eingebettet hat, treten aus der medialen Wurzel Faserzüge aus, die in grossen schmalen Bögen oberhalb des Pes pedunculi medialwärts ziehen und etwa bis zur Mitte zwischen Traktus und Sagittalebene verfolgt werden können. Gegen die Natur dieser Fasern als Pupillenbahn (etwa im Sinne von Bumke und Trendelenburg, siehe oben) spricht die Entstehung aus der medialen, der Hörbahn zugerechneten Traktuswurzel, die dem Corp. gen. med. zustrebt. Allerdings treten die Fasern vor Erreichen dieses Ganglions aus; über ihre Funktion kann vorläufig nichts ausgesagt werden. Die Faserbögen lösen sich pinselförmig auf; einen Zusammenhang mit dem Okulomotoriuskern konnte ich nicht feststellen.

In der Serie folgt dann die ausgedehnte Einstrahlung in das Corp. gen. ext. und später die geringere in das Corp. gen. int., die hier nicht interessieren ebenso wie die Faserzüge zum Pulvinar.

Erst in den hintersten, zentralsten Schnitten des Corp. gen. ext. zweigt sich von dessen innerer Kante eine Bahn ab, die, anfangs von dem Ganglion vorgelagerten Zellen durchsetzt, medialwärts und nach oben zu strebt und die von den letzten Ausläufern des Traktus von unten her ziemlich reichen Zuzug erhält. Die so aus zwei Schenkeln entstehende, jetzt recht breite, aus schönen parallel verlaufenden Fasern zusammengesetzte Bahn schlägt die Richtung nach dem Sulcus lat. des vorderen Vierhügels (zwischen diesem und dem Pulvinar gelegen) ein, das Corp. gen. med. medialwärts und unten lassend und ohne an dieses Fasern abzugeben.

Dieser geschlossene Faserzug entspricht offenbar dem vorderen Vierhügelarm.

Bald nach Passieren des Corp. gen. med. treten aus der Bahn medialwärts in einem kurzen Bogen Fasern aus, die in einer Gruppe kleiner Ganglienzellen enden. Über die Bedeutung dieses, meines Wissens bisher nicht beschriebenen, Kerns vermag ich nichts zu sagen; jedenfalls liess sich von hier aus eine Verbindung zum Sphinkterkern nicht auffinden.

Nach Erreichung des erwähnten Sulcus lat. endet eine Anzahl der Fasern im Vierhügeldach. Ein, wenn auch verschmälerter, so doch geschlossener Faserzug lässt sich jedoch in continuo noch weiter nach vorn verfolgen: er verläuft nahe der Oberfläche ganz am vordersten Rand des Vierhügels, schon in der Gegend der Commissura habenularum, medialwärts in den dorsalen Teil der unter der letzteren gelegenen Comm. post. hinein und tritt auf die andere Seite über. Vor dem Eintritt in die Comm. post. zweigen jedoch Fasern ab, die, auf derselben Seite bleibend, in den absteigenden Schenkel der Comm. post. einstrahlen. Es findet somit eine partielle Kreuzung statt; der Anteil der gekreuzten Fasern scheint der grössere zu sein.

Erwähnt sei, dass in diese Gegend auch Fasern hineinziehen, die genau horizontal lateralwärts in das Pulvinar zu verfolgen sind. Sie durchbrechen dieses und stammen vielleicht aus dem Kortex. Ganz vorn kommt von oben her auch ein schmaler Faserzug aus dem Ganglion habenulae.

Wir befinden uns hier im Gebiet der hinteren Spitze des dritten Ventrikels und nicht eigentlich mehr über dem Aquädukt. Indessen setzt sich die Comm. post. nach hinten zu ohne scharfe Grenze in das sogenannte tiefe Mark fort, das einen ähnlichen bogenförmigen Verlauf jetzt über dem Aquädukt aufweist. Ob noch etliche der in Rede stehenden Fasern auch in den vordersten Abschnitt des tiefen Markes einstrahlen, lässt sich bei dem Fehlen einer scharfen Grenze naturgemäß schwer entscheiden. Jedenfalls hören, je weiter man nach hinten zu in das Gebiet des eigentlichen Höckers hineinkommt, die Faserzüge mit dem beschriebenen queren Verlauf sehr schnell auf. Speziell im umfangreichen mittleren Grau und Weiss des Höckers selbst findet man dann fast ausschliesslich Quer- und Schrägschnitte, also längsverlaufende Fasern.

Unmittelbar vor dem Eintritt in die hintere Kommissur sind in die beschriebene Querfaserung zahlreiche kleine Ganglienzellen eingelagert, so dass die Faserung ein gewisses lockeres Gefüge erhält. Ob hier eine Schaltstation vorliegt, möchte ich vor weiteren Untersuchungen, speziell an pathologischen Fällen, nicht entscheiden.

Von entscheidender Bedeutung ist nun, ob die in Rede stehende Faserung Anschluss an den Polkern erfährt. Meines Erachtens ist diese Frage zu bejahen. Die im dorsalen Teil der Comm. post. auf die andere Seite übergehende Faserung verbindet sich mit der sich nicht kreuzenden Faserung dieser Seite und zieht nach entsprechender Umlagerung auf dem ventrikel- bzw. aquäduktwärts gelegenen Saum der Comm. post. (vielleicht auch noch des oralsten Abschnittes des tiefen Markes) zum Polkern. Die ganze Struktur der Comm. post. deutet auf weitgehende Umlagerungen innerhalb derselben hin. Die Faserung namentlich ihres inneren Saumes zielt direkt nach dem Polkern hin, während die weiter hinten gelegene Faserung des tiefen Markes mehr und mehr nach unten aussen strahlt; Richtung auf den Okulomotoriuskern nimmt heir nur noch der intensiv gefärbte Faserzug der absteigenden V-Wurzel mit ihren grossen blasigen Ursprungszellen.

Die an der Innenkante der Comm. post. gelegene Faserung zum Polkern liegt im weiteren, medialwärts gerichteten Verlauf dann dem hinteren Längsbündel mit seinen Quer- und Schrägschnitten unmittelbar auf. Sie stellt ein Maschenwerk dar, bei dem jedoch die allgemeine quere Tendenz der Verlaufsrichtung zum Polkern hin ganz unverkennbar ist. Vor Erreichen des Polkerns sind in dieses Fasernetz ziemlich grosse, sehr hell gefärbte Ganglienzellen eingelagert, die mit dem Kern von Darkschewitsch identisch sind. Darkschewitsch sah in diesem Kern das Zentrum des Sphinkter pupillae. Das ist deshalb nicht zutreffend, weil dieser Kern keine, immer leicht erkennbaren Okulomotoriusfasern aussendet. Er ist meines Erachtens eine Schaltstation im weiteren Verlauf zum Polkern, den die Faserung dann bald von lateral oben her in kontinuierlichem Zuge erreicht. Dass eine Schädigung dieser Schaltstation Pupillenstörungen hervorrufen kann, ist selbstverständlich.

Dass die beschriebene Faserung ihrem ganzen Verlauf nach die afferente Bahn für den Lichtreflex darstellt, erscheint mir nicht zweifelhaft; meine früheren Untersuchungen pathologischer Fälle im Nisslbild sprechen im gleichen Sinne. Nach unten zu sendet der Polkern zahlreiche Okulomotoriusfasern aus; afferente Fasern im Sinne von Bumke und Trendelenburg (siehe oben) konnte ich hier nicht feststellen. Nach oben vom Polkern sieht man nur spärliche, meist quergetroffene Fasern; nach dem Kern der anderen Seite laufen nur sehr wenige Fibrillen hinüber.

Besonders nach oben und oben innen vom Polkern (manchmal jedoch auch nach aussen) liegen recht zahlreiche, blass gefärbte Ganglienzellen mit spärlichen Fibrillenverbindungen zum Polkern. Die Bedeutung dieser Zellen ist unbekannt; eine spezifische Bedeutung für die Pupillarreaktion haben sie wohl nicht, da sie sich auch vor dem Polkern und weiter nach hinten im Gebiet der Seitenhauptkerne finden.

Dass der Polkern tatsächlich entgegen anderen Darstellungen ein Teilkern des Okulomotorius ist, beweist unzweideutig der Austritt typischer Okulomotoriusfasern in reichlicher Menge. Ich habe früher gezeigt, dass der Polkern nach hinten zu ohne scharfe Grenze in die Edinger-Westphalschen kleinzelligen Mediankerne übergeht, denen sich dann nach aussen zu die Seitenhauptkerne anlagern. Diese Einschliessung verdrängt mehr und mehr die afferente Strahlung, die schliesslich ganz aufhört.

Meine Ausführungen zeigen, dass es mit der Fibrillenfärbung tatsächlich möglich ist, eine kontinuierliche Verbindung zwischen Traktus bzw. Corp. gen. ext. und Polkern aufzufinden. Selbstverständlich besagt die rein anatomische Darstellung einer Bahn noch nichts über die Funktion. Gerade aber die Endigung in dem als Sphinkterzentrum sichergestellten Polkern spricht aber doch unbedingt dafür, dass in der beschriebenen Bahn die Pupillarreflexbahn enthalten ist. Der erste breite Abschnitt der Bahn schliesst wohl sicher noch Fasern anderer Funktion (vielleicht auch peripherwärts leitende) ein, wie die Abzweigung oberhalb des Corp. gen. med. und die teilweise Endigung im vorderen Vierhügel ergibt. Das Endstück von der letzteren Station ab dürfte nur Pupillarfasern enthalten. Die beiden Schenkel des Anfangsteiles der Bahn stammen aus dem Corp. gen. ext. und aus dem Traktus; es bleibt noch unentschieden, ob nur der Traktusschenkel die Pupillarfasern zuführt.

Für meine Darstellung sprechen aus der angeführten Literatur die Angabe Bernheimers, die Tierexperimente von Hensen und Völkers und besonders gewichtig diejenigen von Karplus und Kreidl. Dagegen sprechen der anatomische Befund Minkowskis und die Exstirpationen Levinsohns. Bei letzteren habe ich jedoch den Eindruck, dass die Ausschaltung des Vierhügelhöckers nicht genügend weit nach vorn ins Gebiet des dritten Ventrikels und der Comm. post. reichte; deshalb waren die anfänglich beobachteten Pupillenstörungen als Fernwirkung nur vorübergehend. Die kurze Darstellung Minkowskis enthält manche Lücken;

unklar bleibt die Endigung der Bahn. Besonders betont sei, dass alle diese Untersuchungen nur das Affengehirn betreffen.

Die von Bumke und Trendelenburg angenommene Faserung könnte identisch sein mit der vorher beschriebenen ersten medialwärts gerichteten Traktusabzweigung. Sie stammt jedoch aus der medialen Traktuswurzel, die nach unseren heutigen Kenntnissen jedenfalls nicht zum optischen System gehört. Ferner spricht gegen die Annahme der genannten Autoren, dass die afferente Strahlung den Polkern nicht von unten, sondern von oben aussen her erreicht. Selbstverständlich muss aber die Funktion dieser Faserzüge noch unbedingt geklärt werden.

Schliesslich erhebt sich die Frage, wie sich meine anatomische Darstellung zu den wichtigen Ergebnissen der Klinik der Pupillenstörungen verhält, die zur Aufstellung bestimmter Schemata des Verlaufs der Pupillarbahn geführt hat. Im Prinzip dürfte heute nicht bestritten werden, dass eine zentrale Kreuzung der Pupillarbahn stattfindet, wie sie Bumke, Levinsohn, Behr u. a. fordern. Letzterer nimmt ausserdem für die Makula eine Doppelversorgung an, so dass die Makulapupillenfasern in beide Sphinkterkerne einstrahlen; bei der Beurteilung der Versuche am Affen wäre dies besonders zu berücksichtigen.

Meine anatomischen Befunde decken sich in überraschender Weise mit dem Behrschen Schema, ohne dass ich jedoch durch dieses bei meinen Untersuchungen in irgendeiner Weise beeinflusst worden wäre.

Wenn auch noch manche Einzelheiten zu klären bleiben, so glaube ich doch wenigstens, dass meine Befunde die unerlässliche Arbeitsunterlage abgeben für weitere Studien, besonders auch auf dem Gebiet der Pathologie.

XXI.

Zur vergleichend-morphologischen Ausgestaltung der Chiasmagegend.

(Mit Demonstrationen.)

Von

A. v. Szily (Münster i. W.).

Bevor die von den beiden Augen ausgehenden Sehnerven, durch Vermittlung der Traktus, Beziehungen zu anderen Hirnteilen gewinnen, findet bekanntlich im sogenannten Chiasma eine Kreuzung dieser Fasern statt. Die Kreuzung ist wahrscheinlich bei allen Wirbeltieren, mit Ausnahme der Säugetiere, eine vollständige. Aber auch abgesehen von diesem prinzipiell wichtigen Unterschiede, der die Säuger aus dem Kreise der übrigen Wirbeltiere heraushebt, gibt es im fertigen Zustande noch eine Reihe von weiteren und jeweils für die einzelnen Tierarten charakteristische Verschiedenheiten. So erfolgt z. B. die Kreuzung bei vielen Tieren erst innerhalb der Gehirnmasse, bei anderen (wie z. B. bei den Fischen) ganz ausserhalb. Bald legen sich dabei die beiden Sehnerven nur in einfachster Weise übereinander, oder der eine Optikus fährt durch einen Schlitz des anderen. Bei manchen Gruppen teilt sich wiederum jeder Nerv in verschiedene Bündel oder Blätter, die sich alternierend strohmattenartig, oder wie die Finger der durcheinander geschobenen Hände überkreuzen. Die Zahl der Blätter variiert dabei sogar innerhalb der einzelnen Arten, ebenso wie der Winkel der Kreuzung, der bei bestimmten Tieren relativ stumpf, bei anderen hingegen recht spitz ist; also auch hierin die grössten Verschiedenheiten.

Ebenso bekannt wie diese anatomischen Einzelheiten im fertigen Zustande ist Ihnen allen die verbreitete, freilich nicht unwidersprochene Anschauung, wonach die Partialkreuzung der Sehnervenfasern bei Säugern in innigster Beziehung stehe zum Wesen des binokularen Gesichtsfeldes.

Alle diese an und für sich freilich sehr wichtigen Probleme muss ich aber dieses Mal beiseite stellen, weil ich mich heute mit einer anderen, ganz bestimmten Fragestellung beschäftigen möchte.

Ich habe mir gesagt, dass bei einer so grundlegenden Differenz, wie sie einmal die Totalkreuzung, das andere Mal die Halbkreuzung darstellt, der Faserverlauf voraussichtlich nicht allein von jenen

Faktoren abhängig sein dürfte, welche die Ausbildung von Nervenbahnen im Zentralnervensystem allgemein beherrschen, sondern dass diesem wichtigen Entwicklungsgeschehen vielleicht auch Vorgänge besonderer Art zugrunde liegen. Mit anderen Worten: welche Einrichtungen trifft die Natur, um den Faserverlauf an der Kreuzungsstelle bald so und bald so zu gestalten; wissen die Fasern selber, welchen Weg sie einschlagen müssen oder wird ihr Verlauf durch bestimmte, ihrem Auftreten zeitlich vorausgehende Entwicklungsvorgänge irgendwie geregelt?

Die Frage ist, so gefasst, eine rein morphologische und ist nur im Zusammenhange mit der verschiedenen Ausbildung des angrenzenden augentragenden Gehirnabschnittes zu beurteilen. Zugleich ergaben die Untersuchungen auch neue Anhaltspunkte zur Deutung der bekannten individuellen Verschiedenheit, welche die histologischen Bilder der Augenanlagen bei den Vertretern der einzelnen Tiergruppen an gewöhnlichen Querschnitten zeigen. Wir müssen dabei zum Teil schon auf ein Stadium zurückgreifen, in welchem der vom „Sehlappen oder Ophthalmenzephalon" umschlossene „Sehventrikel" noch mit den übrigen Hohlräumen der embryonalen Gehirnanlage frei kommuniziert.

Auf diesem Wege gelangen wir, ähnlich wie bei der Papillogenese, zur Aufstellung von verschiedenen Typen, von welchen die Fische, mit ihrer totalen Kreuzung ausserhalb des Gehirns, die niedrigste Stufe darstellen. Ich werde mich bei den folgenden Ausführungen darauf beschränken, die prinzipiell wichtigen Phasen des Entwicklungsgeschehens zu umreissen, während die übrigen Einzelheiten der ausführlichen Mitteilung vorbehalten sind.

Charakteristisch für die epitheliale Vorstufe der Chiasmaanlage bei den Knochenfischen ist ihre ausgesprochen ventrale Lage. Die ursprünglich durch Vermittlung einer engen Furche miteinander kommunizierenden Augenbecherstiele grenzen sich schon frühzeitig in der Mittellinie von der Zwischenhirnwandung ab. Am Modell entspricht dieser epithelialen Vorstufe ein Querwulst, der Torus opticus, der den Recessus opticus beherbergt. Die ersten Sehnervenfasern verlaufen kaudal, an der Unterfläche des Querwulstes kreuzweise nach der gegenüberliegenden Seite. Zugleich schnürt sich die embryonale Chiasmaanlage vom angrenzenden Hirnabschnitt ab. Der Erfolg ist eine totale Kreuzung der beiden Sehnerven, noch vor ihrem Übertritt in das eigentliche Zentralorgan.

Das prinzipiell andersartige bei Vögeln besteht in der breiten Ausbuchtung des Bodens des Zwischenhirns. In dem als Lamina terminalis im weiteren Sinne bezeichneten horizontalen Teil der ventralen Hirnwandung, welcher von den Seitenwänden des Zwischenhirns durch den Restraum des Becherstiellumens nahezu rechtwinkelig abgegrenzt wird, vollzieht sich hier die Kreuzung der Sehnervenfasern, und zwar innerhalb der Hirnwandung selbst. Daran ändert sich auch nichts mehr, wenn später der Restraum der beiden Becherstiele verschwindet. Gleichzeitig verengert sich die Lichtung des Hirnventrikels, und nunmehr rückt erst das fertig ausgebildete Chiasma sekundär ein wenig aus dem Niveau der Hirnwandung heraus, ohne es jedoch vollständig zu verlassen.

Ebenso einfach und sinnreich sind die Vorbedingungen, durch welche die Natur die Halbkreuzung bei Säugern einleitet, indem sie nur das gegenseitige Verhältnis von Wandung und Hohlraum etwas anders gestaltet. Schon bei jungen Stadien ist es auffällig, wie unverhältnismäßig kurz und breit hier der sogenannte Becherstiel und wie weit sein Hohlraum ist, durch welchen er mit dem Hirnlumen kommuniziert. Dieses Verhalten ist schon Hochstetter (1919) bei der Beschreibung der Gehirnentwicklung menschlicher Embryonen aufgefallen. Er sagt dort, ohne auf die Bedeutung dieser Besonderheit der Säuger für die Ausgestaltung der embryonalen Sehnervenkreuzung einzugehen, dass der sogenannte primäre Augenblasenstiel bei menschlichen Embryonen geradezu in die Seitenwand des Zwischenhirns einbezogen werde. Die anderen Säuger zeigen prinzipiell das gleiche Verhalten, auch noch in den späteren Stadien. Man kann hier wirklich sagen, dass der Augenbecherstiel als einigermaßen selbständiger Hirnteil verloren gehe, indem seine Wand zu einem an die Augenblase angrenzenden, konisch ausladenden Teil der Zwischenhirnwand wird.

Wenn erst zu beiden Seiten die epithelialen Papillenanlagen, in der Mittellinie die epitheliale Anlage der späteren Sehnervenkreuzung vorgebildet sind und die Neurotisation einsetzt, dann verlängert sich erst der mittlere Abschnitt des früheren Becherstiels zum eigentlichen Sehnerven. Die Bedeutung, welche die Verteilung von Wandung und Hohlraum für die morphologische Ausgestaltung des Säugertypus der Sehnervenkreuzung hat, geht aus der Betrachtung von Schnittserien aus diesen Stadien hervor. Dadurch, und nur dadurch, dass der Hohlraum der Becherstiele in ihrem Wurzelgebiet bei Säugern über das Stadium der ersten Anlage hinaus erhalten ist, sind die Fasern der äusseren Netzhauthälften gezwungen, auf derselben Seite zu verbleiben, während die Fasern der inneren Netzhauthälften in der allgemein verbreiteten Weise einer Kreuzung unterliegen.

Die folgenden Bilder zeigen Ihnen dann, in welcher Weise sich jene Vorgänge anbahnen, durch welche die nunmehr gesicherte Anlage der Halbkreuzung beim Kaninchen und Menschen ihrer endgültigen Form zugeführt wird.

Zum Schluss sollen ihnen diese zwei Übersichtsbilder die hier geschilderten drei Typen der abgeschlossenen embryonalen Chiasmaentwicklung, der totalen Kreuzung ausserhalb, der totalen Kreuzung innerhalb des Gehirns und die partielle Kreuzung, im histologischen Bilde und im Rekonstruktionsmodell nochmals gegenübergestellt zeigen.

Ich glaube durch meine Ausführungen gezeigt zu haben, dass auch bei der Entstehung der Sehnervenkreuzung, der Faserentwicklung recht wichtige morphologische Vorgänge an der noch undifferenzierten Gehirnanlage vorausgehen, welche von diesem Gesichtspunkte aus noch nicht zum Gegenstande von vergleichenden Betrachtungen gemacht worden sind. Auf weitere, nicht minder interessante Fragen einzugehen, die am gleichen Material untersucht werden können, verbietet die Kürze der Zeit. Nur soviel sei hier noch gesagt: Die unverhältnismäßig grosse räumliche Ausdehnung, welche die primitive Anlage der Sehnervenkreuzung im Rahmen des embryonalen Gehirns einnimmt, besonders in ihrer phylogenetisch höher stehenden Vorstufe zur partiellen Kreuzung bei Säugern, spricht für die Bedeutung, welche von seiten der Natur diesem Entwicklungsgeschehen ganz allgemein im Kreise der Wirbeltiere eingeräumt wird.

Und das wird uns gar nicht wundernehmen, wenn wir uns bewusst sind, dass ja hier auch eine Aufgabe ganz besonderer Art zu lösen ist. Denn der Optikus ist kein Nerv, wenigstens kein Nerv im gewöhnlichen Sinne des Wortes, sondern eine Leitungsbahn, die den zum Auge umgebildeten Hirnlappen mit den anderen Teilen des Gehirns in Verbindung setzt. Bei der eminenten Wichtigkeit und der hohen Entwicklungsstufe des Sehorgans ist es daher auch gut zu verstehen, dass die Kreuzung der Sehnervenfasern in ganz anderer Weise vorgebildet wird als die der übrigen Leitungsbahnen der nervösen Zentralorgane. Von einer echten Hirnkommissur kann nicht die Rede sein, weil wir ja darunter eine intrazerebrale Verbindung von gleichwertigen symmetrischen Hirnbestandteilen verstehen. Aber auch die einfachen Dekussationen, wie z. B. der Pyramidenbahnen, unterscheiden sich so wesentlich von den Vorgängen, welche der Entstehung der Sehnervenkreuzung vorausgehen, dass wir aus der Tatsache der Faserkreuzung an und für sich noch keineswegs den Rückschluss ziehen dürfen, dass es sich hier und dort um identische Vorgänge handelt. Gemeinsam ist all diesen Einrichtungen ja nur das Prinzip der Kreuzung, und worauf dieses allen zentralen Bahnen gemeinsame Verhalten beruht, ist vorläufig nicht einmal einer teleologischen Deutung zugänglich. Sicher ist nur, dass die partielle Kreuzung bei Säugern mit ihrer höchsten Ausbildung als Halbkreuzung beim Menschen die phylogenetisch höherstehende Entwicklungsstufe darstellt. Und dass dieses Verhalten mit graduellen Verschiedenheiten des binokularen Sehaktes zusammenhängt, ist keineswegs von der Hand zu weisen.

Es bleibt uns aber vorläufig nichts anderes übrig, als die Tatsachen so hinzunehmen, wie sie eben sind und unserer rückhaltlosen Bewunderung immer wieder Ausdruck zu verleihen über die Mittel von staunenswerter Einfachheit, mit welcher von der Natur alle diese Lösungen herbeigeführt werden.

Aussprache zu den Vorträgen XIX—XXI.

Herr C. H. Sattler (Königsberg):

Im Anschluss an den Vortrag Poos möchte ich über die Prüfung des den Sympathikus reizenden Ephetonins (Merck) berichten. Einträufelung in den Bindehautsack veranlasst ebenso wie Kokain ein Lidspalten — und eine Pupillenerweiterung, aber keine nennenswerte Anämie und keinerlei Hypästhesie. Einmal wurde eine Drucksteigerung darnach beobachtet. Die Untersuchung des Sehens in der Nähe zeigte dieses nur in ganz unbedeutender Weise beeinträchtigt, vielleicht infolge der Pupillenerweiterung. $5\,^0/_0$ Ephetonin ist wertvoll als praktisch die Akkommodation nicht störendes diagnostisches Mydriatikum und wurde u. a. mit Vorteil in einem Fall von Schichtstar mit starker Hyperopie verwendet, bei dem das Sehen durch die Pupillenerweiterung für Ferne und Nähe auf $^1/_2$ zu bessern war, während Atropin im gleichen Falle wegen der akkommodationslähmenden Wirkung sich nicht verwenden liess.

Herr Hamburger:

Ich wäre Herrn Poos dankbar, wenn er mir über folgendes Problem Aufklärung geben könnte: Wenn man einem gesunden Menschen Adrenalin einspritzt oder Glaukosan einträufelt, so wird die Pupille extrem weit, aber die Akkommodation bleibt ungestört; wenigstens trifft dies zu für junge Menschen etwa von 20—35 oder 40 Jahren. Nun hängt aber die Kraft eines warmblütigen Muskels in erster Linie ab von der Zuführung frischen arteriellen Blutes. Das arterielle Blut

aber wird durch diese Medikation vollkommen abgedrosselt, trotzdem
besteht die Akkommodation weiter. Die Menschen lesen die feinste
Schrift wie früher, und sogar die relative Akkommodation wird nach
meinen Beobachtungen bei jungen Menschen nicht gestört. Ich weiss
keine Erklärung für diese auffallende Erscheinung.

Herr Bartels:

Vielleicht könnte die vom Vortragenden, Herrn Lenz, anatomisch
so schön demonstrierte Bahn ausser als Pupillenbahn auch als Rest
einer tiefen subkortikalen optomotorischen Bahn in Betracht kommen.
Gewisse Beobachtungen auch an Säugern sprechen für die Möglichkeit
einer solchen niederen Bahn für gewisse Augenbewegungen.

Herr Bielschowsky:

Die von Herrn Poos mitgeteilten Untersuchungen sind von
Interesse auch mit Rücksicht darauf, dass das sonst allgemein gültige
Gesetz der reziproken Innervation antagonistischer Muskeln am Auge
bisher nicht durchwegs Geltung zu haben schien: es fehlt ein Antagonist
des Akkommodationsmuskels. Nach den Versuchen des Herrn Poos
hätten wir im N. sympath. den Vermittler einer aktiven Erschlaffungs-
innervation für den Ziliarmuskel. Hieraus wäre auch der Wahr-
scheinlichkeitsschluss zu ziehen, dass der Konvergenzinnervation eine antagonistische Divergenzinnervation gegenüberstände, und der Übergang
von der Nahe- zur Fernstellung der Augen nicht bloss, wie noch vielfach
angenommen wird, durch Erschlaffung der Konvergenzmuskeln, sondern
durch gleichzeitige Anspannung der lateralen (Divergenz-) Muskeln
herbeigeführt wird.

Herr Best:

Zu der Sympathikustheorie der Fernakkommodation
möchte ich folgende Fragen stellen: 1. Wie soll man die verzögerte
Fernakkommodation bei der Pupillotonie und tonischen Akkommodation
auffassen? Es sind das die Fälle mit gleichzeitig fehlender oder
beeinträchtigter Lichtreaktion der meistens etwas weiteren Pupille, die
man nach Behr als Kernneurose deuten kann. Hierbei ist nach der bisher
vorliegenden Literatur und nach eigenen Beobachtungen eine Sympathikuslähmung nicht anzunehmen. 2. Eine weitere Schwierigkeit für
die Annahme einer sympathischen Innervation der Akkommodations-
erschlaffung liegt darin, dass bei Lähmung des Augensympathikus
bisher eine verzögerte Fernakkommodation nicht gefunden wurde.

Die Ausnahmestellung des Akkommodationsmechanismus, die darin
beruht, dass einem Muskel, dem Ziliarmuskel, kein muskulärer Antagonist
gegenübersteht, sondern eine elastische Kraft, die Zonulaelastizität,
scheint mir keine Denkschwierigkeiten zu haben, sondern ist überdies
geeignet, durch Abnahme der Elastizität, zunehmende Starre der Zonula
die Altersweitsichtigkeit in einfacher Weise zu erklären.

Herr Poos (Schlusswort):

Adrenalin bzw. Glaukosan wirkt in jedem Falle paretisch auf den
Ziliarmuskel. Allerdings braucht diese Ziliarmuskelparese nicht an

einem namhaften Herausrücken des Nahepunktes manifest zu werden. Ferner muss man unbedingt der Beurteilung des Grades der Akkommodationsparese den wirklichen Nahepunkt (den z. B. der Scheinersche Versuch angibt) zugrunde legen und nicht den scheinbaren Nahepunkt, der in weitem Spielraum bestimmt wird durch Entfernungen, in denen noch feine Druckschrift gelesen werden kann. Ferner ist zu beachten, dass die Linse dann schon auf Grund ihrer Elastizität bei vollkommen entspannter Zonula ihre stärkste Wölbung erhalten haben kann, wenn der Ziliarmuskel noch nicht maximal kontrahiert ist (Grad der latenten Akkommodation). — Dass der O-Mangel durch die starke Vasokonstriktion die Parese bewirkt, ist unwahrscheinlich. Gewiss ist eine lang dauernde Unterbrechung der Blutzufuhr für die Nervmuskelorgane der Warmblüter nicht ohne Belang. Dieser Zustand kann aber auch Kontrakturen hervorrufen. Ferner gibt es auch den Muskel erregende Substanzen, die gleichzeitig vasokonstriktorisch wirken, und schliesslich, unterbrechen wir bei Muskeln, die auf Sympathikusreizmittel erschlaffen, z. B. beim suspendierten Sphinkter iridis, im Vitroexperiment die O-Zufuhr, so tritt erst nach langer Zeit ein allmähliches Nachlassen im Tonus auf. Setzen wir dagegen etwas Adrenalin hinzu, dann setzt die Erschlaffung im Vergleich hierzu fast schlagartig ein und wird bald maximal. Dieses deutet darauf hin, dass Adrenalin wie auch die anderen Sympathikusreizmittel am Nervmuskelapparat angreifen und nicht indirekt über den Weg der Vasokonstriktion wirken. An der Iris fallen auch mydriatischer Effekt und Erscheinungen am Gefäßsystem zeitlich auseinander. — Bei der Sympathikuslähmung funktioniert der Ziliarmuskel in mancher Hinsicht anders als im normalen Auge. Die Funktionsänderungen (über die meine Untersuchungen noch nicht abgeschlossen sind) bedingen keine merkbaren subjektiven Störungen. Über die zeitlichen Verhältnisse der Ferneinstellung kann ich noch nichts in quantitativer Hinsicht endgültiges aussagen. Sehr wahrscheinlich besteht eine vermehrte latente Akkommodation, welche ja auch verständlich wird durch den Fortfall der sympathischen Hemmung. Diese ist relativ (im Verhältnis zur normalen Seite) messbar durch die vermehrte Atropinmenge, die im Vergleich zur anderen Seite notwendig ist, um eben eine vollständige Akkommodationsparese zu bewirken. In allerdings quantitativ noch nicht genügend ausgewerteten Untersuchungen habe ich ferner beobachtet, dass umgekehrt kleinere Eserinmengen am sympathikusgelähmten Auge dasselbe bewirken als grössere am normalen Auge. Diese Verhältnisse am Ziliarmuskel gehen vollständig parallel mit denen an der Iris beim Hornerschen Symptomenkomplex.

Herr Lenz (Schlusswort):

Vortragender hebt hervor, dass es ihm zunächst nur darauf ankam, festzustellen, ob eine anatomische Verbindung zwischen Traktusende und Sphinkterkern besteht. Allen Abzweigungen wurde selbstverständlich nachgegangen, jedoch erreicht keine den Polkern ausser der dargestellten Bahn. Das spricht anatomisch dafür, dass diese Bahn tatsächlich die Pupillarreflexbahn ist. Funktionell spricht dafür bereits jetzt, dass Karplus und Kreidl beim Affen mittelst doppelseitiger Durchschneidung der vorderen Vierhügelarme monatelang reflektorische Pupillenstarre beobachteten. Ausserdem demonstriert Vortragender einen Fall von Zerstörung des Kernes von Darkschewitsch durch eine alte Blutzyste mit Lichtstarre der Pupille. Für die anderen Abschnitte ist der funktionelle Beweis durch weitere Untersuchungen an pathologischem Material noch zu erbringen.

XXII.

Was wissen wir von Übergangsformen zwischen anomaler Trichromasie und normalem Farbensinn?

Von

E. Engelking (Freiburg i. Br.).

Untersucht man eine grössere Anzahl von anomalen Trichromaten, so finden sich bekanntlich auch innerhalb einer und derselben Gruppe, z. B. der der Deuteranomalen, sehr erhebliche Unterschiede, nicht nur was ihre Fähigkeit anlangt, die Tafeln zur Ermittelung der Farbenblindheit zu entziffern, sondern auch hinsichtlich der Weite der Gesichtsfeldgrenzen, der Kontrasterscheinungen usw. Auf Grund dieser Tatsachen hat sich — fast möchte man sagen: unvermerkt die Anschauung herausgebildet, dass die verschiedenen Gruppen der Anomalen durch fliessende Übergänge mit der normalen Form des Farbensinnes verbunden seien. Koellner hat schon 1912 in seinem damals erschienen Jugendwerk dieser Ansicht Vorschub geleistet, auch der Titel eines 1911 in Heidelberg gehaltenen Vortrages scheint ähnliches anzudeuten, obgleich eine genaue Lektüre dieses und des späteren Aufsatzes (1915) ohne weiteres erkennen lässt, dass Koellner in Wirklichkeit keinen einzigen Fall gesehen hat, der hier angeführt werden dürfte.

Alle Befunde, die in der Literatur sonst als Übergangsformen zwischen anomaler Trichromasie und normalem Farbensinn gebucht sind, können der Kritik nicht standhalten. Dies gilt insbesondere auch von den von Rosmanit als „Leichtanomale“ zusammengefassten Fällen. Hier handelt es sich ausnahmslos um unvollständige Untersuchungsbefunde, denn es wurden nicht einmal alle am Anomaloskop möglichen Gleichungen ermittelt.

Dass es mit Hilfe der einfachen klinischen Untersuchungsmethoden, wie Tafelproben, Gesichtsfeld und Anomaloskop, nicht immer ganz leicht ist, ein sicheres Urteil über den Farbensinn eines Menschen abzugeben, soll keineswegs geleugnet werden. Dies berechtigt uns jedoch selbstverständlich nicht, in theoretischer Hinsicht von Übergangsformen oder gar von „fliessenden Übergängen" zwischen anomaler Trichromasie und normalem Farbensinn zu sprechen.

Leider haben die an sich interessanten Untersuchungen von v. Hess über die „relative Rot- und Grünsichtigkeit" dem weniger Unterrichteten den Überblick über die Bedeutung gewisser, uns bereits seit langem bekannter Tatsachen wieder etwas erschwert. Bei den Kreiselversuchen findet nämlich der Begriff der „Rot- bzw. Grünsichtigkeit" ohne Unterschied bald auf Personen Anwendung, die sich von anderen Trichromaten nur durch eine andere Tingierung der Makula oder dgl. unterscheiden, dann aber auch auf solche, die zweifellos als echte anomale Trichromaten im üblichen Sinne angesprochen werden müssen (vgl. dazu A. f. O. Bd. 105, S. 138). Eine derartige Zusammenfassung ist nicht zweckmäßig, weil sie der auch von v. Hess wohl kaum mehr vertretenen Ansicht Vorschub leisten könnte, als handele es sich bei den sog. Anomalen um Absorptionssysteme, andererseits, weil dadurch der Schein erweckt wird, als läge hier eine fortlaufende Reihe unterschiedlicher vergleichbarer Befunde vor, was doch nicht der Fall ist, jedenfalls durch die mitgeteilten Versuche nicht erwiesen wird.

Dass auch innerhalb der Gruppe der Normalen nicht alle Personen die gleiche Rayleighgleichung einstellen, ist seit langem bekannt, und ebenso, dass ein Teil der Anomalen die normale Rayleighgleichung anerkennt. Es würde aber unrichtig sein, hieraus auf Übergangsformen schliessen zu wollen. Im ersten Falle pflegt es sich um besonders geartete physikalische Verhältnisse, im letzteren um Übergänge von der anomalen Trichromasie zu einem dichromatischen Zustande zu handeln. Aus der Rayleighgleichung allein können bindende Schlüsse in vielen Fällen gar nicht gezogen werden. Schon für eine zureichende klinische Diagnose ist die Ermittelung aller am Anomaloskop möglichen Gleichungen unter freier Regulierung der rechten Schraube (Gelbschraube) notwendig. Für eine wissenschaftliche Diagnose in besonders gearteten Fällen ist aber noch weit mehr erforderlich!

Die Erforschung von Übergangsformen zwischen anomaler und normaler Trichromasie setzt den Nachweis voraus, dass bei Fällen, die am Anomaloskop eine Einstellung zwischen der normalen

Einstellung und der der anomalen zeigen, ein alteratives System vorliegt, dessen Eichwertkurven zwischen denen des normalen und des typischen anomalen Trichromaten liegen. Solche Fälle sind aber meines Wissens bisher nicht veröffentlicht worden. Alle Angaben über „fliessende Übergänge" zwischen den normalen und anomalen Farbensystemen schweben also vorläufig in der Luft.

Um der Lösung dieser Fragen nachzugehen, bieten sich verschiedene Wege. Man kann versuchen, durch systematische Untersuchungen am Anomaloskop Fälle zu finden, die bei dieser Prüfung als Zwischenformen imponieren und ihre Eichwertkurven herstellen. Unter den letzten 100 Fällen (Studenten), die nach Ishihara farbenuntüchtig waren, habe ich keinen Fall gefunden, der in dieser Richtung hätte verwertet werden können. Ich habe daraufhin etwa 100 nach Ishihara „farbentüchtige" Studenten am Anomaloskop untersucht, aber auch unter ihnen war kein entsprechender Befund zu erheben. Dies kann gewiss an der zufälligen Zusammensetzung des Materiales liegen. Immerhin können die Übergangsformen nicht so „zahlreich" sein, wie vielfach angenommen wird.

Wenn aber wirklich die unterschiedlichen Grade der Anomalen nur verschiedene „Ausgeprägtheitsgrade" mit fliessenden Übergängen zur ebenfalls nicht scharf abgrenzbaren Gruppe der Normalen sind, so muss sich das auch innerhalb der bekannten Formen von Anomalen, z. B. der Deuteranomalie, an Fällen unterschiedlichen Grades erkennen lassen und zwar daran, dass die Eichwertkurven von Anomalen geringeren Grades denen der Normalen näher stehen als solche von höhergradigen Anomalen.

Zur Prüfung dieser Verhältnisse habe ich im langwelligen Teil des Spektrums die Eichwertkurven für sechs Deuteranomale verschiedener Einstellungsbreite am Anomaloskop und einen Normalen ermittelt und miteinander verglichen. Deuteranomale eignen sich für diese Versuche besonders, weil sie eine Helligkeitsverteilung im Spektrum haben, die von der der Normalen nicht oder nicht wesentlich abweicht.

Die Untersuchungen wurden am Helmholtzschen Farbenmischapparat ausgeführt, dessen Benutzung Herr Prof. Hoffmann, Direktor des hiesigen Physiologischen Institutes, freundlicher Weise gestattete. Die beiden Kollimatoren erhielten ihr Licht von 75kerzigen Nitralampen. Der linke Kollimator vermittelte homogene Lichter verschiedener Wellenlängen, zwischen 650 und 535 $\mu\mu$. Im rechten konnten durch Drehung des Nicolschen Prismas beliebige

Mischungen von Lichtern der Wellenlängen 670 und 535 $\mu\mu$ hergestellt werden. Die Regulierung der Intensität erfolgte durch Änderung der Spaltweiten. Alle Untersuchungen wurden bei guter Helladaptation vorgenommen.

Nachdem im linken Kollimator ein bestimmtes Licht bestimmter Intensität eingestellt worden war, hatte der Anomale die Aufgabe, durch Drehung des Nicols und Regulierung der Spaltweite eine Gleichung mit dem homogenen Licht nach Farbe und Helligkeit herzustellen. Die eingestellten Gleichungen wurden nur verwertet, wenn sie vom ausgeruhten Auge innerhalb drei Sekunden anerkannt wurden. Die Einmischung von Ermüdungserscheinungen wurde tunlichst vermieden.

Ich hätte gewünscht, derartige Bestimmungen der Eichwertkurven an einem grösseren Material von Anomalen vorlegen zu können. Die Untersuchungen sind aber, wie jeder Eingeweihte weiss, nicht nur sehr zeitraubend, sondern stellen auch erhebliche Anforderungen an die Aufmerksamkeit und Sorgfalt aller Beteiligten. Das Material muss also vorsichtig gewählt werden.

Erschwerend kommt noch hinzu, dass bei den meisten Anomalen Gleichungen mit einem bestimmten homogenen Vergleichslicht durch eine ganze Anzahl verschiedener Gemische, z. B. von Li.- und Tha.- Licht erzielt werden können, wenn, was natürlich gefordert werden muss, gleichzeitig die Intensität verändert werden darf. Für unsere Zwecke waren bei jeder untersuchten Wellenlänge alle möglichen Mischungen zu ermitteln, die zu einer Gleichung führten, oder doch mindestens die oberen und unteren Grenzwerte.

Bei der graphischen Darstellung der so gewonnenen Ergebnisse erhielt ich dann (wie aus den demonstrierten Abbildungen hervorgeht) als „Eichwertkurven" nicht einfache Linienpaare, sondern mehr oder weniger breite Bänder. Bei den Anomalen höheren Grades fallen die Bänder breiter aus als bei den Beobachtern mit scharfer Einstellung am Anomaloskop (hohe Unterschiedsempfindlichkeit für Farbentöne).

Denkt man sich die nach den gleichen Grundsätzen angefertigten, einander entsprechenden „Kurven" der verschiedenen Personen übereinander gelegt, so zeigt sich, dass sich für alle verschiedenen Grade von Deuteranomalen die die Kurven vertretenden Flächen grundsätzlich decken. Der Verlauf der Eichwertkurven kann bei diesem Verfahren natürlich nur schätzungsweise beurteilt werden. Um mir einen genaueren Einblick in das System dieser Personen zu verschaffen, habe ich sodann für die verschiedenen Wellenlängen das Mittel aus dem oberen und unteren Grenzwert berechnet.

Vergleicht man die so gewonnenen Mittelwertskurven einerseits mit den Eichwertkurven eines Anomalen mit scharfer Einstellung am Anomaloskop, andererseits mit denen eines normalen Trichromaten, so ergibt sich, dass die Kurven aller verschiedenen Anomalen weitgehend untereinander übereinstimmen, während die Kurven des Normalen ganz anders verlaufen. Es ist also nicht etwa so, dass die Anomalen geringeren Grades eine geringere, die höheren Grades eine stärkere Abweichung vom normalen Verhalten erkennen lassen.

Noch einleuchtender lässt sich dieses Ergebnis veranschaulichen, wenn man die Werte der einander entsprechenden Rot- (bzw. Grün-) Kurven der verschiedenen Personen zusammenfasst, das Mittel berechnet, daraus zwei neue „Mittelwertskurven" (Rot- und Grünkurve) herstellt und diese wiederum den Kurven des Normalen und eines Anomalen mit scharfer Einstellung gegenübergestellt.

Diese „Mittelwertskurven" decken sich sehr annähernd mit denen des Anomalen geringer Einstellungsbreite (hoher Unterschiedsempfindlichkeit). Beide Kurvenpaare weichen dagegen in der gleichen typischen Weise von dem des normalen Trichromaten ab!

Daraus muss man folgern, dass sowohl die Deuteranomalen mit scharfer Einstellung als auch die Extremanomalen (d. h. solche mit erheblicher Einstellungsbreite am Anomaloskop — geringer Unterschiedsempfindlichkeit für Farbentöne) ein und demselben wohlcharakterisierten Typus angehören, der hinsichtlich der Eichwertkurven keineswegs verschiedene Grade der Annäherung mit fliessenden Übergängen zum Verhalten der normalen Trichromaten zeigt. Nach unserem allerdings nicht umfangreichen Material erscheinen also die Deuteranomalen als eine in sich geschlossene, gut abgrenzbare Gruppe.

Will man hinsichtlich der Eichwertkurven die Unterschiede zwischen den Fällen mit scharfer Einstellung und grosser Einstellungsbreite erläutern, so ist zu sagen, dass bei diesen infolge der geringeren Unterschiedsempfindlichkeit für Farbentöne die Gewinnung der Eichwertkurven schwieriger, umständlicher und unsicherer ist, ohne dass aber die Form der Kurven sich in ihren Wesentlichen Merkmalen ändert.

Wenn sich die Deuteranomalen somit auf Grund unserer Beobachtungen als eine wohlumgrenzte Gruppe darstellen und die vielbesprochenen „fliessenden Übergänge" zur normalen Trichromasie nicht gefunden werden konnten, so soll damit natürlich nicht die Behauptung ausgesprochen sein, dass derartige „Übergangsformen" überhaupt nicht möglich seien. Unser Material liefert aber keinerlei Hinweise oder Anhaltspunkte für das Vorkommen solcher Fälle, und wir halten uns für berechtigt, auszusprechen, dass die Voraussetzung fliessender Übergänge bisher jeglicher wissenschaftlichen Stütze entbehrt.

XXIII.

Experimentelles und Kritisches zur Theorie des Farbensehens.

Von

A. Brückner (Basel).

Eichungen mit spektralen Lichtern beim normalen Farbensystem sind nur in beschränktem Umfange vorgenommen worden, wenn man die Forderung stellt, dass wirklich das ganze Spektrum durchuntersucht wird. Vor allem sind hier die Untersuchungen von König und Dieterici, die jetzt über dreissig Jahre alt sind, zu nennen. Die von diesen Forschern gefundenen Eichkurven sind ja allgemein bekannt und bilden die Grundlage für unsere Auffassung über das sogenannte normale trichromatische Farbensystem. Man hat in ihnen eine wesentliche Stütze für die Dreifarbenlehre erblickt, wenn auch neuerdings sich die Stimmen mehren, die in der Möglichkeit der Eichung mit Hilfe von drei Lichtern nicht mehr sehen wollen, als nur einen kurzen Ausdruck gewisser Tatsachen, die nicht notwendig auf eine bestimmte theoretische Deutung hinweisen. Immerhin wird, so von v. Kries und auch von J. E. Müller die Dreikomponentengliederung des peripheren Sehorgans mehr oder weniger entsprechend dem Reizwert dreier Eichlichter angenommen, dem dann in der Kriesschen Zonentheorie zentral eine Viergliederung im Sinne der Heringschen Farbenlehre gegenüberstände. Von den Anhängern der Dreifarbenlehre wird immer wieder darauf hingewiesen, dass eine Eichung des Spektrums entsprechend der Heringschen Gegenfarbenlehre noch nie ausgeführt worden sei. In gewissem Sinne bringen die Untersuchungen von Goldmann, der im Institut von Tschermak in Prag arbeitete, eine Erfüllung dieser Forderung. Auf Veranlassung meines Lehrers Hering habe ich aber schon im Frühjahr 1903 im Leipziger Institut mit Hilfe des Heringschen Spektralapparates (damals noch nicht das neueste Modell) Eichungen meines normalen Farbensystemes vorgenommen, die sich zur Aufgabe stellten, die Verteilung der Valenzen im Heringschen Sinne für die vier Heringschen Grundfarben Gelb, Blau, Rot, Grün zu ermitteln. Die Versuche wurden seinerzeit nicht veröffentlicht, weil sie mehr als vorläufige zu gelten hatten, ich ausserdem damals Leipzig verliess, so dass keine Möglichkeit bestand, sie noch genauer auszuführen und sich die Aussicht eröffnete, dass im Heringschen Institut von anderer Seite die Untersuchungen fortgesetzt würden. Diese Annahme hat sich nicht verwirklicht. Da Hering seit fast zehn Jahren tot ist, halte ich mich für berechtigt, meine Untersuchungen, obwohl sie, wie gesagt, mehr als vorläufige zu gelten haben, doch der Öffentlichkeit zu übergeben und zwar um so mehr, als sich, wie eine kürzlich von mir vorgenommene Prüfung zeigte, wichtige Beziehungen zu den Untersuchungen von König und Dieterici ergaben, die sich a priori nicht voraussehen liessen.

Der Grundgedanke der Methode bestand darin, mit einer konstanten Menge, z. B. rein grün wirkenden Lichtes von der Wellenlänge etwa 490—500 $\mu\mu$ den Rotanteil der spektralen Lichter gerade auszulöschen, so dass dann je nachdem ein rein gelber oder rein blauer Farbeneindruck übrig blieb. Aus der Breite der Spalten liess sich dann ein relatives Maß für die jeweilige rote Valenz der untersuchten Spektrallichter gewinnen. Man konnte dabei die Spaltbreite des zur Kompensation benutzten grün wirkenden Lichtes konstant lassen und den Rotwert der sukzessive eingestellten, der Untersuchung unterworfenen Spektrallichter umgekehrt proportional der entsprechenden Spaltbreite annehmen, oder umgekehrt die Spaltbreiten der untersuchten Lichter konstant lassen und die Breite des Grünspaltes variieren. Im zweiten Fall wäre die Rotvalenz direkt proportional der Breite des Grünspaltes anzunehmen. Ich habe im allgemeinen den ersten Modus bevorzugt.

Um ein Vergleichsfeld zu haben, welches zur Entscheidung, ob wirklich ein rein blaues oder rein gelbes Licht (bei der Untersuchung der Rot- und Grünvalenzen) übrig bleibt, wurde in der anderen Hälfte des Gesichtsfeldes durch entsprechende Einstellung der Spalten des zweiten Kollimators ein aus reinem Gelb (ca. 575 $\mu\mu$) und reinem Blau (ca. 470 $\mu\mu$) hergestelltes Gemisch zum Vergleich dargeboten. Theoretisch hätte auf diese Weise aus den Spaltbreiten auch für das gelb und für das blau wirkende Licht gleichzeitig die Gelb- und Blauvalenz jeweils für das untersuchte Spektrallicht sich ermitteln lassen müssen. Doch wäre es hier auf Feststellung von Sättigungsdifferenzen angekommen, was praktisch, wie eine Versuchsreihe lehrte, mit so grossen Fehlerquellen behaftet war, dass sich diese Methode nicht als durchführbar erwies. Es musste deshalb zur Ermittlung der Gelb- und Blauvalenzen ein Vergleichslicht aus rein grün wirkendem Licht (495—500 $\mu\mu$) und einem durch ein flüssiges Farbenfilter (Karminlösung + Methylenblau) mit Hilfe von Zuspiegelung gewonnenes Vergleichsmischlicht dargeboten werden. Da für die Messung der Gelb- und Blauvalenzen aber nur die Spaltbreiten des andern Kollimators, mit welchem z. B. ein reines Gelb die Blauvalenzen der blau wirkenden Spektrallichter auslöschte (bzw. umgekehrt ein rein blaues, in der Menge konstantes, die Gelbvalenzen zum Auslöschen brachte), es sich also hier in der Tat um praktisch homogene Lichter handelte, so ist diese Heranziehung eines Mischlichtes für die rein rot wirkende Strahlung nicht als methodische Fehlerquelle anzusehen. Ich bemerke noch ausdrücklich, dass die Spaltbreiten fast niemals über 1 mm gross wurden, so dass eine genügende Reinheit der benutzten Spektrallichter gewährleistet erscheint. Die Untersuchung wurde mit Hilfe eines Ringgesichtsfeldes unter Ausschaltung des Netzhautzentrums (des gelben Fleckes) vorgenommen, um den Einfluss der Makulaabsorption auszuschliessen.

Verwendet wurde direktes Tageslicht, also das Sonnenspektrum; die Umrechnung des Dispersionsspektrums in das Interferenzspektrum wurde auf graphischem Wege vorgenommen.

Da wir einen absoluten Maßstab für die Valenzen der einzelnen Urfarben natürlich nicht besitzen, wurde die Berechnung in der Weise vollzogen, dass der höchste Valenzwert für jede Farbe, also z. B. für Rot im langwelligen Teil gleich 100 gesetzt wurde, und die übrigen Valenzwerte prozentual umgerechnet wurden. Für das Rot und Violett wurde ebenfalls die Umrechnung auf den höchsten Rotwert im langwelligen Teil vorgenommen. Die Durchschnittskurve wurde in der Weise gewonnen, dass aus allen Einzelkurven das Ordinatenmittel von 5 zu 5 $\mu\mu$ berechnet wurde.

Es zeigte sich, dass gewisse Bezirke, insbesondere diejenigen Kurventeile, die sich der Abszissenachse stark nähern, durch Beobachtung nicht ermittelt werden konnten, weil die Gleichungen nicht vollkommen waren.

Wie an den demonstrierten Kurven zu sehen, ergaben sich gewisse nicht vorauszusehende Resultate des Kurvenverlaufs. Zunächst liegt das Maximum für die Rotwerte bei 615 $\mu\mu$, d. h. im Orange. Man sollte eher annehmen, dass es einem längerwelligen Licht entspräche. Das Maximum der Rotvalenzen im kurzwelligen Teil liegt bei 450 $\mu\mu$; die Rotwerte sind hier überhaupt nicht ganz geringfügig. Das Maximum der Grünvalenzen liegt bei etwa 520 $\mu\mu$, also noch im gelblichen Grün, was von vornherein nicht zu erwarten war. Das Maximum der Gelbvalenzen liegt etwa bei 560 $\mu\mu$, das der Blauvalenzen bei 460 $\mu\mu$.

Diese Kurven geben also zum erstenmal einen auf Grund experimenteller Beobachtung ermittelten Verlauf für die vier Heringschen bunten Grundfarben.

Eine nähere Überlegung musste zeigen, dass grundsätzlich verschiedene Ergebnisse zwischen den von mir gefundenen Resultaten und denjenigen von König und Dieterici eigentlich nicht bestehen dürften. Da diese Autoren ebenfalls die Umrechnung ihrer mit Gaslicht angestellten Versuche auf das Interferenzspektrum des Sonnenlichtes vorgenommen haben, lag es nahe, einen Vergleich durchzuführen. Ich ging dabei von folgender Überlegung aus: Bei den Königschen Kurven muss angenommen werden, dass es sich um ein mehr oder weniger gelbrötliches, ein gelbgrünliches und um ein violettes bzw. blaues Eichlicht gehandelt hat. Diese Voraussetzung ist sicher zutreffend, wenn wir berücksichtigen, dass König bei den Grundempfindungskurven, wo er also wirklich bestrebt war, eine Beziehung der von ihm benutzten Eichlichter zu den drei Urqualitäten herzustellen, für diese entsprechend der Dreifarbenlehre ein Blau von 470 $\mu\mu$, ein Grün von 505 $\mu\mu$ und ein Rot von etwas jenseits dem langwelligen Ende des Spektrums annimmt. Wir haben also, wenn wir die Heringschen Urfarben der Betrachtung zugrunde legen, anzunehmen, dass in der Rot- und in der Grünkurve Königs jeweils eine Gelbvalenz, allerdings von unbekannter Grösse steckt. Wir können die Gelbwertigkeit der einzelnen Spektrallichter dann dadurch ausdrücken, dass wir die Ordinaten dieser beiden Kurven addieren, den höchsten Wert gleich 100 setzen und die übrigen prozentual umrechnen. Dabei ist zu berücksichtigen, dass die Ordinaten der Blaukurve, die sich etwa von 560 $\mu\mu$ an messbar bemerkbar machen muss, abzuziehen sind. Entsprechend lassen sich die Blauwerte aus der Königschen Kurve ebenfalls umrechnen. Wir erhalten dann eine Kurve, die fast vollständig mit derjenigen der Gelb- und Blauwerte, wie sie von mir gefunden wurde, übereinstimmt.

Bei Ermittlung der Heringschen Rot-Grün-Valenzen aus den Königschen Kurven war folgende Überlegung anzustellen: Im langwelligen Teil ist bis zum reinen Gelb, gekennzeichnet durch den Schnittpunkt der Rot- und Grünkurve, anzunehmen, dass durch die Differenz der Ordinaten der Königschen Rot- und Grünkurve ein Ausdruck für die im Heringschen Sinne übrig bleibende Rotvalenz gegeben sei. Analoges galt für die Grünwerte zwischen 580 $\mu\mu$, dem Schnittpunkt beider Kurven und etwa 495 $\mu\mu$, der Lage des reinen Grün, wobei hier schon eine Einmischung der Blaukurve zu berücksichtigen war. Endlich liess sich auch für den kurzwelligen Teil das Rot in analoger Weise ermitteln. Wenn man wieder den höchsten Rot- und Grünwert gleich 100 setzt und die prozentuale Umrechnung der übrigen Ordinaten vornimmt, so ergibt sich eine Kurve im Sinne der Heringschen Urvalenzen, die ebenfalls auf das weitestgehende mit meinen eigenen Kurven übereinstimmt.

Ich gebe der Übersicht halber eine Tabelle der Lage der Maxima und Minima sowie der Durchschnittspunkte der Kurven durch die Abszissenlinie (es liegt bei der graphischen Darstellung die Heringsche Vorstellung zugrunde, dass Rot und Gelb positive, Grün und Blau negative Ordinaten besässen).

Lage der Maxima für die Heringschen 4 Grundfarben.

	Normales System		Farbenblinde			
			Grünblinder		Rot-blinder	Gelb-Blau-blinder
für	Hering	König	Brücke (nach Hering)	König	König	Levy-Suhl (Nernstlicht)
Rot	615	615	—	—	—	621,9
Rot i. Violett	450	440	—	—	—	—
Grün	525—520	540	—	—	—	589,3 (?)
Gelb	570—550	560	550—630 (?)	560—540	570	—
Blau	460—455	450	460—440	450	450	—

Schnittpunkte mit der Null-Linie.

	Normales System		Farbenblinde		
			Grünblinder		Rot-blinder
	Hering	König	Brücke (n. Hering)	König	König
Rot-Grün-kurve . . .	{ 580 ⁄ 470	{ 573 ⁄ 474	—	—	—
Gelb-Blau-kurve . . .	495	494	499	497.	491

Aus diesen Untersuchungen ergibt sich zweifellos, dass in den Königschen Kurven die Heringschen Valenzkurven mitenthalten sind und sich hier schcn durch eine einfache Koordinatentransformation gewinnen lassen[1]).

Ich habe dann weiterhin auf Grund der Königschen Untersuchungen die Kurve für die beiden Typen der Rot-Grünblinden umgerechnet. Es zeigte sich, dass die Gelbkurve des Rotblinden mit der des Normalen übereinstimmt, nicht dagegen diejenige des Grünblinden, die etwas nach dem kurzwelligen Ende verschoben ist. Eine Kurve für den Grünblinden liegt noch von E. Th. Brücke vor, der im Heringschen Institut genau mit der entsprechenden Methodik gearbeitet hatte wie ich selbst. Wir sehen (s. Tabelle), dass die Nullpunkte und Maxima recht gut zu den von König und mir ermittelten stimmen. Ein Versuch, die Rot-grünkurve mit der bisher, so viel ich sehe, einzigen Eichung durch Levy-Suhl zu vergleichen, liess sich nicht befriedigend durchführen, weil dieser Autor Nernstlicht verwendete und keine Umrechnung auf das Interferenzspektrum gegeben hat. Immerhin liegt das Maximum für Rot bei etwa 621 $\mu\mu$, also etwa entsprechend dem Maximum für den Normalen. Für das Grün ist dagegen die Lage des Maximums eine ganz andere.

Von Interesse ist die Umrechnung der Königschen Kurven für einen Grünanomalen. Ich habe sie in der Weise vollzogen, dass ich jeweils die maximalen Werte für den Normalen zugrunde legte. Es zeigt sich dann, dass im Gelb eine leichte Erniedrigung des Gipfels der Gelbkurve besteht, aber im Rot und namentlich im Grün die Ordinaten viel niedriger sind, was wir als Ausdruck für die Minderwertigkeit dieses Systems namentlich für Grün auffassen können; auch scheint eine Verschiebung des Grünmaximums nach dem kurzwelligen Ende vorzuliegen.

An theoretischen Folgerungen, die sich aus den ermittelten Ergebnissen ziehen lassen, scheinen mir einige nicht ganz unwichtig. Zunächst ist festzustellen, dass die Königschen Untersuchungen

---

[1]) Wie das so zu gehen pflegt, bin ich erst nach Feststellung dieser Tatsachen darauf aufmerksam gemacht worden, dass Schrödinger eine ähnliche Umrechnung der Königschen Kurven vollzogen hat, die zum gleichen Ergebnis geführt hat, ohne dass er allerdings dieses zu experimentellen Untersuchungen, wie sie mir zur Verfügung standen, in direkte Beziehung zu setzen vermochte. Ganz kürzlich hat dann Hiecke, allerdings unter abwegigen theoretischen Voraussetzungen, ebenfalls eine Koordinatentransformation der Königschen Kurven im Sinne der Gegenfarbenlehre vorgenommen.

grundsätzlich genau das gleiche ergeben haben, wie die nach anderer Art des Vorgehens gewonnenen Resultate meiner eigenen Untersuchungen. Es kann deshalb der Schluss gezogen werden, dass in den Königschen Grundfarben die Heringschen Grundfarben mitenthalten sind. Es entsteht nun die Frage, ob sich aus diesen Tatsachen ein Schluss darauf ziehen lassen kann, welche von den beiden Theorien die grössere Wahrscheinlichkeit besitzt. Die Antwort muss meines Erachtens lauten, dass nach diesem Ergebnis der Umrechnung der Königschen Kurven keinerlei Grund mehr besteht, den empfindungsmäßig wohl jetzt allgemein als elementar anerkannten Heringschen Urfarben ein dreidimensionales physiologisches Geschehen im Sinne der Königschen Eichkurven gegenüberzustellen. Der Einwand, dass wir bei Verwendung von vier Farben im Sinne von Hering die dreidimensional bestimmte Gesamtheit der Farbenempfindungen durch zu viel Variable bestimmen lassen, ist nicht stichhaltig, denn, wie Hering in seinen klassischen Ausführungen über Newtons Farbenmischungsgesetz schon bewiesen und auch sonst hervorgehoben hat, gelten für seine Lehre ebenfalls drei Komponenten, nämlich die Schwarz-Weiss-, die Rot-Grün- und die Gelb-Blau-Komponente.

Ich sehe auf Grund der vorliegenden Ergebnisse keinen Anlass mehr, eine Zonentheorie, wie sie v. Kries aufgestellt hat, anzunehmen. Wir haben uns allerdings in bezug auf die Lokalisation der in Betracht kommenden Vorgänge immer noch eine weitestgehende Reserve aufzuerlegen, aber doch daran festzuhalten, dass eine Komponentengliederung, soweit die bunten Qualitäten in Betracht kommen, für das ganze Sehorgan jedenfalls eher im Sinne der Heringschen Auffassung gültig sein wird als im Sinne der Helmholtzschen. Ohne näher auf die Frage des Schwarz-Weiss-Prozesses einzugehen, scheint mir aber auch die Selbständigkeit des Schwarz-Weiss-Prozesses, die Hering ja immer wieder gegenüber der Young-Helmholtzschen Lehre betont hat, an Bedeutung zu gewinnen.

Über den Verlauf der Erregung in der Schwarz-Weiss-Substanz Herings sagen zwar meine Versuche nichts aus. Die Untersuchungen, die auch zu diesem Problem Schrödinger mit Hilfe der Umrechnung der Königschen Kurven und unter Zugrundelegung der Exnerschen Helligkeitswerte für die Helmholtzschen Grundfarben vorgenommen hat, scheinen mir das Problem noch nicht eindeutig zu lösen. Ich möchte an dieser Stelle aber nicht näher auf diese Frage eingehen.

Ein Gedanke, den Hering im Anschluss an meine Untersuchungen gehabt hat, nämlich aus dem Kurvenverlauf für die Valenzen seiner Urfarben eine Stütze für die Gegenfarbentheorie zu gewinnen, hat sich nun nicht ohne weiteres verwirklicht. Ist nämlich die Lehre von der antagonistischen Wirkung einerseits des Rot- und Grün-, andererseits des Gelb- und Blauprozesses richtig, so wäre zu erwarten, dass der Flächeninhalt, der von der Rotkurve umfahren wird, gleich ist dem von der Grünkurve umschlossenen. Analoges gilt für Gelb und Blau. Nun zeigt schon der Augenschein, noch bestimmter aber die genaue Ausmessung, dass Rot und Gelb jeweils das Übergewicht haben. Worauf das beruht, ist nicht recht ersichtlich. Man könnte bei den Königschen Kurven an eine Absorption durch die Makula denken, da ich aber immer paramakulare Netzhautbezirke beobachtete, fällt diese Möglichkeit dahin. Vielleicht ist das Tageslicht an sich überhaupt nicht rein neutral, sondern gelbrötlich, oder es kommt eine gelbrötliche Komponente durch die Beimischung diaskleralen Lichtes zustande (Hering). Ferner, und das ist wohl das wesentlichste, ist zu berücksichtigen, dass wir zunächst keinen Maßstab haben für einen Vergleich der Ordinaten von Gelb und Blau bzw. von Rot und Grün. Durch Untersuchung der zur Herstellung komplementärer Farbenmischungen notwendigen Mengen der Lichter, die ich leider seinerzeit nur unvollkommen durchgeführt habe, ist vielleicht hier noch eine Aufklärung zu erwarten.

Für die Maxima und Minima der Unterschiedsempfindlichkeit im Spektrum, wie sie von einer ganzen Reihe von Autoren ermittelt wurden, bieten die Kurven der Heringschen Grundfarben eine befriedigende Erklärung. Bekanntlich finden sich zwei Maxima etwa bei 580 und 490 $\mu\mu$, es sind das die Stellen, wo die Heringschen Urfarben Gelb und Grün liegen und wo, wie der Kurvenverlauf zeigt, eine ganz besonders schnelle Änderung von Rot nach Grün bzw. von Gelb nach Blau stattfindet. Auch zur Erklärung der Endstrecken im Königschen Sinne, das heisst derjenigen Spektralbezirke, wo nur durch Intensitätsänderung eines dem lang- bzw. dem kurzwelligen Ende des Spektrums entnommenen Lichtes Gleichungen mit den spektralen Lichtern dieses Abschnittes erzielt werden können, lässt sich befriedigend aus dem Verlauf der Kurven für die Heringschen Grundfarben erklären, da hier das Verhältnis zwischen dem Anteil einerseits der Rot- und Gelb-, andererseits der Rot- und Blaukurve etwa konstant bleiben dürfte, trotz Änderung der absoluten Höhe der Ordinaten.

Auch das Bezold-Brückesche Phänomen, d. h. die Einengung des gelb und blau erscheinenden Spektralbezirkes und die Ausdehnung des rot und grün erscheinenden, bei Verminderung der Intensität, umgekehrtes Verhalten bei steigender Intensität, lässt sich aus der absoluten Höhe der Ordinaten der jeweils in Betracht kommenden Farben unserem Verständnis näher bringen.

Endlich gewinnen wir auf Grund der Kurven vielleicht einen näheren Einblick in die Ursachen für die phylogenetische Entwicklung der vier farbigen Urqualitäten. Wie Ostwald betont hat, müssen wir uns hier ja nicht an die homogenen Spektralfarben, sondern an die stets mehr oder weniger grosse Teile des Spektrums remittierenden Körperfarben halten. Die Maxima der Heringschen Grundfarben lassen erkennen, in welcher Richtung wir eine Erklärung zu suchen haben. Ich möchte nur darauf hinweisen, dass ich bei Untersuchungen des reflektierten Lichtes gelber Blüten das Maximum etwa bei 560 $\mu\mu$ fand, das Rot mancher Blütenblätter zeigte ein Maximum bei etwa 620 $\mu\mu$, das entspräche dem Maximum der Gelb- bzw. der Rotkurve im langwelligen Teil. Laubgrün hat ein Maximum der Reflektion etwa bei 550 $\mu\mu$, in einem Bezirk, wo sowohl die Gelb- wie die Grünkurve fast ihre grösste Ordinatenhöhe zeigen. Ich möchte aber nicht näher auf diese Fragen eingehen, da es hierzu natürlich noch eingehender Untersuchungen bedarf.

XXIV.

Zur Vereinheitlichung der Gesichtsfeldaufnahmen.

Von

R. Greeff (Berlin).

(Mit 2 Textabb.)

Es gibt zwei Dinge in der Augenheilkunde, die wir alle fast täglich aufzeichnen, bei denen aber noch ein grosser Wirrwarr besteht. Das erste ist die Achsenbezeichnung bei zylindrischen Gläsern, das zweite die Aufzeichnung der Gesichtsfeldaufnahmen.

Ich darf mich wohl über den ersten Punkt nochmals kurz aussprechen, da er zu dem zweiten Punkt überleitet. Ich habe über die Achsenbezeichnung bei zylindrischen Gläsern hier an dieser Stelle gemeinschaftlich mit Prof. Henker und Dr. Weiss im Jahre 1918 vorgetragen.

Die Bestrebungen, die für die Ausfertigung der Rezepte so notwendige Einheitlichkeit der Aufzeichnung der Achsen herbeizuführen, reichen weit zurück. Schon im Jahre 1904 setzte die englische Optical Society einen Ausschuss für optische Richtmaße fest, der ein Schema mit der in der Mathematik üblichen Bezifferung mit für beide Augen gleichen Teilung empfahl. Das Schema hat sich zwar in England und Amerika, nicht aber bei uns eingebürgert.

Es wurde dann versucht, die Frage international zu regeln. Auf dem Internationalen Ophthalmologenkongress zu Neapel 1909 setzte eine Kommission ein Schema fest mit doppelter Bezifferung, d. h. mit anderer Achsenbezeichnung für links wie für rechts, wobei der Nullpunkt beiderseits nasal liegt und von da ab bis 180° temporalwärts weitergezählt wird.

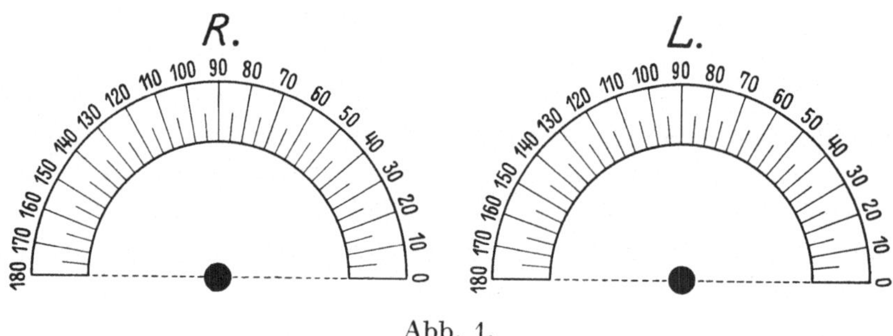

Abb. 1.

Dieses sogenannte internationale Schema stiess sofort in allen Ländern auf grossen Widerspruch, besonders bei der gesamten Industrie. Die Verschiedenheit der Bezeichnung für rechts und links erfordert bei jeder Bestellung die ausdrückliche Angabe, ob das Glas für das rechte oder das linke Auge gebraucht wird, und da diese Angabe gewöhnlich nicht dabei ist, so sind täglich in den grossen Zentren zahlreiche Rückfragen notwendig, und Irrtümer und Verwechselungen sind nicht ausgeschlossen. Das internationale Schema hat sich deshalb auch in keinem Land recht durchzusetzen vermocht.

Die gesamte Industrie bemüht sich deshalb, ein einheitliches Schema zu finden, das diese Irrtümer nicht so leicht zulässt. Es gelang ihr dann im Jahre 1918, eine Kommission zusammenzubringen, die sich „Technischer Ausschuss für Brillenoptik" oder abgekürzt „Tabo" nannte, bestehend aus Fabrikannten, deren wissenschaftlichen Mitarbeitern, Physikern und Ophthalmologen. Nach manchen Sitzungen und gründlicher Durchsprechung aller Systeme (und es gibt deren eine ganze Menge) wurden folgende

Grundsätze festgesetzt. Der Gradbogen soll vor allen Dingen für
rechts und links derselbe sein. Die Gradeinteilung wird am besten
von 0° bis 180° gezählt und zwar von rechts nach links, also in umgekehrter Richtung wie die Uhrzeigerbewegung, so wie es in der
Mathematik allgemein üblich ist. Der Nullpunkt liegt beiderseits in den Horizontalen nach rechts.

Dies sogenannte Taboschema hat sich in jeder Weise bewährt
und hat sich sehr gut eingebürgert. Die meisten deutschen Universitätskliniken haben es angenommen, es ist in England und
Amerika unter dem Namen Standard-Bogen eingeführt, es ist in

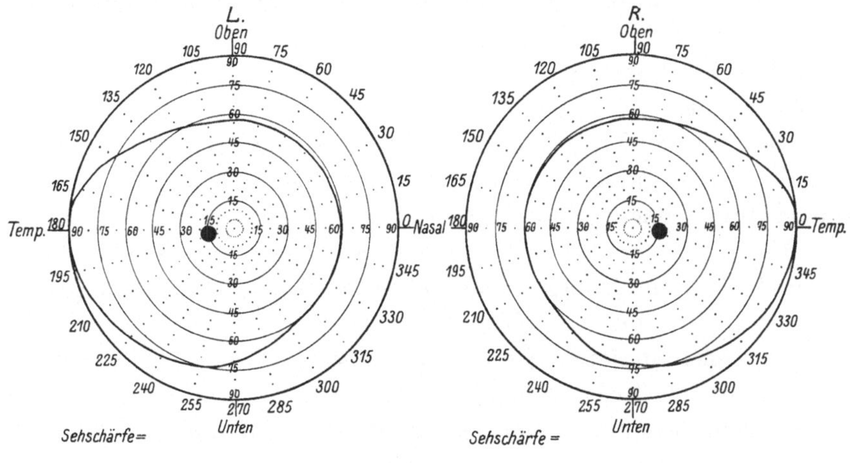

Abb. 2.

den skandinavischen Ländern und in Dänemark obligatorisch.
Jedoch klagen bei uns die grossen Fabrikationszentren darüber,
dass immer noch viel zu viele, alle möglichen und unmöglichen
Aufzeichnungen einlaufen, die den alten Wirrwar aufrecht erhalten.

Ich darf deshalb vielleicht noch einmal an dieser Stelle an die
Säumigen die Bitte richten, nicht mehr zu zögern, sondern im
Interesse der Allgemeinheit sich der so notwendigen Einheitlichkeit
in der Achsenbezeichnung bei zylindrischen Gläsern anzuschliessen.

Der zweite Punkt betrifft die Aufzeichnung der Gesichtsfelder. Wenn Sie die Lehrbücher aufschlagen, so finden Sie, dass
fast in jedem ein anderes Gesichtsfeldschema benutzt ist, in den
Publikationen und in den einzelnen Kliniken ist es ebenso. Nur
ein paar Beispiele.

In dem Fuchsschen Lehrbuch steht der Nullpunkt oben,
und es wird sowohl rechts wie links hinuntergezählt, von 20 zu 20°
bis 180. (Verlag R. Jung, Heidelberg.)

Im Axenfeldschen Lehrbuch wird von oben rings umher bis 360 gezählt. Es ist das alte Schema von Förster in Breslau.

Brückner und Meisner zählen jeden fünfzehnten Meridian von 0 bis 180. (Verlag Dörffel und Förster.)

Hirschberg teilt die Meridiane ein in römisch I bis XII.

Das alte Berliner Schema, das ich von Schweigger übernommen habe, teilt den Kreis ein in viermal 90⁰, von oben und unten beginnend.

In einem Schema, das z. B. Paul Knapp in den Klinischen Monatsblättern gebraucht, steht der Nullpunkt beiderseits nasalwärts, und es wird von da je nach oben und nach unten weiter gezählt bis 180⁰.

Ähnlich ist das Schema von J. F. Bergmann, nur dass es bis 360 zählt.

Dies nur einige Beispiele. Sie sehen, m. H., eine grössere Variabilität ist gar nicht denkbar. Derselbe Wirrwarr, wie bei der Aufzeichnung der Zylinderachsen.

Als wir in der Charité uns eines Tages neue Gesichtsfeldschemate besorgen mussten und überlegten, welches Schema wohl am besten sei, oder was daran zu verbessern sei, hatte mein damaliger Assistent, jetziger Oberarzt an der Leipziger Universitäts-Augenklinik, Dr. Volmer den guten Gedanken, dass das Taboschema zur Achsenbestimmung sich auch sehr gut auf das Gesichtsfeldschema anwenden ließe. Es ergibt sich ganz natürlich aus dem Taboschema, wenn man dieses nur nach unten weiterführt. Von dem auf der linken Seite stehenden Meridian 180 wird einfach in der unteren Peripherie weitergezählt bis 360, eine Zahl, die dann mit dem in der Horizontalen rechts stehenden Nullbogen zusammenfällt. So haben wir auch hier die erstrebte Einheitlichkeit für rechts und links.

Als ich von diesem Schema in der Berliner Ophthalmologischen Gesellschaft eine vorläufige Mitteilung machte, hob Herr Prof. Comberg hervor, dass nach diesem Schema sich auch die Röntgenlokalisation von Fremdkörpern im Auge am besten bestimmen lässt.

Wenn Sie dieses Schema annehmen, das also mit dem Taboschema übereinstimmt und sich in natürlicher Weise aus diesem entwickelt, so hätten wir also eine wirklich einheitliche Bezeichnung am Auge, die für alle Verhältnisse passt. Dass eine solche Einheitlichkeit grosse Vorteile bietet, liegt auf der Hand; so brauchen wir dann nicht so oft Gesichtsfeldschemate in wissenschaftlichen

Arbeiten abzubilden, sondern kommen mit Beschreibungen aus, die unzweideutig und klar sind.

M. H.! Es ist mir einmal entgegnet worden, man solle der Wissenschaft keinen Zwang anlegen, es könne ein jeder am Auge bezeichnen, so wie er es für am zweckmäßigsten hielte. Heisst es wirklich der Wissenschaft Zwang anlegen, wenn wir in diesen rein mechanischen Aufzeichnungen Einheitlichkeit erstreben? Hat es das bürgerliche Leben eingeengt, als wir anstatt rheinisch Fuss, hessisch Fuss und preussischer Elle einheitlich ein Metermaß einführten?

In der Festschrift für Dimmer sagt Lauber: „In der Technik und in der Wissenschaft ist das Bestreben, Einheitlichkeit bei Messverfahren verschiedenster Art zu erzielen, im Laufe der Zeit immer mehr zum Durchbruch gekommen." Ich füge hinzu: überall bilden sich Normenausschüsse, die die Einheitlichkeit in den Maßen und Bezeichnungen anstreben bis hinunter zu den Schraubenwindungen. Wollen wir da zurückstehen? Auch bei uns waren es die Technik und Industrie, welche auf das Taboschema als notwendige Forderung hindrängten.

So habe ich denn versucht, Ihnen zu zeigen, wie das Taboschema zu einer einheitlichen Bezeichnung am Auge führen kann.

Ich hätte eigentlich noch einen weiteren Punkt auf dem Herzen, bei dem mehr Einheitlichkeit nötig wäre, das ist die Bezeichnung der Sehschärfe. Es gibt noch heute Fachgenossen, welche ihre Sehprüfungen in 6 Metern anstellen und dann in 4, 3 und 1 Meter Entfernung gehen. Da lese ich dann noch in diesem Jahr Sehschärfeangaben von $^6/_7$, $^6/_{15}$, $^3/_{20}$, $^3/_4$ D. Was soll dazu ein Jurist, ein Richter oder ein Versicherungsbeamter sagen, der daraus einen unendlichen Bruch herausrechnet. Und es ist wirklich eine solche Bezeichnung nicht nötig. Wir haben in ganz Deutschland im bürgerlichen Leben das Dezimalsystem. Weshalb sollen wir allein davon eine Ausnahme machen? Wir prüfen in 5 Meter die Sehschärfe auf einer Tafel, die nach dem Dezimalsystem berechnet ist, wird in 5 Meter nichts erkannt, so gehen wir in 1 Meter. Darin sind alle Abstufungen enthalten.

Und nun möchte ich Ihnen zum Schluss noch einige hierher gehörige Bilder projizieren.

(Folgen Projektionen von Achsenbezeichnungen und Gesichtsfeldschematas.)

XXV.

Quantitatives zum optomotorischen Nystagmus.

Von

Richard Cords (Köln).

Seit langem ist bekannt, dass beim Blick aus dem Fenster eines fahrenden Eisenbahnzuges Augenrucken entgegen der Bewegungsrichtung der vorbeihuschenden Gegenstände auftritt. Man sprach zuerst von Eisenbahnnystagmus, jetzt scheinen sich die Ausdrücke optomotorischer oder optokinetischer Nystagmus einzubürgern. Dieses Augenrucken setzt sich aus einer gleitenden Augenbewegung, einer sogenannten Führungsbewegung, und einer ruckartigen Einstellbewegung zusammen. Wie beim Lesen das Auge unmerklich von einer Buchstabengruppe zur anderen springt, nachdem die erste erfasst, so springt es auch beim Sehen einer Reihe hintereinander bewegter Gegenstände von einer Gruppe der Sehobjekte nach deren psychischer Erfassung zu der nächsten. Diese Auffassung schliesst nicht aus, dass bei niederen Tieren, wie Bartels nachwies, auch phototrope Vorgänge dabei eine Rolle spielen. Beim Menschen ist dies, wie auch Bielschowsky heute ausführte, wohl nicht der Fall.

Ich konnte zeigen, und von verschiedenen Forschern wurde dies bestätigt, dass die Ruckbewegung nach der einen Seite immer dann in Wegfall kommt, wenn die optisch-motorische Bahn der entgegengesetzten Seite zerstört ist. Es ist dies eine Bahn, die aus der Umgebung der Calcarina corticofugal als mediales Blatt der Sehstrahlung gegen die Zentralganglien hinzieht, vor diesen aber abschwenkt und durch den hintersten Teil des hinteren Schenkels der inneren Kapsel gegen die Brücke hin verläuft. Die Bahn kann auf ihrem ganzen Verlauf unterbrochen sein, im Bereich der Sehstrahlung meist zusammen mit der sensorischen Bahn unter dem Bilde der Sehstrahlungshemianopsie, in der inneren Kapsel oft gleichzeitig mit den stereognostischen und Sprachbahnen und auch weiter unterhalb bis in die Gegend der pontinen Seitenbewegungszentren.

In meinen heute vorzutragenden Untersuchungen erweiterte ich die Fragestellung und stellte mir die Aufgabe, festzustellen, ob auch schon eine deutliche Herabsetzung des optomotorischen Nystagmus nach der einen Seite lokalisatorisch verwandt werden kann. Gleich jetzt möchte ich dies bejahen und erklären, dass es offenbar alle Grade von der leichten Schwächung des optomotorischen Nystagmus bis zur völligen Aufhebung desselben gibt.

Zur Lösung dieser Frage musste ich zunächst das Verhalten bei normalen Versuchspersonen festlegen. Gibt es eine bestimmte Norm dieses Augenruckens? Sind Frequenz und Amplitude bei gleichen Sehobjekten und gleicher Winkelgeschwindigkeit immer gleich? Sind sie immer gleich bei gleich schneller Bewegung nach rechts und nach links?

Meine Mitarbeiterin, Fräulein Dr. Nolzen, unterzog sich der mühevollen Aufgabe, das Verhalten bei 100 emmetropen Versuchspersonen mit normaler Sehschärfe festzustellen. Wir verwandten dabei eine Drehschleife, wie ich sie hier schon vor zwei Jahren bei der Besprechung der Führungsbewegungen vorführen konnte. Auf derselben waren 4 cm breite schwarze und weisse Streifen angebracht. Sie wurde mittels eines Grammophonuhrwerks in eine immer wieder kontrollierte gleichmäßige Geschwindigkeit von 12,3 cm sec.—^{1} versetzt und aus 30 cm betrachtet, was einer Winkelgeschwindigkeit des augennächsten Punktes von 21°52' sec.—^{1} entspricht. In einzelnen Fällen wurden auch Nystagmogramme aufgenommen.

Bringe ich diese 200 Untersuchungen in eine Tabelle, so finden wir

Tabelle 1.

Durchschnittliche Zahl der Augenrucke in 1 Sek.	Anzahl der Fälle
< 1,99	10
2,0 —2,25	20
2,26—2,5	27
2,51—2,75	43
2,76—3,0	30
3,01—3,5	55
3,51—4,0	14
> 4,0	1
	200

Sie sehen also, wie dies auch schon Ohm 1922 betonte, ganz beträchtliche Unterschiede zwischen den einzelnen Versuchspersonen, die wahrscheinlich psychische Ursachen haben. Sie betreffen natürlich nicht nur die Frequenz, sondern auch die Amplitude und die Regelmäßigkeit des Augenruckens. Sie machen leider die Versuche, aus dem Verhalten desselben irgendwelche diagnostischen Schlüsse zu ziehen, so gut wie unmöglich.

Auch die Frequenz des Rechts- und Linksruckens war bei diesen normalen Versuchspersonen durchaus nicht immer gleich, wie Ihnen die Tabelle 2 zeigen möge. Auch dies wird schon von Ohm sowie von Fox und Holmes erwähnt.

Tabelle 2.

Unterschied der Zahl der Seitenrucke bei Bewegung
nach rechts und nach links.

Unterschied in 1 Sek.	Anzahl der Fälle
0	5
0,01—0,1	19
0,11—0,25	26
0,25—0,5	36
0,51—1,0	12
> 1,0	2
	100

Unter andern machte ich selbst 0,4—0,6 Linksrucke in 1 Sek. mehr als Rechtsrucke. Ich zeige Ihnen eine dies illustrierende Kurve, die gleichzeitig das Verhalten bei verschiedener Geschwindigkeit der Sehobjekte anzeigt.

Zur Erklärung der auffallenden Verschiedenheit des Verhaltens verschiedener Versuchspersonen machte ich eine Anzahl Selbstversuche und kam dabei selbst je nach meiner psychischen Verfassung zu sehr verschiedenen Ergebnissen. Die durchschnittliche Zahl der Augenrucke betrug bei mir:

	Rechtsrucke	Linksrucke
bei aufmerksamster Betrachtung der Streifen	3,12	3,57
bei Betrachtung der Streifen während der Lösung einer Rechenaufgabe .	2,67	3,04
Während möglichst unaufmerksamem Hinsehen unter Beibehaltung der Akkommodation	2,35	2,63

Es geht daraus hervor, dass es wohl vor allen die Aufmerksamkeit ist, welche die verschiedene Frequenz bedingt. Hier bietet sich dem experimentellen Psychologen ein interessantes Arbeitsgebiet, während der Kliniker diese Erschwerung seiner Versuchsbedingungen nur ungern bucht.

Gehe ich nunmehr zu unseren Ergebnissen bei pathologischen Fällen über, so finde ich zunächst die Tatsache, dass Differenzen

bei der Untersuchung mit meiner kleinen Nystagmustrommel
oft leichter zu erzielen waren, als mit der Drehschleife. Es beruht
dies auf der weit geringeren optomotorischen Kraft der ersteren, da
bei ihr der Bewegungsreiz einen weit geringeren Teil der Netzhaut
bestreicht. Es stimmt dies mit den Beobachtungen von Ehlers
überein, der durch seitliche Abblendung seiner Sehobjekte sogar
eine Differenz bei Störungen im Vestibularis feststellen konnte.
Die Grösse des gereizten Netzhautbezirks sollte daher bei jeder
Versuchsanordnung angegeben werden.

Der Kürze halber möchte ich die Fälle, bei denen eine deutliche
Differenz des Augenruckens nach rechts und links gefunden wurde, sei
es in Bezug auf Frequenz, Amplitude, Regelmäßigkeit oder Ermüd-
barkeit, in einer Tabelle anordnen. Ich zog dabei, wie gesagt, nur
die Seitendifferenzen in Betracht, und zwar nur solche, die ausserhalb
des Bereiches der physiologischen Breite fallen und schon bei der
Beobachtung des an meiner kleinen Drehtrommel untersuchten
Patienten deutlich wurden.

Tabelle 3

Seitendifferenz beim optomotorischen Nystagmus.

	Om.Ny. nach einer Seite	
	fehlend	herabgesetzt
I. Asymmetrische Gesichtsfelddefekte (Bulbus, Optikus, Traktus)	0	3
II. Grosshirnstörungen:		
a) mit Hemianopsie		
1. kortikale Hemianopsien	0	2
2. Strahlungshemianopsien	4	0
b) ohne Gesichtsfeldstörung		
1. bei motorischer Aphasie	1	7
2. bei Astereognosie	2	—
3. bei Hemiplegie einschliesslich Nn. VII und XII	2	2
III. Hirnstammläsionen		
a) Multiple Sklerose	3	3
b) sonstige Hirnstammfälle	4	4

Zu dieser Tabelle möchte ich folgendes bemerken:

Zu I: Dass bei okulären Ausfällen einer Gesichtsfeldhälfte
der Nystagmus nach dieser weniger lebhaft ist, wurde schon von
Ohm festgestellt. Bei Traktushemianopsien und Chiamasläsionen
infolge Hypophysentumor schlägt der Nystagmus meist nach beiden
Seiten gleich. Eine Abschwächung nach der blinden Gesichtsfeldhälfte wurde indes in wenigen Fällen von Ohm, Argañaraz und

Adrogue sowie von mir gefunden. Es ist somit ein halbseitiger Ausfall der optisch-sensorischen Bahn nicht belanglos für den optomotorischen Nystagmus.

Zu II: Bei kortikalen Hemianopsien ist der optomotorische Nystagmus durchweg nach beiden Seiten gleich. Ich fand indes 2 Fälle mit Herabsetzung nach der blinden Seite. Bei Strahlungs-hemianopsien fehlte der optomotorische Nystagmus nach der blinden Seite in meinen Fällen sowie in denen von Stenvers, Ohm, Fox und Holmes sowie Otten immer. Bei der motorischen Aphasie hatte schon Wernoe 1920 ein Fehlen des optomotorischen Nystagmus nach einer Seite gesehen. Ich fand dasselbe nur einmal, Herabsetzung aber in 7 Fällen; in einigen Fällen schlug er auch nach beiden Seiten gleich. Bei dieser Aphasie, der Astereognosie und der Hemiplegie mit Einschluss des Fazialis und Hypoglossus dürfte es sich wohl stets um Störungen des hinteren Schenkels der inneren Kapsel handeln.

Zu III: Die Hirnstammfälle, unter denen solche von multipler Sklerose, Enzephalitis und Kleinhirntumor vorwiegen, sind durch das gleichzeitige Vorkommen von Spontannystagmus und Blick-lähmungen kompliziert. Auf eine genauere Besprechung derselben hier einzugehen, würde mich zu weit führen.

Zum Schlusse möchte ich zusammenfassend sagen, dass die Untersuchung des optomotorischen Nystagmus sich als äusserst wertvoll für alle lokalisierten Prozesse des Zentralnervensystems erwiesen hat und in Zukunft zu jeder eingehenden neurologischen Untersuchung gehören dürfte. Da die Ergebnisse aber sowohl von der Sehschärfe als auch von dem Gesichtsfelde abhängig sind, möchte ich befürworten, dass diese Untersuchungen ebenso wie die Gesichtsfeldaufnahmen nicht von einem neurologischen, sondern von einem ophthalmologischen Untersucher vorgenommen werden.

Aussprache zu den Vorträgen XXII—XXV.

Herr Krämer:

Bei der Beurteilung des Wertes einer Gradeinteilung muss man sich vor Augen halten, dass jede Einteilung auf freiem Übereinkommen beruht. Es soll hier nicht darüber gesprochen werden, ob die Tabo-einteilung vom Standpunkt des Arztes ebenso berechtigt ist wie von dem des Optikers, sondern es soll nur darauf hingewiesen werden, dass man für die Taboeinteilung nicht wissenschaftliche Argumente ins Treffen führen soll, die ja gar nicht existieren. Denn wenn als einer der Vorzüge der Taboeinteilung angeführt wird, dass sie mit dem allgemeinen Gebrauch übereinstimme, nach dem die Winkel gegen den

Uhrzeiger gezählt werden, so muss dem gegenüber gehalten werden, dass man am menschlichen Körper doch niemals vom Beschauer aus rechnen darf. Es läuft ja darauf hinaus, dass bei der Beurteilung einer Meridianlage alle Menschen gegen den Uhrzeiger rechnen und nur gerade sozusagen der Besitzer dieses Meridians gezwungen ist, mit dem Uhrzeiger zu zählen.

Herr Meesmann:

Ein Vorzug der einheitlichen Gesichtsfeldbezeichnung ist dadurch gegeben, dass alle Punkte des Gesichtsfeldes für jedermann verständlich durch Zahlen wiederzugeben sind. Man könnte z. B. die Breitengrade durch einfache Gradbezeichnung, also etwa 45^0, die Längengrade durch Vorsatz des Winkelzeichens, also etwa $\sphericalangle 45^0$ festlegen. Es lässt sich dadurch gegebenen Falles die bildliche Wiedergabe eines Gesichtsfeldes im Buchdruck vermeiden.

Herr Weiß:

Eine Vereinheitlichung in der Bezifferung der Gesichtsfeldschemata ist nicht nur aus den von den Herren Vorrednern erörterten Gründen sehr wünschenswert, sondern auch vom Standpunkt der konstruktiven Optik. Die Instrumente zur Aufnahme des Gesichtsfeldes müssen ja auch in irgend einer Weise graduiert und beziffert sein. Und da der Tabo-Gradbogen bereits durch die Verwendung zur Kennzeichnung der Augenhauptschnitte so umfangreiche Verbreitung hat, so wäre seine Übertragung auf das Gesichtsfeldschema überaus naheliegend und zweckentsprechend.

Herr Fleischer:

Herrn Engelking möchte ich fragen, ob er seine Feststellung, dass anomale Trichromasie Übergänge zur Dichromasie zeige, so versteht, dass kein Wesensunterschied zwischen beiden besteht, oder dass eben die Unterscheidung zwischen beiden diagnostisch schwierig oder unmöglich ist. — Auf Grund der jetzt vorliegenden Ergebnisse der Vererbungsforschung besteht zwischen trichromatischer Anomalie und Dichromasie ein Unterschied, in dem Anomalie dominant ist über Dichromasie, was für einen Wesensunterschied beider spricht.

Herr Lindner zu Greeff:

Sowohl die Untersuchung mit der Streifenprobe, wie auch die Schattenprobe mit den Zylindergläsern macht es nahezu notwendig, dass man eine Achsenbezeichnung einführt, die für parallele Achsen beider Augen gleiche Bezeichnungen führt.

Herr Engelking (Schlusswort):

Zur Beantwortung der Fleischerschen Bemerkung ist zu sagen, dass — ganz unabhängig von Vererbungsproblemen — natürlich stets ein grundsätzlicher Unterschied zwischen dem a l t e r a t i v e n System der anomalen Trichromasie und dem R e d u k t i o n s s y s t e m der Dichromaten besteht. Da aber bei den Extremanomalen neben der Verlagerung der Eichwertkurven eine hochgradige Herabsetzung des Farbensinnes vorhanden ist, so sind Formen denkbar und bekannt, die zunächst genau wie dichromatische Systeme aussehen, dennoch aber unter ganz besonders günstigen Bedingungen den Nachweis der Trichromasie gestatten (z. B. Fall Nagel). Von solchen Formen an sind mannigfaltige Zwischenformen bekannt bis zu den Anomalen mit hoher Unterschiedsempfindlichkeit (scharfer Einstellung am Anomaloskop).

Zum Vortrage Brückner: Eichungen des Spektrums, wie sie von König und Dieterici ausgeführt sind, sind bekanntlich nur bei Anwendung mindestens dreier Lichter möglich. Führt man in solche Bestimmungen die bei den Brücknerschen Versuchen angenommenen Voraussetzungen bezüglich der Wahl von vier „Grundfarben", z. B. in Form der sog. „Urfarben" ein, so lassen sich, wie Brückner hier in sehr interessanter Weise gezeigt hat, durch einfache Umrechnungen seine Kurven gewinnen. Eine andere Frage ist die, wie man von den Brücknerschen Versuchen aus zu den Königschen Kurven zurückgelangen kann. Jedenfalls ergibt die Art dieser Beziehungen, dass den Dreilichtereichungen der Wert fundamentaler Bestimmungen zukommt.

Es ist von grossem Interesse, dass die beiden scheinbar so verschiedenen Methoden bei Einsetzen der gleichen Voraussetzungen zu mindestens annähernd gleichen Resultaten führen. Wir haben hier eine schöne Beleuchtung der Tatsachen vor uns, die zur Aufstellung von Zonentheorien geführt haben: dass zwar die unmittelbaren Reizerfolge sich als Funktion dreier Variabler darstellen lassen, dass aber zum Verständnis gewisser, vor allem psychologischer Tatsachen die Einführung noch weiterer Voraussetzungen erforderlich ist, Voraussetzungen, die ihrerseits ohne die erwähnte dreikomponentige Gliederung ebenfalls keinen erschöpfenden Einblick in den physiologischen Aufbau des Sehorgans gestatten.

Herr Brückner (Schlusswort):

Ein physikalisch einfacher Reiz kann physiologisch komplex wirken, wie es für die Königschen Eichlichter angenommen werden muss. — Bei ausgedehnten Schuluntersuchungen auf Farbenblindheit, die wir in Basel ausgeführt haben, haben sich Anhaltspunkte dafür, dass Übergangsformen in dem besprochenen Sinne vorkommen, nicht ergeben. Bei weiblichen Konduktoren hat sich gelegentlich bei der Prüfung mittels Tafelproben eine gewisse Unterwertigkeit gezeigt, ohne dass doch am Anomaloskop eine Farbensinnstörung nachweisbar war. Diese mit einer Ansicht von Fleischer und von Schiötz stimmende Tatsache bedarf wohl weiterer Untersuchung, eventuell ist die Erklärung hierfür in quantitativen erblichen Verhältnissen zu suchen, wie sie neuerdings von Goldschmidt für die sexuellen Zwischenstufen nachgewiesen ist.

Herr Greeff (Schlusswort):

Es ist sicher, dass jedes Schema seine Vorzüge und seine Nachteile hat. Über diesen steht aber das Bestreben nach Einheitlichkeit. Ob die Bezifferung entgegengesetzt der Uhrzeigerbewegung geht oder mit ihr, darauf kommt es nicht so sehr an. Da die Kommission aber einmal einstimmig die Bewegung entgegen der Uhrzeigerbewegung angenommen hat, so bitte ich, dabei zu bleiben. Viel wichtiger ist, die gleichseitige Bezifferung für rechts und links. Dass der Tabo das Richtige getroffen hat, geht daraus hervor, dass die englische Optical Society unabhängig von dem deutschen Tabo dasselbe Schema aufgestellt hat.

Das Tabogesichtsfeld hat den Vorteil, dass es sich natürlich aus dem Taboschema entwickelt, also eine gleichartige Bezeichnung verbürgt und dass für rechts und links gleichseitige Bezeichnung gegeben ist, so dass korrespondierende Netzhautpunkte in gleicher Weise bezeichnet werden.

Dritte wissenschaftliche Sitzung.

Freitag, den 10. Juni 1927, nachmittags 3 Uhr.

Vorsitzender: Herr S t u e l p.

XXVI.

Zur Behandlung des Begleitschielens.

Von

C. H. Sattler (Königsberg i. Pr.).

Mit 1 Textabb.

Bei der Behandlung schielender Kinder soll der Augenarzt nicht nur die Beseitigung der kosmetischen Störung im Auge haben, sondern er soll vor allem bemüht sein, möglichst frühzeitig das physiologische Zusammenarbeiten beider Augen beim Sehen zu erreichen. In Verfolgung dieses Prinzips habe ich planmäßig versucht, die Schielamblyopie bei Kindern durch Mastisolverband des führenden Auges zu bessern und bei beiderseits gutem Sehvermögen und nicht zu grossem Schielwinkel durch entsprechend starke Prismenbrillen den binokularen Sehakt wieder herzustellen.

Über die Erfahrungen, die ich hierbei gesammelt habe, möchte ich kurz berichten. Eine ausführliche Bearbeitung findet sich in der demnächst erscheinenden Festschrift zum 50jährigen Bestehen der Königsberger Universitäts-Augenklinik in der Zeitschrift für Augenheilkunde.

Unter 280 schielenden Kindern hatten 138 eine Schielamblyopie und vermochten 36 nur exzentrisch zu fixieren.

In 6 Fällen konnte ich beobachten, dass die Amblyopie erst nach 1—6 Jahre lang bestehendem Schielen an bisher gut sehenden Augen auftrat.

Zur Besserung einer Schielamblyopie empfiehlt es sich, mit Mastisol auf das führende Auge ein undurchsichtiges Läppchen zu kleben. Dieser Verband ist äusserst einfach, wird von der Haut gut vertragen und vor allem können ihn die Kinder nicht unbemerkt verschieben und sich so nicht eine Lücke zum Sehen herstellen.

Zur Durchführung der Verbandbehandlung ist es wichtig, die Eltern über Zweck und Notwendigkeit des Verbandes aufzuklären und sich ihre verständnisvolle Mitarbeit zu sichern.

Durch dauernden Mastisolverband erreicht man rascher eine Besserung des Sehens als durch stundenweises Verbinden.

Unter 102 Kindern mit Schielamblyopie, die zentral zu fixieren vermochten, konnten 80 Fälle genügend lange beobachtet werden. Bei diesen Kindern mit einem Durchschnittsalter von 7½ Jahren wurde das Sehvermögen durchschnittlich auf das 27fache gebessert und ein durchschnittlicher Endvisus von 0,7 erzielt.

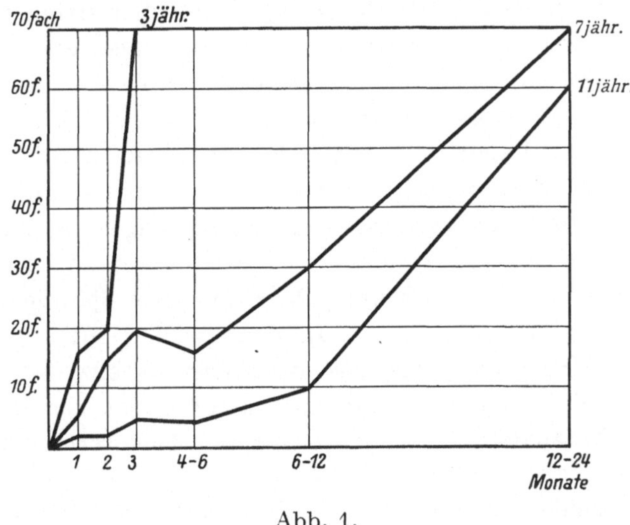

Abb. 1.

Wie lange Zeit es dauert, bis das Sehvermögen des schwachsichtigen Auges wieder hergestellt ist, hängt hauptsächlich davon ab, wie alt das Kind ist, wie lange das Schielen und die Amblyopie bestehen und ob der Mastisolverband in wirklich einwandfreier Weise regelmäßig angelegt worden ist.

Aus einer Zusammenstellung über die Zeitdauer, die die Besserung der Amblyopie in den einzelnen Lebensaltern benötigt, möchte ich Ihnen die Kurven der durchschnittlichen Besserung des Sehvermögens bei 8 dreijährigen, bei 22 siebenjährigen und 12 elfjährigen Kindern zeigen. (Abb.)

Nach 2 Monate langem Mastisolverband war das Sehvermögen bei den Dreijährigen durchschnittlich auf das 20fache, nach 3 Monaten auf das 70fache gebessert; dagegen war nach doppelt so langer Zeit, nämlich nach 4—6 Monate langem Verbinden das Sehvermögen im Durchschnitt bei den siebenjährigen Kindern erst auf das 16fache und bei den elfjährigen auf das 4fache gestiegen. Doch war nach 1—2jährigem Verband, der sich bei den ostpreussischen Patienten fast stets so lange durchführen liess, auch bei den Sieben- und Elfjährigen eine Besserung auf das 60—70fache zu erreichen.

In den Fällen mit exzentrischer Fixation des schielenden Auges bereitet die Wiederherstellung des Sehvermögens erhöhte Schwierigkeit, da zunächst eine Umstellung auf zentrale Fixation erfolgen muss. Eine solche erreichte ich unter den 36 Kindern mit exzentrischer Fixation 25mal, und zwar bei 13 innerhalb eines Monats und bei 11 innerhalb von 2—4 Monaten. Bei einem trat nach 10 Monate lang, häufig kontrolliertem, gut angelegtem Verband vorübergehend und nach 12 Monaten dauernd zentrale Fixation ein. Erst danach erfolgte eine raschere Besserung des Sehvermögens.

In den 11 Fällen von exzentrischer Fixation, die zentrales Sehvermögen, trotz objektiv normalen Augenbefunds nicht wieder erlangten, wurde der Verband meist nicht lange und nicht sorgfältig genug durchgeführt, denn die Patienten entzogen sich nach 1—6 Monaten der Beobachtung. Nur bei einem 8jährigen Jungen war das führende Auge über 1 Jahr lang sicher gut und dauernd verbunden. Hierdurch war das ausschliesslich exzentrische Sehvermögen bei Fixation mit einer etwa 30^0 nasal von der Fovea gelegenen Netzhautstelle von $^1/_{120}$ auf $^1/_{10}$ gebessert. Der Junge las Nieden Nr. 3 fliessend in 5 cm und brachte in allen Schulfächern, besonders im Schreiben, nur die besten Noten nach Hause.

Im Gegensatz zu dieser in einzelnen Fällen von exzentrischer Fixation beobachteten verzögerten Beseitigung der Amblyopie war eine auffallend rasche Besserung der Schwachsichtigkeit bei Anisometropie mit nur periodischem Schielen festzustellen. So stieg bei einem 7jährigen Jungen mit einer Refraktion von R. $+ 5{,}0$, L. $+ 2{,}0$ das Sehvermögen mit Korrektion innerhalb von 6 Wochen von $^1/_{30}$ auf $^5/_6$. Es ist dies wohl so zu erklären, dass infolge der starken Anisometropie das Bild des einen Auges weniger ins Bewusstsein trat, und infolgedessen eine starke Unterdrückung des Schielaugenbildes nicht notwendig war.

In 17 Fällen erlebte ich, dass bei nicht genügend häufiger Kontrolle des Sehvermögens die gut beseitigte Amblyopie wieder rückfällig wurde. In einem Fall kam es zwischen dem 3. und dem 8. Lebensjahr nicht weniger als viermal zu einem neuen hochgradigen Verfall des Sehvermögens auf $^1/_{60}$—$^1/_{240}$, während es sich in der Zwischenzeit durch 1—2monatlichen Verband jedesmal auf $^1/_3$—$^1/_2$ gehoben hatte. In der Regel bedarf die Beseitigung der rückfälligen Sehschwäche nur der Hälfte oder des 3. Teiles der Zeit, den die Besserung der anfänglichen Schielamblyopie erfordert hatte.

Nach zu lange durchgeführtem Verband kann das bisher schielende Auge das führende werden. In drei derartigen Fällen beobachtete ich, dass das früher führende bessere Auge hochgradig amblyopisch wurde.

Um einen Rückfall der Schielamblyopie oder einen Umsprung auf das andere Auge zu verhüten, muss man öfters Sehprüfungen ausführen, und falls sich nach guter Korrektion eines etwaigen Brechungsfehlers eine wesentliche Differenz im Sehvermögen beider Augen findet, das bessere Auge im Sehen durch Verband, gelegentlich auch durch Atropinisieren beeinträchtigen.

Wesentlich zweckmäßiger erscheint es mir, einen Rückfall der Amblyopie dadurch zu verhüten, dass man den binokularen Sehakt, wenn irgend möglich, wieder herstellt. Bekanntlich gelingt dieses in vielen Fällen von Einwärtsschielen bei Hyperopie (besonders wenn das Schielen periodisch ist) durch Vollkorrektion der Hyperopie, eventuell mit Dezentration der Konvexgläser nach aussen. Bei älteren Kindern wird man versuchen, durch operative Korrektion binokulares Sehen zu erreichen.

Bei Kindern vom 2.—8. Lebensjahr, bei denen eine etwa vorhandene Amblyopie restlos beseitigt war und nach voller Korrektion einer etwaigen Hyperopie ein Schielwinkel von weniger als 20^0 bestand, versuchte ich durch Kombination der Korrektion mit Prismen (bis zu höchstens 22^0 jederseits) binokulare Verschmelzung zu erzielen.

Mein leitender Gedanke war dabei, dass sich durch das Tragen der Prismenbrille der Fusionszwang üben, die Fusionsbreite erweitern und dadurch in manchen Fällen ein bisher manifestes Schielen unter Verringerung der Prismenstärke allmählich in ein latentes umwandeln liesse, dass aber in jedem Fall die Übung des binokularen Sehaktes für den funktionellen Erfolg einer später etwa notwendigen Schieloperation nur von Vorteil sein konnte.

Die Kinder trugen bei sachgemäßer Anpassung die starken Prismenbrillen nicht ungern. Den Grad binokularer Verschmelzung und Tiefenwahrnehmung prüfte ich 1. durch Feststellung, in welcher Stärke adduzierende und abduzierende Prismen unter Beibehaltung der binokularen Fixation überwunden werden konnten, 2. durch den mit allen notwendigen Kautelen ausgeführten Hering-

schen Stäbchenversuch, 3. am Bielschowskyschen Universal-
prismenapparat durch neuentworfene stereoskopische Bilder, die
dem kindlichen Interessenkreis angepasst waren, zur Verschmelzung und Tiefenwahrnehmung anregten und auch von kleinen
Kindern mit Eifer und Lust betrachtet wurden.

Die bei älteren Kindern ausgeführte Prüfung, ob das ununterbrochene Lesen durch einen senkrecht zwischen Augen und
Druckschrift gehaltenen Stab behindert wird, zeigte sich als nicht
beweisend für das Bestehen eines binokularen Sehakts, da das
ungestörte Lesen bei diesem Versuch von einzelnen der Kinder
mit manifestem alternierenden Schielen nach Übung durch raschen
Wechsel der Fixation erlernt wurde.

Der Kürze der Zeit halber sei nur zusammengefasst, dass
ich unter 84 einwärts schielenden Kindern, denen ich Brillen mit
Prismen von 6—22⁰ Stärke verordnet hatte, bei 56, also bei zwei
Drittel ein binokulares Sehen nachweisen konnte. Soweit die
Kinder für eine Doppelbildprüfung verständig genug waren,
ergab sich normale Lokalisation.   23 Fälle zeigten sichere exakte
Tiefenwahrnehmung beim Stäbchenversuch bzw. bei Untersuchung
mit stereoskopischen Bildern, und zwar öfters erst nach mehr-
wöchigem Tragen der Prismenbrille. Bei 7 Fällen liess sich die gute
Fusion daraus erkennen, dass Prismen von im ganzen 6—32⁰ unter
Beibehaltung der binokularen Fixation in allmählich zunehmender
Stärke überwunden werden konnten.   Bei 19 Fällen bestand einwandfreie Verschmelzung stereoskopischer Bilder ohne Tiefenwahrnehmung, und bei einer letzten Gruppe von 7 Fällen (meist
kleinen Kindern) fand sich dauernd exakte binokulare Einstellung
mit der Prismenbrille.

Unter den 56 Fällen war bei etwa der Hälfte eine früher
bestehende Amblyopie beseitigt worden.

Unter den Fällen mit guter Tiefenwahrnehmung waren etwas
mehr Kinder, die früher alternierend geschielt hatten als solche,
bei denen ein Auge amblyopisch gewesen war.

Es steht diese Feststellung im Gegensatz zur Angabe von
Worth, dass bei alternierendem Schielen die Fusion kongenital
fehle.

Bei 15 Kindern konnte ohne Verlust des binokularen Sehens
die Stärke des Prismas allmählich verringert werden, bei mehreren
bestand schliesslich nach gänzlichem Weglassen der Prismen nur
noch periodisches Schielen, während sie früher dauernd geschielt
hatten.   Natürlich ist zu berücksichtigen, dass bei der Fähigkeit,

eine Schielstellung durch Verschmelzung zu überwinden, das körperliche Allgemeinbefinden eine sehr grosse Rolle spielt.

Meine Ausführungen sollten Ihnen zeigen, dass es bei Kindern bis etwa zum 14. Lebensjahre in der weit überwiegenden Mehrzahl der Fälle bei genügender Ausdauer gelingt, eine bestehende Schielamblyopie durch Mastisolverband des besseren Auges zu beseitigen, sowie ferner, dass es in vielen Fällen, sowohl von alternierendem Schielen, wie nach vorausgegangener Schielamblyopie bei nicht zu grossem Schielwinkel und bei gutem Sehvermögen beider Augen möglich ist, durch Verordnung von Prismenbrillen einen binokularen Sehakt wieder herzustellen. Dadurch ist ein Rückfall der Amblyopie zu verhüten; das Schielen ist zwar nur in vereinzelten Fällen unter allmählicher Verringerung der Prismenstärke zu beseitigen, doch dürfte die Prognose für den funktionellen Erfolg einer Schieloperation wesentlich gebessert sein.

Da stereoskopische Fusionsübungen bei Kindern, besonders solchen über 6 Jahren, meist ergebnislos und ferner sehr zeitraubend und mühsam sind, verdienen die geschilderten Erfolge mit Prismenbrillen der Beachtung.

Dass die Schielamblyopie fast ausnahmslos durch funktionelle Unterdrückung des Bildes und nicht durch einen kongenitalen organischen Fehler im Schielauge bedingt ist, scheint mir nach den geschilderten Beobachtungen ohne Zweifel.

XXVII.

Über Altersstarextraktionen in der Kapsel.
Von
J. Kubik (Prag).

Wenn die Versuche, die extrakapsuläre Linsenextraktion zugunsten der intrakapsulären zurückzudrängen, immer von neuem aufgenommen werden, so sehe ich die Berechtigung hierfür in zwei schwerwiegenden Momenten. Der erste ist die äusserst geringe postoperative Reizung, die übereinstimmend von allen Autoren bei der intrakapsulären Extraktion angegeben wird, und der zweite ist der Wegfall einer Nachstaroperation. Es ist bekannt, dass mit zunehmender Übung des Operateurs auch bei der gewöhnlichen extrakapsulären Kataraktextraktion die Zahl der Nachstardiszissionen sich vermindert. Doch jeder wird bestätigen, dass auch dem besten Operateur die Nachstaroperationen nicht erspart bleiben. Vollständig unberechenbar ist die Entstehung eines Tröpfchennachstares, die von uns unbekannten Zufälligkeiten abhängt. Bei gleichen Schwierigkeiten und bei gleichen Operationsresultaten wäre deshalb unbedingt die intrakapsuläre Extraktion vorzuziehen.

Von der ursprünglichen Smithextraktion sind wir heute abgekommen. Auch eine genaue Indikationsstellung kann bei ihr den Glaskörperverlust nicht verhindern, höchstens vermindern.

Die von Barraquer ausgearbeitete Extraktion, die Phako-erisis, leistet sicher in der Hand des geübten Operateurs vorzügliches, sie wäre direkt die ideale Operation, wenn sich die Festigkeit der Zonulafasern und der Linsenkapsel im voraus sicher bestimmen liesse und wenn die zu ihr notwendige Apparatur nicht so diffizil und umständlich wäre. Dieser letzte Grund wird, abgesehen von den grossen Schwierigkeiten der Technik und von dem immer vorhandenen Gefahrenmoment in der Hand des weniger Geübten, einer allgemeinen Anwendung dieser Operation im Wege stehen.

Eine intrakapsuläre Extraktionsmethode, welche keine grösseren Gefahren bietet als die geläufige extrakapsuläre und mit den Mitteln eines jeden Operationssaales mit kleiner Assistenz ausführbar ist, ist die Extraktion nach Stanculeanu-Török, die im Laufe der letzten $1\frac{1}{2}$ Jahren an unserer Klinik systematisch erprobt wurde. Über unsere damit erzielten Resultate soll hier berichtet werden. Hervorheben möchte ich, dass wir diese Operation nur ausführen, wenn wir uns von dem Patienten vollständig unabhängig gemacht haben. Das will heissen, dass wir durch kunstgerecht ausgeführte Akinesie jedes Pressen des Patienten unmöglich machen, weiter, dass die Anlegung einer Zügelnaht durch den Rectus superior das Auge in der zur Operation bequemsten Lage hält. Ausgezeichnet bewährt hat sich uns ferner eine retrobulbäre Injektion von Kokain-Adrenalin, welche einerseits den Tonus der Augenmuskeln herabsetzt und andererseits durch die Anämisierung des chorioidealen Gefäßsystems den Glaskörperdruck stark verringert. Besonders vorteilhaft und bei jeder intrakapsulären Extraktion obligatorisch ist die Anlegung einer Bindehautnaht nach dem Lappenschnitt.

Der Gang der Operation ist folgender: Lappenschnitt mit Bindehautnaht, welche geknüpft, jedoch nicht angezogen wird. Darauf erfolgt mit der Weckerschere eine kleine Iriswurzelinzision, welche also der Extraktion der Linse bei dieser Methode vorangeht. Nun folgt das Fassen der Linsenkapsel mit einer von Elschnig modifizierten Kaltschen Kapselpinzette. Es ist dies eine zahnlose glatte Pinzette, welche so geformt ist, dass ein Mitfassen der Iris ausgeschlossen ist. Die geschlossene Pinzette wird auf der Vorderfläche der Linse bei weiter Pupille bis nahe zum unteren Pupillenrand, bei etwas engerer Pupille etwas zwischen Iris und Linse nach unten geführt, dann auf 2—3 mm geöffnet und bei mäßigem Druck in der Achse des Auges sanft geschlossen. Der Operateur fühlt nach einiger Erfahrung sehr bald, auch wenn eine Blutung den Einblick verhindert, ob die Kapsel gefasst ist oder ob die Pinzette abgleitet. Im letzten Fall wird das Manöver des Fassens einige Male wiederholt, ohne dass wir jedoch das Fassen der Kapsel forzieren würden. Falls dies nicht leicht glückt, so wird statt dessen mit der gewöhnlichen gezähnten Kapselpinzette ein Stück Kapsel entfernt und die gewöhnliche extrakapsulare Extraktion angeschlossen. Wenn die Kapsel gefasst ist, erfolgt durch vorsichtiges Hin- und Herbewegen die allmähliche Lockerung der Linse, die künstliche Luxation. Wir halten diesen Akt der Operation für den wichtigsten, weil erfahrungsgemäß bei brüsken Bewegungen und bei unangebrachter Eile bei diesem Akt die Kapsel einreisst, ehe noch die Zonulafasern abgerissen sind. Wir pflegen im allgemeinen auf diesen Akt der Operation 10—15 Sekunden zu verwenden. Dann erfolgt durch vorsichtiges langsames Heben der Pinzette nach vorne und oben und durch gleichzeitigen Druck mit dem Knopf eines Muskelhakens die Stürzung der Linse, so dass der untere Linsenrand, in dessen Nähe die Kapselpinzette ansetzt, zuerst in der Hornhautwunde erscheint. Dieses Stürzen der Linse ist wesentlich. Unsere ersten Misserfolge sowie auch die weniger befriedigenden Resultate, über die seinerzeit Elschnig berichtet hat, sind auf die Nichtbeachtung dieses Punktes, der uns damals noch nicht klar war, zu beziehen. Bei kombinierten Extraktionen wird in der Regel auch dieses Sturzmanöver ausgeführt, doch kann hier gar nicht so selten die Linse rechtläufig entbunden werden, d. h. so, dass der obere Linsenrand zuerst in der Wunde erscheint. Nach der Entbindung der Linse wird sofort die vorgelegte Bindehautnaht, die schon geschlungen daliegt, angezogen, die Iris gleitet in den meisten Fällen ohne Reposition spontan in ihre natürliche Lage zurück. Falls dies nicht der Fall ist, so wird mit einem Spatel reponiert.

Bei der von uns befolgten Technik ist die Gefahr des Glaskörperverlustes minimal. Sollte trotzdem der Glaskörper drohend im Pupillarbereich stehen und die Iris nach oben schieben, so genügt häufig eine kurze Unterbrechung der Operation durch

Herausnahme der Lidhalter, eventuell vorsichtigste Massage des Oberlides, um den drohenden Glaskörpervorfall zu verhindern. Ich betone noch einmal, dass die sofort geschlossene Naht wohl das wirksamste Mittel gegen den Glaskörperverlust ist, da wir wiederholt anlässlich anderer, nicht in dieser Statistik behandelter Operationen, bei denen wir Glaskörperverlust erwarteten, den Glaskörper nach Anziehen der Bindehautnaht sich spontan zurückziehen sahen.

Für einen geübten Operateur ist die Methode nach Stanculeanu-Török nicht schwierig, doch muss gesagt werden, dass sie keine Anfängeroperation ist.

Ich komme jetzt zur Besprechung der Operationsresultate. Wir haben im Jahre 1926 und 1927 ziemlich wahllos alle möglichen Kataraktformen nach dieser Methode operiert. Im folgenden wird unter positiven Fällen die gelungene Extraktion in der Kapsel verstanden, unter negativen Fällen jene, bei welchen entweder die Kapsel beim Versuch des Fassens geplatzt ist oder bei welchen sie erst platzte, als die Linse schon halb entbunden in der Wunde stand. Die 4 Fälle, bei welchen sich die Kapsel nicht fassen liess und infolgedessen mit der gezähnelten Pinzette herausgerissen wurde, sind ebenfalls unter die negativen Fälle aufgenommen. Am häufigsten platzt die Linsenkapsel bei den negativen Fällen, wenn die Linse schon in der Wunde steht, sie wird dann fast immer ganz geholt. Unter einfachen Stanculeanu-Török-Fällen verstehen wir die Extraktion mit Erhaltung der runden Pupille, unter kombinierten die Fälle, wo vorher iridektomiert wurde.

Unter den 189 Fällen, welche vom 1. Januar 1926 bis Ende März 1927 nach Stanculeanu-Török operiert wurden, waren 144 Fälle von seniler Katarakt, 14 Fälle von komplizierter Katarakt, 3 Fälle von traumatischer Katarakt, 20 Fälle von zyklitischer Katarakt, 1 Heterochromiekatarakt, 4 kongenitale Katarakte und 3 Fälle von klarer Linse bei Individuen zwischen 38 und 52 Jahren, welche wegen hoher Myopie extrahiert wurden. Es sei gleich erwähnt, dass unter diesen 189 Extraktionen keine einzige Infektion weder leichterer noch schwererer Art vorkam. Die 144 senilen Katarakte gliedern sich in 16 inzipiente, 70 immature, 51 mature und 7 hypermature Katarakte. Von den senilen Katarakten konnten 77 extrahiert werden in der Kapsel mit runder Pupille, 9 in der Kapsel mit Iridektomie, in 47 Fällen riss bei runder Pupille die Kapsel ein, ebenso in 11 Fällen bei der kombinierten Extraktion. Wir haben also 86 positive, 58 negative

Stanculeanu-Török-Extraktionen gegenüberstehen, von denen die letzten natürlich nicht als Misserfolge zu bezeichnen sind, sondern letzten Endes der Extraktion aus der Kapsel mit besonders gründlicher Entfernung aller Reste gleichzustellen sind.

Von den 16 inzipienten Katarakten waren 11 positiv, 5 negativ, von den 70 immaturen 50 positiv, 20 negativ, von den 51 maturen Katarakten 21 positiv, 30 negativ und von den 7 hypermaturen 4 positiv, 3 negativ. Wir sehen aus dieser Tabelle, dass bei den inzipienten und immaturen Katarakten die Entbindung in der Kapsel leichter glückt als bei maturen und hypermaturen.

Auffallend ist der Unterschied in der Zahl der Korpusverluste bei unserer jetzigen Methode und bei der früheren Methode, über die Elschnig berichtet hat. Während damals noch 6% Glaskörperverluste zu verzeichnen waren, haben wir jetzt unter den 144 Kataraktextraktionen nur zweimal Glaskörperverlust bei der Operation zu verzeichnen, und ebenso überwiegt in unserer jetzigen Statistik die Zahl der gelungenen Fälle weit die der nicht gelungenen. Es liegt nahe, dass diese viel günstigeren Resultate mit der geänderten Vorbereitung in Zusammenhang stehen. Der Rückgang des Glaskörperverlustes geht auf Konto der Akinesie, der Bindehautnaht und der retrobulbären Kokain-Adrenalininjektion. Wenn ich noch erwähne, dass unter den 45 restlichen Extraktionen nach Stanculeanu-Török dreimal Glaskörperverlust beobachtet wurde, und zwar zweimal bei komplizierter und einmal bei zyklitischer Katarakt, so sind alle operativen Komplikationen, welche unter diesen 189 Extraktionen vorkamen, aufgezählt.

Nun kämen noch die Komplikationen während der Heilung: Unter den 144 Kataraktextraktionen trat elfmal Wundsprengung auf ohne Irisprolaps und sechsmal Wundsprengung mit Prolaps. Von den 6 Prolapsen blieben 4 subkonjunktival, was sicher nur der Bindehautnaht zu verdanken ist, so dass sie alle 4 reponiert werden konnten und bei allen 4 Fällen eine zentrale runde Pupille erhalten blieb. In 2 Fällen, wo der Prolaps nicht von Bindehaut gedeckt war, musste er abgetragen werden. Wir sehen also, dass Heilungskomplikationen bei der intrakapsularen Extraktion nicht öfter auftreten als bei den extrakapsulären.

Die Vermutung, dass bei den positiven Stanculeanu-Fällen, wo der Schutz der Linsenkapsel wegfällt, die postoperative Prolapsgefahr grösser sein würde als bei den negativen, bestätigt sich nicht, denn von den 6 Prolapsen betrafen 3 positive und 3 negative Stanculeanu-Fälle.

Was nun die Resultate quoad visum anlangt, so muss gesagt werden, dass sich die negativen Stanculeanu-Török-Fälle in nichts von einer gewöhnlichen Extraktion unterscheiden, und dass bei den positiven Stanculeanu-Fällen der unmittelbare Effekt ein besserer ist als bei den gewöhnlichen, weil ja das Pupillarbereich frei ist. Bei den positiven Stanculeanu-Fällen ist der Glaskörper in der Pupille entweder flach oder pilzhutförmig vorgewölbt, dabei ist die Glaskörpergrenzmembran durch eine feinste Pigmentierung, die das Sehen nicht stört, abgegrenzt. Auch die schon von Knapp beobachteten zartesten Glaskörpertrübungen in den vorderen Abschnitten bleiben stationär und stören den Visus nicht. Jedenfalls hatten wir, und das spricht für die Methode, keinen einzigen Verlust zu verzeichnen.

Wenn wir nur das eine von den Stanculeanu-Török-Extraktionen sagen könnten, dass sie dasselbe leistet wie die extrakapsulare Extraktion, so wäre das keine zur Erprobung auffordernde Empfehlung. Wenn wir aber sehen, dass kein einziger positiver Stanculeanu-Török-Fall eine Nachstaroperation nötig hat und konstatieren, dass der Heilungsverlauf ganz ausserordentlich reizlos ist, so ist das, glaube ich, eine Empfehlung, welche zur Überprüfung auffordert.

Wir erhoffen von dieser Mitarbeit eine Präzisierung der auf Grund unserer Erfahrungen aufgestellten Indikation für die Stanculeanu-Török-Operation. Sie ist überflüssig bei den maturen Katarakten und im allgemeinen auch bei den hypermaturen Katarakten, bei letzteren nur dann anzuwenden, wenn eine stark verdickte Kapsel, eventuell schon Schlottern der Linse vorliegt. Dagegen ist sie bei den inzipienten und immaturen Katarakten unbedingt zu versuchen, ebenso bei diabetischen Katarakten und klaren Linsen. Nach unseren Erfahrungen sind speziell die nuklearen Katarakte und die nur einige wenige Trübungen zeigenden weichen Katarakte für den Stanculeanu-Török sehr geeignet. Nicht anzuwenden ist die Methode bei allen grossen rigiden Linsen, also vor allem bei den grossen braunen Kataraktformen und bei der Cataracta nigra. Ich möchte zum Schluss noch erwähnen, dass unter diesen hier berichteten Stanculeanu-Török-Extraktionen die Mehrzahl vom Chef der Klinik und von den 3 ältesten Assistenten der Klinik 31 Extraktionen ohne Komplikationen ausgeführt wurden.

XXVIII.

Technik und Ergebnisse ambulanter Staroperationen.

Von

Krusius (Helsingfors).

M. H.! Meine heutigen Mitteilungen betreffen operative Erfahrungen, die eine Zeitspanne von fast 17 Jahren selbständiger und alleinverantwortlicher operativer Tätigkeit umfassen. Sie beziehen sich sowohl auf ländliche wie auf städtische Verhältnisse, auf ein zivilisiertes Menschenmaterial wie auf primitivere Naturvölker, von der tropischen Zone bis zu nördlichen Breiten, unter Bedingungen des Krieges wie denen des Friedens.

Ich beschränke mich im besonderen auf die Staroperationen, berücksichtige aber hierin sowohl die glatten, unkomplizierten Altersstare, wie die kompliziertesten Starformen jahrelang Blinder und an durch Star komplizierten Augenleiden Erblindeter, soweit nur irgend eine Verbesserung des Sehvermögens bzw. der praktischen Erblindung aus einer technisch erfolgreichen Staroperation zu erwarten war.

Die Vorbereitung der Operation berücksichtigte im allgemeinen die Gesamtkonstitution betreffende Gesichtspunkte, und zwar waren es gerade diese, die mich in erster Linie zu der ganz- oder halbambulanten Form der Operation führten, deren Technik und Ergebnisse der Gegenstand meiner heutigen Mitteilungen sind. Eine jede Operation bedeutet einen zwiefachen Eingriff in den normalen Lebenslauf des Organismus, einmal durch den psychischen Schock und die Veränderung der Lebensbedingungen allgemeiner Art, wie veränderte Umgebung, Klinikaufenthalt, Krankheitsbewusstsein, Bettgebundenheit etc., Faktoren, die bei labilen und zumal bei alten Menschen einen grösseren Eingriff darstellen als die lokale Operation an sich, zweitens durch den rein chirurgischen Eingriff am Sehorgan selbst und die dadurch diesem zugefügten Verstümmelungen und auferlegten Verpflichtungen der Heilung. Beide Eingriffe sind so leicht wie möglich zu gestalten. Die grösste Möglichkeit hierzu bot in immer mehr sich von selbst aus der Praxis herausentwickelnder Technik der erste allgemeine Gesichtspunkt. Es schien mir kein Gegenbedenken gleichgewichtiger Art zu bestehen, welches hinderte, die Staroperation des Auges, unbeschadet ihrer qualitativen Höchstbedeutung und aller ärztlichen Verwantwortlichkeit, zu einem Eingriff zu machen, der im allgemeinen Lebenslaufe annähernd gleich bedeutungslos verlief, wie irgend eine andere technisch vollendete Organoperation, z. B. der Zähne, kurzum, man musste durchaus diese Operation aller für den Greisen katastrophalen Begleiterscheinungen entkleiden. Denn der alte Mensch gleicht einer Maschine, die am sichersten und besten im gewohnten Tempo arbeitet, und bei der auch die kleinsten Schädigungen bei einer gleichzeitigen Veränderung der Gesamtbeanspruchung verhängnisvoll werden können, die im gewohnten Trotte aber leicht und besser überwunden werden. Ich habe deshalb, wo irgend möglich, alte Menschen nicht ihrer gewohnten Umgebung entrissen und psychisch sowohl den Zeitpunkt wie den Entschluss und die Art der Ausführung der Operation dem Patienten gegenüber nach Möglichkeit als ein im normalen Alltag liegendes Geschehnis gestaltet. Jahreszeit und Zeitpunkt so gewählt, dass der Körper in seinen Lebens- und speziell Verdauungsfunktionen störungsfrei war, durch Diät und Abführmittel schon vorher darauf hingearbeitet, Allgemeinstörungen innersekretorischer Art, sowie Zucker, zwanglos zu mildern. Ohne in ihnen aber eine Gegenindikation zu sehen, soweit der Körper damit wie mit einer chronischen Schädigung in einen Zustand des Gleichgewichts, d. h. Zustand relativer Heilung, gelangt war.

Neben dieser allgemeinen Vorbereitung geht die Vorbereitung des zu operierenden Auges: Tunlichst schon am Tage vor der Operation peinlichste Zilien- und Lidrandtoilette, kurzes Abkappen der Wimpern, Abreiben des Lidrandes mit Alkoholstieltupfer, Behandlung der Bindehaut mit Protargol. Komplizierende Leiden des Tränensackes und Trachom wurden nach Möglichkeit beseitigt oder wenigstens gebessert, waren aber keine absolute Gegenindikation des Operierens, falls dies aus den bei meinem Menschenmaterial meist zwingenden äusseren Gründen vorher nicht möglich war. Eine Schädigung des Operationsfeldes durch Infektion seitens dieser komplizierenden Leiden während der Operation wurde durch die Technik der Trockenoperation sowie der peinlichsten Beseitigung aller von der vorausgehenden Protargolreinigungsspülung übrigen Flüssigkeits- und Sekretsreste vermieden. Eine Spätinfektion nach der Operation wurde durch die zu besprechende Technik des Wundschlusses vermieden.

Die Operation selbst wurde eingeleitet durch eine vorausgeschickte interne Verabreichung einer Bromuraltablette, sowie durch Einlegung einer Kokainkomprette in den Bindehautsack des

zu operierenden Auges mit Verschluss desselben bis zum Operationsbeginn. Lidinfiltration erübrigte sich. Jodierung von Lidrand und
Aussenhaut nur bei toleranter Haut, sonst lieber Alkoholabreibung
derselben. Sperrlidhalter. Spülung des Bindehautsackes mit
beliebiger, schwachdesinfizierender, möglichst indifferenter Flüssigkeit zur mechanischen Reinigung mit peinlichster Absaugung aller
Flüssigkeitsreste durch Spitztupfer. Subkonjunktivale Infiltration
der oberen Augapfelhälfte durch Novokain-Akoinlösung und anschliessend perikorneale Loslösung der Bindehaut in 180—120 Grad
Ausdehnung mit weitgehender Unterminierung nach oben. Legung
von je einer verkürzenden Bindehautnaht im nasalen und temporalen
Loslösungsbereiche, wie 1915 hier als Methode plastischer Deckung
beschrieben. Entspannungsfäden nasal und temporal zur Spreizung
der Bindehautentblössung. Zügelnaht durch den Rectus superior
oder Fassung desselben unter der dadurch nach oben zurück-
geschobenen, frei präparierten Bindehaut mit der Fixationspinzette.
Kornealschnitt mit dem Linearmesser im Limbuswundbereiche in
um wenige Grad geringerer Ausdehnung als die Bindehautentblössung. Peinlichstes Trockentupfen des so freigelegten subkonjunktivalen Operationsfeldes, wie auch der Hornhautschnitt
erst gesetzt wird, nachdem der subkonjunktivale Bezirk völlig
bluttrocken. Anschliessend Starextraktion mit oder ohne Kapsel,
je nach Wahl; ersteres tunlichst mit vorhergehender breitbasiger,
totaler Iridektomie, Lockerung der Zonula in diesem Bereiche mit
dem Irisspatel und Entbindung der Linse und Kapsel mit der
Schlinge. Kappung eventuellen, doch seltenen Glaskörperprolapses.
Schluss der schon zu Operationsbeginn gelegten, seitlichen Bindehautnähte, durch welchen die Bindehaut als fester Verschluss
sehnenförmig über die dadurch fest verschlossene Hornhautrand-
wunde gespannt wird. Die seitlichen Entspannungsfäden, sowie
die Rektuszügelnaht wurden bereits gleich nach dem Hornhaut-
randschnitt fortgenommen. Lidschluss nach nochmaliger Trocken-
tupfung des Bindehautsackes.

Doppelseitiger Verband mit Stärkebinde, der 5 Tage liegen
bleibt, während welcher Zeit an den Augen nicht gerührt wird,
bei normalem, vom gewöhnlichen Ruhedasein möglichst wenig
verschiedenen Leben des Patienten. Bettruhe, falls solche genehm
und nicht durch Alter gegenindiziert ist. Sonst bequemer Lehnstuhl,
weiche Kost, leichter Stuhlgang auf gewohntem Klosett, Vermeiden
von Kaffee und allzu vielen Getränken. ½ Stunde nach der
Operation nach Hartwerden der Stärkebinde verlässt der Patient mit

instruiertem Begleiter (meist dem pflegenden Angehörigen) zu Fuss den Operationssaal und fährt im Auto in seine Behausung (in Nordfinnland oft längere Bahnfahrt), um erst nach 5 Tagen sich erstmalig beim Arzte wieder vorzustellen, der aber ständig in telephonischer Verbindung mit dem pflegenden Angehörigen verblieben war, lokal am Auge aber nichts unternahm, sondern nur das allgemeine Wohlbefinden regelte. Am fünften Tage Erneuerung des doppelseitigen Verbandes, wobei der Stärkeverband durch einfachen Bindenverband ersetzt wurde, die Augen äusserlich von Verklebung und Absonderung gereinigt wurden, die Bindehaut vorsichtig einen Tropfen Protargol erhielt, sonst aber möglichst wenig am Auge gerührt wurde, insbesondere aber kein Atropin normalerweise gegeben wurde. Nach weiteren 3 Tagen Abwesenheit des Patienten Ersatz des beidäugigen Verbandes durch einen einäugigen des operierten Auges und gleichfalls Reinigung und Protargol. Dasselbe bei zu wechselndem einäugigen Verbande jeden zweiten Tag während der nächsten Woche, dann Fortlassen des Verbandes und rauchgraue Schutzbrille. 3 Wochen nach der Operation gewöhnlich Beendigung der laufenden Nachbehandlung, nachdem sich die Bindehautnähte in diesem Zeitraum fast stets spontan abgestossen, sowie die Bindehaut unter fester Deckung der Hornhautnarbe vom durchsichtigen oberen Hornhautteile zurückgezogen hat.

Ergebnisse: Kosmetisch am schönsten bei der früher von mir bevorzugten und jetzt nur auf die kosmetisch wichtigen Fälle beschränkten Extraktionen der Linse ohne Kapsel mit runder Pupille. Bevorzuge nun als Regel die Entbindung der Linse samt der Kapsel mit der Schlinge mit breitbasiger Iridektomie, weil komplikationsloser und mit bedeutend weniger Reizerscheinungen heilend, und weil ohne Nachstarbildung und daher auch ohne Nachoperation, was für mein Patientenmaterial aus inneren und äusseren Gründen meist von entscheidender Bedeutung war.. — Ich muss hervorheben, dass Komplikationen während der Operation, abgesehen von gelegentlichem, im Endeffekte bedeutungslosem Glaskörperverluste, unter den vielen Hunderten meiner Staroperierten, dank der beschriebenen Methode nicht vorkamen, desgleichen habe ich auch von postoperativen Komplikationen niemals eine Wundsprengung und niemals eine akute Infektion, trotz recht komplizierter Fälle, erlebt. Einmal einen chronischen, umschriebenen Glaskörperabszess bei einem hochgradig myopischen Auge, dessen Hornhautschnitt für die verhornte, grosse, schwarz-

braune Starlinse plus Kapsel zu klein war und durch Scherenschnitt erweitert wurde. Expulsive Blutung einmal, die durch die
Konjunktivalplastik intrabulbär zurückgehalten wurde, wegen
Drucksteigerung aber dann anschliessend zur Ausweitung des
Augapfels führte. Geringe intraokulare Blutungen bei gutem
Wundverschluss gelegentlich, zumal bei glaukomatöser Komplikation. Daher striktes Kaffeeverbot in allen Fällen. Heilung
durch diese intraokularen Blutungen verzögert, aber nicht beeinträchtigt. Chronische Reizerscheinungen waren selten und dann
auch nur bei solchen Augen, bei denen der Star kompliziert und Folge
eines chronischen, latenten, meist tuberkulösen Uvealleidens war.
Aufflackern chronischer Bindehaut- und Lidrandentzündungen mit
Gerstenkornbildungen waren störend als lästiger Zwischenfall, aber
auf den intraokularen Heilungsablauf dank der Technik des Wund-
verschlusses ohne Einfluss.

Als Vorteil dieser ambulanten Operations- und Nach-
behandlungsmethodik, die in langen Jahren aus der Erfahrung
besseren Erfolges an dem verschiedenartigsten Material unter
schweren Verhältnissen sich aus der ursprünglich rein klinischen
Methode herausentwickelte, hebe ich hervor: Die erheblich
grössere Sicherheit der Operation gegenüber Komplikationen,
sowie der erheblich geringere Eingriff in das Allgemeinbefinden
und die Lebensgewohnheiten der Patienten, erweiterten bedeutend
den Kreis der operativen Indikation, so dass ich weder wegen
hohen Alters (ein 95jähriger war keine Seltenheit als ambulanter
Starpatient), noch wegen Komplikationen, noch wegen mangelnder
äusserer klinischer Möglichkeiten Patienten abzuweisen brauchte,
deren Operation ich vielleicht früher nicht zu übernehmen gewagt
hätte.

XXIX.

Über die Staroperation mit der Lanze.

Von
Waldemar Lothar Meyer (Dresden).

Das Bestreben, auch den Altersstar mit der Lanze zu operieren, ist alt, und Weill, der im Jahre 1913 mit einer Reihe von Lanzenoperationen des Altersstars und mit seiner Methode der Operation hervortrat, konnte schon auf eine Reihe von Vorgängern hinweisen, deren erster, Santerelli, schon im Jahre 1795 seine Lanzenoperation in der italienischen Literatur empfahl. Auf die übrige historische Einleitung will ich nicht eingehen. Es ist ja kein Wunder, dass die Lanze immer wieder zur Ausführung der Staroperation versucht worden ist, ist sie doch das charakteristische Instrument des Augenarztes geworden, und wollte man ein Zunftwappen der Augenärzte entwerfen, so müsste man neben dem Augenspiegel die Lanze einfügen und nicht das Messer.

Angeregt durch die Arbeit und die Erfolge von Weill und eine Mitteilung über praktische Versuche mit der Lanze von Best 1913 habe ich angefangen, mit der Lanze zu operieren. Den Gedankengängen von Best über die Bedeutung des Bindehautlappens und seiner Darstellung als einer überflüssigen Komplikation, habe ich nicht folgen können, denn ganz abgesehen von der eignen operativen Erfahrung, war es ganz unwahrscheinlich, dass ein derart geschickter und erfahrener Operateur wie Kuhnt, die Bindehautdeckung für jede Art Hornhautwunde geradezu als Lebensarbeit gefördert hätte, wenn er nicht von ihrer Nützlichkeit durch die Erfahrung überzeugt worden wäre.

Es war mir also von vornherein klar, dass eine auf die Dauer brauchbare Methode des Lanzenschnittes für die Staroperation die Schaffung und Sicherung eines Bindehautlappens als Grundlage haben müsste und dass nur eine Methode anwendbar wäre, die sozusagen zu jeder Zeit die Entscheidung der Frage, ob mit oder ohne, oder mit peripherer Iridektomie erlaubte und nicht zwangsläufig eine Iridektomie erforderte zu einer Zeit, wo man doch schon sehr stark begonnen hatte, sich von der „Notwendigkeit" der Iridektomie bei der Staroperation frei zu machen.

Ich habe von Anfang an mit einer möglichst grossen gebogenen Lanze nach dem Vorgehen von Weill operiert. Die Bestsche

Lanze hat mir nicht zugesagt; sie entbehrt meines Erachtens gerade des Vorteils der Lanze, des glatten, zügigen Schnittes. Sie sticht nicht so gut, wie die gewöhnliche Lanze und ist nicht recht vorwärts zu bringen, vor allem ist mit ihr kein Bindehautlappen zu bilden. Ähnliches gilt von der Treutlerschen Doppellanze. Schon bei den ersten Operationen habe ich mir zur Bildung eines Bindehautlappens in derselben Weise geholfen, wie sie 1921 von Tuerk in seinem Bericht über 100 Lanzenoperationen angegeben worden ist. Ich habe einige Millimeter vom Limbus nach oben die Bindehaut mit der Lanzenspitze angehoben und dann erst die Lanze im Limbus eingeführt. Der erzielte Bindehautlappen war mir immer noch etwas zu schmal, namentlich für Operationen, bei denen fast mit Sicherheit auf Glaskörpervorfall zu rechnen war, bei luxierten oder subluxierten Linsen. In solchen Fällen habe ich die von Elena Puscariu 1914 aus der Bukarester Klinik veröffentlichte Methode der vorbereitenden Bindehautlappenbildung als sehr zweckmäßig empfunden, vorausgesetzt, dass man den Bindehautlappen ausserordentlich dünn abpräpariert. Der Lanzenschnitt lässt sich mit dieser Methode sehr glücklich kombinieren, die ich im übrigen für die Anwendung bei allen Staroperationen für zu umständlich halte, aber immer noch für besser, als die von Laas 1920 für sein Verfahren empfohlene Deckung mit doppelt gestieltem Bindehautlappen.

Auf der Suche nach einer für den Lanzenschnitt geeigneten Fixationsmethode, über „Stützbogen", modifiziert nach den ursprünglich von Schmidt angegebenen Stützbogen und allerhand Haltern bin ich schliesslich auf die von Perlmann 1919 zur Staroperation mit dem Messer und zum Lanzenschnitt empfohlene gabelförmige Pinzette verfallen. Bei Benutzung dieser Pinzette, die übrigens in ihrer Originalausgabe ein etwas gröbliches Instrument war und bei der Nachahmung durch die Werkstätten für Augeninstrumente sich nicht viel verfeinert hat, bin ich ganz von selbst zu einer einfachen und sicheren Methode zur Bildung eines genügend breiten Bindehautlappens gekommen. Beim Ansetzen der gabelförmigen Fixierpinzette fasse ich mit der oberen Branche die Bindehaut um etwa 5 mm höher als mit der unteren. Beim Schliessen der Pinzette zieht sich nun eine beliebig grosse Bindehautfalte über dem oberen Hornhautrand, die mit der Lanze dann durchstochen wird, wobei die Bindehautwunde allerdings sehr viel kleiner wird als die Hornhautwunde, was aber leicht mit der Schere ausgeglichen werden kann.

Ehe ich an der Hand von kleinen Skizzen mein Verfahren im einzelnen beschreibe, möchte ich noch einmal die Frage für oder wider die Lanzenoperation berühren. Zunächst ist wohl die Frage zu erheben: Brauchten wir eine neue Methode der Staroperation? Zweifellos war die Operation mit dem v. Graefeschen Messer sehr gut durchgebildet und führte zu guten Resultaten. Sollte man deswegen auf die Suche nach einer anderen Methode verzichten? Schaden kann es nie, wenn neue Operationsmethoden neben alten bewährten gesucht und geübt werden, denn es kann sich immer etwas Brauchbares daraus entwickeln.

Weill beginnt seine Mitteilung ,,Über Operation des Altersstares mit der Lanze'' mit den Worten: ,,Wir wissen alle, wie rasch Lanzenschnitte der Hornhaut heilen und wie regelmäßig und glatt ihre Narben aussehen.'' Aber, wie auch schon Tuerk in seiner Arbeit sagt, es ist ein Unterschied, ob sich an den Lanzenschnitt eine Iridektomie oder eine Staroperation anschliesst, und deshalb tritt auch er wie auch Laas und andere für die Bindehautdeckung ein. Mir selbst scheint nach meinen Erfahrungen im Gegensatz zu Best der Bindehautlappen als Schutz der Operationswunde so wichtig, dass ich die Messeroperation schon deshalb für ersetzenswert halte, weil sie doch nicht mit solcher Sicherheit einen genügend breiten Bindehautlappen garantiert wie meine Lanzenoperation, auch wenn man die in Elschnigs Operationslehre so hübsch dargestellte kleine Bindehautfalte am Einstichpunkte aufhebt. Der Messerschnitt bringt auch meiner Ansicht nach das Auge zu sehr aus dem Gefüge seiner Gewölbe, Kornea und Sklera. Das für die Entbindung der Linse so angenehme weite Klaffen der Wunde birgt nicht nur die Gefahr des Glaskörperaustrittes in sich, sondern der ,,Destruktion'' des Auges, die sich bei der Nachbehandlung manchmal im langen Klaffen und langsamen Schliessen der Wundlippen äusserst und zu Astigmatismus als Endresultat Anlass gibt. Ich habe den Eindruck, dass der Lanzenschnitt die natürlichen Gewölbe des Auges besser erhält und dass deshalb die Lanzenschnitte weniger klaffen, aber auch schnell, glatt und mit geringem Astigmatismus heilen.

Die Veröffentlichungen über Lanzenoperationen im Anschluss an Weill sind nicht sehr zahlreich gewesen: Best 1913, Laas 1920, Erdmann, Hensen und Tuerk 1921. Die grossen Universitätskliniken haben sich zu der Frage nicht geäussert. Nur eine grosse Klinik hat sich geäussert, indem Elschnig in dem von uns allen so sehr geschätzten und so viel benutzten Werke, seiner Operations-

lehre im Graefe-Saemisch, in auffallend scharfer Weise gegen
die Operation mit der Lanze Stellung genommen hat. Als dies
verdammende Urteil erschien, hatte ich die Staroperation mit
dem Messer schon gänzlich verlassen. Seit 12 Jahren habe ich
so gut wie gar nicht mehr mit dem Messer operiert. Ich möchte
aber gleich erwähnen, dass ich mit Elschnig im Gegensatz zu
Laas darin übereinstimme, dass ich die Lanzenoperation nicht
„für die Staroperation des Anfängers" halte, aber nicht so sehr
wegen der umständlichen Bindehautlappenbildung, sondern wegen
der Schwierigkeit, die meines Erachtens die so notwendige genaue
Innehaltung der Schnittebene der Lanze bildet während der Verlängerung des Schnittes beim Zurückziehen der Lanze. Die Kapsel-
eröffnung mache ich mit der Kapselpinzette, weil sie ein vier-
eckiges Loch gibt und keinen Schlitz. Wie ich schon ausgeführt
habe, kann wohl auch der geschickteste Operateur beim Messerschnitt nicht unbedingt für das Gelingen und insbesondere für die
Breite und Ausgiebigkeit seines Bindehautlappens garantieren.
Bei flacher Kammer fällt auch dem geschickten Operateur die
Iris leicht über das Messer, dem weniger geübten wohl sehr häufig;
die so erzeugten Kolobome sehen nicht gut aus und sind auch
optisch nicht schön. Ob die Infektionsgefahr bei dem Messerschnitt grösser ist, oder bei dem Lanzenschnitt, ist nicht mit
Sicherheit zu entscheiden. Nach meinen eigenen Erfahrungen,
die ich Ihnen hier gebe, ist der Lanzenschnitt weit überlegen,
denn nach meiner vollkommen ohne jede Auswahl ausgeführten
Reihe von 512 Staroperationen mit der Lanze sind 3 Verluste
durch Infektion zu verzeichnen, das wären 0,58%. Dagegen ist
allerdings die kürzlich in einem japanischen Operationsberichte
gegebene Zahl der Infektionsverluste von 3,2% ausserordentlich
hoch. Wenn man in der Literatur die gegen die Infektion nach
Staroperation angegebenen Methoden auf die Anzahl der ihnen
zugrunde liegenden Fälle prüfen würde, würde man wohl auch
zu einer hohen Ziffer kommen. Ehe ich meine Operationserfolge
angebe, will ich noch einmal an der Hand der kleinen Skizzen meine
Operationsmethode darstellen.

Nach Anästhesierung der Bindehaut durch Eintropfen von
4%igem Kokain spritze ich nach Haab einen halben Teilstrich
einer 5%igen Kokainlösung dicht am oberen Limbus unter die
Bindehaut. Die entstehende Vorwölbung wird mit einem Löffel
verstrichen; nach Einlegen des Mellingerschen Lidhalters setze
ich die Fixationspinzette von Perlmann etwas über dem Äquator

an, fasse mit der oberen Branche die Bindehaut 5—6 mm höher und schliesse die Pinzette. Dadurch zieht sich eine mehr oder weniger breite Bindehautfalte über den oberen Limbus. Zweifellos stört diese Falte etwas bei dem nun folgenden Lanzenschnitt; man gewöhnt sich aber bald daran und führt den Schnitt, genauestens parallel zur Irisebene die Lanze vorschiebend. Ich stehe bei der Operation vor dem Patienten, also auf der dem Auge entsprechenden Seite des Patienten. Die Lanzenspitze wird etwas nach links von der jeweiligen Senkrechten (beim Rechtshänder) hinter dem Limbus zwischen 11 und 12 Uhr aufgesetzt und die an der Basis möglichst 12—13 mm breite gebogene Lanze wird in der Richtung auf 5 Uhr vorgeschoben, so weit es geht. Dann wird der Schnitt im Limbus weitergeführt, indem man die Lanze genau parallel zur Irisebene ungefähr um die Pupillenmitte als Drehpunkt im Sinne des Uhrzeigers dreht. Wenn die Lanze gut schneidet, gelingt diese Schnittführung ohne das Auge zu sehr zu verzerren. Beim Zurückziehen der Lanze zeigt sich, dass der Bindehautschnitt wesentlich kleiner ist als der Hornhautschnitt. Durch einige Scherenschläge wird die Bindehaut parallel zum Limbus bis etwa zum Äquator durchtrennt und der Lappen auf die Hornhaut umgeschlagen.

Nun wird mit der Kuhntschen gekreuzten Kapselpinzette ein möglichst grosses Stück unter eventuellem Zurückschieben des Irisrandes mit den Branchen der Pinzette aus der Linsenkapsel herausgerissen und dann die Linse in der üblichen Weise mit Stilett und Davielschem Löffel oder ähnlichem Instrument gestürzt und langsam gegen den Schnitt getrieben. Die Expression geht beim Lanzenschnitt langsam, das muss jeder Lanzenoperateur zugeben, und darauf muss man sich einstellen mit seiner Geduld. Zweckmäßig ist es, unter Benutzung des Spatels den Irisrand über den Linsenrand hinwegzuschieben und damit die Einstellung der Linse etwas zu erleichtern. Erweist sich der Schnitt wirklich als zu klein, dann zögere ich nicht, ihn mit der sogenannten „amerikanischen Schere" einer kräftigen Schere, deren Branchen im letzten Drittel etwas verjüngt sind, nach beiden Seiten oder nur nach einer Seite zu erweitern. Der Scherenschnitt ist nur wegen des erhöhten Astigmatismus zu fürchten. Ich habe nicht den Eindruck, dass er je dem Auge durch Infektion hätte gefährlich werden können. Nur eine grössere Neigung zur Blutung in die Kammer während und nach der Operation war zu bemerken. Dagegen war bei meiner Zusammenstellung die Scherenerweiterung aus der Höhe des endgültigen Astigmatismus fast mit Sicherheit abzulesen. In allen Fällen der Scherenerweiterung war der Astigmatismus meist um 2—3 Dioptrien höher als in den Fällen ohne Erweiterung. Eine grundsätzliche Erweiterung des Schnittes, wie sie Tuerk empfiehlt, habe ich nicht angefangen, weil ich sie nicht nötig hatte, solange ich gute Lanzen hatte.

Nach der Entbindung der Linse, die auf jeden Fall, abgesehen vom Glaukom, zunächst ohne Iridektomie versucht wird — bei grossem, hartem Kern und unnachgiebigem Sphinkter, wird eine kleine radiäre Iridektomie gemacht —, werden die Kortikalisreste sorgfältig mit den Heßschen Löffeln entfernt, wobei man besonders darauf achten muss, dass oben unter der Iris nicht zu viel Kortikalis zurückbleibt, die sich bei dem längeren Druck dort manchmal hinaufschiebt. Dann wird die Iris glatt gestrichen. Hierbei ist ebenfalls auf eine Wirkung der längeren Dauer des Expressionsstadiums zu achten. Durch den anhaltenden Druck klebt die Iris faltenförmig zusammen und verklebt, namentlich bei Vorhandensein von Blut, leicht mit dem Skleralrand. Sowie sich die Iris nicht sofort ausstreichen lässt, fasse ich mit einer Pinzette den Bindehautlappen und ziehe ihn so weit nach vorn, dass die Wunde gut klafft; dann erkennt man, dass die Iris mit einer senkrechten, halbringförmigen, heller erscheinenden Falte mit dem skleralen Wundrand verklebt ist. Man geht nun mit einem senkrecht aufgesetzten Spatel zwischen diese Falte und den Skleralrand ein und löst die Verklebung in ganzer Ausdehnung ab. Nun lässt sich die Iris ohne weiteres glatt streichen zu runder Pupille und das Spiel der Pupille bleibt erhalten, was sonst durch diese Verklebungen aufgehoben wird.

Ich mache in der Mehrzahl der Fälle auch bei gut liegender Iris eine periphere Iridektomie, namentlich bei älteren Leuten, die doch immer husten und sich ungeschickt benehmen. Bei jüngeren Patienten bis zu 50 Jahren suche ich die Iridektomie zu vermeiden. Nachträglichen Irisprolaps habe ich nur ausserordentlich selten gesehen.

Nachdem die Wunde noch einmal auf etwaige Kapsel- oder Kortikalisreste nachgesehen ist, wird der meist 3—5 mm breite Bindehautlappen sorgfältig glatt gestrichen und verklebt so schnell, dass er, falls sich doch noch eine Kortikalisflocke findet, die noch entfernt werden möchte, schon mit einer gewissen Gewalt abgerissen werden muss.

Nach der Operation wird in den Bindehautsack ein Tropfen Physostol (Riedel) eingetropft, eine aus Lagen von Mull und

Watte hergestellte ovale Kompresse aufgelegt und unter Verwendung einer Aluminiumkapsel, die mit Heftpflaster auf Stirn und Wange befestigt wird, ein Binokulus mit Cambricbinde angelegt. Bei der Nachbehandlung wird das Auge möglichst bald unter dem Gitter freigegeben.

Die Heilung erfolgt nach den Lanzenschnitten überraschend schnell. In der Mehrzahl der Fälle sieht man dem Auge schon am Tage nach der Operation kaum mehr etwas an. Bei einer ganzen Anzahl von Fällen tritt aber am 3. und 4. Tage noch nachträglich eine Injektion ein, die aber rasch vorübergeht.

Was nun den wichtigsten Prüfstein einer Operationsmethode, den Erfolg, betrifft, so kann ich wohl sagen, dass die vollständig ohne jede Voraussetzung und Tendenz gemachte Zusammenstellung meiner an 512 Augen in der Zeit von Juli 1913 bis Ende 1926 ausgeführten Staroperationen mit der Lanze wohl den Vergleich mit jeder, mit dem Messer ausgeführten Reihe aushalten dürfte.

Wenn ich nach dem Vorgange von Tuerk die Fälle nach der endgültig erreichten Sehschärfe (mit Korrektion) in 4 Gruppen teile, so erreichten von 390 Augen, deren Sehschärfe bekannt ist:

1. sehr gute Sehschärfe (1,0—0,66) . .199 Augen $= 51,00\%$
2. befriedigende Sehschärfe (0,6—0,2) .159 Augen $= 40,76\%$
3. noch ausreichende Sehschärfe
   (0,2—0,08) . . . . 20 Augen $= 5,13\%$
4. Sehschärfe unter (0,08) . . . . . . 12 Augen $= 3,07\%$

Nun noch zu dem zweiten wichtigen Prüfstein, der Zahl der Verluste. Von den 512 operierten Augen sind 4 verloren gegangen, eines durch nachfolgende intraokulare Blutung und 3 durch Infektion. Der eine Fall von intraokularer Blutung ist wohl kaum der Operationsmethode in Rechnung zu stellen. Das erste der infolge von Infektion zugrunde gegangenen 3 Augen gehörte einer 64jährigen Frau mit Cataracta diabetica, deren rechtes Auge 8 Tage vorher ebenfalls mit der Lanze und einer endgültigen Sehschärfe von 0,66 operiert worden war. Die Pupillen waren entrundet, die Lichtreaktion herabgesetzt, es bestand Ozäna, also vermutlich eine alte Lues. Das zweite Auge gehörte einem 77jährigen Herrn und war schon fast reizlos, als der alte Herr in der dritten Nacht wegen eines plötzlich aufgetretenen Durchfalles aus dem Bette aufstand und allein auf den Abort ging, weil durch Nichtfunktionieren der Klingel oder andere Kriegshemmnisse Pflegehilfe nicht zur Stelle war. Es trat Kammersprengung, Iritis mit Hypopyon auf mit nachfolgender Phthisis bulbi. Im dritten Fall trat ebenfalls am vierten Tage ganz plötzlich Iritis mit Hypopyon auf. Das Auge konnte zwar erhalten werden, heilte aber mit einem grossen Leucoma adhaerens aus.

Genauere Angaben über Komplikationen und Zwischenfälle bei der Heilung kann ich nur bei 390 Augen machen. Bei diesen 390 Augen handelte es sich 15mal um Cataracta complicata, 16mal um Diabetes. In 42 Fällen trat Iritis auf, wobei allerdings schon die leichteste Schwellung und Verfärbung der Iris mit Injektion als solche gerechnet wurde, 62mal trat Blutung in die Vorderkammer ein, meistens im Anschluss an Husten, Niesen oder heftige Bewegungen. Nur 3mal habe ich nachträgliche Wundsprengung und 2mal nachträglichen Irisprolaps zu verzeichnen.

220 Fälle sind mit peripherer Iridektomie, 145 mit voller, 25 ohne Iridektomie operiert. In 65 Fällen hat sich Schnitterweiterung nötig gemacht, 7mal ist die Methode Puscariu angewendet worden. In 5 Fällen ist die Linse mit der Schlinge, in 6 Fällen mit dem Reissinger Häkchen entbunden worden; 23mal trat Glaskörperverlust ein und 8mal Blutung in die Vorderkammer.

Eine nachträgliche Diszission habe ich nur in 11 Fällen der ganzen Reihe nötig gehabt. Die Diszissionen sind bei mir überhaupt so selten, dass meine Assistenten, die von andersher kommen, sich darüber wundern und dass es manchmal sehr lange dauert, bis ich einmal Gelegenheit habe, den jüngeren Herrn eine Diszission vorzumachen. Dabei werden in meinem Krankenhaus etwa 125 Stare im Jahre operiert.

Ich will keine weiteren Zahlen mehr anführen; ich glaube, durch meine Ausführungen und an meinem Material genügend dargetan zu haben, dass die von mir im Laufe der Jahre ausgebildete und vervollkommnete Methode der Staroperation mit der Lanze bezüglich der Verlustziffer durch Infektion und bezüglich der erreichten endgültigen Sehschärfe, also des Hauptzweckes der Staroperation, neben der Methode der Staroperation mit dem Messer mindestens gleichberechtigt bestehen kann.

XXX.

Beiträge zur operativen Technik: Die tiefe Naht.

Von

L. Paul (Lüneburg).

Mit 6 Textabb.

Beim Operieren an unzugänglicher Stelle oder von sehr kleiner Wunde aus — wie das bei uns Augenärzten bei der Totischen Operation der Fall ist — macht das Anbringen von Tiefennähten häufig Schwierigkeiten. Zum Durchstechen der Nadeln freilich sind verschiedene mehr oder weniger handliche Instrumente angegeben. Aber beim Anlegen der üblichen Knopfnähte macht das Zuziehen der Suturen ebenfalls Schwierigkeiten, weil für die zusammenziehenden Finger der nötige Spielraum fehlt, und bei dem engen Raum auch mit Pinzetten die Suturen nicht leicht und nur unter Zerrung der Gewebe zusammengezogen werden können.

In solchen Fällen habe ich vielfach eine Nahtmethode angewendet, von der ich zwar nicht weiss, ob sie anderweitig ähnlich Anwendung findet, die ich aber nirgends in den chirurgischen Lehrbüchern und in der Literatur berichtet gefunden habe.

Ich verwende eine Art von Schlingenlegung, wie man sie auch im praktischen Leben zum Zuschnüren von Paketen und Aehnlichem benutzt.

Nach dem Durchstechen des Fadens durch das Gewebe in der üblichen Form wird das eine Fadenende um das andere mit einem festen Knoten herumgeknüpft, so dass der Knoten auf dem anderen Fadenende gleiten kann (Abb. 1). Das Fadenende, mit dem der Knoten geknüpft wird, bezeichne ich als „Knotenfaden“, während ich das Fadenende, auf dem dieser Knoten gleiten soll, „Gleitfaden“ nenne. Die so gebildete Schlinge wird nun unter Anziehen des Gleitfadens und Herunterschieben des Knotens auf dem Gleitfaden mit einer Pinzette, was sich selbst von der engsten Wunde aus ohne Schwierigkeiten ausführen lässt, einfach zugeschoben (Abb. 2.) Der Gleitfaden wird dann ein kleines Ende distal von dem Knoten abgeschnitten.

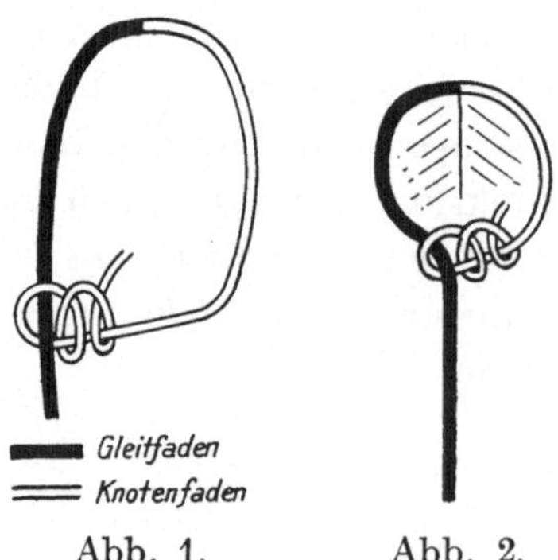

Abb. 1.   Abb. 2.

Wenn man Kumolkatgut verwendet, den Knoten doppelt legt
und ihn fest anzieht, so sitzt derselbe völlig fest genug, um bei
nicht allzugrossen Zugansprüchen an die Sutur ein Abgleiten zu
verhüten. Beim Quellen des Katguts in dem feuchten Gewebe
scheint die Festigkeit des Knotens wenigstens in den ersten Tagen
in keiner Weise nachzulassen; denn ich habe bei zahlreichen Schleim-
hautnähten bei der Totischen Operation mit Hilfe dieser Schlingen-
bildung selbst bei tagelanger Beobachtung nie einen Versager
beobachtet.

Versuche, durch schräges Einkerben des Katguts eine auto-
matische Sperrvorrichtung herbeizuführen, führten bisher noch zu

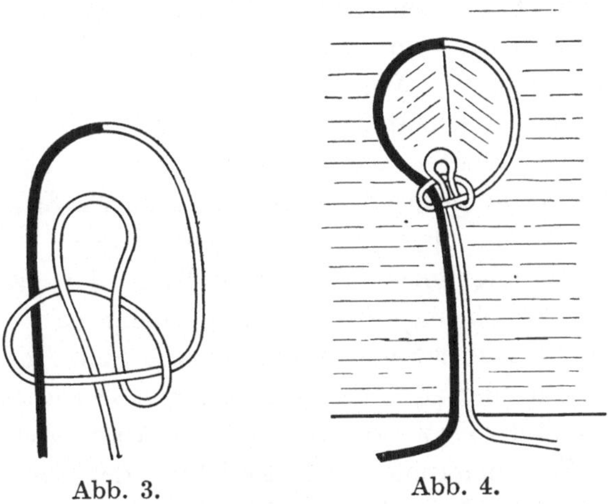

Abb. 3.		Abb. 4.

keinem fabrikmäßig verwendbaren Resultat, da durch das Einkerben die Zugfestigkeit des Katguts zu sehr litt.

Verwendet man statt Katgut Seide, so braucht der Knoten
nicht doppelt gelegt zu werden und durchaus nicht so fest angezogen
zu werden wie bei Katgut, da die Rauhigkeit der Seide auch schon
bei nicht allzufest angezogenem Knoten ein Abgleiten verhütet.

Diese Methode gibt nun die Möglichkeit, in beliebiger Tiefe
Seidensuturen zu legen, die sich auch nach völligem Verheilen der
Operationswunde zu jeder Zeit von aussen aus lösen und ent-
fernen lassen.

Zieht man beim Knüpfen des Knotens den Seidenfaden nicht
völlig hindurch, sondern bildet statt dessen eine Schleife (Abb. 3 u. 4),
so lässt sich diese natürlich durch Ziehen an dem freien Schleifenende des Fadens (das ich „Schleifenfaden" nennen will), jederzeit
öffnen und die Sutur dadurch zur Lösung bringen. Viele Versuche
haben gezeigt, dass auch solche mit Schleifenbildung geknüpfte

Seidenknoten auf dem Gleitfaden völlig ausreichenden Reibungswiderstand finden, um ein Abgleiten zu verhindern.

Bei einer so angelegten Sutur kann man nun das freie Ende des Gleitfadens und das freie Schleifenende des Schleifenfadens so lang lassen, dass es durch die Wunde selbst aus beliebiger Tiefe nach aussen heraus geleitet werden kann. Oder, wie ich bei meinen Operationen vorziehe, nach nochmaliger Einfädelung der beiden Enden in dieselbe Nadel können die beiden Fadenenden durch Hindurchstechen der Nadel durch die Haut an einer unversehrten Stelle durch die äussere Haut hindurch nach aussen herausgeführt werden (Abb. 4). Die Operationswunde kann man dann ganz unabhängig von diesen Suturen völlig schliessen und verheilen lassen.

Durch Ziehen an dem heraushängenden Schleifenfaden (den ich zur Vermeidung von Verwechselungen mit dem, mit ihm zusammen aus dem Stichkanal heraushängenden Gleitfaden durch Einknüpfen eines Knotens zu bezeichnen pflege), kann dann die Schleife jederzeit aufgezogen werden und durch Ziehen an dem Gleitfaden die Sutur glatt herausgezogen werden.

Die Verwendung eines Schleifenknotens, der gelöst werden kann, ist in der chirurgischen Technik nicht ganz unbekannt. Vöckler berichtet über Schleifenknoten, die zum Abschluss einer Tabaksbeutelnaht und zum Verschliessen von Darmstücken in der Habsschen Klinik Verwendung fanden. Aber von einer Ausnutzung des Schleifenknotens zur Erzielung der Lösbarkeit einer tiefen Sutur habe ich in der deutschen Literatur nirgends etwas berichtet gefunden.

Beim Bilden der Schleife muss unter allen Umständen ein Hindurchziehen des Schleifenfadens in der Form, wie dies bei der Anlegung einer gewöhnlichen Knopfnaht geschieht, vermieden werden, da sonst auch nach dem Lösen der Schleife der Faden nicht frei wird und die Sutur nicht entfernt werden kann. Auch empfiehlt es sich, beim Anlegen des Schleifenknotens die Schleife so klein wie möglich zusammen zu ziehen (Abb. 4) damit sich nicht etwa fremdes Gewebe dazwischen lagern kann oder Gewebsfasern dazwischen wachsen können, durch die das Lösen der Schleife und des Knotens dann verhindert werden könnte. Viele Versuche bei Tier und Mensch haben mich belehrt, dass das Knotenlösen nach vorschriftsmäßiger Anlegung der Schleife auch beim längeren Liegenlassen einer solchen Sutur ohne Schwierigkeiten erfolgt. Man fühlt dabei das Aufgehen des Knotens durch einen Ruck, den man beim Ziehen am Schleifenfaden deutlich verspürt.

Bei richtiger Technik wird die Unmöglichkeit, die Schleife zu lösen, wohl kaum je vorkommen. Sollte sich das tatsächlich aber einmal ereignen, so würde man Schleifenfaden und Gleitfaden durch starkes Anziehen aus dem Stichkanal weit herausziehen und sie tief unten abschneiden, und könnte dann den Rest der Sutur einfach liegen lassen. Das würde dann keine andere Bedeutung haben als die auch jetzt bereits von vielen Chirurgen angewandte Technik der versenkten Seidensutur.

Wenn man die Sutur auf aseptische Wunden beschränkt und aseptisch operiert und verbindet, wird bei guter Hautdesinfektion eine sekundäre Infektion der Sutur und damit die Möglichkeit, beim Lösen eventuell Keime in die Tiefe zu verschleppen, auf die denkbar geringste Gefahrenchance herabgesetzt, da bei Anwendung dieser Vorsichtsmaßregeln ein einfach von innen aus erfolgender Hautdurchstich sicherlich die geringsten Infektionsmöglichkeiten darbietet. Um das Einschleppen von Keimen in die Tiefe beim Herausziehen der Sutur noch weiter zu verhindern, kann nach Lösen der Schleife der Stichkanal mit Jodtinktur oder anderweit desinfiziert werden und dann der Schleifenfaden durch starkes Anziehen ein erhebliches Stück herausgezogen und ganz tief abgeschnitten werden, bevor man ihn durch Anziehen des Gleitfadens durch die Tiefe hindurchzieht. Dann hat man die bestmöglichste Aussicht, beim Herausziehen des Fadens ein Tiefenverschleppen von Mikroorganismen zu vermeiden.

Nach meinen Erfahrungen sitzen die Suturen fast ebenso fest wie gewöhnliche Knopfnähte. Die Schleife selbst öffnet sich nicht von selbst, da ihre Fäden durch die Knotenbildung zusammengequetscht werden (Abb. 4). Bei Seidensuturen ist auch ein Zurückgleiten des Knotens und damit Lockerung der gebildeten Schlinge bei nicht allzuhohen Zugansprüchen nicht zu befürchten. In Ausnahmefällen, wo eine spontane Lockerung der Sutur bei sehr hohen Zugansprüchen unter allen Umständen vermieden werden soll, lässt sich die Sutur durch folgendes, allerdings etwas umständlicheres Verfahren absolut sichern (Abb. 5 u. 6). Man näht in solchen Fällen in der Richtung der gelegten Sutur noch einen zweiten Faden nach, oder näht von vornherein mit einem Doppelfaden, der in dieselbe Nadel eingefädelt wird.

Zur Vermeidung von Verwechselung nehme ich in solchen Fällen Fäden von verschiedenen Farben, etwa schwarz und weiss. Mit dem weissen Faden, den ich „Nahtfaden" nennen will, wird die oben beschriebene Schleifennaht angelegt. Dann wird der schwarze Faden, der „Sicherungsfaden" heissen soll, distal von dem Schleifenknoten des Nahtfadens in einem zweiten Knoten (am besten auch in einem lösbaren Schleifenknoten) (Abb. 5), ebenfalls um den Gleitfaden des Nahtfadens herumgeknüpft, jedoch in umgekehrter Richtung, so dass das Schleifenende des Sicherungsfadens in der Richtung des Gleitfadens verläuft. Dieser zweite Knoten wird dann vor den zugeschobenen Schleifenknoten

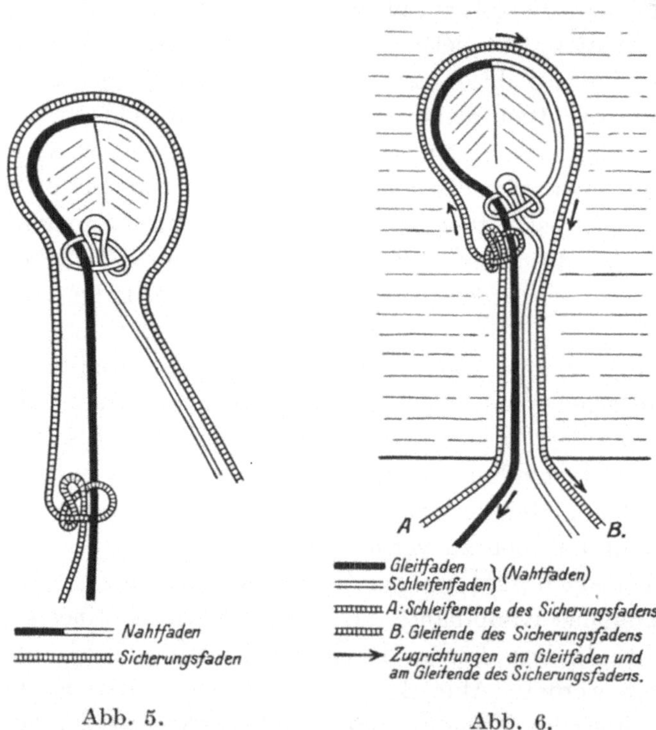

Abb. 5.   Abb. 6.

des Nahtfadens vorgeschoben. Da der Sicherungsfaden in umgekehrter Richtung wie der Gleitfaden der Sutur gelegt und geknüpft ist, kann man durch Zug an dem Gleitende des Sicherungsfadens (Abb. 6) bei Festhalten des Gleitfadens den Knoten des Nahtfadens mit der, von demselben gebildeten Schlinge fester zusammenziehen. Die freien Enden des Sicherungsfadens können ebenso wie der Schleifen- und Gleitfaden durch denselben Stichkanal mit diesen nach aussen an die Hautoberfläche geführt werden. Durch straffe Befestigung des Gleitfadens und des Gleitendes, des Sicherungsfadens, auf der Hautoberfläche kann dann ein Lockern der Schlinge absolut verhindert werden.

Wenn man dann die Sutur lösen will, so muss erst der Schleifenknoten des Sicherungsfadens durch Anziehen seines Schleifenendes
geöffnet werden. Dann kann zuerst der Sicherungsfaden herausgezogen werden und hierauf ebenfalls der Nahtfaden nach Lösen
seines Schleifenknotens entfernt werden.

Das Herausziehen · des Sicherungsfadens macht Schwierigkeiten, wenn sich beim Nähen die beiden Fäden umeinander herum-
schlingen. Das muss man durch Festhaltenlassen und Auseinander-
haltenlassen der Fadenenden beim Anlegen der Naht verhindern.
Sollte es trotzdem erfolgt sein, so lässt sich der Sicherungsfaden
immer noch durch gleichzeitiges Herausziehen mit dem Schleifenfaden entfernen, wobei nur auf die entgegengesetzte Verlaufsrichtung
der beiden Fäden geachtet werden muss.

Über die genauere Technik beim Anlegen und Lösen dieser Sutur
soll in der Münchener medizinischen Wochenschrift berichtet werden.

Der Chirurg verwendet ja bekanntlich in vielen Fällen auch
für tiefe Nähte Seidensuturen, statt Katgutsuturen, einerseits, weil
die Seide schmiegsamer ist als Katgut und sich besser sterilisieren
lässt, andererseits, weil sie sich nicht so schnell resorbiert und die
Sutur daher länger hält. Er lässt dann diese Seidensuturen einfach
liegen. Es wird aber gewiss Fälle geben, wo es vorteilhafter ist,
die Suturen, die doch immerhin die Bedeutung eines Fremdkörpers
haben, zu beliebiger Zeit entfernen zu können. Das lässt sich auch
bei Tiefensuturen durch die geschilderten Schleifennähte erreichen.

Ausser in rein chirurgischen Fällen ist diese Schleifensutur aber
auch für uns Ophthalmologen bei Operationen im Bindehautsack
manchesmal mit Vorteil zu verwenden. Beim Legen von Seidensuturen an unzugänglichen Stellen macht das Lösen der Sutur oft
Schwierigkeiten, da man z. B. bei Plastiken eine Zerrung absolut
vermeiden muss und man ungebärdige Patienten, wie Kinder,
zum Suturenentfernen doch nicht immer gleich ein zweites Mal
narkotisieren möchte. Da ermöglicht die Anwendung der Schleifensutur, deren dünne langen Fadenenden man zum Bindehautsack
einfach heraushängen lassen kann, aufs bequemste die Entfernung
des Fadens ohne Zerrung des Gewebes und fast ohne dass der
Patient dies überhaupt merkt. Auch wenn die Fäden, wie bei
Hornhautsuturen, nur sehr kurz geknüpft werden, macht das Entfernen einer gewöhnlichen Knopfnaht bei unruhigen Patienten oft
Schwierigkeiten, da eine so kurz geknüpfte Sutur manchmal nicht
ganz leicht mit der Schere durchschnitten werden kann. Hier ermöglicht die Schleifensutur die Entfernung in der leichtesten Form.

Mit Hilfe der Schleifensutur wird eine rein subkutane Naht ermöglicht. Darüber sind noch Versuche im Gang, ob und wieweit sich dadurch vielleicht eine bessere Kosmetik der Wundnarbe erzielen lässt, bei der bisher die Fadeneinschnitte der gewöhnlichen Knopfsutur oft besonders hässlich wirkten.

Beim Operieren kann der Operateur die freien Enden der Fäden beliebig lang wählen und die Sutur während seines Weiteroperierens gleichzeitig ausserhalb des Operationsfeldes durch einen Assistenten knüpfen lassen, so dass er sich darauf beschränken kann, die vom Assistenten fertig geknüpften Schlingen zusammenzuschieben, wodurch sich eine Zeitersparnis erzielen lässt.

XXXI.

Operative Mitteilungen.

Von

Imre jun. (Pécs).

Mit 7 Textabb.

A. Von der Sehnervenscheide ausgehende und mit dem Bulbusinnern kommunizierende traumatische Orbitalzyste.

Ein 10 Jahre altes Mädchen wurde durch die Explosion einer Sodawasserflasche am rechten Oberlide tief verwundet. Die Wunde wurde einige Stunden nach der Verletzung vernäht. Acht Tage später hat man bemerkt, dass das Oberlid sehr stark geschwollen und der Augapfel hervorgetreten ist. Durch eine Punktionsöffnung entleerte sich eine gelbliche klare Flüssigkeit. Trotz wiederholter Punktionen vergrösserte sich die Schwellung.

Die Patientin kam zu mir 32 Tage nach der Verletzung mit dem folgenden Status:

Am rechten Oberlide, von dem inneren Drittel des Orbitalrandes ausgehend, $2\frac{1}{2}$ cm lange nach aussen und unten laufende Narbe. Die Lidhaut stark ausgedehnt und emporgehoben. Der Augapfel stark nach unten und aussen hervortretend. Pupille eng, viele Synechien. Linse getrübt, der vordere Augenabschnitt nicht verletzt. Das Oberlid kann nicht evertiert werden, da entsprechend dem oberen Rande des Tarsus eine breite tiefe Verwachsung zwischen Lid und Bulbus entstanden ist.

Die durch Punktion gewonnene Flüssigkeit war zweifelsohne zerebrospinale Flüssigkeit, und es war sehr wahrscheinlich, dass eine traumatische Kommunikation zwischen der Augenhöhle und dem zerebralen Raum existierte. Die eigentümlich teigartige Tension des Bulbus und die vorher erwähnte breite und tiefe Zusammenwachsung des Oberlides mit dem Bulbus liess vermuten, dass durch den Glassplitter eine lange durchgreifende Wunde in der hinteren Bulbushälfte verursacht worden ist.

Ich habe die Patientin damals einem Chirurgen übergeben, der wiederholte Lumbalpunktionen und orbitale Alkoholinjektionen gemacht hat, jedoch ohne Erfolg.

Etwa drei Monate nach der Verletzung kamen die Eltern mit dem Kinde wieder zu mir. Jetzt war die Lidhaut schon sehr verdünnt, bläulich durchscheinend und durch ein apfelgrosses glattes Gebilde emporgehoben. Der Augapfel stark nach vorne und nach unten geschoben, so dass die Hornhaut ungefähr in der Höhe des unteren Orbitalrandes stand. Starke ziliare Injektion, Druckempfindlichkeit. Iris flächenhaft mit der Linse verwachsen, Okklusion (Abb. 1).

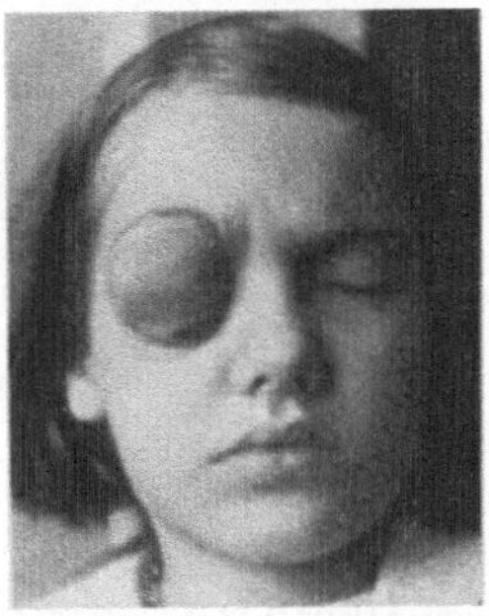

Abb. 1.

Die Röntgenaufnahmen aus verschiedenen Richtungen zeigten ganz normale Orbitalwände, darum schien es mir jetzt schon fast sicher, dass die zerebrospinale Flüssigkeit durch eine longitudinale und offen gebliebene Wunde der Sehnervenscheide in die Orbita gelangte. So habe ich mich entschlossen, die Enukleation und die Entfernung der supponierten grossen Zyste zu unternehmen. Die Ausschälung des Bulbus und der grossen Zyste geschah in Narkose. Es wurde klar, dass die hintere Hälfte des Augapfels breit eröffnet war und mit der grossen, aus der Sehnervenscheide entstandenen Zyste eine gemeinsame Höhle bildete.

**B. Über die verbesserten Typen der
Bogenlappenplastik.**

Obwohl mein Verfahren zur Deckung verschiedener Defekte mit Bogenlappen aus der unmittelbaren Umgebung schon mitgeteilt wurde, sei es mir erlaubt, über einige weitere Verwendungsmöglichkeiten zu berichten.

Ursprünglich habe ich zur Rekonstruktion des Unterlides einen sehr breiten Lappen empfohlen. Später, nach vielen Operationen habe ich einen schmäleren Lappen vollkommener gefunden. Es wäre möglich, einen noch schmäleren Lappen zu nehmen, doch rate ich davon ab, weil er schrumpfen und zum Ektropium führen kann. Im Falle einer totalen Rekonstruktion des Unterlides

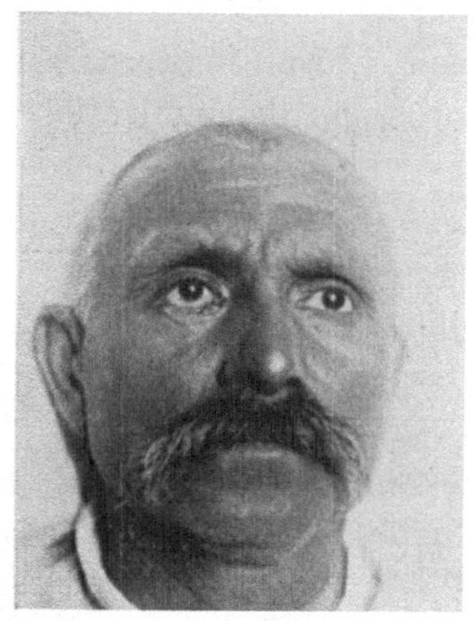

Abb. 2.

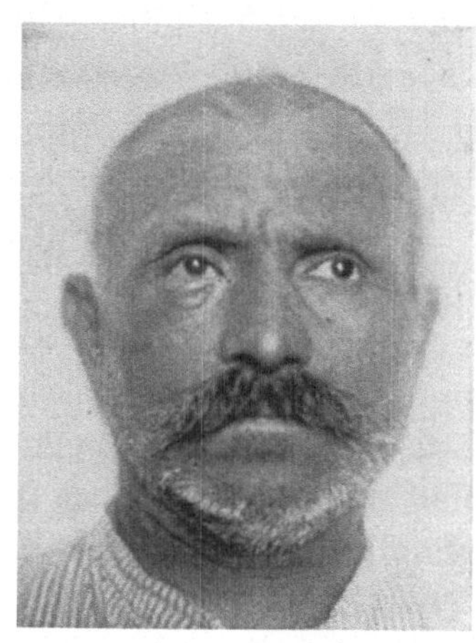

Abb. 4.

transplantieren wir dem Vorschlage von Blaskovics entsprechend einen Tarsus-Fornix-Lappen vom Oberlide (Abb. 2—4).

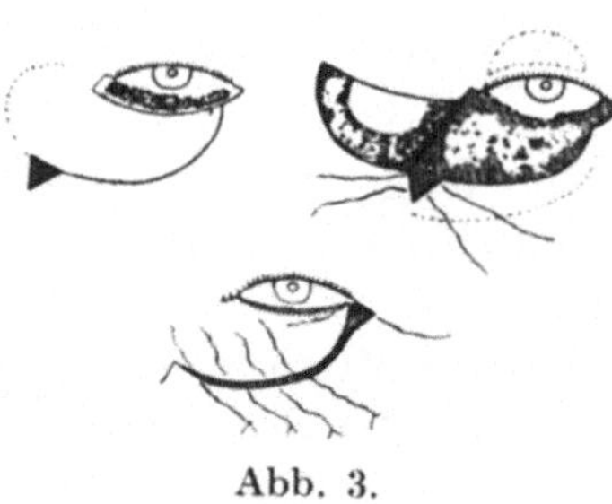

Abb. 3.

Der beste Beweis der vielfältigen Verwendbarkeit des Bogenlappens ist, dass wir mit diesem Verfahren sogar solche Defekte restlos decken können, welche sonst bloss durch die viel unsicherere freie Transplantation beseitigt werden konnten. Ich erlaube mir hier als Beispiel an den runden Defekt zu erinnern. Es kommt nicht selten vor, dass in der Nähe des Unterlides Naevi oder Geschwülste sich mit runder Basis entwickeln. Eine freie Transplantation gelingt nicht immer tadellos, da der Grund uneben, zum Teil konkav ist. Dieser Umstand kann sehr leicht zu einer Faltenbildung im Transplantat führen. Für solche Fälle habe ich den Bogenlappen folgenderweise geformt. Ungefähr von dem unteren Ende des vertikalen Diameters des runden Defektes aus machen wir einen Schnitt in Bogenrichtung erst nach unten, dann nach oben laufend, so dass wir den Schnitt einige Millimeter unter der oberen horizontalen Tangente des Kreises enden. Hier schneiden wir ein Burowsches Dreieck aus, dessen Spitze gerade lateralwärts schaut. Die Seite des gleichseitigen Dreieckes beträgt zirka zwei Drittel des Durchmessers des Defektes. Die Haut wird nach unten und innen gründlich unterminiert; nach oben soll der Wundrand

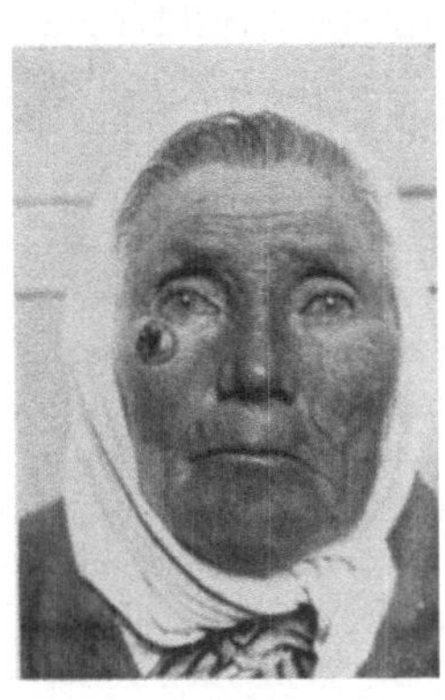

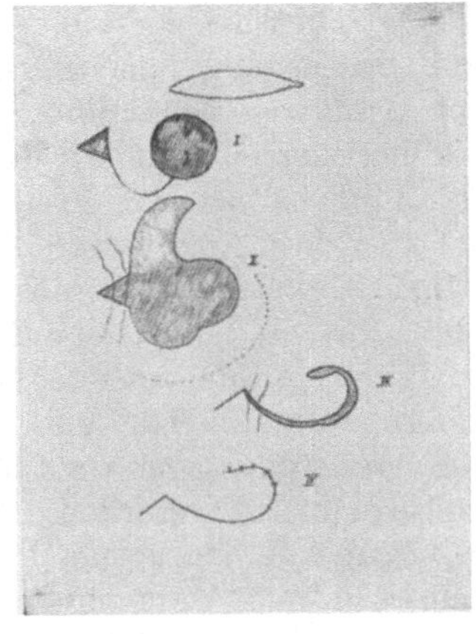

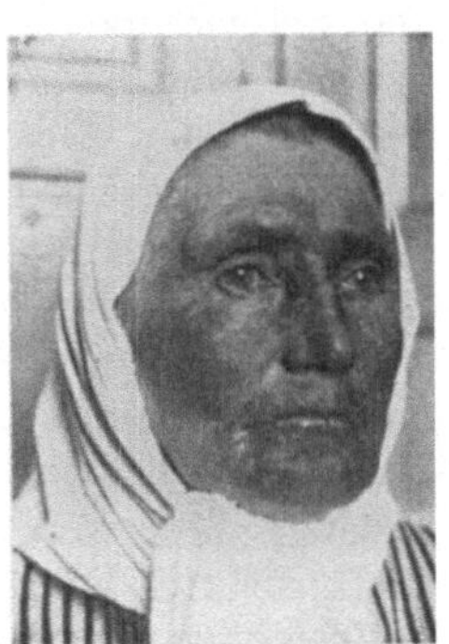

Abb. 5.   Abb. 6.   Abb. 7.

nicht unterminiert werden, da die obere Wand des Dreiecks eine Fixierstelle sein wird. Jetzt werden die oberen und unteren Wände des Dreiecks durch zwei Nähte vereinigt, dadurch wird der ganze untere Rand des Defektes stark gehoben, die doppelte Bogenlinie nähert sich einer mehr glatten Bogenlinie, und der durch die Lappenbildung gemachte Defekt ist schon gedeckt, der ursprüngliche Defekt auch ausgesprochen verkleinert. Nun beginnen wir, den Lappen mit ein wenig schief angelegten Nähten zum unteren Wundrand zu nähen, am Ende bleibt bloss ein mirtusblattförmiger Defekt, welcher nach dem Unterminieren der oberen benachbarten Hautpartien leicht mit dem Lappen zu vernähen ist.

Der demonstrierte Fall zeigt, dass wir dieses Verfahren sogar im Falle eines relativ grossen Defektes verwenden können, ohne ein Ektropium befürchten zu müssen (Abb. 5—7).

Aussprache zu den Vorträgen XXVI—XXXI.

Herr Bielschowsky:

Auch grundsätzliche Gegner der Lehre von der Amblyopia ex anopsia, wie Uhthoff, geben angesichts der Fülle des zugunsten der Schielamblyopie vorliegenden Materials heute zu, dass der Nichtgebrauch des schielenden Auges in vielen Fällen der Hauptfaktor in der Genese der Schielamblyopie darstellt. Aber solche Fälle, meinen sie, seien doch Ausnahmen, die Schielamblyopie in der Regel kongenitalen Ursprunges und irreparabel. Die mühsamen und sorgfältigen Untersuchungen, über die Herr Sattler berichtet hat, zeigen von neuem den grossen Einfluss des Nichtgebrauchs, machen es auch verständlich, warum relativ selten wesentliche Besserungen des Visus des amblyopischen Schielauges erzielt werden. Vorübergehend für einige Stunden des Tages getragener Verband des fixierenden Auges genügt ebensowenig wie seine Atropinisierung und Amblyoskopübungen zur Beseitigung oder Besserung der Amblyopie. Die Schwierigkeiten der Amblyopiebehandlung sind darin begründet, dass im allgemeinen nur bei kleinen Kindern der dauernde Ausschluss des führenden Auges durchführbar ist, bei Freigabe desselben die Amblyopie wiederkehrt oder aber das zuvor bessere Auge amblyopisch wird. Deswegen muss man natürlich so schnell wie möglich einen gemeinsamen Sehakt zu erzielen versuchen; wenn die optische Korrektion nicht genügt, durch operativen Eingriff und anschliessende Übungen. Wie schwer diese bei kleinen Kindern durchführbar und wie unzuverlässig die bezüglichen Kontrollprüfungen sind, wissen wir alle, und deswegen scheint mir das Vorgehen von Sattler mit starken Prismenbrillen sehr beachtenswert, denn die dauernd getragene Prismenkorrektion kann natürlich viel wirksamer sein als Übungen mit den gebräuchlichen Apparaten. Über die Dauerresultate werden sich natürlich erst nach langen Zeiträumen zuverlässige Unterlagen gewinnen lassen. Das eine steht aber sicherlich fest: je früher die Behandlung einsetzt und je konsequenter sie durchgeführt wird, um so günstiger sind die Aussichten für die Beseitigung der Amblyopie und die Herstellung eines binokularen Sehaktes.

Herr Pascheff:

Nach meiner grossen Erfahrung über die Extraktion der Cataracta dura bin ich zu der folgenden Technik gelangt: Ich mache eine breite 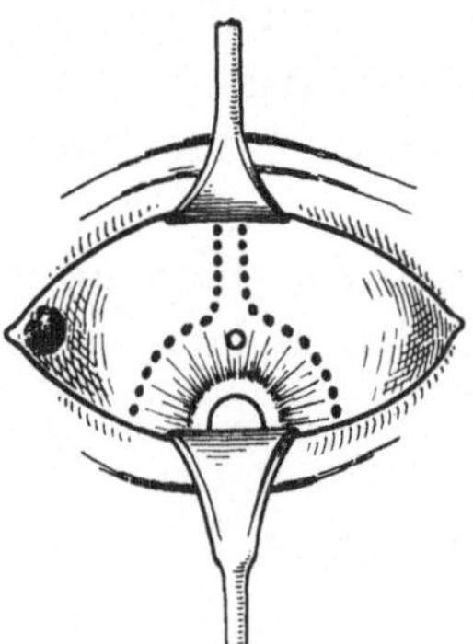 Keratotomie mit einer schmalen langen Brücke. Dann mache ich die Kapselektomie und nachher die Extraktion der Cataract mit dem Linsenschieber. Bei Cataracta lactae gelingt es oft, dass ich mit der Kapselpinzette und dem Linsenschieber die Linse mit der Kapsel extrahiere. Nach der Extraktion mache ich meine Iridotomia intraocularis mit besonderer kleiner Weckerscher Schere. Ich operiere vor dem Kranken, immer mit Skopolaminmydriasis und sehr oft mit Fixationsnaht des Rectus superior.

Diese Technik hat mir die besten Resultate gegeben: schnelle Vernarbung, geringen operativen Astigmatismus, intakten Sphinkter, gute Sehschärfe und das beste kosmetische Resultat.

Herr Birch-Hirschfeld:

Zu Vortrag Krusius:

Der Vergleich der in Königsberg während und nach dem Kriege unter verschiedenen äusseren Umständen ausgeführten Staroperationen ergab bei den ersteren mehr als 2, bei letzteren nur $0,5\,^0/_0$ Verluste durch Infektion. Diese Erfahrung spricht für die Wichtigkeit der bisher allgemein üblichen sorgfältigen klinischen Nachbehandlung. Ref. würde sich deshalb nicht zu dem Verfahren von Krusius entschliessen können.

Zu Vortrag Imre:

Ref. hat seit vielen Jahren vielfach zur Deckung von Liddefekten temporal breit an der Wange gestielte Hautlappen benutzt — meist allerdings ohne Burowsche Dreieckexzision und empfiehlt mit ihr die Ohrknorpelplastik zu verbinden, die eine gute Stützung und kosmetisch gute Erfolge ergibt.

Herr v. Rötth:

In den letzten zwei Jahren gelang es in der Universitäts-Augenklinik Pécs in rund ein Drittel der Fälle die Linse mit der Kaltschen Pinzette in der Kapsel zu extrahieren. Es ist lehrreich, die beiden Methoden hinsichtlich der postoperativen Entzündung zu vergleichen. Zahl der Extraktionen in der Kapsel: 84, aus der Kapsel 175. Entzündung in der ersten Gruppe ein Fall, $1,2\,^0/_0$, in der zweiten 9 Fälle, $5,1\,^0/_0$. Allerdings ging nur ein Auge, $0,39\,^0/_0$ sämtlicher Extraktionen, verloren. Die Extraktion in der Kapsel ist geradezu eine Prophylaxe der postoperativen Entzündung.

Herr Elschnig:

Wenn Krusius' Resultate auch gut sind, so erfordert die ambulatorische Staroperation doch die Iridektomie; zu bewundern sind die Patienten, die 8 Tage Binokulus aushalten; keinesfalls wird man ohne besondere Nötigung unser bisheriges Operieren an der Klinik aufgeben.

Zu Herrn Meyer:

Je länger ich operiere, desto mehr schätze ich einen möglichst grossen Starschnitt und bin vom $^1/_3$ Bogenschnitt bei der Altersstarextraktion auf mindestens $^2/_5$ Bogen übergegangen, besonders bei der intrakapsularen Extraktion. Die Erweiterung des Schnittes mit der Schere setzt Quetschwunden, das Herauspressen des Stares durch den engen Schnitt muss die Iris schädigen, Herr Meyer hat auch, wie er sagt, zahlreiche Iridektomien ausführen müssen. Auch seine Statistik spricht nicht für das Verfahren. Dass der Lappenschnitt gegenwärtig wohl das Ideal darstellt, wird allgemein anerkannt.

Herr C. H. Sattler (Schlusswort):

Es freut mich, dass ein so gründlicher Kenner der Motilitätsstörungen des Auges, wie Bielschowsky, meinen Anschauungen über die weitgehende Besserungsfähigkeit der Schielamblyopie beipflichtet und den von mir beschrittenen Weg der Wiederherstellung des binokularen Sehaktes bei Kindern durch starke Prismenbrillen als sehr beachtenswert bezeichnet. Da mir von verschiedener Seite die Befürchtung ausgesprochen wurde, Prismenbrillen von ca. 20 Grad würden Beschwerden machen, sei noch bemerkt, dass Erwachsene sich allerdings an so starke Prismenbrillen kaum gewöhnen, Kinder dagegen bei sachgemäßer Anpassung sie gut vertragen.

Herr Kubik (Schlusswort):

Ich stimme Herrn Rötth zu, dass die intrakapsuläre Extraktion ein Prophylaktikum gegen die postoperative Infektion ist, wenn es auch aus seiner Statistik nicht hervorgeht, da er überhaupt keine Infektion hatte.

Herr Krusius (Schlusswort):

Zur Bemerkung des Herrn Birch-Hirschfeld:

Bei meinen Fällen bestand kein wirklicher Unterschied in den günstigen Heilungsergebnissen bei ambulantem und bei rein klinischem Vorgehen, jedenfalls scheinen mir die Vorteile und gegebenen Falles die Notwendigkeiten des ambulanten Vorgehens etwaige Bedenken weit aufzuwiegen. All dieses geltend für meine vorher von mir beschriebene Methodik. Jedenfalls ermutigen diese Ergebnisse auch andere Operateure zu Versuchen nach dieser Richtung.

Zu Herrn Elschnigs Bemerkung:

Ein Binokulus von 5 Tagen und 3 Tagen wurde von meinen teilweise sehr benachteiligten Patienten anstandslos psychisch ertragen und die Tatsache, dass ich unter den vielen Hundert plastisch gedeckten Staroperationen keine Wundsprengung und keinen postoperativen Prolaps erlebte, weist doch darauf hin, dass der Binokulus der ersten Woche für die Wundkonsolidation sehr bedeutsam ist.

Herr Lothar Meyer (Schlusswort):

Die Tabelle mit der Antwort auf die Frage des Herrn Elschnig habe ich aus Zeitmangel nicht mehr bringen können. Von 390 Augen sind 220 mit peripherer Iridektonie, 145 mit voller Iridektonie operiert worden, davon waren mindestens 50, die schon präparatorisch iridektomiert waren. 25 Fälle sind ohne Iridektonie operiert. Bei den 390 Augen waren nur 11 Diszissionen nötig.

Herr Imre (Schlusswort):

Herrn Birch-Hirschfeld möchte ich antworten, dass die demonstrierten Fälle ohne Verwendung eines Dreiecks nicht lösbar sind, oder wenn es in Ausnahmefällen doch gelingt, muss es mit einem viel grösserem Lappen oder mit Hinterlassen sekundärer Defekte geschehen.

XXXII.

Zur Pathogenese und medikamentösen Behandlung des grauen Altersstares.

Von

A. Siegrist (Bern).

Mit 2 farb. Textabb.

Beinahe wie ein Schuldbeladener komme ich mir vor, wenn ich es wage, Ihnen heute über die medikamentöse Behandlung des grauen Altersstares zu berichten, ein Gebiet, mit dem ich mich in der letzten Zeit eingehender beschäftigt habe.

Ein solches Unterfangen ist nicht sehr dankbar, ja es ist sogar gefährlich, denn gar zu leicht erscheint man in den Augen mancher Kollegen, wenn man dies tut, direkt als Schwindler. Es ist dies auch ganz verständlich, wenn man bedenkt, dass sich leider neben den glänzendsten und gewissenhaftesten Forschern gar zu viele unseriöse Elemente mit diesen Problemen abgegeben und sie dann in eigennütziger Weise auszubeuten versucht haben.

Nichtsdestoweniger will ich es unternehmen, scheinbar längst erledigte Dinge und Fragen abermals aufzugreifen, denn die Tatsache, dass so und so viele Scharlatane sich mit ihnen beschäftigt haben und sie auszunützen suchten, kann doch für die Wissenschaft kein ernstlicher Grund sein, sich nun dauernd von diesem Gebiete ferne zu halten.

Ich bitte Sie also, verehrte Kollegen, mir gütigst etwas Gehör zu schenken und mit Ihrem Urteil vorderhand noch etwas zurückzuhalten.

Durch die ganze Geschichte der Ophthalmologie lässt sich, von den urältesten Zeiten an, das Bestreben der Ärzte verfolgen, das Wesen und die Genese des grauen Altersstares zu erforschen, ebenso wie Mittel und Wege zu finden, denselben auf nicht operative Weise zu beeinflussen, d. h. zu verhüten, aufzuhalten oder selbst wieder zu beseitigen.

Wer den Altersstar wirklich zielbewusst medikamentös behandeln will, muss sich vorerst mit der Frage nach der Pathogenese desselben beschäftigen.

Momentan stehen sich, was diesen Punkt angeht, vor allem zwei Auffassungen schroff gegenüber:

Die eine, welche die zahlreichsten Anhänger besitzt, hält den Altersstar für eine einfache, durch die Heredität beherrschte, primäre Erscheinung der Altersabnützung der Linse, die zu verhüten, aufzuhalten oder gar zu bessern nicht in menschlicher Macht liegt. Sie verurteilt infolgedessen alle Versuche, den grauen Star medikamentös anzugreifen.

Die zweite Auffassung glaubt nicht an den rein lokalen Charakter des Altersstares, sondern macht für denselben Störungen im Gesamtorganismus verantwortlich. Der Star entsteht nach dieser Lehre entweder unter der Einwirkung gewisser, die Linse schädigender Stoffwechselprodukte, die sich aus den verschiedensten, durch Krankheit oder Alter reduzierten Organen entwickeln und Zytotoxine oder auch anders genannt werden können. Oder es handelt sich bei dieser zweiten Auffassung der Stargenese um eine ungenügende Entgiftung der Körpersäfte von gewissen, normalerweise im Blute vorhandenen, anderen, toxisch wirkenden Stoffen durch die endokrinen Drüsen, weil diese Drüsen, infolge des Alters insuffizient geworden, eine mangelhafte, ungenügende Funktion aufweisen.

Diese zweite Lehre von der Pathogenese des Altersstares durch Zytotoxine oder durch mangelhafte Entgiftung der Säfte mittels der endokrinen Drüsen steht selbstverständlich einer medikamentösen Behandlung desselben weniger feindlich gegenüber, und gerade aus der Reihe der Vertreter dieser Lehre entstammen diejenigen, welche seriös versucht haben, den Altersstar irgendwie durch medikamentöse Maßnahmen zu beeinflussen.

Die erste Auffassung, d. h. die Lehre, dass der Altersstar nichts anderes sei, als eine reine Alterserscheinung, als der einfache senile Zerfall der Linse, eine natürliche und notwendige Folge der Abnützung des Organes, der sich kein Mensch, wenn er alt genug wird, zu entziehen vermag, und welche aus diesem Grunde medikamentös vollkommen unbeeinflussbar sei, bedeutet den Tod der entsprechenden Starforschung, bedeutet von vornherein das absolut verurteilende Verdikt gegen alle Versuche, medikamentös den Altersstar zu beeinflussen, sei es auch nur aus rein wissenschaftlichem Interesse.

Eine solche Lehre oder heuristisch völlig wertlose Hypothese darf nur dann widerspruchslos und kampflos angenommen werden, falls sie in jeder Richtung sichergestellt und ohne jegliche Angriffsfläche ist. Das ist aber vorderhand nicht der Fall.

Wie verhält es sich nun mit der zweiten Ansicht, der Altersstar stehe pathogenetisch in Beziehung zu endokrinen Drüsen und deren senilen Involutionen?

Dass endokrine Drüsen Beziehungen haben zu der Linse, kann heute absolut nicht mehr bezweifelt werden. Ich brauche nur an die Cataracta diabetica und an die Cataracta tetanica zu erinnern, die mit Sicherheit auf einem Ausfall der Funktion der Pankreas resp. der Epithelkörperchen beruhen. Auch der Schichtstar gehört mit grösster Wahrscheinlichkeit zu dieser Gruppe. Wir konnten auf die unzweideutigste Weise durch Entfernung von Thyreoidea

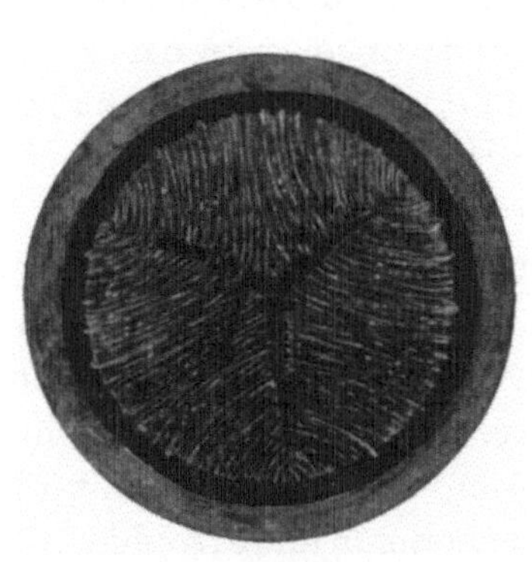

Abb. 1.

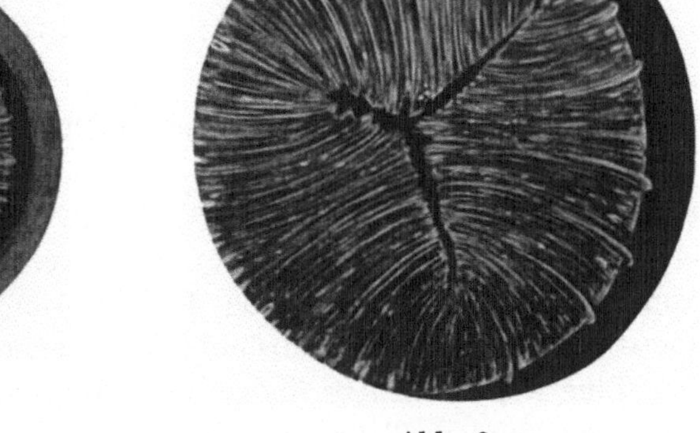

Abb. 2.

und Epithelkörperchen bei Hunden, die wir $1^1/_4$ Jahre am Leben erhielten, typische Schichtstare (siehe Abb. 1 und 2) erzeugen. Die Entwicklung dieser Schichtstare begann mit primären Trübungen der oberflächlichsten Rindenschichten. Diese rückten später, als alle Tetaniesymptome vom Tiere ferngehalten wurden, mehr und mehr in die Tiefe, während sich ihnen, ganz nach der Theorie von Horner-Schirmer, klare neue Rindenschichten auflagerten.

In den letzten Jahren sind neue Starformen, selbst solche, die man früher als senile oder wenigstens als präsenile ansah, zu den genannten hinzugekommen. Auch bei ihnen erscheint ein ätiologischer Zusammenhang mit endokrinen Drüsen sehr naheliegend und wahrscheinlich. Es handelt sich um die Katarakte bei myotonischer Dystrophie, bei denen in der Aszendenz typische senile Katarakte vorkommen, dann um die Katarakte, die bei einer ganzen Anzahl von Hautaffektionen, welche nicht auf äussere Ursachen zurückgeführt werden können, und welche von vielen Dermatologen ebenfalls auf endokrine Drüsenstörungen bezogen werden, sich finden.

Auch bei dem Status thymo-lymphaticus habe ich, wie andere Kollegen Katarakt bei Kindern entstehen sehen, für deren Ätiologie man nur diese inkretorischen Drüsenaffektionen verantwortlich machen konnte. Wie es sich verhält mit den mannigfach beobachteten Kararakten bei mongoloider Idiotie, die von mancher Seite als Folge von Störungen endokriner Drüsen aufgefasst werden, lasse ich dahingestellt.

Sollte es unter diesen Umständen nicht gestattet sein, die Möglichkeit zu erwägen, ob nicht vielleicht auch bei dem senilen Star, einem der wenigen der nicht experimentellen Stare, die noch übrig bleiben, endokrine Drüsenstörungen ätiologisch in Betracht kommen?

Man wird in der Idee eines solchen Zusammenhanges von endokrinen Drüsen und Cataracta senilis noch bestärkt, wenn man durch einwandfreie Untersuchungen verschiedener Forscher erfährt, dass tatsächlich im Alter alle diese vornehmlich in Betracht kommenden Drüsen, wie die Keimdrüsen, die Thyreoidea und Parathyreoidea usw., sich zurückbilden, degenerieren und atrophieren.

Eine weitere Stütze findet diese Auffassung in der nicht mehr zu bestreitenden Tatsache, dass eine grosse Zahl von Alterserscheinungen bei Tier und Mensch tatsächlich auf das Versagen der Keimdrüsen, infolge Altersinvolution derselben zurückzuführen sind und durch Neubelebung dieser Drüsen meist wesentlich gebessert werden können. Ich erinnere an die durch keinen Spott mehr wegzuleugnenden Resultate der Steinachschen Operation, der Voronoffschen Transplantationen von Affenkeimdrüsen, an die mannigfachen, streng wissenschaftlichen Untersuchungen von Harms an alten Meerschweinchen, vor allem aber an alternden Hunden, Untersuchungen, die in der letzten Zeit mit gutem Erfolge von zahlreichen Forschern nachgeprüft wurden. Warum sollte da gerade die sogenannte Alterserscheinung der Linse, der senile Star, eine Ausnahme machen und keine Abhängigkeit von endokrinen Drüsen aufweisen?

Es liegt mir, ich möchte dies hervorheben, ferne, zu leugnen, dass auch die Linse als solche, wie jedes menschliche Organ, den Einflüssen des Alters untersteht, aber es ist doch möglich, ja fast naheliegend, dass durch Altersveränderungen der für die Linse so wichtigen endokrinen Drüsen dieser Altersprozess der Linse selbst beschleunigt oder in andere Bahnen gelenkt wird, so dass er sich auf ganz bestimmte Weise kundgibt. und dass dieser Altersprozess der Linse aufgehalten wird, wenn diese Drüsen wieder zur besseren Funktion gebracht werden.

Fasse ich das bisher Gesagte zusammen, so glaube ich, wir dürfen, ohne uns den Vorwurf der Unwissenschaftlichkeit zuzuziehen, die Möglichkeit hervorheben, dass auch beim Altersstar defekte inkretorische Drüsen ätiologisch mit eine Rolle spielen. Sollte sich die Richtigkeit solcher ätiologischer Beziehungen zwischen senilem Star und senilen endokrinen Drüsen ergeben, so müsste man auch mit einer entsprechenden Hormontherapie den Altersstar beeinflussen, jedenfalls seine Entwicklung hintanhalten können.

Man hat gegen einen Zusammenhang von senilen Insuffizienzen endokriner Drüsen mit dem grauen Altersstar verschiedene Einwände erhoben. Der wichtigste Einwand stammt von Vogt. Er weist mit vollem Recht darauf hin, dass der Altersstar, entgegen der neuen Lehre von Hess und seinen Schülern, aber in Übereinstimmung mit den alten Meistern, supranukleär beginnt, während alle andern, auf Einwirkung äusserer Noxen beruhenden Katarakte subkapsulär ihren Anfang nehmen. Da ich diesen Vogtschen Einwand nicht für einen fundamentalen halte, glaube ich, dass er sich doch eines Tages, wenn wir weiter in die Pathogenese der Startrübungen vorgedrungen sind, mit der neuen Auffassung vereinigen lasse.

Man entgegnet uns im Ferneren, der graue Altersstar sei eine Alterserscheinung, Alterserscheinungen seien aber unantastbar, also auch der Altersstar selbst. Wolle man an eine Beeinflussbarkeit des Altersstars glauben, so komme man wieder zurück zu jenem in der Märchenwelt zurückliegenden Phantom vom ewigen Leben, von Jungbrunnen und Lebenselixier, kurz zu Begriffen, die mit Naturwissenschaft nichts zu tun haben,

Gegen diesen Einwand kann man heute geltend machen, dass durch die bereits erwähnten Untersuchungsresultate von Steinach, Harms und Voronoff, wozu sich die Resultate einer grossen Zahl Kliniker und anderer Experimentatoren neuerdings gesellen (Lichtenstern, Sand, Schmid, Benjamin, Bergauer usw.), unwiderlegbar sichergestellt ist, dass zahlreiche

Alterserscheinungen sehr wohl antastbar und reversibel sind. Vom grauen Altersstar haben wir nach dieser Richtung hin nur deshalb noch keinen sicheren Bescheid, weil sich bisher noch keine Augenärzte der Frage angenommen haben und man den bejahenden, positiven Angaben der bisherigen Forscher, da dieselben von den augenärztlichen Untersuchungsmethoden zu wenig verstanden, nicht blinden Glauben schenken kann. Das dürfte aber sehr bald anders werden. Den Anfang hat Nordmann mit seinem positiven Befunde bereits gemacht.

Der Glaube an einen, wenn auch nicht ewig wirkenden Jungbrunnen, ist heute also nicht mehr so abenteuerlich; er ist durchaus nicht mehr unwissenschaftlich, und der bereits entdeckte Weg zu ihm wird von der Wissenschaft zwangsweise erweitert und ausgebaut werden müssen.

Man erklärt uns schliesslich, der Altersstar sei eine degenerative Veränderung der Linse, die ganz von der Heredität beherrscht werde. Die Vererbung sei das wichtigste, und vererbte Merkmale und Anlagen seien durch therapeutische Maßnahmen nicht zu vermeiden oder zu beeinflussen.

Abgesehen davon, dass uns die Vererbung gar nicht so viel sagt, wie man gemeinhin annimmt (sie sagt uns doch nur, dass dieses oder jenes Merkmal sich in bestimmten Familien in der Deszendenz immer wiederholt, über die Genese dieses Merkmals erfahren wir aber durch das Wort: „Vererbung, Heredität" nichts), kann nach den bekannten Untersuchungen von Vogt und seinen Schülern kaum bezweifelt werden, dass fast alle Menschen nach dem 60.—70. Lebensjahre an Katarakt, d. h. an Linsentrübungen, wenigstens an der äussersten Linsenperipherie, leiden.

Diese oft unbedeutenden und oft zeitlebens stationären Linsentrübungen, die offenbar zum Typus Mensch gehören und daher auch unter dem Einflusse der Heredität, der Vererbung, stehen, meinen wir aber in der Regel nicht, wenn wir vom Altersstar sprechen. Unter der Bezeichnung „Altersstar" verstehen wir diejenigen Formen von Linsentrübungen, die die Tendenz haben, sich progressiv weiter zu entwickeln, die sich in das Pupillargebiet ausbreiten und daher zu schweren Sehstörungen Veranlassung geben. Solche Linsentrübungen, die der Starmaturität zustreben, meinen wir, wenn wir gemeiniglich von Altersstar sprechen.

Was die Heredität dieses eigentlichen Altersstares angeht, so ist dieselbe, wenn wir den mannigfachen Statistiken namhafter Autoren, wie Arlt, Grosz, Galezowski, Gerok usw., glauben wollen, durchaus nicht so bedeutend. Sie bewegt sich zwischen 1,3 und 5,9%. Möge es sich aber mit der Heredität des Altersstares verhalten, wie es wolle, das eine scheint mir, darf doch nicht ausser Acht gelassen werden, dass auch vererbte Anlagen und Eigenschaften nicht absolut unveränderlich sind, sondern dass sie alle, bald mehr, bald weniger dem Einflusse der verschiedensten von aussen wirkenden Momente, d. h. des Milieus, unterliegen. Zahlreiche Beispiele könnten zum Beweise dieser Tatsache angeführt werden, die Zeit gestattet mir aber nicht, bei diesem Punkte länger zu verweilen.

Wenn ich das bisher Gesagte zusammenfasse, so darf ich wohl folgende Behauptungen aufstellen, ohne auf allzu grossen, berechtigten Widerspruch zu stossen:

1. Es ist nicht unmöglich, dass auch der Altersstar mit Altersstörungen endokriner Drüsen ätiologisch zusammenhängt. Diese Annahme ist fruchtbarer als die Annahme, dass die Vererbung die einzige Ursache der Cat. senil. sei, und die kausalen Zusammenhänge sind bei unserer Annahme nicht komplizierter als bei der andern.

2. Die Mehrzahl der Alterserscheinungen sind, zum Teil wenigstens, auf den verminderten Reiz und die herabgesetzte stimulierende Wirkung der Hormonen zurückzuführen. Sie stellen heute nicht mehr eo ipso etwas Unantastbares, Unbeeinflussbares dar, sondern sie können durch Zufuhr von geeigneten Hormonen für verschieden lange Zeit (bis zu 3 Jahren, Voronoff) behoben werden.

3. Wenn für den senilen, zur Maturität drängenden Altersstar hereditäre Einflüsse zweifelsohne eine gewisse, nicht zu unterschätzende Rolle spielen, so folgt daraus noch nicht, dass dieser Star durch äussere Einflüsse, d. h. durch medikamentöse Maßnahmen irgendwelcher Art unbeeinflussbar wäre.

4. Bei Berücksichtigung dieser Darlegungen kann ein Versuch, den Altersstar mittels Hormonen zu behandeln, d. h. in seiner Entwicklung stille zu stellen (von aufhellen möchte ich nicht sprechen), nicht als unvernünftig und unwissenschaftlich bezeichnet werden.

Von diesen Überlegungen ausgehend, habe ich bereits im Jahre 1917 begonnen, Extrakte von verschiedenen inkretorischen Drüsen nach eigener Methode herzustellen und damit per os Patienten mit beginnendem Star zu behandeln. Nach einiger Zeit musste ich eine schweizerische chemische Fabrik und später, als dieselbe mir nicht mehr zu liefern vermochte, die Wiernik-Werke, Berlin-Waidmannslust mit der Herstellung dieses neuen Starmittels, dem wir den Namen „Euphakin" gaben, beauftragen.

Dieses Mittel habe ich nun bei zahlreichen Fällen von typischem supranukleärem Altersstar angewandt, aber nur bei 32 Patienten gelang mir eine länger dauernde (von $1^1/_2$ bis zu 3 Jahren) Beobachtung.

Ich habe die Untersuchungen gemeinsam mit Herrn Dr. Streuli, meinem Oberarzte, durchgeführt. Dr. Streuli hatte die poliklinischen Patienten unter selbständiger Kontrolle.

Unsere Patienten wurden vorerst allseitig genau untersucht. Die Sehschärfe wurde nach Korrektur der optischen Fehler stets unter gleichen äusseren Verhältnissen, gleichem künstlichem Lichte, mit Optotypen (Pflüger), die regelmäßige und kleine Progressionen der zu bestimmenden Sehschärfe gestatteten, bestimmt. Im ferneren wurde die kataraktöse Linse zu Beginn der Behandlung und bei jeder Kontrolle in Mydriase mit der Spaltlampe geprüft und gezeichnet.

Die Resultate dieser Behandlung möchte ich nun kurz in folgende Worte zusammenfassen:

Alle behandelten Katarakte (mit einer Ausnahme, bei der die Sehkraft bereits auf 0,1 gesunken war) zeigten keine weitere Abnahme der Sehkraft mehr, ein grosser Teil ($^2/_3$) eine leichte Verbesserung derselben um 0,1—0,3. Die objektiv nachweisbaren Linsenveränderungen zeigten nur in selteneren Fällen eine Veränderung und zwar nur in der Weise, dass einzelne, noch relativ klare Wasserspalten wieder verschwanden. Für die Mehrzahl der Sehschärfeverbesserungen konnten wir objektiv keine Linsenveränderungen nachweisen. Was bei unseren Fällen aber ganz speziell wertvoll war, war die Beobachtung, dass die zuvor lange Zeit stationären Verhältnisse in mehr als der Hälfte der Fälle deutlich, ja bisweilen rasch und intensiv sich verschlechterten, objektiv wie subjektiv, sobald längere Zeit, $^1/_2$—1 Jahr mit dem Mittel ausgesetzt wurde. Bei einigen Fällen konnten wir eine abermalige Besserung konstatieren, sobald das Mittel dann von neuem verabreicht wurde. — Gerade die letzteren Beobachtungen schienen mir doch für einen gewissen Einfluss unseres Mittels auf den Starprozess zu sprechen.

Ich bin mir nun wohl bewusst, dass 32 Fälle viel zu wenig sind, um aus ihnen irgendwie bindende Schlüsse ziehen zu können. Mehr Fälle jahrelang auf die genannte Weise zu prüfen, war mir aber aus den verschiedensten Gründen nicht möglich. Ich bewundere einzelne Startherapeuten, die in kurzer Zeit hunderte von Fällen, ja Tausende, zur Untersuchung und Nachprüfung erhielten und so angeblich über die für eine gute Statistik nötige grosse Zahl genauer Beobachtungen verfügen.

Gerade wegen der ungenügenden Zahl der bisher mit Euphakin behandelten Starfälle wende ich mich an Sie, verehrte Kollegen, mit der Bitte, mir zu helfen bei der weiteren Prüfung dieses Mittels. Dasselbe wird ausschliesslich Ihnen von der Firma Wiernik geliefert werden.

Ich bin schliesslich weit davon entfernt, zu behaupten, das angegebene Mittel heile den entwickelten grauen Altersstar, ich vermute nur, dass es denselben in seiner Progression zu hindern vermöge. Ich glaube auch nicht, dass gerade meine Kombination von Hormonen die richtige, die wirksamste sei, sondern ich bin nur der Ansicht, das man einmal diesen neuen Weg der Behandlung mit endokrinen Drüsenpräparaten (wenn man nicht eine Steinachsche oder Voronoffsche Operation aus anderen Gründen vorzieht) beschreiten sollte, da er doch wissenschaftlich begründet ist und daher eine gewisse Wahrscheinlichkeit für einen Erfolg bietet.

In nächster Zeit, das möchte ich zum Schlusse noch beifügen, wird bei J. Springer eine Monographie über diesen Gegenstand aus meiner Feder erscheinen, in der eingehend die ganze Geschichte der Starforschung, im besonderen der medikamentösen Therapie des Stars, von der ältesten Zeit angefangen bis auf unsere Tage, behandelt wird. In dieser Monographie werde ich Gelegenheit finden, vor allem auf die reiche Literatur einzugehen und die verschiedensten Streitpunkte und Einwürfe, sowie andere wichtige einschlägige Fragen auseinanderzusetzen, die hier wegen der Kürze der mir zur Verfügung stehenden Zeit nicht berührt werden konnten.

XXXIII.

Zur Frage der Mitwirkung des Lichtes
bei der Entstehung des Altersstares.

Von

Birch-Hirschfeld (Königsberg i. Pr.).

Schon vor Jahrzehnten hat Schulek die Ansicht vertreten, dass das kurzwellige, in der Linse absorbierte Licht zur Entstehung des Altersstares wesentlich beitrage. Er stützte diese Ansicht mit der Angabe, dass in den schattenlosen Ebenen Ungarns die Landleute besonders häufig an Star erkranken sollen, und dass dort, wo die Frauen nicht auf dem Felde arbeiten, die Männer überwiegen. In neuerer Zeit sind besonders Schanz und van der Hoeve für die Photogenese des Altersstares eingetreten. Beide machen die in der Linse absorbierten Strahlen, also den Spektralbezirk zwischen 310 und etwa 400 $\mu\mu$ dafür verantwortlich, stellen sich aber die Genese verschieden vor. Schanz behauptet eine direkte Wirkung der ultravioletten Strahlen auf die Eiweisskörper der Linse und stützt sich auf experimentelle Untersuchungen, die Chalupecky und er selbst anstellten. Chalupecky hat jedoch selbst betont, dass er nicht daran glaubt, dass die jahrelange Einwirkung des kurzwelligen Lichtes auf die Linse den Altersstar hervorrufe, und Jess und Koschella konnten die Angabe von Schanz, dass die Nitroprussidreaktion nach Bestrahlung der Linse schwinde, nicht bestätigen. van der Hoeve nimmt eine indirekte Wirkung der ultravioletten Strahlen durch Reizung der Ziliarfortsätze und Ernährungsstörungen der Linse an. Er behauptet, dass es verschiedenartige Linsen gibt, solche, die durch starke Diffusion der kurzwelligen Strahlen getrübt werden, aber die Netzhaut gut gegen diese Strahlen schützen, und solche, die für ultraviolette Strahlen durchlässiger sind, darum nicht getrübt werden, aber die Netzhaut weniger schützen, so dass diese im makularen Gebiete unter dem Bilde der senilen Makulaveränderung erkrankt. In dem von ihm behaupteten Antagonismus zwischen Cataracta senilis und seniler Makulaveränderung erblickt van der Hoeve einen Beweis für die Richtigkeit seiner Auffassung. Er beruft sich ausserdem auf das häufige und frühzeitige Auftreten der Katarakt in tropischen und arktischen Ländern und auf eine Mitteilung von Ascher, der bei 16 Fällen von Altersstar eine Beziehung zwischen der Lage des

Arbeitsplatzes und dem zuerst an Star erkrankten Auge des Patienten beobachten konnte.

Da ich unser Starmaterial der letzten 12 Jahre einer genauen Prüfung unterzog, habe ich auf diejenigen Momente, die für oder gegen die Annahme einer Photogenese des Altersstares sprechen können, geachtet, und möchte über meine Resultate kurz berichten.

Das Königsberger Material scheint mir für eine solche Prüfung besonders geeignet. Ostpreussen hat unter seinen ca. $2^1/_4$ Millionen Einwohnern 53,2% Landwirte, während diese im ganzen Reiche nur 28,6% ausmachen, dagegen nur 20,4% Industriebevölkerung gegen 42,8% im Reiche. Ostpreussen lässt ausserdem nach seinen klimatischen Verhältnissen mehr als andere Gegenden des Reiches eine starke Lichteinwirkung annehmen. Die Anzahl seiner Eistage, was für die Schneeblendung wichtig ist, ist 4—5 mal so hoch als z. B. in Köln, die Sonnenscheindauer beträgt im Juni 8 Stunden (gegen 5,8 Stunden in Aachen).

Wir müssten also wohl, wenn die Photogenese der senilen Katarakt richtig wäre, annehmen, dass in Ostpreussen der Altersstar bei der Landbevölkerung relativ häufiger und frühzeitiger auftreten müsste, als bei den Stadtbewohnern, und dass die Landbevölkerung unter unseren Starpatienten überwiegen müsste. Dies war jedoch bei meinem Material nicht der Fall.

Ich habe unsere Starpatienten in zwei Gruppen geteilt. In die erste gehören die Landbewohner, Hirten, Fischer, Landarbeiter, also die der Lichtwirkung besonders ausgesetzten, in die zweite die Städter und durch ihren Beruf gegen blendendes Licht mehr geschützten Personen, Handwerker, Beamte, Lehrer und deren Ehefrauen. — Von unseren 1224 Staraugen gehören nur 553 (43,54%) der ersten, 691 (56,46%) der zweiten Gruppe an. Wir sehen also, dass das Gegenteil der Fall ist, als wir annehmen müssten, wenn die Lichteinwirkung für die Entstehung des Altersstares von wesentlicher Bedeutung wäre.

Auch die Verteilung auf die verschiedenen Lebensalter, die ich, wie Gjessing und Fischer in Zeitperioden von je 5 Jahren ordnete, lässt nicht den Schluss zu, dass die Angehörigen der ersten Gruppe früher an Star erkrankten, als diejenigen der zweiten Gruppe. Das männliche Geschlecht überwog bei unseren Patienten nicht in erheblichem Grade (51,8% Männer zu 48,2% Frauen), und auch dieses Verhältnis war bei beiden Gruppen annähernd das gleiche.

15*

Während nun van der Hoeve angibt, dass sich unter 500 staroperierten Augen kein einziges mit seniler Makulaveränderung befand, hat Gjessing unter 4115 Augen von Patienten, die das 55. Lebensjahr überschritten hatten, in 10,2% Makuladegeneration allein, in 7,1% Kombination von Linsentrübung und Makulaveränderung beobachtet. Den Prozentsatz der Katarakt fand er mit 45,1%, der Makuladegeneration 17,3% oder ein Sechstel.

Da ein Sechstel der Kataraktprozente 7,5% ausmacht, so würde also ein Zusammentreffen beider Affektionen nach dem Gesetze der Wahrscheinlichkeit etwa so häufig sein müssen, wie es Gjessing bei seinem Material tatsächlich fand. Ich kann deshalb nicht recht verstehen, wie Gjessing von einem relativen Antagonismus sprechen kann. Aber selbst wenn man die Häufigkeit der Linsentrübung bei Personen über 55 Jahren auf 58% ansetzt, würde der sechste Teil hiervon 9,3% betragen, d. h. eine Zahl, deren Abweichung von der gefundenen Zahl der kombinierten Fälle (7,1%) zu gering ist, um von einem relativen Antagonismus sprechen zu können. Jedenfalls gibt Gjessing zu, dass sich beide Affektionen nicht so selten kombiniert finden.

Neuerdings hat Fischer 1181 staroperierte Augen der Wiener Klinik dazu benutzt, die Theorie van der Hoeves auf ihre Richtigkeit zu prüfen. Er fand in 40 Fällen (3,38%) typische Haabsche Degenerationen, in 0,6% zentrale arteriosklerotische Veränderungen. In 2,8% war bei zentralem Skotom der Fundus nicht genau zu prüfen. Diese Fälle zusammengerechnet, fand er in 6,78% seiner Fälle zentrale Störungen, d. h. eine Prozentzahl, die derjenigen der kombinierten Fälle bei Gjessing und ebenso meinem Befunde sehr nahe kommt.

Unter meinen 1224 Kataraktfällen befanden sich 81 Fälle von seniler Makulaveränderungen, mithin 6,5%, was fast genau den Fischerschen und annähernd den Gjessingschen Zahlen entspricht.

Von diesen 81 Fällen betrafen 31 Männer und 50 Frauen. Bei 27 Personen betrafen sie beide Augen. Auch die Angabe Fischers, dass sich die Affektion vorwiegend im 70.—80. Lebensjahr findet, kann ich bestätigen. Zwischen 71. und 75. Lebensjahr fand sich die zentrale Veränderung in 12,6%, also in etwa $^1/_8$ der Fälle, unter 6 Fällen zwischen 86—90 Jahren zweimal.

Man sollte, wenn die Theorie van der Hoeves richtig wäre, auch bei den senilen Makulaveränderungen ein Überwiegen der ersten Gruppe, d. h. der der Blendung besonders ausgesetzten

Personen erwarten. — Dies ist jedoch nicht der Fall. Die Fälle mit zentraler Makuladegeneration verteilen sich vielmehr annähernd gleich auf beide Gruppen und lassen sogar eine stärkere Beteiligung des weiblichen Geschlechts erkennen, obgleich man gewiss nicht annehmen kann, dass dieses in Ostpreussen der Blendung mehr ausgesetzt wäre als das männliche.

Wie Fischer, habe auch ich mehrere Fälle beobachtet, wo das Auge mit der operierten Katarakt von der Makulaveränderung betroffen war, während das andere mit beginnendem Star und noch gut sichtbarem Fundus keine Makulaveränderung hatte.

In 2 Fällen bestand zwar auf dem zuerst vor vielen Jahren extrahierten Auge eine solche, während auf dem zweitoperierten Auge, dessen Netzhaut also wesentlich länger der Strahlenwirkung ausgesetzt war, das Makulagebiet normal war. Solche Fälle, auch wenn sie nicht häufig sind, sprechen sicherlich eher gegen als für die Theorie van der Hoeves.

Weiter müsste man doch, wenn sie zuträfe, erwarten, dass die seit früher Jugend aphakischen Augen, die mit der Linse das Hauptschutzorgan der Netzhaut gegen ultraviolettes Licht verloren, häufiger an analogen Veränderungen der Netzhaut erkranken müssten, was meines Wissens nicht der Fall ist.

Noch ein weiterer Umstand spricht gegen die Theorie van der Hoeves. Mein Assistent Dr. Hoffmann hat kürzlich die Absorption der lebenden Linse bei 103 Patienten untersucht. Er fand nicht unerhebliche Differenzen bei Personen auch des gleichen Alters. Bei einer 63jährigen Patientin mit normalem Fundus absorbierte z. B. die Linse nur bis 380 $\mu\mu$, war also relativ stark durchlässig für Ultraviolett, während bei einem 63jährigen Mann, dessen Linse viel stärker, d. h. bis 430 $\mu\mu$, absorbierte, eine typische senile Makulaveränderung bestand. Dieser Patient besass seit Jahrzehnten einen Gemüsekeller, war also sicherlich nicht besonderer Ultraviolettblendung ausgesetzt. Vier andere ältere Patienten mit auffallend geringer Ultraviolettabsorption der Linse (von 67 bis 74 Jahren) zeigten keine Makulaveränderung.

Den 16 von Ascher mitgeteilten Fällen kann ich keine grosse Beweiskraft beimessen. Ich habe seit Jahren bei meinen Privatpatienten mit Altersstar auf die Beleuchtungsverhältnisse, bei Beamten z. B. auf die Lage ihres Arbeitsplatzes zum Fenster, geachtet und habe in sehr vielen Fällen den reiferen Star auf der entgegengesetzten Seite gefunden. Wenn man den Gehalt des Lichtes an ultravioletten Strahlen an einem Arbeitsplatz im Innenraum eines Hauses spektrographisch prüft und mit dem Lichte auf freiem Felde vergleicht, dann findet man so erhebliche Differenzen, dass man für den Bureauarbeiter kaum eine Ultraviolettschädigung der Linse annehmen wird, selbst wenn es erwiesen wäre, dass starkes Ultraviolett die Linse schädigt, was nach den Arbeiten Vogts und seiner Schüler nicht zutrifft. Die Tatsache, dass in tropischen Ländern der Star in früherem Lebensalter auftritt und schneller reift, lässt sich auch anders erklären als mit der Annahme einer Schädigung durch ultraviolette Strahlen.

Nach alledem glaube ich, an der früher von mir vertretenen Auffassung festhalten zu müssen, dass die Hypothese, der Altersstar entstehe durch die chronische, sich summierende Wirkung des kurzwelligen Lichtes auf die Linse, unbewiesen und sogar in hohem Grade unwahrscheinlich ist.

XXXIV.

Zur Frage der Linsenatmung.

Von

Peter Kronfeld (Wien).

M. H.! Unsere bisherigen Kenntnisse über den Chemismus der Linse verdanken wir im wesentlichen den Arbeiten von Mörner, Jess und Goldschmidt. Die chemische Struktur der Linse ist in den Hauptzügen bekannt und es erhebt sich nun die Frage: Ist die Kristallinse ein ruhendes chemisches System oder spielt sich in ihr der Vorgang der Zellatmung, also der der Sauerstoffaufnahme und der Kohlensäureabgabe, ab? Wichtige Aufschlüsse in dieser Frage brachten die Arbeiten Goldschmidts, nach welchen die Linse in hohem Maße befähigt ist, Sauerstoff aufzunehmen. Im chemischen Experiment wies Goldschmidt nach, dass Linsenpulver zugesetzten Schwefel zu Schwefelwasserstoff und Methylenblau zu dessen Leukobase zu reduzieren vermag. Ferner konnte Goldschmidt zeigen, dass dieses Reduktionsvermögen der Linsensubstanz von deren Gehalt an Sulfhydrylgruppen abhängt, als deren Träger im Linseneiweiss das Zystein und seine Derivate anzusehen sind. Dass die Linse auch aus der Atmosphäre Sauerstoff aufzunehmen vermag, ging aus den Versuchen von Mashimo Makoto hervor, der tierische und menschliche Linsen im Wintersteinschen

Mikrorespirationsapparate untersuchte. In physiologischer Kochsalzlösung zeigten Kaninchenlinsen einen bedeutenden Sauerstoffverbrauch. Wurde die Linsenkapsel vor Beginn des Versuches entfernt, so war der Sauerstoffverbrauch ein grösserer, um mit dem darauf eintretenden Linsenzerfall noch weiter anzusteigen. Schon aus diesem Befunde ergab sich, dass die bisher angewandten Methoden der Untersuchung der Linsenatmung nicht den Umfang der Sauerstoffaufnahme der lebenden Linse erfassten, sondern die Menge und Leistungsfähigkeit der Sauerstoffrezeptoren in der Linsensubstanz, welche Stoffe der Atmosphäre oder chemischen Oxydantien Sauerstoff entnehmen und den Zellen zuführen. Der Gehalt an Sauerstoffrezeptoren musste aber nach den Untersuchungen von Goldschmidt, Makoto und Ahlgren ein sehr beträchtlicher sein, so dass sich die folgende Frage von selbst ergab: Hat die Linse, welche so ausgezeichnet mit Sauerstoffvermittlern ausgestattet ist, einen merklichen oxydativen Stoffwechsel, vermag sie oxydable Stoffe, also z. B. Traubenzucker zu Kohlensäure und Wasser zu verbrennen?

Zur Entscheidung dieser Frage habe ich die von Otto Warburg zum Studium des Stoffwechsels überlebender Gewebe ausgearbeitete Methode angewandt und das Verhalten von Schweins- und Kaninchenlinsen in dieser Richtung studiert. Die ersteren erhielt ich im Durchschnitt 15 Minuten nach Tötung des Tieres, letztere wurden durch Enukleation in Äthernarkose des Tieres völlig lebensfrisch gewonnen. Die Linsen wurden in die Atmungströge des Warburgschen Apparates gebracht, in welchen sich körperwarme Ringersche Flüssigkeit mit Traubenzucker- und Natriumbikarbonatzusatz und darüber ein Kohlensäureluftgemisch mit 5% CO_2 befand, wodurch das P_H. auf ungefähr 7,45 konstant erhalten wurde. An die Atmungströge sind Manometer angeschlossen, welche die Messung des Sauerstoffverbrauches und der Kohlensäureproduktion gestatten. Durch sanftes Schütteln des ganzen Atmungsapparates in einem Wasserbad von 37^0 C wurde erreicht, dass Gas und Flüssigkeit und Linse jeweils in einem Gleichgewichtszustande waren.

Wenn ich die wichtigsten Resultate dieser Versuche zusammenfasse, so ergibt sich zunächst, dass die Linse eine merkliche und exakt messbare Atmung in dem Sinne besitzt, dass sie Kohlehydrate unter Sauerstoffaufnahme zu Kohlensäure und Wasser verbrennt. Nach der neuen Fassung des Begriffes Atmung durch Oppenheimer verstehen wir ja unter Zellatmung nur den

Umfang eines oxydativen Prozesses im Organismus, bei welchem das Verhältnis zwischen gebildeter Kohlensäure und verbrauchtem Sauerstoff, also der respiratorische Quotient gleich 1 ist, wie es der Kohlehydratverbrennung entspricht. Und in diesem Sinne atmet auch die Linse. Um Ihnen eine Vorstellung über den ungefähren Umfang dieser Atmung zu geben, möchte ich bemerken, dass 1 g frische Linsensubstanz, also ungefähr 2 Schweinslinsen, in der Stunde ungefähr 0,15 mg Traubenzucker zu Kohlensäure und Wasser verbrennen. Tatsächlich verfügt die Linse über verbrennbare Kohlehydrate. Bestimmungen des Gesamtkohlehydratgehaltes der Linse haben ergeben, dass sie ein Zuckerdepot in der ungefähren Höhe des Blutzuckers besitzt. Ferner steht ihr der Traubenzuckergehalt des Kammerwassers zur Verfügung.

Im Laufe der biochemischen Untersuchungen der letzten 25 Jahre hat man viele der Zwischenstufen, über welche der Kohle hydratabbau im lebenden Gewebe verläuft, kennen gelernt. Unter diesen Zwischenprodukten spielt die Milchsäure die bedeutendste Rolle. Ganz grob lässt sich der Kohlehydratabbau so darstellen, dass ein Molekül Traubenzucker in 2 Moleküle Milchsäure zerfällt, wobei nur wenig Energie frei wird (130 Kal. pro 1 g $C_6H_{12}O_6$). Die gebildete Milchsäure kann nun entweder zu Kohlensäure und Wasser verbrannt oder zu Zucker resynthetisiert werden. Die erste Phase, die Spaltung des Zuckers in Milchsäure, ist an den verschiedensten Geweben studiert worden. Sie trägt den Namen Glykolyse und ist nach dem heutigen Standpunkte unseres Wissens eine an die lebende Substanz gebundene Reaktion. Allgemein lässt sich über die Glykolyse sagen, dass sie um so grösser ist, je schlechter die Sauerstoffversorgung des betreffenden Gewebes ist. Unterdrückt man durch Blausäure oder Ersatz der Sauerstoffatmosphäre durch Stickstoff die Atmung vollständig, so erreicht die Glykolyse ihren grössten Wert, die Zelle deckt nun ihren Energiebedarf, da ihr der Weg der Verbrennung versperrt wurde, nur durch Spaltung von Zucker. Auch der Linsensubstanz wohnt das Vermögen, Zucker zu spalten, in hohem Maße inne. Auf Grund meiner Versuche möchte ich das Verhalten der dem lebenden Tierkörper eben entnommenen Linse folgendermaßen charakterisieren: Sie spaltet eine gewisse Menge von Zucker, im Durchschnitt 0,22 mg pro 1 g frische Linsensubstanz pro Stunde, durch Aufnahme der entsprechenden Sauerstoffmenge gelingt es ihr, die entstandene Milchsäure zum grösseren Teile zu verbrennen. Die in die Nährlösung austretenden Endprodukte sind etwas Milchsäure, die der Sauerstoffaufnahme äquivalente Kohlensäuremenge und Wasser. Wird jedoch die Atmung der Linse durch längeres Aufbewahren oder durch Zusatz von Zellgiften geschädigt, so gewinnt sofort die Glykolyse die Oberhand, die Linse zerlegt weit mehr Zucker als sie verbrennen kann, in der Nährlösung erscheint mehr Milchsäure. Der Grenzfall ist schliesslich das Verhalten der mit Blausäure vergifteten Linse, deren Atmung gleich Null ist und deren Glykolyse den Höchstwert von im Durchschnitt 0,5 mg pro 1g Linse und Stunde erreicht. Die Glykolyse der Linse ist ferner eine Funktion des Bikarbonatgehaltes der Nährlösung, sowie des Zuckergehaltes der Linse selbst.

Da nun ein gewisses Maß von oxydativem Stoffwechsel in der Linse als sicher anzunehmen ist, wird uns auch die Bedeutung der grossen Menge von Sauerstoffrezeptoren, von Sulfhydrylgruppen in der Linse klar. Sie sind es, welche mit ihrer grossen Sauerstoffavidität die geringen im Kammerwasser absorbierten Sauerstoffmengen anlocken und aufnehmen. Sie sind es, welche den Sauerstoff dem lebenden Linsenprotoplasma zuführen.

Von dem Gesichtspunkte der Glykolyse und Zuckerverbrennung als vitaler Eigenschaft der Linsensubstanz erscheint es naheliegend, Theorien über die Genese der Störung des Linsenstoffwechsels auszusprechen, welche in ihrer Erscheinungsform als Katarakta wohl schon vielfach studiert ist, ohne dass wir von ihren letzten Ursachen irgend welche sichere Kenntnis haben. In erster Linie wäre eine Übertragung der neu gewonnenen Anschauungen auf das Problem der Cataracta diabetica sehr naheliegend. Hierzu halte ich mich jedoch auf Grund der heutigen Befunde noch nicht berechtigt. Der Zweck dieser Mitteilung soll vielmehr sein, eine erneute Inangriffnahme des Kataraktproblems mit Hilfe der neuen Methode der Linsenatmung anzuregen. Derartige Untersuchungen bilden mein nächstes Arbeitsprogramm.

XXXV.

Zur Frage des Glasbläserstars.

Von

H. Erggelet (Jena).

Mit 1 farb. Textabb.

Da in Jena eine grosse Glashütte betrieben wird, so könnte man erwarten, dann und wann in der Klinik auch einen Glasmacherstar zu sehen. Doch musste auf eine gelegentliche Anfrage geantwortet werden, dass solche Stare nicht aufgefallen seien, systematische Untersuchungen allerdings nicht stattgefunden hätten. Nun konnte man in der letzten Zeit da und dort lesen, es gäbe in Jena keinen Glasmacherstar. Die Frage ist indessen re vera noch offen. Die Verordnung über die Berufskrankheiten rückte die Angelegenheit in den Vordergrund und es bot sich Gelegenheit, die am Ofen tätige Belegschaft des Schottschen Werkes zu untersuchen. Für die Vermittlung und Unterstützung dazu darf ich an dieser Stelle der Glasberufsgenossenschaft, der Werksleitung, insbesondere Herrn Dr. Voigt danken, desgleichen dem freundlichen Entgegenkommen des Herrn Bock in Ilmenau, der mir eine Vergleichsuntersuchung in seiner Hütte gestattete und wesentlich erleichterte.

Es sollte einmal festgestellt werden, wie der Zustand der Augen war, ob etwa Glasbläserstare vorkommen oder tatsächlich nicht. Zum andern sollte womöglich ermittelt werden, ob abgesehen von den bekannten typischen Veränderungen bei diesem Leiden auch andere Zeichen einer Erkrankung nachzuweisen wären, sei es im sonstigen objektiven Befund oder in den Leistungen. Eine solche Feststellung würde die Vermutung stützen, dass die Linsenveränderungen gewissermaßen erst ein Befund zweiter Hand, eine Folge vorausgehender noch unbekannter Veränderungen anderer Teile beispielsweise etwa des Strahlenkörpers seien. Man kann hier anführen, dass nach Lederers Angabe bei über 80% der Glasbläser mit einer Akkommodationsschwäche zu rechnen wäre. Aus diesem Grund und, zumal es nach den bisher in der Klinik gemachten Erfahrungen unwahrscheinlich war, dass man eine grössere Zahl erheblich veränderter Augen zu Gesicht bekäme, wurde die Untersuchung so eingehend wie nur möglich gestaltet (Pupillenweite und -spiel, Beschaffenheit der Regenbogenhaut nach

Aufbau und Farbe, Sehschärfe, Refraktion und Akkommodation);
nach Erweiterung der Pupillen aufrechtes Bild, Durchleuchtung
mit Plan- und Lupenspiegel, Spaltlampenmikroskopie im Bogen-
licht. Wo es angängig war, bei etwa einem Drittel der Untersuchten,
die vormittags kamen und genügend Zeit hatten, Gesichtsfeld-
aufnahme für Weiss und Farben, pseudoisochromatische Tafeln von
Stilling. Die Aufnahme einer Adaptationskurve musste vorderhand leider unterbleiben, da sie die ohnehin für die Leute reichlich
lange Untersuchung allzusehr ausgedehnt hätte. Die Jenaer
mussten ihre freie Zeit opfern. Schliesslich ist auch jeweils auf
Eiweiss und Zucker geprüft worden ausser bei 4 Leuten, übrigens
nur bei einem Polyzythämiekranken Eiweiss nachgewiesen worden.

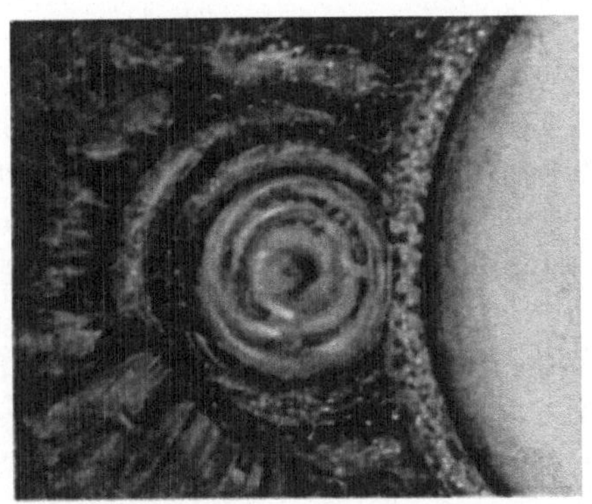

Ein so langes Programm war natürlich für die Ilmenauer Verhältnisse unmöglich. Dort wurde nur objektiv untersucht (Mydriasis links, fokale Beleuchtung, aufrechtes Bild, Lupenspiegel,
Spaltlampenmikroskopie mit der Nitralampe).

Untersucht wurden 131 Leute, in Jena 64, in Ilmenau 67.
In Jena waren 43 weniger als 45 Jahre alt, darüber 21. In Ilmenau
entsprechend 51 bezüglicherweise 16. Dauer der Glasmacherarbeit:

	1—9	10—19	20—29	30—39	40 und mehr Jahre.
bei Schott	12	17	21	11	3 Leute und
in Ilmenau	25	23	8	7	4 Leute.

Ergebnisse: In keinem einzigen Fall konnte die oft beschriebene Wangenbräunung überzeugend beobachtet werden. Sie
scheint von der Art der Heizung mit abzuhängen, vom Heraus-
schlagen der Gase begünstigt zu werden, besonders Jugendliche
zu treffen und zwar in der ersten Zeit ihrer Tätigkeit an Feuer,
individueller Verschiedenheiten unbeschadet. So lauten die Aus-
künfte. Eine Häutchenabspaltung an der Vorderkapsel ist

nirgends beobachtet worden. In der Schottschen Belegschaft, die sich leider auch nicht vollzählig einfand, fand sich kein typischer Glasmacherstar in Gestalt der umschriebenen Trübung am hinteren Pol, hingegen unter den wenigen Pensionären der Hütte drei bei zwei Leuten. Das vierte Auge war auch befallen gewesen und vor Jahren operiert worden. Unter den Ilmenauer Glasmachern war kein typischer Fall zu entdecken, nur ein Star bei einem noch nicht alten Manne des Alters wegen immerhin verdächtig. Weitere Befunde, die etwa als Vorstufen des typischen hinteren Polstars angesehen werden könnten, sind mit Sicherheit nicht nachzuweisen gewesen. Lediglich in zwei, vielleicht einem dritten Fall noch waren minimale punktförmige Fleckchen bezüglicherweise an eingetrockneten Seifenschaum erinnernde Bildungen in der Polgegend zu sehen, bei denen man wohl erwägen könnte, ob derartige Zusammenhänge bestehen. Im Hinblick auf die ausserordentlich grosse Verschiedenheit der in den verschiedenen Zusammenstellungen über die Häufigkeit der Startrübung bei Glasmachern möge die Aufzählung der verschiedenen bekannten Trübungsformen unterbleiben. Je nach der Gewissenhaftigkeit des Untersuchers kommen grössere oder kleinere Zahlen zu Stande. Für das Sehvermögen waren sie belanglos, sie betrug in 5 Fällen auf dem besseren Auge weniger als $^5/_5$, nie weniger als $^5/_{10}$; wird das operierte Auge nicht gerechnet, käme 1 Fall mit Fingerzählen in 4 Meter hinzu, auf dem schlechteren Auge (ein verletztes ausgenommen) hatten neun $^5/_5$ bis $^5/_7$, drei $^5/_{10}$—$^5/_{15}$, zwei $^5/_{10}$, eines $^5/_{35}$, alle anderen mehr als $^5/_5$; würde das erwähnte operierte Auge als nicht operiert gerechnet, so käme ein starblindes hinzu. Die Zahl der hellen zu der der dunkeln Regenbogenhäute der Jenaer Glasmacher verhält sich wie etwa 8 zu 5, die beiden erkrankten Leute hatten blaue Augen. An der Regenbogenhaut fielen keine ungewöhnlichen Veränderungen auf. In sechs Fällen war der Pigmentsaum in der bekannten Weise verändert. Die Pupillenweite schwankte zwischen $2^1/_2$ und $5^1/_2$ mm und betrug am häufigsten $3^1/_2$ mm. Wenn man von einer reflektorischen Pupillenstarre, die in Gesellschaft einer Sehnervenatrophie ohne weiteres als Luesfolge angesprochen werden kann, absieht, so spielten nur drei weitere Fälle vielleicht nicht ganz einwandfrei (träge). Einer davon war durch eine rechtsseitige homonyme Hemianopsie ohne weiteres als neurologisch begründet zu erkennen, die übrigen beiden, die auch nur bei anspruchsvoller Untersuchung noch eben zu beanstanden wären, liessen eine eingehende neurologische Untersuchung nicht zu, so dass hiervon nichts auf Rechnung der Arbeit gesetzt werden kann. Nur bei drei Leuten entsprach die Akkommodationsbreite nicht dem Alter. Davon scheidet der genannte Hemianopiker natürlich aus, ein anderer hatte nur knapp $1^1/_2$ dptr Akkommodation mit 48 Jahren, der dritte gab mit 46 nur eine dptr an, ohne dass sonstige Krankheitszeichen vorhanden gewesen wären. Die obenerwähnte Äusserung von Lederer, die Neumann und Kraupa dem Sinn nach bestätigen, gilt somit für die Jenaer Glasbläser keineswegs. Gesichtsfeld und Farbensinn liessen, soweit sie geprüft wurden, für unsere Frage nichts besonderes erkennen. Die beiläufig entdeckte Hemianopsie spielt natürlich keine Rolle.

Es ist also festzustellen, dass zwar in Jena tatsächlich Glasbläserstare vorkommen, dass aber der Zustand der Augen im grossen und ganzen sehr gut ist. Was nun die Ursache der Verschiedenheit verglichen mit anderen Hütten angeht, so ist hinsichtlich der Schutzvorrichtung nur zu erwähnen, dass allein die Geräteglasmacher eine kleine am Ofenloch hängende Schutzscheibe benützen, die auch nur einen kleinen Teil des Loches verdeckt je nach der Stellung des Arbeitenden. Schutzbrillen trugen nur zwei Leute; die allgemeine Ablehnung wird in der üblichen Weise begründet („man kann sie nicht tragen"). Doch tragen Fehlsichtige ihre Gläser dauernd, wenn sie sonst nicht genügend deutlich zur Arbeit sehen. An einer Stelle einmal angebrachte, das Ofenloch selbständig schliessende Klappen, wurden einfach auf den Ofen hinaufgelegt. Zwischen der Jenaer und der Ilmenauer Hütte besteht der Unterschied, dass in der ersten seit 1911 aus Wannen, und in der zweiten aus Häfen gearbeitet wird. Nach den Äusserungen zahlreicher befragter Leute ist das Wannensystem für den Arbeiter angenehmer, besonders auch bei der Verwendung des „Stiefels". Eine nennenswerte Rolle hinsichtlich des Augenzustandes lässt sich nach unseren Befunden also nicht erkennen.

Für den Wirkungsgrad einer Strahlung ist, allgemein physikalisch betrachtet, die gesamte Bestrahlungsstärke maßgebend — und diese ist abhängig von der Temperatur des Glases, wenn man die Ofenöffnung als absolut schwarzen Körper behandelt — ferner von der Grösse und der Nähe des strahlenden Körpers. Weicht das heisse Glas von diesem idealen schwarzen Körper ab, so strahlt es in Wirklichkeit weniger, als hier angenommen ist. Unter verschiedenen Glasarten können sich nun bei gleicher Temperatur insofern Unterschiede in ihrer Wirksamkeit für die Strahlung ergeben, als ein nicht absolut schwarzer Temperaturstrahler gerade die Art von Strahlen in verhältnismäßig grösserer Menge ausschickt, die er zu verschlucken imstande ist. Dieser Zusammenhang bildet vielleicht eine der Ursachen, die die besonders grosse Häufigkeit des Glasmacherstars in Flaschenglashütten, zumal solchen mit grünem Glas, anderen Betrieben gegenüber bedingen. Das grüne Flaschenglas ist ein Wärmeschutzglas. Daher schickt es verhältnismäßig viel strahlende Energie gerade in dem Spektralbezirk aus, der nach den Untersuchungen von A. Vogt zu Linsenschädigungen befähigt ist, ganz abgesehen davon, dass bekanntlich bei der Temperatur des schmelzenden Glases das Energiemaximum der Strahlen an sich schon dort liegt. Solches grünes Flaschenglas wurde bisher in den beiden genannten Betrieben nicht oder nur in belanglosem Umfang verarbeitet. Das mag vielleicht auch mit ein Grund sein für die Seltenheit der Erkrankung bei unseren Untersuchten, und dabei fällt noch ins Gewicht, dass die Erkrankten jahrelang vor ihrer hiesigen Tätigkeit in fremden Betrieben gearbeitet haben. Für die Ilmenauer Leute kommt das verhältnismäßig niedrige Durchschnittsalter in Betracht.

Schliesslich ist mit Best und Kraupa an individuelle Unterschiede für Schädigungen hinzuweisen, worin auch die Eigenart verstanden wird, wie der Einzelne sein Handwerk ausübt. Auch der Möglichkeit erblicher Eigentümlichkeiten ist gedacht worden. Die beiden Jenaer Leute mit Glasmacherstar weisen uns recht eindringlich in diese Richtung. Treffen doch diese beiden einzigen typischen Erkrankungen ein Brüderpaar, bei dem die körperliche Ähnlichkeit ungemein auffällt. (Gesichtszüge, Körperbau, blaue Iris.) Bei beiden ist in der Vorgeschichte von mehrfachen Brustfellentzündungen die Rede, was an und für sich ja nicht viel sagen würde. Schliesslich sind aber auch beide sehr früh schon als Kinder von 8 bzw. 12 Jahren in ihrer Heimat zur Arbeit in der Hütte herangezogen worden. Der Erkrankungszeitpunkt war verschieden. Der ältere bemerkte schon mit 36 Jahren eine Abnahme (damals hinterer Polstar beidseits entdeckt), mit 38 Jahren Sehschärfe $^5/_{15}$ auf dem ersten Auge; mit 52 Jahren Staroperation. Der andere hat bis heute noch beiderseits $^5/_6$, bei ihm ist wie beim Bruder das rechte Auge zuerst erkrankt. Doch es zeigt auch der Art nach gleiche Trübungen. Beide Brüder haben eine ausgesprochene gelbbraune Kernfärbung. Arbeitsdauer 40 bzw. 55 Jahre. Beweist zwar diese Beobachtung hinsichtlich der Erblichkeit der Eigenschaft, an Glasbläserstar erkranken zu können, noch gar nichts, so ist sie doch immerhin bemerkenswert als Hinweis für eine solche familiäre Erkrankungsbereitschaft. Anfragen haben zwar noch keine Beweise, aber weitere Hinweise ergeben, denen noch nachgegangen werden soll.

Was die physikalische Frage weiter angeht, so sei nur kurz mitgeteilt, dass in Gemeinschaft mit Herrn Dr. Wimmer im physikalischen Institut in Jena spektrometrische Untersuchungen der Durchlässigkeit der brechenden Teile des Auges fürs ultrarote Gebiet durchgeführt worden sind. Das sehr empfindliche Verfahren lieferte Ergebnisse, durch die die Messungen von A. Vogt, von E. Aschkinass und schliesslich von H. Hartridge und A.V. Hill bestätigt werden. Die Augenmedien besitzen in diesem Gebiet eine Absorptionskurve, die annähernd der des Wassers gleichkommt. Der Bericht darüber wird an anderer Stelle erscheinen.

XXXVI.

Zur Ablösung der „Zonulalamelle“ bei Glasbläsern.

Von

Bruno Fleischer (Erlangen).

M. H.! Wir waren wohl im allgemeinen bisher gewohnt, die Linsenkapsel als ein homogenes Häutchen anzusehen. Wenn von früheren Autoren eine gewisse Schichtung im Mikroskop festgestellt worden war, so war uns dies vielleicht kaum bekannt, oder es durfte praktisch als bedeutungslos angesehen werden. — Nun sind aber in den letzten 5 Jahren Beobachtungen bekannt geworden, nach denen einerseits nach Luxationen der Linse kleine oberflächliche Lamellen der Linsenkapsel an der Zonula haften blieben; andererseits sind Ablösungen, vielleicht auch Einrisse einer oberflächlichen Lamelle in mehr axialen Teilen der Kapsel beobachtet worden, und zwar besonders bei Glasbläsern oder Giessern bzw. Schmiedearbeitern. Insbesondere die aus letzter Ursache entstehenden Ablösungen sind von Wichtigkeit wegen ihres Zusammenhangs mit Glasbläserstar, der als Gewerbeschädigung unsere besondere Aufmerksamkeit verdient. — Eine solche pathologische lamellöse Abspaltung der Kapsel muss naturgemäß den Gedanken an eine, wie Vogt sagt, biologische und physikalische Sonderstellung dieser sich lösenden oberflächlichen Lamelle der Kapsel erwecken. Und als solche ist sie von besonderem Interesse, so, wie jede Erweiterung unserer Kenntnisse vom Bau und von der

Funktion des menschlichen Körpers und seiner Teile. Wenn wir
nun Nachschau halten über unser Wissen in dieser Beziehung,
so zeigt sich, dass schon bei einer grösseren Zahl älterer Anatomen,
die sich mit der Linsenkapsel beschäftigt haben, eine Lamellierung
der Kapsel wohl bekannt war, die mit und ohne Mazeration nachzuweisen war: ich nenne Berger, Rabl, Retzius und Salzmann.
Insbesondere ist die Abhebung und Abziehbarkeit einer oberflächlichen Lamelle der Kapsel von verschiedenen dieser Autoren
festgestellt, auch abgebildet und dieser Lamelle sogar ein
eigener Name gegeben worden: von Berger 1882 der der „Zonulalamelle", von Retzius 1894 „perikapsuläre Membran". Dass
sie von ihnen mit der Ausstrahlung der Zonula in Zusammenhang
gebracht wird, geht für Berger schon aus dem von ihm gewählten
Namen hervor; doch sagt er immerhin nur, dass die aus der Zonula
Zinnii stammenden Fasern in der äusseren Lamelle der Linsenkapsel vorkommen; auch nach Salzmann biegen die Zonulafasern in die Zonulalamelle ein, die Verbindung der Zonulafasern
und der Kapsel ist jedoch nur als eine oberflächliche, wenn auch
sehr feste Verklebung zu bezeichnen. Weiter geht Retzius, indem er
sagt, dass die Membrana pericapsularis, in welcher die Fasern der
Zonula auslaufen und an deren Oberfläche sie eine verschieden weite
Strecke zu verfolgen sind, worauf sie mit ihr gleichsam verschmelzen,
ungefähr dieselbe Beschaffenheit der Substanz zu
besitzen scheine, wie die Zonulafasern selbst; er unterscheidet diese Membran also offenbar auch histologisch von der
übrigen Kapsel. — Dies tut auch ein neuerer italienischer Bearbeiter
der Frage, Carlini, indem er 1912 eine von der übrigen Kapsel
verschiedene Färbbarkeit der Membran feststellt. Es liegt daher
nahe, auch eine verschiedene entwicklungsgeschichtliche Genese
dieser Membran anzunehmen, wie dies Meesmann vermutet,
indem er sich die „Zonulalamelle" als durch eine Verflechtung
der Zonulafasern entstanden denkt. Diese Anschauung wird auch
von Stein, der wie Meesmann eine traumatische Abreissung
der Lamelle zusammen mit den Zonulafasern beobachtet hat,
nicht von der Hand gewiesen. Von einem französischen neueren
Autor, Beauvieux, der übrigens neuerdings wieder eine membran-
förmige Begrenzung des Petitschen Raumes feststellt, wird 1922
mit grösserer Bestimmtheit eine verschiedene Entstehung der
beiden Kapselteile angenommen, indem nach diesem Autor die
Linsenkapsel erstens aus einer inneren Lage besteht, die als Ab
scheidung der Epithelzellen der Linse anzusehen ist und zweitens

aus einer Kutikula nach aussen davon, die nur im Gebiet der äquatorialen Zonulafasern vorhanden ist und von diesen Fasern abstammt. Worauf sich diese Anschauung gründet, ist aus dem Referat nicht ersichtlich, die Originalarbeit stand mir nicht zur Verfügung.

M. H.! Man wird die histologische und entwicklungsgeschichtliche Differenzierung einer besonderen Membran, ihre Ausdehnung und ihre Beziehung zur Zonula auf Grund der bisherigen Untersuchungen wohl noch nicht als voll gesichert ansehen dürfen, und die Frage bedarf neuerdings einer eingehenden Bearbeitung. Aber man wird es nicht als unberechtigt bezeichnen dürfen, wenn man zunächst von einer besonderen äusseren Kapselmembran spricht. Elschnig hat die Bergersche Bezeichnung „Zonulalamelle" angenommen; es will mir scheinen, dass die Bezeichnung von Retzius: „perikapsuläre Membran" weniger vorweg nimmt und daher vorzuziehen ist.

Nun, m. H., ich bin zum Studium der Frage durch eine eigene Beobachtung der Abspaltung dieser Membran bei einem Glasbläser gekommen, die mir das Bild der Affektion anders erscheinen liess, als ich es mir aus der oberflächlichen Kenntnis der bisherigen Beobachtungen vorgestellt hatte. Nach den bisherigen Veröffentlichungen und Abbildungen, insbesondere auch von Elschnig, hatte ich angenommen, dass es sich um Abspaltungen im Bereich der Pupille handelte, da, wo die Schädigung einwirkt; auch nach einer Abbildung von Rotter, die die Abspaltung in besonders grosser Ausdehnung zeigt, musste man dies annehmen. Die von mir gemachte Beobachtung entspricht nun weitgehend der von Rotter, so weitgehend, dass ich eine Abbildung meiner Beobachtungen entbehren kann.

Ich fand bei einem 62jährigen Glasperlenarbeiter aus dem Fichtelgebirge, der seit seiner Jugend diese Arbeit ausübt, ausser einer durch ein stumpfes Trauma entstandenen Linsenluxation auf dem linken Auge, auf dem rechten Auge eine typische Trübung des hinteren Linsenpols, und radiäre supranukleare Speichen, und ausserdem eine kreisförmige krausenartige, leicht gewellte Aufrollung einer Kapsellamelle im Pupillargebiet mit einem Durchmesser von 2,5 mm. Der von der Krause eingerahmte Teil der Pupille zeigt feine, unter der Kapsel gelegene Trübungen, wie in der Zeichnung von Rotter. Die Krause ist ein sehr zartes Gebilde, fein grau durchscheinend, glasartig, starr, mit glänzenden Rändern; mit der Spaltlampe und Mikroskop lässt sich aber nun erkennen, dass die Krause weit in die Vorderkammer hinein sich fortsetzt, in eine kreisförmige Faltenkrause, die bis nahe an die hintere Wand der Hornhaut sich erhebt; bei einer scheinbaren Tiefe der Vorderkammer von 2,6 mm beträgt die Länge der faltigen Erhebung der Krause 2,45 mm (gemessen ohne Korrektion der Hornhautwölbung, deren Radius nach Javalmessung 7,65—7,85 mm beträgt). Die Membran ist mit spärlichen feinen Pigmentstäubchen besetzt. Die Art der Abhebung von der Linse liess mir gar keinen anderen Gedanken aufkommen, als dass die Krause durch Abriss, Umkrempelung und Aufrollung peripherer Kapselteile entstanden sei und dass im Bereich des Linsenpols die Lamelle noch adhärent sei. Das hatte ich auch aus der Betrachtung der Abbildung Rotters angenommen und war erstaunt, bei genauerem Durchlesen der Arbeit zu sehen, dass Rotter in seinem Fall annimmt, dass es sich um eine Entblössung des Linsenpols und um eine Aufrollung der zentralen Kapsellamelle handele. Ich habe mir den Mann deswegen nochmals kommen lassen und genau daraufhin untersucht, bin aber zur sicheren Feststellung gekommen, dass es sich in meinem Fall um eine Aufrollung peripherer Kapselteile handle. Das geht auch aus der Länge der Krause hervor, die im zentralen Linsenpol gar keinen Platz hätte. Ich möchte der Vermutung Raum geben, die auch schon von Wollenberg geäussert worden ist, dass auch im Rotterschen Fall die Krause durch periphere Lamellenaufrollung entstanden ist und er sich getäuscht hat, vielleicht irregeführt durch die früheren Abbildungen, die eine Ablösung zentraler Kapselteilchen darstellen. — Es sind nun auch eine Anzahl weiterer Beobachtungen vorhanden, wo grössere Kapselfetzen in die Pupille hereinragen, so in der vierten Mitteilung Elschnigs (Kl. M. f. A. Bd. 76, S. 66, 1926) und in einer neueren Veröffentlichung Kraupas (Z. f. A. 51, S. 359). Insbesondere zeigen auch die schönen Bilder Schnyders von Eisengiessern, dass die Ablösung der Kapsellamelle im allgemeinen in peripheren Linsenteilen zustande kommt. Das liegt vielleicht auch bei manchen anderen Fällen vor, wo das auf dem Pupillargebiet liegende Kapselteilchen den Anschein erweckt, dass es aus diesem stamme, während es eben von der Peripherie her in die Pupille hinein sich aufgerollt haben könnte. —

Wenn man die Maße meines Falles auf die Linsenvorderfläche abträgt, kommt man auf eine Abrißstelle, die 3,75 mm vom Linsenpol entfernt liegt, wahrscheinlich noch weiter peripher, da die Falten der Krause bei der Messung nicht berücksichtigt sind; es fällt also die Abrißstelle ungefähr zusammen mit der vorderen Ansatzstelle der Zonula; sie erstreckt sich nach Salzmann auf eine Strecke von 2,4—2,8 mm vom Äquator. Das wäre aber gerade die Stelle, wo die Kapselmembran auch bei Linsenluxationen abreisst, so dass man vermuten kann, dass gerade diese Stelle durch besondere physikalische Bedingungen hierzu prädisponiert ist, wie dies schon Stein vermutet hat. — Das Zustandekommen des Abreissens gerade an dieser Stelle wäre eben dann wohl so zu verstehen, dass es durch die Schädigung der Kapsel in der Pupille zu Veränderungen (Verdichtungen, Schrumpfung oder ähnliches) kommt, die zu einer übermäßigen Spannung der perikapsulären Membran in ihrer Peripherie und zum Abreissen führt, vielleicht begünstigt durch das Wachstum der Linse am Äquator. — Man wird also in Zukunft insbesondere auch die peripheren Linsenteile unter möglichst starker Mydriasis auf solche Abspaltungen untersuchen müssen.

M. H.! Die Abspaltung der Lamelle ist sicher ein differential-diagnostisch sehr wichtiges und nicht seltenes Symptom dieser Starformen, wichtig besonders deswegen, da die Unterscheidung der charakteristischen hinteren Poltrübung gegen andere hintere Poltrübungen Schwierigkeiten bieten kann und bei fortgeschrittener Linsentrübung nicht mehr erkennbar sein kann. — Die Abspaltung einer „perikapsulären Membran" verdient also unsere besondere Aufmerksamkeit und zur Sicherstellung ihrer Pathogenese weiteres Studium.

Aussprache zu den Vorträgen XXXII—XXXVI.

Herr Hamburger:
Spontanheilungen des Altersstares kommen unzweifelhaft vor, früher brachten die angesehensten Zeitschriften solche Mitteilungen. Eine Zusammenstellung von 20 Fällen brachte 1892 Hirschbergs Zentralblatt, darunter eine Beobachtung Th. Lebers. Der Vorgang ist überall der gleiche: die Rinde wird verflüssigt, in der Kapsel fällt der Kern zu Boden, der gesamte Kapselinhalt wird resorbiert, zuletzt auch ein Teil der Kapsel. Die Ursache dieser Naturheilung ist unbekannt, aber die Möglichkeit steht über jedem Zweifel. Für mich, der ich immer wieder auf die Bedeutung der dosierbaren Entzündung hinweise, ist von brennendem Interesse eine Beobachtung aus dem 5. Bande der Z. f. A. (damals von Kuhnt redigiert): einseitiger Altersstar, viele Jahre lang beobachtet, Operation wird abgelehnt. Nun entsteht im Starauge eine heftige Iritis und danach Spontanheilung des Stares. Es ist die alte von Hippokrates stammende Betrachtung: ein chronisches Leiden wird — häufig — gebessert, wenn es von einem akuten abgelöst wird; schon Hippokrates schickte Chronischleidende in Sumpf-fiebergegenden, wir wandeln in seinen Spuren bei Behandlung der progressiven Paralyse; vgl. das Buch M. Neuburgers, Wien, die

Geschichte des Problems der Naturheilung, Verlag E n k e , 1926. Es gibt kein anderes Mittel, um einem Organe frisches, arterielles Blut reichlich zuzuführen, als die Entzündung, sie hat das Wunder in dem im 5. Bande der Z. f. A. mitgeteilten Fall bewirkt, — nicht „Blut" ist der besondere Saft, sondern arterielles Blut[1]).

Herr S i e g r i s t bezieht seine Erfolge auf die endogenen Drüsen, von Entzündung ist hierbei wohl keine Rede, aber deshalb besteht noch längst kein Recht, seinen mutigen Vortrag abzulehnen. Er hat übrigens nicht Heilung, sondern Stillstand in 32 Fällen behauptet, und schon das wäre äusserst wichtig.

Die Schulmedizin, der ich angehöre, hat nur zu oft den schweren Fehler gemacht, Dinge, die in ihre theoretischen Formeln nicht passten, als Schwindel zu bezeichnen; Atropin (H i m l y) hat 20 Jahre, die Narkose (F a r a d a y !) sogar 40 Jahre als Schwindel gegolten[2]); so schwer belehrbar waren — damals — die Fachleute. Freilich hat der Autor die Beweislast zu tragen, dies wird Herr S i e g r i s t ausführlicher nachholen müssen, als es wohl bei der Kürze der Redezeit geschehen konnte.

Herr K r u s i u s :

Herrn S i e g r i s t möchte ich in seinen Versuchen medikamentöser Kataraktttherapie wärmstens beipflichten. Vor 7 Jahren unternahm mein im letzten Jahre leider verstorbener Freund Dr. Ernst W a s s e r m a n n auf meine Anregung hin vom physikalisch-chemischen Standpunkt aus in seinem Laboratorium die Herstellung eines Präparates, das in vitro im Stande war, gefälltes und dadurch getrübtes Linseneiweiss wieder in klare Quellung und Lösung zu bringen und dadurch durchsichtig zu machen. Versuchsmengen dieses Präparates, „Phakopol", wurden von W a s s e r m a n n s Fabrik mir zur Verfügung gestellt und jahrelang erprobt. Reizlos am Auge fand bei täglicher Applikation ein subjektiver und objektiver Stillstand der senilen Katarakte statt. Eine Wiederaufhellung vermochte ich nicht zu erzielen. Diesen Hinweis auf das von mir seit Jahren verordnete „Phakopoles" glaube ich dem Andenken meines verstorbenen Freundes W a s s e r m a n n schuldig zu sein.

Herr J e s s (Giessen)

weist auf eine amerikanische Arbeit hin, in welcher behauptet wurde, dass nach S t e i n a c h operierte kataraktöse Tiere neben anderen Verjüngungserscheinungen auch eine Aufhellung von Alterstrübungen der Linse gezeigt hätten. Diese Arbeiten bedürfen dringend einer sachverständigen Nachprüfung, bevor aus ihnen irgendwelche Schlüsse gezogen werden dürfen.

---

[1]) Ganz aufrecht zu erhalten vermag ich diesen Satz nicht. In der Arbeit M i t v a l s k y s , H i r s c h b e r g s Centralblatt 1892 ist Naturheilung des Altersstars auch bei G l a u k o m in mehreren Fällen beschrieben; desgl. in einigen neueren Arbeiten. Bei Glaukom aber besteht nicht arterielle, sondern venöse Hyperämie.

[2]) Bekanntlich lehnte die Pariser Akademie noch 1828 ab, in eine Prüfung der Frage einzutreten, ob Operationen jemals schmerzlos gestaltet werden könnten (!).

Zum Vortrag über die Zonulalamelle demonstriert Jess neue Bilder einer Zonulalamelle im enukleierten Auge. Man sieht im äquatorial aufgeschnittenen Augapfel bei spontan luxierter Linse von hinten her eine äquatoriale Randlamelle, welche überall mit den Zonulafasern in Zusammenhang steht. Im histologischen Schnitt war zu erkennen, dass diese Lamelle sich färberisch genau wie die Linsenkapsel verhielt.

Herr Schmerl:

Darf ich im Anschluss an den Herrn Vortragenden über einige eigene Untersuchungen zum Gaswechsel der überlebenden Kaninchenlinse berichten. Bezweckt war: einmal die Atmungsgrösse der normalen, völlig intakten Linse zu messen, ferner den Einfluss von Kapselrissen zu prüfen, weiter die Atmungsgrösse bei beginnender Naphthalinkatarakt zu bestimmen und schliesslich Linsenkerne auf Sauerstoffzehrung zu prüfen. Das Ergebnis der Untersuchung, das mittels der von O. Warburg 1923 beschriebenen Methode gewonnen wurde, ist kurz folgendes:

Der durchschnittliche Sauerstoffverbrauch normaler überlebender Kaninchenlinsen betrug bei $37,5^0$ in Ringerlösung 4 ccm in der Stunde. Bei Zerreisen der Kapsel stieg der Sauerstoffverbrauch auf etwa das Doppelte.

Der Sauerstoffverbrauch von Linsen naphthalingefütterter Tiere 5 Stunden nach dem Füttern betrug das 2—5fache des normalen O_2-Verbrauchs. Zerreissen der Kapsel in 2 Fällen hatte keine weitere Steigerung des Sauerstoffverbrauchs zur Folge.

Eine Sauerstoffzehrung der Linsenkerne war an zwei Kernen zwei Stunden lang mit der angewandten Methodik nicht nachzuweisen.

Eine Deutung dieser Befunde soll erst versucht werden, wenn unsere weiteren Untersuchungen abgeschlossen sind.

Herr v. Hippel:

Ich möchte Herrn Siegrist einige Fragen vorlegen:

1. Welcher Art sind die verwendeten Hormone?

2. Wie lange sind die behandelten Fälle beobachtet? Wie gross war das Intervall, als das Präparat nicht zu bekommen war? Es ist doch sonst etwas alltägliches, dass bei Cat. senilis der Befund jahrelang, evtl. ein Jahrzehnt und länger unverändert bleibt, es ist deshalb bemerkenswert, dass hier alle Fälle bei Aussetzen des Mittels progressiv wurden, um bei erneuter Anwendung wieder stationär zu bleiben.

Herr C. H. Sattler:

Der Zoologe Harms hat in Marburg zahlreichen alternden Hunden Keimdrüsengewebe junger Hunde eingepflanzt und danach bei einigen Aufhellung des Altersstars beschrieben, ohne dass die Tiere genauer ophthalmologisch untersucht worden wären. Bei drei in Königsberg von Harms in gleicher Weise operierten Hunden mit fortgeschrittenem Altersstar, bei denen sich nach der Keimdrüseneinpflanzung starke Verjüngungserscheinungen bemerkbar machten, konnte ich bei mehrere Monate langer genauer Beobachtung keine Änderung der Linsentrübung feststellen. Harms meinte, dass in diesen Fällen der Star schon zu weit fortgeschritten und die Implantationen nicht oft genug wiederholt worden seien. Leider konnten diese Untersuchungen infolge Wegberufung von Herrn Harms nicht fortgesetzt werden.

Herr Meesmann:

Ich beobachtete eine anatomisch nachgewiesene Siderose der vorderen Kapsellamelle neben der sonst oft gefundenen Verrostung der Epithelien.

Die scharfe Grenze, mit der sich die Zonulalamelle traumatisch abzulösen pflegt, und die nach Fleischer an der gleichen Stelle aufhörenden Veränderungen an der vorderen Linsenfläche bei Glasbläserstar, erlauben die Unterscheidung in Zonulalamelle und Kapsellamelle.

Herr Kubik:

Goldschmidt hat nachgewiesen, dass das Optimum des Linsenstoffwechsels bei einer leicht alkalischen Reaktion des Kammerwassers liegt, und dass die diabetische Katarakt sich nur entwickelt, wenn das Kammerwasser stark sauer ist. Im alten Gewebe ist die Alkalireserve geringer, die Gewebsflüssigkeit saurer. Dasselbe gilt für das Kammerwasser. Die Epithelkörperchen sind nach neueren Untersuchern wichtige Regulatoren nicht nur des Kalziumionenhaushaltes, sondern überhaupt des Ionenhaushaltes. Wenn Herr Siegrist imstande ist, durch seine Hormone das Altern der Epithelkörperchen aufzuhalten, glaube ich, dass er auch die Weiterentwicklung der Katarakt verhindern kann.

Herr van der Hoeve:

Es freut mich sehr, dass Herr Birch-Hirschfeld sich die Mühe genommen hat, sein Material zu untersuchen, ob Einfluss des Lichtes auf dem Auge bemerkbar ist, und ich hoffe, dass man weitere Untersuchungen an anderen Kliniken vornehmen wird, weil die Sache so interessant ist.

Die Resultate der Untersuchung sind für mich weniger erfreulich. Während nicht nur Schulek und Jahmtier, aber auch Hirschberg, der alte Gross, und in späterer Zeit Walker in Amerika, Neve in Britisch-Indien und viele andere dem Licht einen sehr grossen Einfluss auf die Entstehung des Stares beimessen, scheinen in Königsberg die Leute, welche im Dunkeln arbeiten, mehr Star zu haben, als diejenigen, welche der Blendung ausgesetzt sind. Wie das verursacht wird, ist nicht deutlich, wahrscheinlich spielt hierbei die grösste Rolle, dass das Licht ganz bestimmt nicht die einzige Ursache für Star ist, sondern viele andere Momente im Spiel sein können. Es hat die Aufmerksamkeit Birch-Hirschfelds erweckt, so dass wir vielleicht später eine Erklärung erhalten werden, weshalb diese Tatsachen in dieser Weise in Königsberg vorliegen.

Was meine Theorie anbelangt, möchte ich dieselbe in zwei Teile, wie ich immer getan habe, teilen, erstens in die Theorie über die Entstehung des Stares durch Licht mit vielen ultravioletten Strahlen, zweitens die Entstehung der Makuladegeneration durch dieselbe Ursache. Die erste beruht auf den Änderungen am Ziliarkörper, welche die Bestrahlung mit Ultraviolett nach den Versuchen von Birch-Hirschfeld, Martin, Hendenus, Passow u. a. verursacht, Änderungen, welche bei der so geschützten Lage des Ziliarkörpers nur vom Innern des Auges, wahrscheinlich von der Linse aus, hervorgerufen werden können.

Die erstgegebene Entstehungsweise der Makuladegeneration ist eine etwas gewagte Hypothese, welche nur schwach begründet ist.

Die Kombination der Theorie über Stargenese und der Hypothese über Genese der Makuladegeneration wurde bedeutend gestützt durch den relativen Antagonismus zwischen Makuladegeneration und Star, welche bei meinem geringen Material entschieden vorlag und auch in Leiden wieder von uns aufgefunden wurde.

Dass dieser Antagonismus relativ ist, habe ich immer behauptet. Während normale Menschen über 60 Jahre in 90% Linsentrübungen aufweisen, fand ich dieselbe bei Leuten mit seniler Makuladegeneration in etwa 45%, also viel weniger; aber doch kommen bei Makuladegeneration in fast der Hälfte der Fälle Linsentrübungen vor.

Gjessing konnte meine Befunde an seinem Material in Drammen durchaus bestätigen.

Fischers Arbeit kann zur Beurteilung dieses Antagonismus nicht ohne weiteres benutzt werden, weil er nur Leute untersuchte nach Staroperation, nicht die Vergleichspersonen ohne Staroperation im selben Alter. Vergleichen wir jedoch Fischers Zahlen mit denjenigen von Gjessing und mir, so sehen wir, Fischer fand nach Starextraktion in etwa 3,6% Makuladegeneration, ich bei Leuten im selben Alter (über 60 Jahre), ohne Starextraktion in 13,3%, Gjessing sogar in etwa 20%. Nimmt man Gjessings und mein Material zusammen, so sehen wir, dass wir mehr als 4mal mehr Makuladegeneration fanden bei Nichtstaroperierten, als Fischer bei Staroperierten, ein starker Beweis für den relativen Antagonismus.

Zum Schluss möchte ich noch bemerken, dass die Arbeit Fischers sehr interessant ist wegen des hohen Prozentsatzes von Makuladegeneration nach Starextraktion. Würde auch an anderen Kliniken gefunden werden, dass nach Staroperation 3,6% Makuladegeneration vorliegt, so müssen wir dies bei unserer Prognose der Operation sehr in Betracht ziehen.

Ich bitte deshalb, dass so viel Kollegen wie möglich ihr Material in dieser Beziehung nachprüfen, vielleicht stellt sich heraus, dass bedeutende lokale und andere Einflüsse dabei eine Rolle spielen.

Herr Siegrist (Schlusswort):

Herrn Hamburger möchte ich erwidern, dass ich nicht von Starheilungen gesprochen habe, sondern dass ich lediglich subjektiv wie objektiv einen Stillstand des Starprozesses beobachtet habe. Ich war auch niemals der Ansicht, dass ich einen endgültigen Beweis für die Wirkung des Euphakins erbracht habe, sondern ich habe nur die Vermutung ausgesprochen, das Mittel habe wohl die genannte Wirkung. Dass 32 Fälle eine zu geringe Zahl bedeuten, um aus derselben endgültige Beweise abzuleiten, habe ich hervorgehoben und gerade deshalb die Kollegen ersucht, mir zu helfen, diese Zahl durch ihre eigenen Beobachtungen zu vergrössern.

Herrn Jess möchte ich mitteilen, dass Beobachtungen über günstige Einflüsse auf Katarakt durch die Steinachsche Operation nicht nur aus Amerika stammen, sondern vor allem aus Deutschland, speziell von dem Zoologen Prof. Harms. Alle diese Beobachtungen besitzen aber für uns keinen grossen Wert, weil sie nicht von Fachleuten (Ophthalmologen) und nicht mit modernen Untersuchungsinstrumenten erhoben wurden. Die Angaben „Der operierte Hund sieht besser, findet seinen Weg leichter, blickt uns freundlich an usw." können für uns nicht genügen, eine wirkliche Beeinflussung des Starprozesses durch die genannte Operation sicherzustellen. Der einzige Augenarzt, der bisher bei einem starblinden Auge die Wirkung der Steinachschen Operation auf die trübe Linse sachgemäß beobachtet und verfolgt hat, und zwar in positiv günstigem Sinne, war Nordmann in Strassburg.

Die Beantwortung der verschiedenen Fragen von v. Hippel sind in meinem Vortrage enthalten und brauche ich daher nicht mehr auf dieselben weiter einzugehen.

Es hat mich gewundert, meine Herren, dass Sie mich nicht gefragt haben, wie wir es gemacht, dass unsere thyreo-parathyreoidektomierten Hunde so lange am Leben bleiben konnten und nicht, wie alle bisher der Parathyreoidea beraubten Hunde nach wenigen Tagen starben. Ich will Ihnen die Erklärung kurz geben. Wir haben die operierten Hunde nach geeigneter Diätvorbereitung nach Luckhardt, dem amerikanischen Physiologen, täglich, 6 Wochen lang, durch intravenöse Injektion von Kalzium laktikum (täglich 10—15 g) behandelt. Nach 6 Wochen war diese Behandlungsmethode nicht mehr nötig und wurde nur noch angewandt, wenn sich tetanische Symptome zeigten. So war es möglich, von einem bestimmten Zeitmomente an neue subkapsuläre Trübungen zu verhüten und dann zu beobachten, wie die alten mehr und mehr in die Tiefe rückten und ganz nach der Theorie von Horner-Schirmer von neuen klaren Linsenfasern überlagert wurden. Diese ausserordentlich mühsamen Maßnahmen, um die Hunde nunmehr bereits $^5/_4$ Jahre am Leben zu erhalten, wurden von meinem ersten Assistenten, Herrn Dr. Goldmann, in geradezu mustergültiger Weise durchgeführt.

Herr Kronfeld (Schlusswort):

Es freut mich, dass Herr Schmerl auch die Warburgsche Methode zum Studium der Linsenatmung versucht hat, umsomehr, als seine Resultate mit den meinen so ausgezeichnet übereinstimmen. Auch der Hinweis von Herrn Kubik, dass im Alter eine gewisse Verschiebung des P_H des Kammerwassers nach der sauren Seite nachzuweisen ist, ist mir willkommen, da die Glykolyse der Linse in hohem Maße von der Wasserstoffionenkonzentration des Milieus abhängt.

Herr Fleischer (Schlusswort):

Den Vorschlag Herrn Meesmanns, den Namen „Zonulalamelle" zu beschränken auf den innerhalb des Zonulaansatzes gelegenen Teil der Lamelle halte ich nicht für zweckmäßig, da Berger den Namen für die ganze perikapsuläre Lamelle gebraucht hat und diese Bezeichnung von anderen (Elschnig) hierfür angenommen worden ist. Die Bezeichnung von Retzius, „perikapsuläre Membran", erscheint mir zweckmäßiger.

Vierte wissenschaftliche Sitzung.

Samstag, den 11. Juni 1927, vormittags 8¹/₂ Uhr.

Vorsitzender: Herr L i n d n e r , Wien.

XXXVII.

Über einige neue diagnostische Versuche.

Von

K. Wessely (München).

Mit 4 Textabb. und 1 Tabelle.

Unter dem angekündigten Titel möchte ich drei Einzelmitteilungen bringen und beginne mit einigen Beobachtungen:

Über die Beschaffenheit des Kammerwassers bei Aderhautsarkom.

Bei Untersuchungen über den Kammerwasserersatz am menschlichen Auge, über die ich im Jahre 1921 und 1923 im Archiv für Augenheilkunde berichtet habe, hatte ich gefunden, dass die von mir am Tier und Menschenauge als Ausdruck veränderter Flüssigkeitsausscheidung nach Kammerpunktion beobachteten blasenförmigen Abhebungen der Limitans interna am Iris- und Ziliarepithel gelegentlich auch spontan an Augen mit Aderhautsarkom vorkommen. Dabei war mir überhaupt der vermehrte Eiweissgehalt des Kammerwassers in Fällen von Melanosarcoma chorioideae aufgefallen.

Diesen Befund habe ich inzwischen weiter verfolgt und Gelegenheit gehabt, bei 7 Kranken in geeigneter Weise daraufhin zu untersuchen. Selbstverständlich liefen mir im ganzen wesentlich mehr Augen mit Aderhautsarkom unter. Aber viele kamen erst im Stadium der Drucksteigerung zur Beobachtung, und dass hierbei der Eiweissgehalt des Humor aqueus stark vermehrt ist, durfte als selbstverständlich vorausgesetzt werden. Die im entleerten Kammerwasser gefundenen Werte von 0,4—0,5% Eiweiss hatten daher nichts überraschendes. Was mich interessierte, war die Frage, ob schon im Frühstadium, sei es im ersten ophthalmoskopisch sichtbaren Beginn, oder wenn eine flache Netzhautablösung den

Kammerwasseruntersuchungen bei Aderhautsarkomen.

(normaler Humor aqueus 0,01—0,015 %)

Name, Alter	Sitz u. Beschaffenheit des Tumors Visus	Eiweissgehalt des Humor aqueus in %
Z. Wilhelm 59	ganz flacher beginnender Tumor neben der Papille V = 0,3	0,06
A. Johann 71	ganz kleiner unmittelbar an der Papille beginnender u. zur Fovea gehender Tumor V = 0,1	0,1
F. Martin 51	von ganz flacher Ablatio bedeckter Tumor von der Papille nach unten die Fovea eben überdeckend V = Fg in 2 Mtr.	0,07
H. Johanna 46	Grösserer Tumor von der Äquatorgegend oben ausgehend die Fovea überdeckend V = Fg in 2 Mtr.	0,07
O. Anna 70	umschriebener buckelförmiger Tumor nasal V = 0,5	0,15
B. Katharine 68	temporal oben umschriebener buckelförmiger Tumor V = 0,3	0,15
Sch. Antonie 57	nasal mehr im vorderen Teil der Aderhaut umschriebener, buckelförmiger Tumor V = 0,4	0,2

umschriebenen Tumor bedeckt, wo also alle Augenmedien noch völlig klar sind und noch relativ gute Sehschärfe besteht, schon eine merkliche Erhöhung des Eiweissgehaltes des Humor aqueus nachweisbar ist. Denn das sind ja die Fälle, bei denen der Befund auch differential-diagnostisch von Wert werden könnte. Von dieser Art habe ich nun, wie gesagt, 7 ganz exakte Untersuchungen vornehmen können, indem das Kammerwasser mit trocken sterilisierter Spritze entnommen, seine Menge durch Wägung in kleinen Reagensröhrchen bestimmt und $^1/_4$ Gewichtsmenge 20%iger Sulfosalizylsäure zugesetzt wurde, nachdem vorher schon ein Tröpfchen zur Refraktometrie abgeteilt war, die, wie ich früher ausgeführt habe, allerdings nur bei den höheren Eiweisszahlen als Kontrolle heranzuziehen ist. So konnte ich in gemeinsamen Untersuchungen mit meinem Assistenten Herrn Dr. Merkel feststellen, dass in der Tat schon vom frühesten Beginn des Tumors an der Eiweissgehalt des Kammerwassers vermehrt ist. Denn während er im normalen menschlichen Auge zwischen 0,01 und 0,015% liegt, fanden wir Werte, die sich zwischen 0,06 und 0,2% bewegten, wie die Tabelle veranschaulicht. Selbst bei eben beginnenden kleinen und flächenhaften Tumoren neben der Papille war der Befund schon ein eindeutiger. Die Hyperämie der Uvea dehnt sich also von der anatomisch stets nachweisbaren enormen Gefässvermehrung und -Erweiterung in der Nachbarschaft des Tumors augenscheinlich schon sehr frühzeitig bis zu den vorderen Teilen aus.

Wie weit der Befund differential-diagnostische Bedeutung gewinnen könnte, darüber möchte ich mich noch mit Zurückhaltung äussern. Bei Netzhautablösung scheinen nach meinen bisherigen Ergebnissen die Eiweisszahlen je nach Entstehungsart und Alter der Ablatio sehr wechselnd zu sein, was wiederum auch an sich von Interesse ist. Jedenfalls kommen gelegentlich nahezu normale Werte vor; doch wird die Sammlung grösserer Erfahrungen hier dadurch erschwert, dass es überhaupt nur ganz ausnahmsweise, d. h. in differential-diagnostisch unklaren Fällen gerechtfertigt ist, einem Auge mit Ablatio den druckerniedrigenden Eingriff einer Punktion zuzumuten. Ebenso ist die Zusammenstellung von Befunden bei zentraler Chorioiditis, z. B. bei Fällen sog. Chorioretinitis disciformis usw., noch in den Anfängen. Wenn ich trotzdem meine Ergebnisse beim Aderhautsarkom heute schon mitteile, so geschieht es, weil es bei dem selbst in grossen Kliniken naturgemäß nur spärlich zuströmenden Material solcher Fälle vielleicht erwünscht ist, wenn die Untersuchungen auch von anderer Seite vermehrt und ergänzt werden.

Meine zweite Mitteilung gilt der

Messung der Vorderkammertiefe und Festhaltung der Befunde beim chronischen Glaukom auf dem Wege der Stereophotographie.

Je mehr sich das Studium der Pathogenese des Glaukoms in an sich zwar sehr interessante, aber grossenteils sich doch widersprechende und noch ungesicherte allgemein-biologische Theorien verliert, um so weniger sollten wir für die Behandlung als Leitstern die Empirie, d. h. die rein klinische Erfahrung vernachlässigen. Vor allem gilt das von der operativen Therapie. Die Hauptaufgabe ist und bleibt hier, die richtige Indikationsstellung zu finden, um die schlechten Erfolge, speziell den sog. „malignen" Verlauf zu vermeiden. Ich habe mich im Laufe der letzten Jahre immer mehr bemüht, diejenigen Momente herauszufinden, die uns in dieser Hinsicht eine richtige Voraussage ermöglichen. Zwei Erscheinungen sind es meines Erachtens, die als Warnzeichen dienen können: erstens, wenn der Augendruck auf Miotika so gut wie gar nicht anspricht, zweitens, wenn unter ihrem Einfluss das Irisdiaphragma entweder zu wenig oder aber in ganz übermäßiger Weise nach vorn rückt, wobei die Kammer ganz flach, die Regenbogenhaut extrem vorgebläht erscheint. Letzteres deutet gewissermaßen auf einen besonders hohen Druck im Glaskörper, im alten Sinne auf ein „Glaucoma posticum" hin. Seitdem ich auf diese Momente in sorgfältiger und langer Vorbeobachtung achte, ist die Elliotsche Trepanation für mich zu einem noch weit ungefährlicheren Eingriff geworden. Unter den letzten 80 Operationen erlebte ich nur in einem Falle ein Hochbleiben des Augendruckes während des Eingriffs, und hier hatte ich dies voraussagen können und hatte lediglich zur Sicherung des später am zweiten Auge vorzuschlagenden Weges die Trepanation an dem fast erblindeten ersten vorgenommen. Übrigens konnte dem weiteren malignen Verlauf durch sofort nachgeschickte Sclerotomia posterior vorgebeugt werden. So scheinen sich mir die genannten diagnostischen Wahrzeichen gut bewährt zu haben.

Nun kann man den Einfluss der Miotika auf den Augendruck zwar exakt in den Tonometerzahlen registrieren und tabellarisch festlegen. Für die Beeinflussung der Tiefe der Vorderkammer fehlen uns aber noch derartige Möglichkeiten; denn mit den bisherigen Instrumenten konnte man immer nur an einzelnen Punkten der Iris, und zwar nacheinander, niemals gleichzeitig die Tiefenmaße bestimmen. Für unseren Zweck ist indessen das Vorrücken des Irisdiaphragma gegen die Hornhaut in ihrer Gesamtheit entscheidend. Wir haben daher an meiner Klinik ein stereoskopisches Verfahren ausgearbeitet, das ich Ihnen in aller Kürze wenigstens im Prinzip vorführen möchte. Herr Dr. Zabel hat den zu diesem Zwecke konstruierten stereophotographischen Apparat in der Demonstrationssitzung erläutert. Ich möchte Ihnen nun vor allem einige Bilder zeigen, an denen Sie ersehen können, wie sich mit dem Stereokomparator die Höhen- oder Schichtenlinien in der Iris genau einzeichnen lassen. Als Beispiel diene uns die Wirkung des Eserins auf das gesunde Auge. Abb. 1 u. 2.

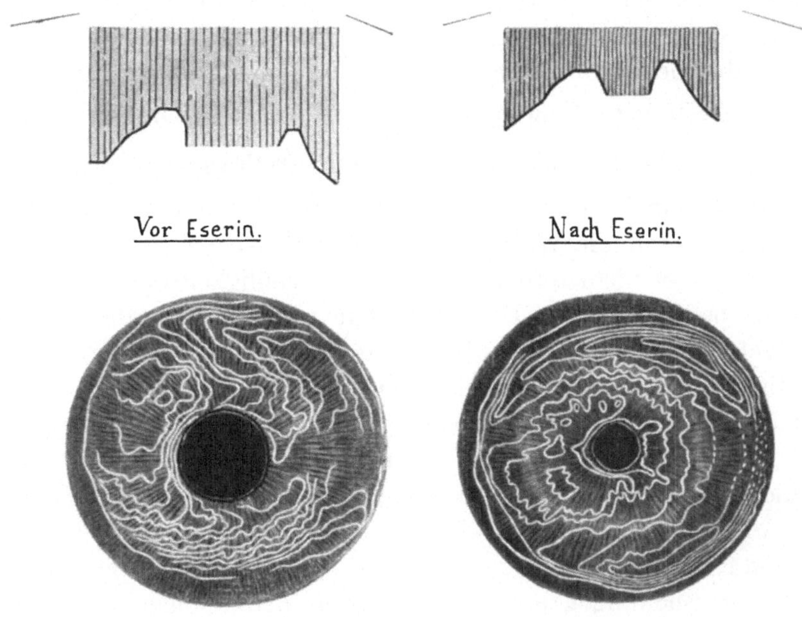

Abb. 1 u. 2.

Unten: Höhenschichten der Iris von $\frac{1}{10}$ zu $\frac{1}{10}$ mm am gesunden Auge vor und nach Eserineinträufelung dargestellt.

Oben: hieraus das Irisprofil (in 5facher Überhöhung) beiderseits in der gleichen meridionalen Schnittebene im Abstand zum Limbus corneae konstruiert.

Es dürfte eindrucksvoll sein, wie exakt die Niveaudifferenzen sich dabei zeichnerisch feststellen lassen und wie gross dieselben sind, wobei allerdings zu berücksichtigen ist, dass hierbei nicht die Umrechnung auf die wirkliche anatomische Lage erfolgt ist, sondern dass die Lagepunkte dem durch das optische System von Hornhaut und Kammerwasser gesehenen virtuellen Bilde entsprechen. Das ist ja aber das gleiche, welches wir überhaupt am Patienten beobachten. So mögen die Bilder vorerst genügen, um Ihnen zu veranschaulichen, wie die Methode tatsächlich gestattet, die klinischen Befunde der Lageveränderung der Iris exakt festzuhalten.

Die in der vorgestrigen Diskussion zum Ausdruck gekommene Skepsis gegenüber dem Bestreben, zu einer besseren Sonderung der verschiedenen Glaukomformen zu gelangen, scheint mir demnach nicht gerechtfertigt. Das genaue Studium der Reaktionsweise der erkrankten Augen auf die Miotica in der geschilderten Richtung gewährt uns neue Einblicke und Einteilungsmöglichkeiten; doch soll ausführlicher erst berichtet werden, wenn ein grosses Material nicht nur klinisch beobachtet, sondern mit der neuen Methode photostereographisch fixiert vorliegt.

Die dritte Mitteilung ist ebenfalls technischer Natur und betrifft:

Die Photometrie des Hornhautreflexbildes.

Im allgemeinen nehmen wir an, dass der wechselnde Glanz des Auges durch die Weite der Pupille, Mienenspiel und derartige Momente, aber nicht durch Änderung der Helligkeit des Hornhautreflexes bedingt wird. Und doch hat wohl jeder unter uns die Beobachtung gemacht, dass die gespiegelten Bilder des Javalschen Ophthalmometers bei den einzelnen Individuen sehr verschieden hell erscheinen, und hat möglichenfalls nur in dem Gedanken, dass der wechselnde Adaptationszustand des eigenen Auges daran schuld sein könnte, dieser Erscheinung keine Beachtung geschenkt. Der Adaptationszustand spielt aber nicht die entscheidende Rolle, wie man sich leicht überzeugen kann, wenn man eine genügende Zahl Untersuchungen unter den gleichen Bedingungen vornimmt. Was mich veranlasste, der Frage nachzugehen, war noch etwas weiteres. Ebenso wie im Fieber der Glanz des gesunden Auges zunimmt, kann man nämlich die Beobachtung machen, dass nicht nur an entzündeten, sondern auch an frisch operierten Augen unter der Einwirkung einer parenteralen Milchinjektion die brechenden Medien klarer erscheinen, ja ein gewisser Wechsel hat hierin oft schon zwischen Morgen- und Abendstunden statt. Selbstverständlich können hierfür die verschiedensten Momente maßgebend sein, aber mir erschien es lohnend, zunächst einmal speziell dem Problem der Helligkeit des Hornhautreflexbildes nachzuforschen.

Das Instrument, das ich zu diesem Zweck in Gemeinschaft mit Herrn Dr. Staeble, Leiter eines optischen Werkes in München, konstruierte, habe ich aufgestellt und zeige Ihnen hier den Aufriss (Abb. 3) nebst der äusseren Ansicht (Abb. 4). Es besteht im wesentlichen in zwei rechtwinkelig sich kreuzenden Röhren, die auf die Standsäule des Zeiss schen Universal-Kreuzschlittens leicht aufzusetzen sind. Zur Vergleichsmessung dient das von einer künstlichen, aus Schwarzglas hergestellten Hornhaut entworfene Reflexbild. Bedingung für einen exakten Vergleich ist natürlich, dass ein von der gleichen Lichtquelle beleuchtetes Objekt die Reflexbilder am Vergleichsauge und an dem des zu Untersuchenden erzeugt, denn andernfalls könnte die geringste Spannungsschwankung im elektrischen Strom Fehler bedingen. Auch muss aus physiologisch-optischen Gründen das Reflexbild des Vergleichs-

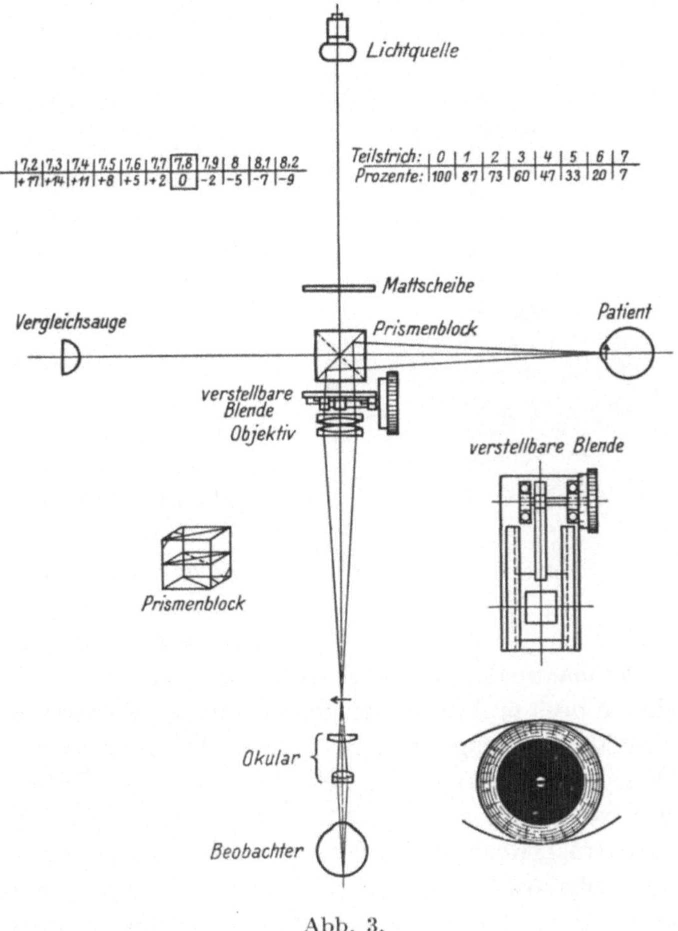

Abb. 3.

auges dem Beobachter mit in der Pupille des Patientenauges erscheinen. Zu dem genannten Zwecke dient die abgebildete Anordnung, bei der der im Kreuzungspunkte der beiden Rohre befindliche Prismenblock den Hauptbestandteil darstellt. Er besteht aus 4 total reflektierenden Prismen, die so gerichtet sind, dass das durch eine Mattscheibe gleichmäßig verteilte Licht des elektrischen Lämpchens im oberen wie unteren Anteil des Prismenblockes jeweils die dem Vergleichs-

und Patientenauge zugekehrte, als Objekt dienende mattierte Seite beleuchtet, während die von den Augen reflektierten Strahlen durch die unmattierten Seitenanteile der Prismen eindringen, an den total reflektierenden Flächen in das Beobachtungsrohr geleitet und hier durch ein Objektivsystem abgebildet und durch ein entsprechendes Okular beobachtet werden. Zwischen Prismenblock und Objektiv ist eine durch einen Trieb verstellbare quadratische Blende derart angebracht, dass je nach ihrer Stellung die Helligkeit bald des oberen, bald des unteren Bildes verringert werden kann. Die prozentuale Abschwächung der Helligkeit je nach Trommelteilstrichen ist in der Figur in einer Skala verzeichnet. Bei Drehung der Trommel von 0 auf Teilstrich $+4$ wird das eine Bild, wie man sieht, um etwa 50% lichtschwächer, bei umgekehrter Drehung bis -4 entsprechend das andere. Das Vergleichsauge mit einem Krümmungsradius von 7,8 mm wurde aber so gewählt, dass

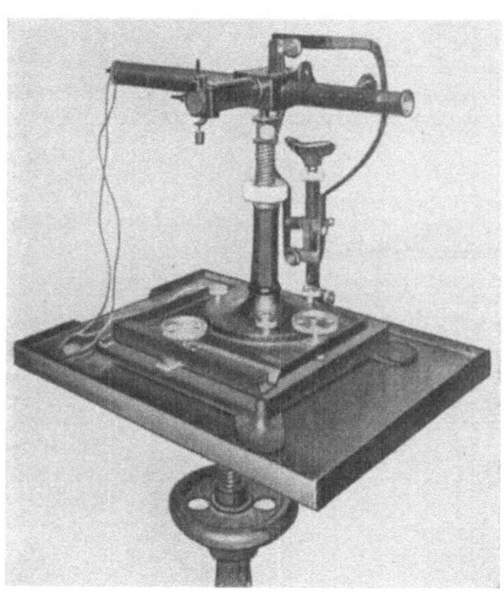

Abb. 4.

es nahezu der maximalen Reflexbildhelligkeit des menschlichen Auges entspricht, so dass praktisch fast immer nur die Abschwächung des Vergleichsbildes in Frage kommt. Dieses bringt man nun durch leichte Verschiebung so neben das Reflexbild des Untersuchtenauges, wie es Abb. 3 (rechts unten) zeigt. Alle Fehler, die durch Simultankontrast, wechselnde Schwärze des Pupillargebietes, d. h. Stärke des phakosklerotischen Reflexes, durch Farbe der Iris usw. bedingt sein könnten, werden hierdurch von vornherein ausgeschlossen, da beide zu vergleichenden Reflexbilder im Pupillargebiet des Patientenauges zu liegen scheinen. Man misst daher beispielsweise, wie es verlangt werden muss, an einem Menschen mit Aphakie am einen, und Cataracta matura am anderen Auge beiderseits die gleiche Hornhautreflexhelligkeit. Selbstverständlich birgt die Vergleichsphotometrie als subjektives Verfahren trotzdem gewisse Messfehler in sich, ihre Breite beträgt nach beiden Seiten aber höchstens $^1/_2$ Teilstrich.

Demnach können Verschiedenheiten um einen Teilstrich gegebenenfalls als Einstellfehler gelten, grösser sind diese aber bei einiger Übung keinesfalls.   Dagegen muss natürlich dem Hornhautkrümmungsradius des zu untersuchenden Auges Rechnung getragen werden, der deshalb vorher stets mittels des Ophthalmometers bestimmt werden muss.   Die hierdurch bedingte Helligkeitsänderung des Reflexbildes ist ebenfalls tabellarisch in der Abbildung verzeichnet.

Arbeitet man unter allen diesen Kautelen, so kommt man zu der überraschenden Tatsache, dass die Helligkeit des Hornhautreflexbildes von Individuen gleichen Alters bei gleichem Hornhautkrümmungsradius bis zu 50% voneinander abweichen kann.

Wodurch mag diese Erscheinung bedingt sein? Zunächst erhebt sich die Frage, ob für die Entstehung des Reflexbildes, wie man zunächst annehmen möchte, nur die Grenze zwischen Luft und der die Kornea bedeckenden Flüssigkeitsschicht in Betracht kommt. Den Hauptanteil der Reflexion hat sie sicher. Aus Angaben von Michelson bei Berechnung der Dicke des sog. schwarzen Fleckes einer Seifenhaut wäre zu schliessen, dass eine Flüssigkeitsschicht an optischer Wirksamkeit erst verliert, sobald ihre Dicke unter $\dfrac{\lambda}{4} = 100\,\mu\mu$ sinkt.   Am Auge ist aber zudem zu berücksichtigen, dass die an die Flüssigkeit grenzende Epithelschicht, soweit zu ermitteln ist, keinen sehr erheblich abweichenden Brechungsindex besitzt.   Ich möchte deshalb annehmen — und Experimente haben es mir bestätigt —, dass die Dicke und sonstige Variabilität der Flüssigkeitsschicht für die Helligkeit des Reflexbildes nicht von entscheidender, wenigstens nicht an erster Stelle stehender Bedeutung ist.   Das gleiche gilt von dem individuell etwas wechselnden Fettgehalt der deckenden Flüssigkeit.   Dagegen glaube ich, dass der verschiedenen Glätte des Epithels bei den einzelnen Individuen eine wesentliche Rolle zukommt; denn für die Helligkeit eines Reflexbildes ist ja die Regelmäßigkeit der Reflexion das Maßgebende.   Wenn daher gesunde Individuen mit völlig reizfreier Bindehaut immer den für sie typischen Helligkeitswert des Hornhautreflexbildes messen lassen, so dürfte das meines Erachtens dadurch bedingt sein, dass das Hornhautepithel mit der darüberliegenden Flüssigkeitsschicht bei ihnen einen bestimmten Grad von Ebnung besitzt. Und ebenso liesse sich der Umstand, dass, wie ich feststellen konnte, bei manchen Individuen die Helligkeitswerte zwischen Morgen und Abend oder etwa im Fieber wechseln, dadurch erklären, dass der Wassergehalt bzw. der gesamtkolloidchemische Zustand des Epithels wechselt und dadurch vielleicht auch der Grad der Flüssigkeitsadsorption an der Oberfläche ein anderer wird. Auf die Einzelheiten meiner Versuche mit Einträufelung verschiedener Flüssigkeiten einzugehen, würde zu weit führen. Hinsichtlich der Schlussfolgerungen scheint mir auch noch Zurückhaltung geboten. Aber das rein Tatsächliche der gefundenen Differenzen ist, glaube ich, wichtig genug, um es vorerst mitzuteilen.

Aussprache.

Herr Fischer:

Zur Reflexphotometrie der Hornhaut möchte ich mir zu sagen erlauben, dass ich bei den Reflektogrammen meiner Methode ebenfalls sehr grosse Unterschiede bei ein und derselben Person zu verschiedenen Zeiten bei gleicher Technik feststellen konnte. Manchmal war das Reflektogramm einer normalen Hornhaut flau, nach einem Tage brillant. Solche Unterschiede können nur zustande kommen durch Änderung der Brechungsverhältnisse der reflektierenden Oberfläche. Legt man die Fresnelschen Formeln zugrunde, so müsste der Prozentbetrag des reflektierten Lichtes für kleinen Inzidenzwinkel der Hornhautoberfläche gegen Luft etwa 2,5% betragen, der Oberfläche der Tränenschicht etwa 2,0%, der Hornhautoberfläche gegen die Tränen aber verschwindend klein sein. Trotzdem manifestiert sich die tränenbedeckte Hornhaut‌oberfläche ausserordentlich deutlich in den Reflektogrammen, weswegen wohl andere Brechungsindizes in den oberflächlichsten Epithellagen zugrunde gelegt werden müssen, über die uns, wie Herr Geh. Rat Wessely eben ausführte, vorläufig nähere Kenntnisse noch mangeln.

XXXVIII.

Zur Infektionsübertragung von Bulbus zu Bulbus.

Von
K. Velhagen jun. (Freiburg i. Br.).

M. H.! Es gelang bekanntlich v. Szily, durch intraokulare Verimpfung von Herpesmaterial auf dem andern Auge intraokulare Entzündungen zu erzielen, die grosse Ähnlichkeit hatten mit der sympathischen Ophthalmie beim Menschen, und die er als „Modellversuch" für die sympathische Ophthalmie ansieht, ohne sie mit ihr zu identifizieren. Das Grundsätzliche seiner Versuche war einerseits die Verwendung eines ultravisiblen Virus, anderseits die Verimpfung in eine Ziliarkörpertasche.

Meine Untersuchungen gingen aus von der Frage, welches dieser beiden Prinzipien das Entscheidende für das Gelingen einer Infektionsübertragung ist. Ich verimpfte deswegen zunächst ein visibles Virus, den Staphylococcus aureus, in eine Ziliarkörpertasche genau nach v. Szily. Das Ergebnis waren Panophthalmien, die klinisch und histologisch völlig von der sympathischen Ophthalmie verschieden waren. Die Sehnervenbeteiligung war im Verhältnis sehr gering und erstreckte sich nicht weit über die Papille hinaus. Eine fortschreitende eitrige Meningitis kam zuweilen zustande, jedoch nur dann, wenn eine sekundäre eitrige Perforation der Bulbuswand zu einem Orbitalabszess geführt hatte. Die Meningitis konnte bis unmittelbar an die Bulbuswand der andern Seite reichen (Demonstration). In diesem Stadium waren die Tiere jedoch bereits moribund. Eine Erkrankung des zweiten Auges durch Fortleitung kam nicht vor. Eine metastatische Entzündung wurde jedoch beobachtet.

Ich änderte nun die Technik so um, dass ich abgeschwächte Impfungen machte in der Weise, dass ich Seidenfäden mit ihrem äussersten Ende in 24stündige Staphylokokkenbouillonkulturen tauchte und 2 Stunden im Brutschrank trocknete. Der Faden wurde dann in der Ziliarkörpergegend mit der Operationsnadel parallel zum Limbus ein- und sofort wieder ausgestochen und in dem Moment an der Ausführungsstelle abgeschnitten, wo er in der Einstichstelle verschwand. Es blieb so ein etwa 1 mm grosses Stückchen des mit Bakterien beladenen Endes im Innern. Auf diese Weise konnte ich mit grosser Regelmäßigkeit eine Iridozyklitis hervorrufen, die ihren Ausgang nahm von dem teils im Ziliarkörper, teils dicht dahinter liegenden staphylokokkenhaltigen Faden, wie Sie auf diesem Übersichtsbild sehen (Demonstration). In der Mehrzahl der Fälle entstand nach einigen Tagen eine Papillitis hohen Grades, die sowohl gut mit dem Augenspiegel beobachtet als auch histologisch bestätigt werden konnte (Demonstration). Diese Entzündung der Papille reichte ein Stückchen weit in den Sehnerven, betraf auch die orbitalen Scheidenräume des Sehnerven, gelangte aber nie bis zum Chiasma, geschweige denn bis zur anderen Seite. Die Papillitis war um so heftiger, je geringer die Lokalreaktion an der Impfstelle, also insbesondere je kleiner der Abszess um den Faden war. Sie begann nach etwa 2 Wochen abzuheilen. Man muss sie als toxisch bedingt ansehen und zwar durch Toxine aus den Bakterien und den Zellen des entzündeten Gewebes, die im Glaskörper zur Papille gelangt sind, und zwar in um so grösserer Menge, je weniger der Flüssigkeits-

17*

wechsel des Auges durch den Entzündungsprozess alteriert ist. Die Gründe, die Papillitis nicht als bakteriell aufzufassen, sind zwei. Erstens sind an der Papille keine Bakterien färberisch nachzuweisen, während sie es am Impfort sind, und zweitens konnte ich durch Injektion toter Bakterien in den Glaskörper genau dieselben Bilder hervorrufen. Histologisch unterschied sich das Bild von dem von v. Szily gefundenen vor allem durch eine fast völlige Unversehrtheit der Chorioidea. An der Papille ergaben sich wesentliche Unterschiede weniger.

Die Versuche lehrten also, dass die Ziliarkörperimpfung allein nicht genügt, eine Erkrankung des zweiten Auges zu erzielen, sondern dass es auf die Art des Erregers ankommt, und bestätigen aufs neue, dass Eitererreger nur im Wege metastatischer Ophthalmie in das zweite Auge gelangen, und dass eine eitrige Meningitis im allgemeinen nur dann einzutreten pflegt, wenn dem Keim ein Weg durch die Bulbuswand nach aussen geöffnet ist. Es scheint also so, als ob das wichtigere Prinzip am v. Szilyschen Versuch das der Verwendung eines ultravisiblen Virus ist. Dafür sprechen auch die Versuche von Abe, der unter Verzicht auf die Taschenimpfung Hirnbrei von herpetisch-enzephalitischen Kaninchen in den Glaskörper spritzte und sehr viel Erkrankungen des zweiten Auges erhielt.

Wie aber gelangt das Herpesvirus in das zweite Auge? Wie die Eitererreger als Blutmetastase oder migratorisch durch die Sehbahnen?

Für eine migratorische Übertragung durch die Sehnerven spricht das durch v. Szily histologisch gefundene sukzessive Fortschreiten des Entzündungsprozesses in den Sehnerven von Auge zu Auge. Die Tatsache, dass die Erkrankung des zweiten Auges regelmäßig an ein Intervall von ca. 2 Wochen nach der Impfung des ersten gebunden ist, kann einerseits so gedeutet werden, dass in dieser Zeit die Überwanderung erfolgt, andererseits kann man sie aber auch als Inkubationszeit erklären.

Die anatomische Untersuchung liefert nun stets nur ein Zustandsbild eines unterbrochenen Prozesses, von dem im Einzelfalle nicht zu beweisen ist, dass die Erkrankung wirklich das zweite Auge erreicht hätte. Es erschien daher sehr wünschenswert, das Fortschreiten des Prozesses bei ein und demselben Versuchstier von Anfang bis zu Ende in vivo zu verfolgen. Die Möglichkeit dazu bietet die Ophthalmoskopie. Gelänge es, zu beobachten, dass regelmäßig der Prozess sich so abspielt, dass erst der vordere

Abschnitt des ersten Auges, dann die Papille erkrankt, dann ein Intervall eintritt, eventuell mit Hirnerscheinungen, und dann erst das zweite Auge ergriffen wird, so wäre damit eine migratorische Übertraung erheblich wahrscheinlicher gemacht.

Bei der v. Szilyschen Technik, wo die Operation von einem Hornhautschnitt aus gemacht wird, ist eine stetige Ophthalmoskopie des geimpften Auges infolge Medientrübung im allgemeinen nicht möglich, ebensowenig bei dem Abeschen Verfahren.

Ich bildete mir nun folgende Methode aus:

Ich durchschnitt kurz vor der oberen Übergangsfalte die Bindehaut und zugleich den Rectus superior und präparierte den Muskel mitsamt der deckenden Bindehaut soweit ab, dass eben noch die letzten feinsten Sehnenausläufe seines Ansatzes erhalten blieben. Dann bohrte ich möglichst weit vorn unter dem Sehnenansatz mit dem Imm-Elliot trepan ein reines Skleralloch, also unter Schonung der Uvea. Durch das Loch schob ich, eventuell nach Vorarbeit mit dem Spatel, das Material (herpetisch infizierte Hornhautstückchen) zwischen die Uvea und Sklera und bedeckte das Loch mit dem Diskus und dem Muskelbindehautlappen. Das Verfahren hat theoretisch gewisse Bedenken. Es wird auf diese Weise der Tenonsche Raum mit dem Virus und dem Bulbusinneren in Verbindung gebracht. Ich schicke jedoch voraus, dass die anatomische Untersuchung nicht den Eindruck erweckt, dass die Resultate dadurch beeinflusst wären. Manchmal gelangte das Material auch versehentlich in den Glaskörper. Derartige Fälle verhielten sich jedoch nicht anders wie die übrigen.

Die Resultate meiner Technik waren folgende: Gingen die Impfungen an, so entwickelte sich in den ersten Tagen eine Iritis, z. T. sehr heftigen Grades. Die Ophthalmoskopie blieb meistens dauernd, stets aber so lange möglich, dass die grundsätzlich wichtigen Befunde erhoben werden konnten. Zuweilen wurde sie erschwert durch parenchymatöse Hornhauttrübung von der Operationsstelle her oder durch Erosionen von z. T. dendritischer Form.

In 10 Fällen von 26 liess sich nun ophthalmoskopisch auf dem ersten Auge die Diagnose Papillitis stellen, und zwar zwischen dem 2. und 6. Tag. Die Papillitis kam nie vor der Iritis, einmal zugleich mit ihr, sonst später.

Das zweite Auge erkrankte nur in solchen Fällen, wo vorher auf dem ersten Auge eine Papillitis festgestellt war und zwar in der Hälfte davon.

Die Erkrankung des zweiten Auges erfolgte stets mehrere Tage später, nämlich 4—7, als die Papillitis des ersten Auges diagnostiziert war.

Damit scheint der Beweis für die migratorische Übertragung der Herpesophthalmie geliefert. Jedoch erhoben sich neue Fragen. Wenn die Dinge wirklich so einfach lägen, dann müsste auf dem zweiten Auge entsprechend zuerst der hintere Abschnitt, d. h. die Papille, und dann der vordere erkranken. So wird es in der Tat auch von Abe beschrieben. Ich konnte jedoch neben diesem Verlaufstyp noch einen zweiten beobachten, wo das zweite Auge zuerst mit einer plastischen Iridozyklitis bei nach 24 Stunden klinisch und histologisch noch freier Papille erkrankte. Derartige Fälle sah auch v. Szily.

Für solche Fälle ist man zunächst sehr geneigt, sie mit Blutmetastasierung zu erklären; allein es spricht doch manches gegen eine solche Auffassung. Erstens ist es bei den zahlreichen intravenösen und intraparenchymatösen Impfungen der Autoren nie gelungen, intraokuläre Entzündungen zu erhalten. Mit diesen Methoden kann man lediglich in seltenen Fällen einen Herpes corneae hervorrufen. Ein solcher trat bekanntlich auch in v. Szilys Versuchen häufig auf. Auch ich beobachtete ihn zweimal. Zweitens gibt das histologische Bild Hinweise in anderer Richtung. Einerseits zeigte sich, dass stets die Ziliarnerven der zweiten Seite entzündlich infiltriert waren, wie Sie hier an einem Nerven und einem Ganglion ciliare sehen (Demonstrationen). Andererseits waren stets zwar nicht die intraokulare Papille, aber doch der Sehnerv und seine Scheiden bis dicht an den Bulbus der zweiten Seite heran entzündet (Demonstration), so dass es nicht ausgeschlossen erscheint, dass das Virus doch hier eingedrungen sein könnte, ohne zu einer Lokalreaktion an der Papille geführt zu haben. Ich möchte daher für die Fälle des zweiten Typs eine migratorische Übertragung auf dem Wege der Ziliarnerven oder Sehnerven für die Regel halten, wenn ich auch zugebe, dass es im Einzelfalle unmöglich ist, den Blutweg sicher auszuschliessen. Dass die Ziliarnerven das Herpesvirus leiten können, ist für die zentripetale Richtung von verschiedenen Seiten einwandfrei festgestellt, auch bei Hornhautimpfungen. Ich bin deshalb geneigt, auch für den Herpes corneae der zweiten Seite den Ziliarnervenweg in Betracht zu ziehen, weil einerseits das Intervall hier dasselbe war wie bei der intraokularen Erkrankung und andererseits sich der histologische Befund nicht von dem des zweiten Typs unterschied.

Eine ausgedehnte Enzephalomeningitis fehlte in keinem positiven Falle. Sie brauchte jedoch keine klinischen Erscheinungen zu machen. Es handelt sich dabei um mehr als um eine an beliebiger Stelle gesetzte Infektion des Zentralnervensystems. Der Modellversuch ist eine Neuroenzephalomeningitis, vorwiegend des vorderen Hirnabschnittes, wobei infolge der topographischen Beziehungen die Infektion von einem Sehnerven auf den in grösster Nähe befindlichen anderen bzw. auf die basalen Hirnnerven, besonders den Trigeminus übergreift. Für die Bedeutung des Ortes, wo die Hirnerkrankung beginnt, sprechen einerseits die von Gifford und Lucic mit positivem Erfolg ausgeführten Chiasmaimpfungen, anderseits die grosse Seltenheit von Augenaffektionen bei der gewöhnlichen Impfung des Hirns an der Konvexität. Die Enzephalitis ist insofern eine Voraussetzung des v. Szilyschen Versuchs, als die Sehnerven ein Teil des Hirns sind, sie ist eine dem Grade nach wechselnde Begleiterscheinung, insofern sie über die Sehbahnen hinausgeht.

Die Grundlage des Versuches ist einerseits die grössere Resistenz des Versuchstieres gegenüber einer herpetischen Enzephalomeningitis als einer eitrigen, andererseits die Fähigkeit des Herpesvirus, sehr leicht die Bulbuskapsel zu verlassen und zu betreten. Ihm stehen die Nerven selbst als Wege frei, während die Eitererreger erst die Bulbuswand einschmelzen müssen, von den seltenen Bakterienembolien abgesehen.

Die Bedeutung des Modellversuches wird durch die beiden beschriebenen Verlaufstypen am zweiten Auge nicht eingeschränkt, denn auch bei der sympathischen Ophthalmie erkrankt manchmal zuerst die Papille, manchmal der vordere Abschnitt. Auf das Vorkommen von Hirnsymptomen bei der sympathischen Ophthalmie ist schon oft hingewiesen. Erst neuerdings hat ein japanischer Autor dabei Liquorveränderungen auch ohne Hirnerscheinungen gefunden. Die histologische Ähnlichkeit der Versuchsbilder mit der sympathischen Ophthalmie wurde von v. Szily hervorgehoben, aber von Abe und Marchesani, in erster Linie für die Chorioidea, nicht bestätigt. Ich stellte fest, dass, wenn auch nicht stets, so doch in einer sehr grossen Anzahl der Fälle histologische Veränderungen der Chorioidea vorkommen, die, wie Sie hier sehen, denen bei sympathischer Ophthalmie ähnlich sind. Ich zeige hier eine durch Rundzelleninfiltration auf ein Mehrfaches ihres ursprünglichen Durchmessers verdickte Chorioidea (Demonstration), und hier die Plasmazellfärbung einer ähnlichen Stelle mit

Nekrose der Retina in der Gegend des Infiltrates (Demonstration). Vorhin sahen Sie epitheloide Zellen im Sehnervenscheidenraum.

Abschliessend möchte ich sagen: Wenn auch im Einzelfalle die Blutmetastasierung nicht auszuschliessen ist, so erfolgt in der Regel doch die Übertragung im v. Szilyschen Versuch auf dem Nervenweg in das zweite Auge. Das wesentliche ist die Einführung des ultravisiblen Herpesvirus in die Erforschung der sympathischen Ophthalmie, das durch seine Fähigkeit, sich auf dem Nervenwege auszubreiten, die Bulbuswand leicht in jeder Richtung durchschreiten kann. Mit Eitererregern kann man ähnliche Resultate nicht bekommen.

Aussprache.

Herr Loewenstein

hat ähnliche Versuche wie Velhagen mit Tuberkelbazillen ausgeführt. Die grosse Ähnlichkeit der sympathischen Ophthalmie mit der Tuberkulose, klinisch wie histologisch, veranlasste ihn, die Taschenimpfung nach v. Szily mit Reinkulturen von Tuberkelbazillen und Parallelversuche mit Syphilisspirochäten zu machen. Der Erfolg war immer negativ. Zur besseren ophthalmoskopischen Beobachtung der geimpften Fälle wurde die Impfung von der Ziliarkörpergegend mit Schnitt in der Sklera ausgeführt. Loewenstein schloss aus dem negativen Ausfall dieser Versuche darauf, dass es die Eigentümlichkeit des Herpesvirus ist, welche für die Affektion des zweiten Auges verantwortlich zu machen ist.

Herr Grüter:

Das Herpesvirus vermag auch ohne bulbuseröffnende Operation ins Auge einzudringen und das von v. Szily beschriebene Krankheitsbild hervorzurufen. Es zeigt sich dieses besonders deutlich bei stark neurotropem Herpesvirus, welches sich seltener findet. Beim Experimentieren mit einem derartigen Stamm, der von einem typischen Zoster ophthalmic. gewonnen war, zeigte sich, dass regelmäßig nach der Hornhautinfektion die Tiere an Enzephalitis eingingen. Die anatomische Untersuchung des zweiten Sehnerven ergab regelmäßig kleinzellige Entzündung. Ein Fortschreiten der Infektion auf das zweite Auge wurde nicht beobachtet. Dieses war dadurch erklärt, dass die Tiere regelmäßig in 4—6 Tagen an Enzephalitis eingingen, d. h. bevor die Entzündung auf das zweite Auge gelangen konnte.

Herr v. Szily

begrüsst die erfolgreichen Versuche des Vortragenden als willkommene Ergänzung der Frage und demonstriert einige klinische und anatomische Bilder von Spätstadien, d. h. von Tieren, welche am unberührten zweiten Auge an einer schweren Uveitis mit Katarakt vollkommen erblindet waren. Manche dieser Tiere kann man auch beliebig lange am Leben erhalten, ohne dass sie jemals die klinischen Merkmale einer Enzephalitis aufwiesen. Histologisch fand sich noch nach 2 Jahren eine erhebliche Rundzelleninfiltration in der Aderhaut mit schalenförmiger Verknöcherung in den innersten Lagen.

XXXIX.

Fettvorkommen am Auge bei der Keratomalazie und beim Herpes corneae.

Von

P. A. Jaensch (Breslau).

Die zytologischen Veränderungen der keratomalazischen Augen sind durch die Untersuchungen von Uhthoff und Axenfeld, v. Hippel, Doetsch a. u. bekannt geworden. Das Interesse an den bakteriellen Befunden trat zurück, als die Keratomalazie als Avitaminose, als Mangelkrankheit, und die bakterielle Infektion als sekundär erkannt war. Goldschmidt u. a. wiesen die Gleichheit der Veränderungen bei der Keratomalazie der Säuglinge und der bei Tieren, namentlich Ratten, künstlich hervorgerufenen Erkrankung nach. Schon in früherer Zeit hatten Axenfeld für die Xerose und Attias an abgestossenen und abgeschabten Gewebsstücken bei Keratitis exfoliativa starke Verfettung der Epithelien gefunden. Bachstez untersuchte als erster 2 Bulbi dieser der Keratomalazie verwandten Erkrankung mit modernen Methoden und zeigte den ungeheureren Fettreichtum. Trotz der starken Zunahme der Keratomalazie in den Nachkriegsjahren blieben diese Fettuntersuchungen vereinzelt. Daher möchte ich hier Mikrobuntphotos vorführen, die ich an 4 Keratomalaziebulbi von Säuglingen gewonnen habe.

Im 1. Bulbus mit perforiertem Ulkus und grossem Irisprolaps ist das Epithel der Hornhaut weitgehend verfettet; im Parenchym finden sich allerorts, vorzugsweise an den Ulkusrändern, Leuko- und Lymphozyten, die mit feinen Fettkörnchen beladen sind. Die prolabierte Iris zeigt zwar enorme Gefässfüllung, aber kein Fett. An anderen, ferner gelegenen Hornhautstellen sehen wir völlige Verfettung des zugrundegegangenen Epithels, unregelmäßige Anordnung der Hornhautlamellen und zwischen ihnen in grosser Menge fettbeladene Zellen.

Der 2. Bulbus bietet ein ausgedehntes, mit fettigem Detritus erfülltes Ulkus. Das Epithel ist nekrotisch und durch eine mit Sudan schwach rot gefärbte Flüssigkeit weithin vom enorm kernreichen und stark verfetteten Parenchym abgehoben.

Das 3. Auge zeigt gleiche Schnittbilder. Hinsichtlich der Anordnung der verfetteten Zellen finden wir weitgehende Ähnlichkeit in einem flachen, sich über die ganze Hornhaut erstreckenden, nicht perforierten Ulkus. Die lipoidhaltigen Zellen durchsetzen auch hier das Parenchym bis zur Descemetschen Membran. Bei stärkerer Vergrösserung sehen wir die Fettmassen zwischen den gewellten und gequollenen, im allgemeinen aber gut erhaltenen Lamellen angeordnet.

Den 4 Säuglingsbulbi gemeinsam ist die Zellansammlung und Verfettung in der Hornhaut, die am schwächsten in den Randteilen, am stärksten im Zentrum und zwar in den tiefsten Schichten und der Nähe des Ulkus ist. Die Verfettung ist proportional dem Grade der Hornhautverschwärung.

Klinisch fanden wir an allen 4 Augen das typische Krankheitsbild der Keratomalazie. Aber nur bei dem einen Kinde konnte eine schwere Avitaminose festgestellt werden, während das andere mit gutem Ernährungszustand an einer Streptokokkensepsis litt.

Zur Ergänzung der beim Menschen erhobenen Befunde wurden die Augen von Ratten mit alimentärer Avitaminose untersucht: Bei einem Tier fanden wir bei intaktem Hornhautepithel eine schwere Iridozyklitis mit Hypopyon, das die Descemetsche Membran durchschmolzen und sich so Eingang in die tiefsten Hornhautschichten verschafft hatte. Freilich blieb dieser Befund vereinzelt unter den 16 Tierbulbi; er scheint uns aber dennoch geeignet die klinischen Verhältnisse in den ersten Stadien des Leidens zu klären, die Infiltratbildung, die in Verbindung mit anderen Schädigungen zum Hornhautzerfall führt. Bei weiterem Fortschritt der Erkrankung boten die Tieraugen mehr oder minder ausgedehnte perforierte Ulzera bis zum Glaskörperabszess mit Verlust von Hornhaut und Linse. Histologisch finden wir Bilder, die der menschlichen Keratomalazie fast gleichen. Die Iris war im wechselnden Umfange prolabiert, die Hornhaut wies weitgehende Nekrosen auf, die sich nicht auf das Epithel beschränkten, sondern auch in den tiefen Parenchymschichten anzutreffen waren. Sie sind gekennzeichnet durch eine diffuse Blaufärbung der strukturlosen Partien mit Hämatoxylin. Allem Anschein nach kommt es plötzlich ohne vorherige Verfettung zur Nekrose; in unseren Präparaten fanden wir Lipoide (im Sinne Bangs) erst in den von den Ulzera und nekrotischen Hornhautteilen etwas weiter entfernten Partien. Dort nimmt die Verfettung dann die ganze Breite des Parenchyms ein.

Meine Präparate bestätigen somit für die Keratomalazie bei Mensch und Tier die Feststellungen Bachstezs. Sie zeigen die bevorzugten Stellen der Verfettung: Nähe der Ulcera und tiefe zentrale Hornhautschichten, während die Randteile, der Sitz der physiologischen Fettinfiltration des Arcus lipoides, frei waren. Die Verfettung betrifft somit die Stellen, an denen die Schädigung des Gewebes durch Toxine am grössten und die Ernährung am schlechtesten ist.

Die Frage nach der Herkunft des Fettes lässt sich aus den Schnitten wenigstens im gewissen Sinne beantworten: Ein Teil stammt aus den zerfallenen Hornhaut-, besonders den Epithelzellen. Im Parenchym ist aber die Verfettung zwischenlamellär und findet sich in Form extrazellularer Fettkörnchen stets in unmittelbarer Nähe pyknotischer Kernbröckel, bei intrazellularer Lagerung in Leukozyten und Rundzellen, deren Kerne als erstes Zeichen einer Vitalitätsstörung oft schlechte Färbbarkeit aufweisen. Die Lamellen selbst sind nur in Ausnahmefällen verfettet. Die Hauptmasse des im Parenchym nachzuweisenden Fettes dürfte somit beim Zerfall ortsfremder Zellen frei und dann z. T. von lebensfähigen eingewanderten Zellen aufgenommen werden. Es handelt sich demnach bei der Keratomalazie um eine ausgesprochen degenerative Verfettung.

Die Keratomalazie ist als ein schnell, oft in wenigen Stunden zur Einschmelzung führender Prozess nur geeignet, die Hornhautverfettung im Endstadium des Leidens zu zeigen. Ich habe daher Ulzera verschiedener Ätiologie und andere, mit trophischen Störungen einhergehende Hornhauterkrankungen untersucht. Beim Herpes und den herpetiformen Keratitiden fand ich sehr ähnliche Verhältnisse. Ein Auge mit Keratitis disciformis musste wegen Sekundärglaukoms enukleiert werden. Die Hornhaut zeigt Unregelmäßigkeiten des Epithels mit feinen intrazellularen Fetteinlagerungen. An der Iridektomienarbe nur geringe Aufsplitterung der Hornhautlamellen, zwischen die fetthaltige Rundzellen und nur zum kleinsten Teile hämatogenes Pigment eingelagert sind. Wesentlich schwerere Veränderungen bietet das Parenchym. Wir finden an der Stelle der intra vitam beobachteten dichten Trübung eine an Mächtigkeit nach der Tiefe und nach unten zunehmende Verfettung. Sie ist anfangs auf zwischenlamellär liegende Zellen beschränkt, hat dann aber die tieferen Stromaschichten in eine strukturlose, zellarme, mit Sudan leuchtend rot gefärbte Masse umgewandelt, die starke Doppelbrechung zeigt. Unmittelbar vor der erhaltenen bei der Fixierung abgelösten Descemetschen Membran finden wir noch eine schmale Zone, die lamellären Bau erkennen lässt. Hier sind zahlreiche fetthaltige Zellen eingelagert.

Beim Kaninchen mit Impfherpes aus einer Keratitis bullosa sehen wir starke, meist grosstropfige Verfettung zwischen den Lamellen der tiefen Schichten.

8 Kaninchenbulbi wurden mit verdünnter Pockenlymphe geimpft und nach 1—12 Tagen enukleiert. Wir konnten anfangs eine Leukozyteninvasion beobachten. Beim Zerfall dieser Zellen wird Fett frei. Es ist bald in Form feinster Tröpfchen neben Kernbröckeln, bald intrazellulär anzutreffen. Erst nach dem Auftreten des Fettes wandern Rundzellen ein. Mit fortschreitender Heilung der Hornhautprozesse nimmt der Fettgehalt wieder ab; am 12. Tage waren im Parenchym nur noch phagozytierte Spuren nachzuweisen; wohl aber fanden sich grosse Lipoidophagen und auch freie Fetttropfen in den Randteilen, in der Nähe, der Wand und dem Lumen der perikornealen subkonjunktivalen Gefässe, also an Stellen, die bei gleichaltrigen Tieren fettfrei gefunden wurden.

Die Präparate zeigen. die lokale Entstehung und den Abtransport der Lipoide; wir können aus ihnen schliessen, dass die in der Hornhaut bei bestimmten Erkrankungen vorkommende Verfettung eine transitorische sein kann. Sie ist nicht charakteristisch für ein bestimmtes Leiden und kein unmittelbarer Wertmesser für die Schwere des Prozesses. Autolyseversuche an Kaninchenhornhäuten verliefen negativ, für postmortale Veränderungen haben wir an den unmittelbar nach der Enukleation in Formol eingelegten Bulbi keinen Anhalt. Die Lokalisation des Fettes einmal in der Nähe der Ulzera, dann in den tiefen zentralen Teilen, den Stellen schlechtester Ernährung, spricht für toxische Schädigung der Zellen und für lokale Zirkulations- und Ernährungsstörungen. Wir können diesen Vorgang als Fettspeicherung durch regressive Zelltätigkeit bezeichnen. Daneben kommt der fettigen Dekomposition weitgehende Bedeutung zu.

Am färberischen Verhalten und der Doppelbrechung lässt sich in den untersuchten Hornhäuten ein Gemisch verschiedener Fettsubstanzen nachweisen. Neben Glyzerinestern finden wir Cholesterinester und Cholesterinfettsäuregemische, sowie Lipoide im engeren Sinne.

XL.

Zur Entstehung der pathologischen Hornhautverfettung

Von

W. Rohrschneider (Berlin).

Mit 2 farbigen Textabb.

Als pathologische Verfettung der Hornhaut möchte ich solche flächenhaften Trübungen von progredientem Charakter bezeichnen, bei denen die in das Hornhautgewebe eingelagerten Lipoide einen integrierenden Bestandteil der Trübung bilden, und die in ihrem Endausgange zu starker Herabsetzung der Sehschärfe, oft sogar zu praktischer Erblindung führen. Der Begriff der pathologischen Hornhautverfettung steht im Gegensatz zu der in das Gebiet der physiologischen Altersveränderungen des Auges gehörenden Lipoid-ablagerung, die wir als Arcus lipoides corneae senilis kennen.

Als sicherer klinischer Hinweis auf das massenhafte Vorhanden-sein lipoider Substanzen im Hornhautgewebe ist die gelbliche Färbung anzusehen, die auf eine Ablagerung von Cholesterinestern schliessen lässt. Einen weiteren klinischen Anhaltspunkt für die Diagnose bildet das Auftreten glitzernder, farbenschillernder Kristalle in der Hornhaut. Diese Kristalle entstehen dann, wenn lipoide Substanzen zerfallen und das in ihnen vorhandene Cholesterin in Tafeln ausfällt. Wieder andere Fälle, bei denen die in der Hornhaut abgelagerten Lipoide vorwiegend aus Phosphatiden bestehen, welche durch eine grauweisse Farbe ausgezeichnet sind, können auf den ersten Blick fast unüberwindliche Schwierigkeiten bei der klinischen Unterscheidung von gewöhnlicher Narbenbildung bieten. Die letzte Entscheidung kann selbstverständlich nur die mikroskopische Untersuchung eines exzidierten Gewebsstückchens bringen, was sich wohl in den meisten Fällen ohne Schaden für den Patienten bewerk-stelligen lässt.

Überblickt man die in der Literatur niedergelegten Beob-achtungen über Lipoidablagerung in der Hornhaut, so fällt dabei auf, dass von den Autoren zwei verschiedene klinische Bilder als „primäre Fettentartung" beschrieben werden. Abgesehen von dem Arcus lipoides corneae senilis, der als phisiologische Alters-verfettung hier ausser Betracht gelassen werden kann, lassen sich die der „primären Fettentartung" zugrunde liegenden Befunde in zwei Gruppen einteilen. Zu der einen Gruppe gehören die mehr oder weniger ausgeprägten Ringtrübungen der Hornhautperipherie, den anderen Typus der Hornhautverfettung stellen scheibenförmige Trübungen dar, welche, meist etwas exzentrisch gelegen, das Pupillargebiet verschliessen und oft die ganze Hornhaut bis auf eine schmale Randpartie einnehmen. Während es sich bei der ersten Gruppe um konzentrisch vom Rande her fortschreitende Trübungen, bei der zweiten dagegen um Veränderungen handelt,

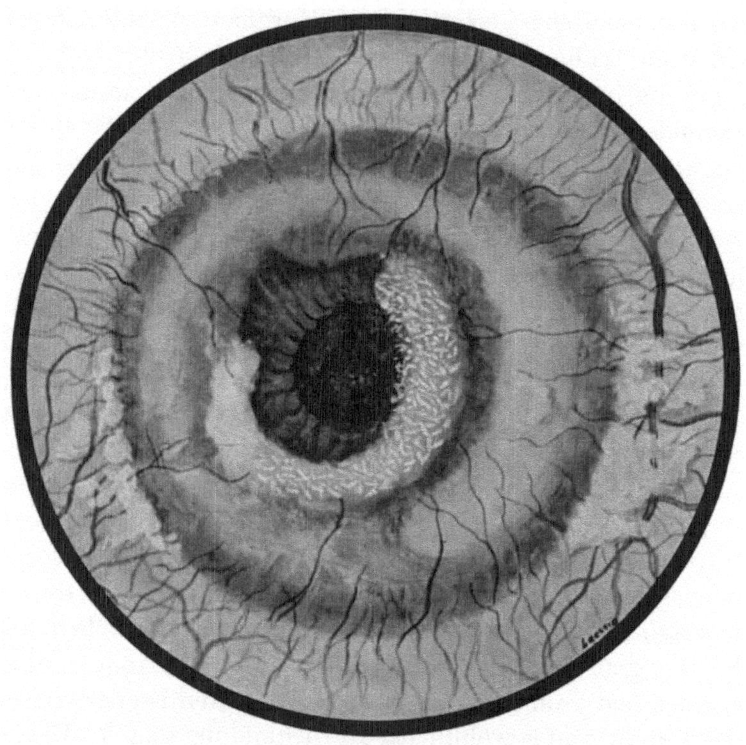

Abb. 1.
Primäre Fettdegeneration der Hornhaut.

die zentrifugal von einem beliebigen Punkte der Hornhaut auszugehen scheinen, weisen doch beide Arten eine sehr auffällige Übereinstimmung darin auf, dass sie, bis auf geringe Ausnahmen (die Fälle von Kusama und Muszynski) doppelseitig auftreten. Eine beiderseitige Hornhautaffektion legt stets den Gedanken an ihren endogenen Ursprung nahe. Diesem Gedanken haben die früheren Untersucher nicht in dem Maße Rechnung getragen, wie es erwünscht wäre, wenn man zu einer einheitlichen Auffassung über die Entstehung der pathologischen Verfettung der Hornhaut kommen will. Erst die Untersuchungen Versés brachten neue

Gesichtspunkte in diese Forschungsrichtung. Versé war es nämlich gelungen, im Tierexperiment eine Hornhautverfettung zu erzeugen, und zwar lediglich durch künstliche Vermehrung der Fettstoffe im Blute der Versuchstiere. Wie die ganze Versuchsanordnung ergab, konnte die Verfettung nur durch Einschwemmung der Lipoide in die Hornhaut mit dem ernährenden Saftstrome vom Blute aus zustande gekommen sein. Durch diese Experimente Versés war zum ersten Male der klare Beweis erbracht worden, dass 1. die Möglichkeit einer rein infiltrativen Verfettung der Kornea besteht — im Gegensatz zu der Annahme einer degenerativen Verfettung bei den früheren Autoren —, und dass 2. eine Hornhautverfettung der Ausdruck einer allgemeinen Störung im Fettstoffwechsel des Organismus sein kann.

Betrachten wir zunächst diejenigen Fälle, die ich als den Typus der ringförmigen Verfettung mit konzentrischer Progredienz bezeichnen möchte, so ist hervorzuheben, dass diese Form der pathologischen Fettablagerung, zu der ich auch die Fälle von Kamocki und Elschnig rechne, die seltenere ist. Von einem derartigen Falle, den wir vor einiger Zeit in der Berliner Klinik beobachten konnten, stammt das folgende Bild.

Das bessere linke Auge des 62jährigen Patienten zeigte den auf Abb. 1 wiedergegebenen Befund: Konzentrische Trübungen der Hornhaut von verschiedener Dichte, mit teilweiser Aufhellung der Randpartien, namentlich an den von den Lidern bedeckten Stellen. Eine zentrale Partie der Hornhaut ist noch fast klar; sie wird umgeben von einem nicht ganz geschlossenen Ringe dichterer Trübung, in dem massenhaft glitzernde Kristalle sichtbar sind. Von allen Seiten sind Blutgefässe in die Hornhaut eingewachsen, die anscheinend in der Kristallzone Halt machen. Die Sehschärfe betrug $^5/_{10}$. Das rechte Auge bot einen übereinstimmenden Befund, nur dass hier an Stelle des innersten Ringes eine das Pupillargebiet verdeckende weisse Scheibe mit reichlicher Kristallablagerung vorhanden war. Sehschärfe: Handbewegungen vor dem Auge. Im Anfang der Erkrankung, vor 5 Jahren, hatte der Patient einen weissen Ring auf der Hornhaut bemerkt, ohne dass das Sehvermögen zunächst gestört war. Die histologische Untersuchung eines aus den zentralen Hornhautteilen des rechten Auges exzidierten Stückes ergab diffuse Verfettung der Hornhautlamellen und Ablagerung von Cholesterinkristallen in der Substantia propria der Kornea.

Eine Erklärung für das Zustandekommen dieser schweren Hornhautveränderung, wie sie in diesem Ausmaße bisher noch nicht beschrieben wurde, lässt sich nach den aus dem Tierexperiment gewonnenen Erkenntnissen finden. Die ringförmige Anordnung der Lipoidablagerung deutet auf einen Zusammenhang mit dem Gerontoxon hin, und die konzentrische Progredienz ist bedingt durch sekundär-entzündliche Vorgänge. Das Hornhautgewebe erstickt gleichsam in seinem eigenen Fett und versucht, sich der übermäßigen Lipoidmassen auf dem Wege der Entzündung zu entledigen, wobei jedoch gerade das Gegenteil erreicht wird, nämlich die Einschwemmung neuer Fettmengen vom Blute her durch

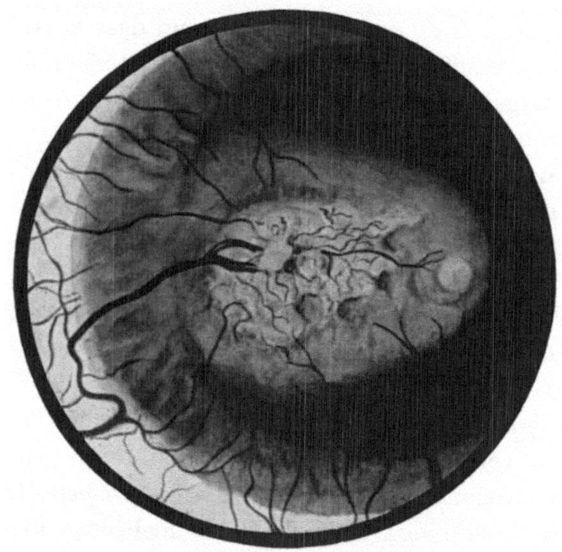

Abb. 2.
Cholesterin im Blutserum.

erhöhte Lymphströmung in der entzündeten Kornea. Eine derartige Progredienz des Arcus lipoides corneae konnte sowohl von Versé als auch von mir selbst im Tierexperiment vielfach beobachtet werden. Voraussetzung für die Richtigkeit dieser Erklärung ist, dass ebenso wie im Tierexperiment, auch beim Menschen eine Vermehrung der Lipoide im Blute vorhanden ist. Wenn auch die Doppelseitigkeit der Affektion eine allgemeine Stoffwechselstörung als Ursache dieser Form der pathologischen Verfettung wahrscheinlich macht, so ist doch bisher bei diesen Fällen die zu fordernde Vermehrung der Blutlipoide noch nicht chemisch nachgewiesen worden. Auch bei meinem Falle lagen die Cholesterinwerte im Blutserum bei mehrfacher Untersuchung in den Grenzen des Normalen. Nun können ja, wie bekannt, Erhöhungen des Blutcholesterins vorübergehender Natur sein und es wäre wohl denkbar, dass bei derartigen Fällen, namentlich im Beginne der Progredienz, Hypercholesterinämie bestand.

Während also bei der ringförmigen, konzentrisch fortschreitenden Form der pathologischen Hornhautverfettung bisher der endgültige Beweis noch nicht erbracht werden konnte, dass es sich dabei, wie im Tierexperiment, grundsätzlich um eine infiltrative Verfettung der Hornhaut handelt, scheinen, auch nach der Literatur, die Verhältnisse bei der scheibenförmigen Verfettung der Hornhautmitte gerade in diesem Punkte anders zu liegen. Es handelt sich bei diesen häufiger vorkommenden Fällen, von denen in der Literatur eine ganze Anzahl mitgeteilt ist (Tertsch, Takayasu, Muszynski, Bachstez, Kusama, Verderame, Meesmann, Denti), um fleck- oder scheibenförmige Trübungen des Hornhautparenchyms, die meist in das Pupillargebiet hineinreichen und oft fast die ganze Hornhaut einnehmen. Abb. 2 gibt ein Beispiel der hier in Frage stehenden Erkrankung bei einer 52jährigen Frau mit einem Cholesteringehalt im Blutserum von 0,254% (normal etwa 0,150%).

Man erkennt eine querovale, dichte, schollige Trübung von gelblicher Farbe, die von einem grauen Hof umgeben ist. Ein grösseres und mehrere kleinere Gefässe durchqueren diese Trübung. Das histologische Präparat zeigt im wesentlichen denselben Befund, wie er auch von anderen Autoren bei dieser Form der Hornhautverfettung erhoben wurde. — Interessant und für die Pathogenese der Veränderung wichtig ist der Befund am anderen Auge der Patientin. Hier handelt es sich um eine sklerosierende Keratitis, also offenbar um eine tuberkulöse Affektion. Zentralwärts davon findet sich eine kleinere tiefliegende Hornhauttrübung mit Fuchsschen Aufhellungsstreifen. Metzger vermutet, dass die Trübungen mit Aufhellungsstreifen aus Lipoiden bestehen, was jedoch bisher histologisch noch nicht untersucht worden ist. Abgesehen davon, ist es durchaus naheliegend, dass bei Exazerbationen des Entzündungsprozesses mit der vermehrten Saftdurchströmung der Kornea ein Fettransport in dieselbe stattfindet, da ja das Blut und somit auch die Ernährungsflüssigkeit der Hornhaut einen gegenüber der Norm vermehrten Lipoidgehalt aufweisen. Hierbei können durch Ablagerung der Lipoide längs der neugebildeten Gefässe mit der Zeit Veränderungen zustande kommen, die denen des linken Auges entsprechen. Auch hierfür gibt es im Tierexperiment weitgehende Analogien. Ich habe in verhältnismäßig kurzer Zeit mehrere derartige Fälle gesammelt und die Diagnose durch die histologische Untersuchung erhärtet. Bei allen diesen Fällen war der Cholesteringehalt des Blutserums erhöht.

Meine Untersuchungen über die pathologische Hornhautverfettung lassen sich also folgendermaßen zusammenfassen: Es gibt zwei Formen der Hornhautverfettung, erstens die ringförmige, konzentrisch fortschreitende Fettrübung, die als primäre Fettinfiltration mit sekundärer Entzündung und hierdurch bedingtem Fortschreiten des Prozesses nach dem Zentrum hin aufgefasst werden kann; zweitens die scheibenförmige Verfettung der zentralen Hornhautpartien, deren Entstehung als sekundäre Fettinfiltration der Kornea im Anschluss an einen primären Entzündungsprozess gedacht werden kann. Bei allen beiden Formen — das muss ausdrücklich hervorgehoben werden — stammen die in der Hornhaut abgelagerten Lipoide in der Hauptsache aus dem Blute, es handelt sich also um einen Vorgang, den man in der allgemeinen Pathologie als Fettinfiltration bezeichnet.

Wir sehen, dass bei dieser Betrachtungsweise von dem alten Begriff der „primären Fettdegeneration" nicht mehr viel übrig geblieben ist. Ich habe daher auch in meinen Ausführungen den Ausdruck Fettdegeneration absichtlich vermieden und durch die weniger spezielle Bezeichnung „pathologische Verfettung" ersetzt. Dass es sich in der Tat nicht um einfache degenerative Vorgänge handeln kann, scheint mir in eindeutiger Weise schon aus dem klinischen Befunde hervorzugehen. Denn bei keinem einzigen der in der Literatur mitgeteilten Fälle wird Gefässneubildung in der Hornhaut vermisst. Neugebildete Hornhautgefässe können jedoch nur auf dem Wege einer Entzündung entstehen, und man wird nicht umhin können, der Entzündung und der damit verbundenen vermehrten Saftdurchtränkung der Hornhaut, sowie dem erhöhten Lipoidgehalt des Blutes eine Rolle bei der Entstehung der pathologischen Verfettung der Kornea einzuräumen. Ob bei der pathologischen Hornhautverfettung auch die Speicherungsfähigkeit der Kornea für Lipoide gegenüber der Norm erhöht ist, konnte bisher noch nicht entschieden werden. Weitere Untersuchungen hierüber sind im Gange.

Wegen der Kürze der Zeit kann ich auf die Einzelheiten der histologischen Befunde bei der pathologischen Hornhautverfettung nicht näher eingehen. Nur soviel möchte ich andeuten, dass sich auch mikroskopisch die beiden von mir aufgestellten Gruppen differenzieren lassen.

Literaturverzeichnis.

Bachstez, Arch. f. O. Gr., Bd. 105.

Denti, Boll. d'oculist. 5, 284, 1926.

Elschnig, Klin. Monatsbl. f. A. 71, 720, 1923.

Kamocki, Arch. f. O. Gr. 39, 4, S. 209, 1893.

Kusama, Klin. Monatsbl. f. A. 66, 111, 1921.

Meesmann, Zeitschr. f. Augenheilk. Bd. 53, 130. 1924.

Metzger, Klin. Monatsbl. f. A. 76, 202, 1926.

Muszynski, Zentralbl. f. prakt. Augenh. 37, 321, 1913.

Rohrschneider, Klin. Monatsbl. f. A. 74, 93, 1925.

Rohrschneider, Arch. f. O. Gr. 115, 535, 1925.

Takayasu, Arch. f. O. Gr. 82, 475, 1912.

Tertsch, Klin. Monatsbl. f. A. 49, 2, S. 1, 1911.

Verderame, Boll. d'oculist. 1, 505, 1922.

Versé, Virchows Arch. f. pathol. Anat. und Physiol. 250, 252, 1924.

XLI.

Über Bläschenbildung bei Hornhauterkrankungen.

Von

W. Grüter (Bonn a. Rh.).

Über Bläschenbildung am Auge, speziell an der Kornea, liegt zwar eine Reihe von Einzelmitteilungen vor, aber abgesehen von einem kurzen Kapitel im Lehrbuch von Fuchs fehlt bisher eine zusammenfassende Darstellung, die von neuen Gesichtspunkten ausgeht.

Die Beschäftigung mit dem Virus des Herpes und anderen Virusarten gab mir Veranlassung, die ganze Frage der Bläschenbildung bei den verschiedensten Erkrankungen des Auges erneut zu studieren. Für das Tierexperiment wurde das Kaninchenauge verwandt. Einzelne wichtige anatomische Resultate wurden vom lebenden Menschenauge durch oberflächliche Exzision mittels Lanze gewonnen.

Allgemeiner Teil.

Ein Bläschen ist ein umschriebener im Epithel gelegener Hohlraum, welcher vorwiegend freie Flüssigkeitsansammlung enthält. Meist handelt es sich um einen einzelnen Hohlraum. Gelegentlich beobachtet man dort, wo mehrere Bläschen dicht beieinander sich entwickeln, dass diese sich zu einer einzigen Blase vereinigen. Wir bekommen dann vorübergehend das Bild einer durch mehrere zarte Zwischenwände gekammerten Blase (Abbildung). Der Inhalt des Bläschens kann wasserhell, trüb oder eitrig sein (Abbildung). Manchmal fehlt jeglicher Inhalt (Abbildung). Es handelt sich dann um einfache Epithelabhebungen. Derartiges beobachtet man bei tropho-neurotischen Störungen von seiten des Trigeminus. Weiteres bringe ich später.

Die Grösse eines Bläschens hängt ab:

1. von der Stärke der Epitheldecke,
2. von der Stärke der schädigenden Noxe.

Entwickelt sich das Bläschen im Basalepithel und ist die Noxe sehr schwach, so bekommt man besonders schöne Bläschenbildung.

Eine Blasenbildung wird oft dadurch vorgetäuscht, dass kleine Infiltrate kegelförmig über die Hornhautoberfläche sich erheben. So werden z. B. die winzigen ekzematösen Infiltrate leicht mit Hornhautbläschen verwechselt (Abbildung). Wir sehen aus der Abbildung, dass über dem Infiltrat das Epithel sich abgestossen hat. Die Faserzüge des infiltrierten Parenchyms sind durch Ödem spindelförmig auseinandergedrängt. Wir bekommen klinisch das Scheinbild eines Bläschens, während es sich in Wirklichkeit um umschriebene Blähung und kegelförmige Vorwölbung des Parenchyms handelt.

Vom anatomischen Standpunkt aus sind dreierlei Möglichkeiten von Blasenbildung gegeben:

1. Blasenbildung innerhalb der obersten Epithelschicht (Abbildung).

2. Innerhalb der mittleren Epithelschicht (Abbildung).

3. Blasenbildung durch Abhebung der ganzen Epithelleiste (Abbildung).

Meist kombinieren sich diese drei Möglichkeiten in der einen oder anderen Form; denn selten entwickelt sich in der Hornhaut nur ein einzelnes Bläschen. Ausserdem wird das Bild dadurch in mannigfacher Weise variiert, dass die verschiedenartigsten Ursachen zur Bläschenbildung führen. Auf diese bläschenbildenden Faktoren gehe ich im nächsten Teil näher ein.

Spezieller Teil.

Bläschenbildung ist immer Teilerscheinung eines Krankheitsprozesses, der das Auge betrifft. In zwei grosse Gruppen lassen sich diese Prozesse gliedern: A) Degenerative, B) Entzündliche Vorgänge.

A) Die degenerativen Bläschenformen gehören zu den seltenen Erkrankungen des Auges. Sie betreffen nur Augen, die durch anderweitige Entzündungen oder chronische Störungen schwer betroffen sind. Die Hohlraumbildung beruht auf reiner Absterbeerscheinung; manchmal auf einfacher Lockerung des Epithelzusammenhangs durch neurotrophische Störungen. Es fehlt jeglicher entzündliche Vorgang im Epithel. Zeigt sich ein solcher dennoch, so handelt es sich um eine sekundäre Erscheinung. Es bilden sich vorwiegend grössere Blasen. Die Decke ist oft eingesunken, weil jeglicher aktive Ödemdruck, der sonst bei akuter Entzündung die Blasendecke emporwölbt, fehlt.

Ich führe einige Beispiele an:

1. Bandförmige Hornhautdegenerationen mit Bläschenbildung (Abbildung): Die verdickte Epithelleiste ist streckenweise durch Zellzerfall ausgehöhlt. Infolge der Kalkablagerungen ist das ganze Gewebe sehr spröde. Daher fällt die Epitheldecke trotz der Aushöhlung nicht zusammen, sondern nach der Zerstörung der Deckschicht ragen die Ränder starr empor und bewirken die bekannte Rauhigkeit der Oberfläche.

2. Blasenbildung auf einem Auge, das an Sekundärglaukom erblindet ist: Es finden sich vorwiegend grosse Blasen, die durch Zerfall der mittleren und tiefen Epithellagen entstanden sind. Kein Zeichen von Entzündung. Im Initialstadium zeigt sich schlechte Färbbarkeit des Epithels. Die Einzelheiten des Zellbildes verschwinden immer mehr. Es treten Risse und Sprünge im Epithel auf. Schliesslich bildet sich ein allmählich grösser werdender Hohlraum. Die Decke wird dünner und sinkt langsam ein.

Nicht verwechseln dürfen wir die degenerative Blasenbildung an Augen, die an Glaukom oder Iridozyklitis erblindet sind, mit entzündlicher Bläschenbildung, wie z. B. bei Herpes der Hornhaut. Bestehen Zweifel auf Grund des klinischen Befundes, so kann die anatomische Untersuchung eine sichere Entscheidung bringen. Zum Vergleich werden 3 Bilder vorgeführt. Das eine Bild zeigt degenerative Blasenbildung am Auge, das an Iridozyklitis erblindet ist: Das Epithel ist völlig frei von entzündlichen Veränderungen. Das andere Bild zeigt die charakteristische entzündliche Vakuolisierung des basalen Epithels bei einer Herpesblase. Eine dritte Form von Bläschen soll anhangsweise hier erwähnt werden. Sie entsteht dadurch, dass sich an einer einzelnen Stelle die Epithelleiste mechanisch, wie ich es z. B. an einem glaukomatösen Auge sah, abhebt, und so ein grösseres wasserklares Bläschen auftritt (Abbildung). Auch hier fehlt jedes Zeichen einer Epithelentzündung.

Die einzelnen Epithelien sind, wie es zur Genüge bekannt ist, durch das Stauungsödem auseinandergedrängt.

Zu den degenerativen Formen gehören auch die blasigen Veränderungen des Epithels durch Trophoneurose. Ich führe das Bild einer blasenartigen Degeneration des Hornhautepithels nach Resektion des Ganglion Gasseri an (Abbildung). Die blasige Abblätterung des Epithels ist durch Störung der Epithelkohärenz entstanden. Auf den Vorgang komme ich nachher noch einmal zu sprechen.

B) Entzündliche Vorgänge, die zur Blasenbildung führen. In allen diesen Fällen kommt es nur dann zur Blasenbildung, wenn die entzündungerregende Valenz der Noxe bzw. der dadurch ausgelöste aktive Ödemdruck und die Widerstandsfähigkeit des Gewebes in einem entsprechenden Verhältnis zueinander stehen. Da nun das Epithelgewebe sehr zart ist, so wird im allgemeinen nur dann Blasenbildung sich einstellen, wenn die Noxe relativ schwach ist oder wenn weniger wirksame toxische Abbauprodukte in den Randgebieten eines akuten Entzündungsherdes ein leichtes Epithelödem hervorrufen.

Wir müssen hier zwei Gruppen unterscheiden: 1. Blasenbildung, hervorgerufen durch Wirkung eines einzigen blasenbildenden Faktors. 2. Blasenbildung, hervorgerufen durch mehrere blasenbildende Faktoren.

1. Bei der ersten Gruppe beruht die Blasenbildung im wesentlichen auf der Auswirkung des entzündlichen Ödems. Der aktive Druck desselben drängt die Epithellagen auseinander. Oft ist dieser Vorgang mit partiellem Epithelzerfall verbunden. Experimentell studiert wurde die Blasenbildung an der Kornea unter Einwirkung von chemisch-toxischen Agentien und infektiösen Schädlichkeiten.

Als Beispiel führe ich folgende Typen an: α) Blasenbildung an der Hornhaut des Kaninchens, die durch Einträufelung von verdünntem Senföl hervorgerufen wurde. Das im Bilde vorgezeigte Präparat ist 24 Stunden nach der Einträufelung in den Bindehautsack gewonnen. Klinisch zeigt sich eine graue Hornhauttrübung mit rauher Epitheloberfläche; dazwischen feine helle Bläschen.

β) Von den toxischen Agentien wurde das Diphtherietoxin und Abrin geprüft. Die Mittel wirken beide auch in stärkerer Verdünnung (1:100) stark nekrotisierend. Nur zu Beginn sieht man einen blasigen Zerfall des Epithels. Schnell stellt sich dann nekrotische Abstossung ein.

γ) Bläschenbildung auf akuter infektiöser Basis. Beispiele:

a) Das ekzematöse Infiltrat. Hier zeigt sich, dass die Blasenbildung nicht im Zentrum (siehe meine Bemerkung zu Anfang über das Scheinbild einer Blase bei ekzematösem Infiltrat), sondern an der Peripherie auftritt, weil dort das schädigende Agens in abgeschwächter Form (wahrscheinlich als schwaches toxisches durch Diffusion verbreitetes Abbauprodukt) wirksam ist und somit ein blasiges Epithelödem hervorruft.

b) Bei der Keratitis parenchymatosa liegen die Dinge ähnlich. Es entsteht ein entzündliches Ödem des Epithels durch den parenchymatösen Prozess. Auch hier liegt nach den bisherigen experimentellen Feststellungen wahrscheinlich nur Toxinwirkung vor. Daher ist die gleiche Bedingung wie beim Ekzem für Blasenbildung im Epithel gegeben. Mehrere entsprechende Bilder werden vorgezeigt.

2. Blasenbildung durch Einwirkung mehrerer blasenbildender Faktoren. Es handelt sich hier um blasenbildende filtrierbare Vira mit zweierlei Eigenschaften: Epitheliotropie und Neurotropie. Zu nennen ist das Herpes-, Variola-Vakzine- und Varizellenvirus. Dazu kommt wahrscheinlich noch die eine oder andere seltene Virusart, auf die nicht näher eingegangen werden kann.

Dank der Epitheliotropie setzt sich das Virus im Epithel fest und ruft hier die spezifische Entzündung hervor. Das entzündliche Ödem bedingt gerade so wie bei der Gruppe 1 blasige Abhebung des Epithels. Summierend kommt nun der neurotrope Faktor hinzu. Wir stellen nämlich fest, dass sich zugleich mit dem Ausbruch der Epithelentzündung eine zunehmende Sensibilitätsstörung der Hornhautoberfläche einstellt. Das Virus greift also sowohl das Epithel, als auch den Nerven an. Dadurch bekommt die Epithelerkrankung ein besonderes Gepräge.

Zum Verständnis dafür führe ich die Veränderung des Hornhautepithels an, welche bei reiner Trigeminusaffektion sich einstellt, wenn das Ganglion Gasseri oder der periphere Nerv geschädigt bzw. ganz ausgeschaltet ist. Es entwickelt sich das bekannte Bild der Keratitis neuroparalytica. Das Wesen derselben ist, dass es sofort oder einige Zeit später zu einer spontanen Lockerung bzw. Ablösung des Epithels kommt.

Beim Kaninchen konnte ich gleichfalls nach Ausschaltung des peripheren Trigeminus (durch eine orbitale Alkoholinjektion) regelmäßig nachweisen, dass gleich nachher das Epithel leicht von der Unterlage mit schabendem Instrument sich abheben lässt. (Bei einem normalen Kaninchenauge ist es nicht möglich). Diese spontan leichte Lösbarkeit des Epithels, die auch von anderer Seite mehrfach beobachtet ist (ich erwähne die letzthin darüber erschienene Mitteilung von Behr: Zeitschr. für Augenheilkunde, Bd. 62, 1927, H. I, S. 1), beruht wohl, wie auch Behr annimmt, auf trophoneurotischer Störung. Das Epithel hat keinen festen Zusammenhang mehr mit der Bowmanschen Membran. Aber auch unter sich ist der Zusammenhang zwischen den Epithelien recht erheblich gelockert. Denn in geeigneten Präparaten von reiner neurogener Hornhautschädigung stellt man, wie das folgende Bild zeigt, fest, dass das oberflächliche Epithel sich leicht spontan abblättert. Die Interzellularräume haben sich stark erweitert und die Fussleiste der basalen Epithelien ist gewellt, so dass feine Zwischenräume zwischen Epithel und Bowmanscher Membran hervortreten. So entstehen einerseits leicht blasige Epithelgebilde, andererseits eine spontane hartnäckige Erosio. Diesen Vorgang kann man als mangelhafte Kohärenz bezeichnen. Von anderen Autoren (Scili sen.) „Disjunktion" genannt. Sie betrifft, wie wir sehen, sowohl die ganze Epithelleiste, als auch die einzelnen Epithelien unter sich. Es erscheint mir richtiger, hier von einer „neurogenen Hornhautdegeneration", nicht von „Keratitis" zu sprechen.

Es kann nun, wie das Beispiel der Herpesinfektion zeigt, die neurogene Schädigung auch in dem peripheren Teil des Nerven einsetzen; also in diesem Fall im kornealen Epithel. Beide Male handelt es sich um eine Trophoneurose. Daher haben wir in beiden Fällen eine Kohärenzschwäche des Epithels, d. h. eine Lockerung des Epithelgefüges im Sinne von Blasenbildung bzw. der Abstossung unter dem Bilde der Erosio vor uns. Da weiter das Herpesvirus nicht nur neurotrop, sondern ebenso ausgesprochen epitheliotrop ist, so müssen sich beide blasenbildenden Faktoren summieren. Wir bekommen also beim Herpes, und das gilt auch von anderen Vira mit gleichen biologischen Eigenschaften, besonders günstige Bedingungen zur Blasenbildung im Epithel.

Das Herpesvirus hat nun die Fähigkeit, in zweierlei Modifikationen am Auge aufzutreten: Entweder in schwach valenter oder in stark valenter Form. Wir werden demnach, wenn, wie wir oben sagten, schwache Noxen besonders gute Chancen für Blasenbildung in dem zarten Hornhautepithel bieten, bei der schwachen Form des Herpesvirus und anderer Virusarten mit gleichen Eigenschaften eine ausgesprochene Blasenbildung erwarten dürfen. Das trifft in der Tat zu.

Experimentell konnte ich dieses für das Herpesvirus beweisen: Bei Verwendung von vollvirulentem Herpesvirus bekam ich bei der Infektion der Kaninchenkornea das Impfbild der geschwürigen Keratitis dendritica. Schwächte ich dieses Virus künstlich (durch langes Lagern von Gehirnglyzerinmaterial) ab, so bekam ich schliesslich das Impfbild der Keratitis punktata-vesiculosa. Es gelang mir nun in einzelnen Fällen, dieses abgeschwächte Virus durch Gehirnpassageimpfung wieder vollvalent zu machen. Dann bekam ich bei der Hornhautimpfung das übliche Bild der geschwürigen Keratitis dendritica.

Erstens ersehen wir so, dass überhaupt gewisse spezifische Vira, wie Herpes- Variola-Vakzine- und Varizellenvirus, dank ihrer neuroepitheliotropen Eigenschaften starke Bläschenbildner sind. Und dann stellen wir fest, dass die Bläschenbildung bei allen diesen Vira an dem zarten Hornhautepithel besonders schön zur Geltung kommt, wenn belebtes Virus stark abgeschwächt ist, oder nur toxische Abbauprodukte sich auswirken.

Als Faktoren, die weniger häufig bei der Blasenbildung mitwirken, sind noch zu nennen:

a) beim Menschen Faltung der Bowmanschen Membran bzw. beim Tier der obersten Hornhautlamellen unter Tensionsabnahme.

b) Bindegewebsbildung mit anschliessender Narbenschrumpfung zwischen Epithel und Bowmanscher Membran.

Es wurden zwei Fälle von Keratitis beobachtet, welche unter der Diagnose: herpetiforme Erkrankung der Hornhaut der Klinik zugeschickt wurden. Die ätiologische Diagnose konnte nicht durch das Experiment festgestellt werden. Der ganze klinische Verlauf sprach für das Vorhandensein einer Infektion durch ein Virus. In diesen beiden Fällen liess sich das Zusammenwirken von 4 Faktoren bei der Blasenbildung feststellen:

a) Epitheliotropie,

b) Neurotropie,

c) Tensionsabnahme, verbunden mit Faltung der Bowmanschen Membran.

d) narbige Schrumpfung von Bindegewebe, welche sich zwischen Epithel und Bowmanscher Membran gebildet hatte. Da weiterhin in diesen beiden Fällen eine Einwirkung einer relativ schwachen Noxe vorlag, so zeigten sich besonders schöne Blasenbilder (Abbildung).

XLII.

Über die Schädigung der Hornhaut durch Metallstaub.

Von

A. J. Samojloff (Moskau).

Mit 1 Kurve im Text.

Die augenärztlichen Untersuchungen der Arbeiter, die während ihrer Arbeit mit Metallstaub zu tun haben, zeigten eine ausserordentliche Verbreitung der Hornhautnarben bei solchen Arbeitergruppen. Meine Untersuchungen, die sich auf 800 Dreheraugen aus einigen grossen Metallwerken Moskaus beziehen, ergaben, dass 20% der Arbeiter solche Narben oder frische Geschwüre der Hornhaut tragen.

Aber auch bei der Untersuchung der Dreheraugen, die klinisch eine noch vollkommen normal aussehende klare Hornhaut besassen, fand ich dennoch einige Erscheinungen, die mit Sicherheit beweisen, dass es sich auch hier im Grunde um eine geschädigte Hornhaut handelt. Als derartiges Frühsymptom bezeichne ich die Lähmung der Haardruckempfindlichkeit, die ich in der Hornhaut der Dreher stets beobachten konnte.

Die beigegebene Tabelle zeigt die Resultate meiner Untersuchungen über die Haardruckempfindlichkeit der Dreherhornhäute. Die Zahlen in den letzten drei Rubriken der Tabelle zeigen, wie viele Berührungen mit jedem der drei Prüfhaare wahrgenommen wurden.

Wie verbreitet diese Empfindlichkeitsstörungen bei Drehern sind, kann man aus der Kurve ersehen, welche die Angaben der betreffenden Dreher bei der Prüfung ihrer Empfindlichkeit mit dem stärksten Prüfungshaar (10,0 gr mm²) graphisch zur Darstellung bringen. Die Abszisse zeigt die Zahl der wahrgenommenen Berührungspunkte; die Ordinate zeigt den Prozentsatz der Untersuchten, die die entsprechende Zahl der Berührungen wahrgenommen haben.

Die Haardruckempfindlichkeit der Hornhaut.

Gruppe		Zahl der Fälle	0,3 gr mm²	1,0 gr mm²	10,0 gr mm²
Normale Augen		100	8,0	11,0	13,0
Dreheraugen	Arbeitsdauer 2 Jahre	124	3,6	6,4	10,8
	2—5 „	130	2,2	4,5	8,6
	6—10 „	136	2,0	4,2	7,7
	11—15 „	96	1,6	3,3	6,6
	16—20 „	80	1,3	3,2	6,7
	21—25 „	86	1.0	3,3	6,3
	26—30 „	68	1,1	2,3	5,3
	⁓ 30 „	80	0,7	1,6	4,0

In einer früheren Publikation habe ich bereits darauf hingewiesen, dass eine solche Schädigung der Haardruckempfindlichkeit der Dreheraugen nicht als Ausdruck einer allgemeinen Nervenlähmung aufgefasst werden darf. Vielmehr handelt es sich um eine lokale Reizung und zwar um die Wirkung feiner Metallstaubpartikelchen, die während der Arbeit mit grosser Geschwindigkeit von dem bearbeitenden Gegenstand abspringen und die Hornhaut schädigen.

Stellen wir uns auf diesen Standpunkt, so kommen wir natürlich zu einer neuen Fragestellung, ob wir es bei dieser Empfindlichkeitsstörung mit einer anatomischen Veränderung der Hornhautnerven oder mit einer rein funktionellen Störung zu tun haben.

Um dieser Frage näher zu treten, unternahm ich zusammen mit Fräulein Dr. D. Beresinskaja eine Spaltlampenuntersuchung der Hornhaut, die mit Methylenblaulösungen vital gefärbt war.

Die Untersuchung der normalen Hornhaut nach mehrmaligen Einträufelungen einer $^1/_2\%$igen Methylenblaulösung ergab uns Bilder, die an einige Abbildungen der Arbeit von Knüsel und Vonwiller erinnern. Die Nervenendapparate konnten wir als

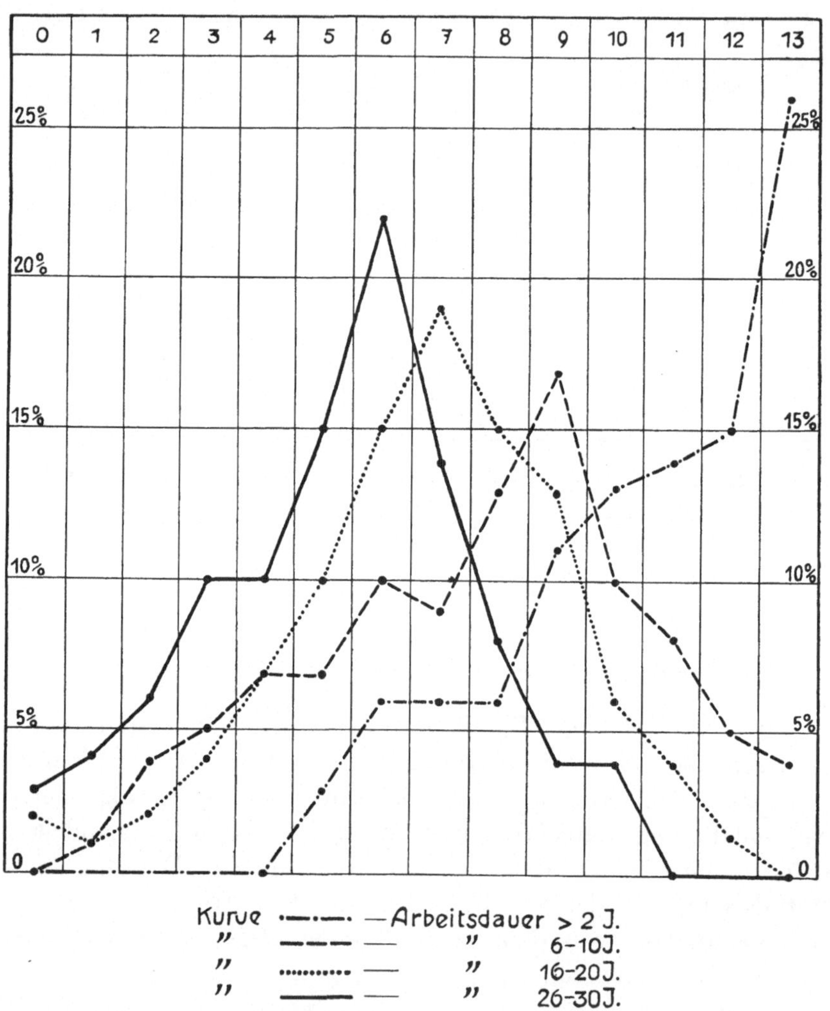

Die Haardrucksensibilitätskurven der Dreherhornhaut für das 10 gr mm²-Haar.

feine blaue Klümpchen in den äussersten Schichten der Hornhaut wahrnehmen und zwar konnten wir manchmal ihre unmittelbare Verbindung mit den äussersten feinen Nervenästchen, die ebenso blau verfärbt waren, beobachten.

Nachdem die Untersuchungen von 15 normalen Menschenaugen, die teils bloss mit Methylenblau, teils mit einer Doppelfärbung (Methylenblau-Neutralrot) ausgeführt wurden, ganz gleichartige Resultate ergaben, gingen wir zur Untersuchung der in derselben Weise gefärbten Dreheraugen über.

Die erhaltenen Ergebnisse fielen ganz anders als an den normalen Augen aus.

Alle untersuchten Dreheraugen zeigten eine fast vollkommene Abwesenheit der blauen Klümpchen, die wir, wie angegeben, als Nervenendapparate deuteten. Während wir im gesunden Auge im Mikroskopgesichtsfelde bis hundert und zuweilen mehr blaue Klümpchen fanden, konnten wir im Dreherauge nie mehr als zwei bis drei Klümpchen im ganzen Gesichtsfelde feststellen. Auch das Netz der feinsten blau verfärbten superfiziellen Nervenfasern schien bei den Drehern nicht so dicht. Es machte den Eindruck, als wären die einzelnen Nervenästchen dünner als im Normalauge. Die nicht gefärbten dickeren und tiefer gelegenen Nervenäste waren dagegen vollständig normal.

Stets fanden wir bei den Drehern eine diffuse blaue Verfärbung der Hornhaut, die wie mit feinstem blauem Staub bedeckt zu sein schien. Die Neutralrotverfärbung der Epithelzellen bildete sich im Dreherauge auch nach $2^1/_2$ stündiger Beobachtung nicht. Dagegen sahen wir stets im normalen Auge schon nach $1^1/_2$ Stunden eine schwache, jedoch gut ausgesprochene rote Verfärbung.

Das Ausbleiben der Neutralrotverfärbung der Epithelzellen zeigt, dass es sich hier wirklich um eine Schädigung der Hornhautepithelien handelt. Die diffuse blaue Verfärbung der Epithelzellen mit Methylenblau kann laut Knüsel und Vonwiller auch als eine Äusserung der Nekrose betrachtet werden. In der Arbeit von Gallemaerts finden wir ein Bild, das unserem Dreherhornhautbilde sehr ähnlich sieht. Das Bild repräsentiert aber ein mit Methylenblau gefärbtes Leichenauge mit ausgesprochenen nekrotischen Veränderungen der Hornhautepithelien. Meine früheren, zusammen mit Fräulein Dr. Z. Joffe ausgeführten Untersuchungen zeigten, dass eine mechanische Reizung der Schleimhaut eine Steigerung der Affinität der Epithelzellen zum Methylenblau verursacht.

Da solche Veränderungen bei allen untersuchten Drehern mit unempfindlicher Hornhaut ganz deutlich ausgeprägt waren, können wir die gefundenen anatomischen Veränderungen der Nervenendapparate und der Hornhautepithelien als anatomisches Substrat der Empfindlichkeitsstörung der Dreherhornhaut betrachten. Ob die gefundenen Veränderungen durch eine direkte beständige Abschilferung der Hornhautepithelien vermittels scharfer Metallstaubpartikelchen erzeugt sind, oder ob die Erscheinung etwas komplizierterer Natur ist und vielleicht mit einer Vertrocknung der Hornhautepithelien im Zusammenhang steht, soll weiteren Untersuchungen überlassen werden.

Aussprache zu den Vorträgen XXXIX—XLII.

Herr Meesmann

fand bei einer 28jährigen Frau eine im Anschluss an eine Schwangerschaft entstandene, zentral gelegene sekundäre Hornhautverfettung, mit anatomisch nachgewiesener, besonders starker Fettinfiltration der Epithelien.

Frau Dr. Mieses:

Keratomalazie wird als Teilerscheinung der Avitaminose betrachtet. Bei der Avitaminose findet man dysoxydative Karbonorie (Vermehrung des Stickstoff-Kohlenstoffquotienten im Harn), welcher ein Symptom der mangelhaften Oxydation ist. Es könnten also die Fettzustände der Hornhäute bei der Keratomalazie auf mangelhafte Oxydation zurückgeführt werden. Die Fettzustände der Hornhäute, die man manches Mal bei älteren Personen findet, besonders weiblichen Geschlechtes, könnte man ebenso als Folgezustände der Oxydationsstörungen ansehen, die ihrerseits durch innere sekretorische Störungen (Thyreoidea, Ovarium) bedingt sind. Andere Ausfallserscheinungen weisen darauf hin.

Herr Engelking:

Rohrschneider hat bei seinen Fällen eine Erhöhung des Cholesteringehaltes im Blute festgestellt. Bei den Ihnen vorgestern von mir gezeigten Fällen von Xanthomatosis iridis war bisher eine Erhöhung in keinem Falle nachweisbar. Eine dauernde Erhöhung des Cholesteringehaltes im Blute ist also jedenfalls nicht erforderlich, auch wenn man annimmt, dass die Fette in der Hauptsache dem Kreislaufe entnommen werden. Im einzelnen lässt sich aus dem histologischen Bilde nicht entnehmen, ob das sichtbare Fett zerfallenen Zellen entstammt oder unmittelbar dem Kreislauf. Es ist wohl kaum zu bezweifeln, dass innerhalb ein und desselben Herdes gleichzeitig beide Möglichkeiten verwirklicht sind. Der Hauptanteil scheint aber bei den meisten klinisch beobachteten Verfettungen als Speicherung von Fetten aufgefasst werden zu müssen, die dem Kreislauf entnommen sind.

XLIII.

Über die chemische Reaktion und Abgabefähigkeit von Augensalben und deren Grundlagen.

Von

R. Schneider (München).

Unsere Kenntnisse von der Wirkung der Salben sind noch in vieler Hinsicht recht unvollkommen; praktische Erfahrung und Hypothesen müssen auf dem Gebiet der Salbentherapie noch zu viele Lücken in der wissenschaftlichen Forschung ausfüllen. Diesen Mangel empfindet die Augenheilkunde in besonderem Maße störend, da bei ihr die Anwendung der Heilmittel in Salbenform eine grosse Rolle spielt. Dessen wurde sich der Augenarzt in der Kriegszeit mit ihrem Fettmangel und mit den dadurch notwendig gewordenen verschiedenen Ersatzmitteln bewusst. Und auch heute, da fast täglich neue Salbenspezialitäten auf den Markt kommen und der Apotheker, um eine schnelle, bequeme und billige Kassenverordnung, teilweise zu Handverkaufspreisen, zu ermöglichen, statt frisch hergestellter Salben fertige auf Vorrat bereit hält, ist die Frage der Beschaffenheit der Salben von einer Bedeutung, die vielfach nicht bekannt ist oder unterschätzt wird.

Mancher therapeutische Misserfolg ist zu verzeichnen und manche unerwünschte Nebenwirkung muss in Kauf genommen werden, ohne dass der Arzt weiss oder daran denkt, dass die Zubereitung oder die chemische Zusammensetzung der Augensalbe daran schuld ist. Und sucht er sich in der Literatur darüber zu orientieren und sich in die Lage zu versetzen, der Sache auf den Grund zu gehen, so muss er sich von der Unzulänglichkeit der in den Veröffentlichungen niedergelegten Tatsachen überzeugen.

Salben sind Fette oder fettartige Körper, die als solche oder mittels der in ihnen gelösten oder suspendierten Mittel zu Heilzwecken dienen. Man unterscheidet bei der Salbe die Salbengrundlage und das Medikament; die richtige Wahl und Güte der ersteren ist für den therapeutischen Erfolg zum mindesten so wichtig wie das Heilmittel in ihr. Die erste Forderung, die man an eine gute Salbengrundlage stellen muss, ist ihre Reizlosigkeit. Dies gilt besonders aus leicht begreiflichen Gründen für die Augensalben. Hierzu ist notwendig, dass sie vor allem frei von Verunreinigungen, die vielleicht noch vom Ausgangsmaterial (Petroleum) stammen, sowie von Bleich- oder chemischen Reinigungsmitteln und von mit der Zeit entstandenen Zersetzungsprodukten, ist. Darüber gibt uns in erster Linie die chemische Reaktion Aufschluss; und zwar interessiert hier in erster Linie die Menge der in der Salbengrundlage vorhandenen freien Säure, da sie als Maßstab für den Grad der Zersetzung, besonders eines tierischen Fettes dienen kann und ein grösserer Gehalt an freier Säure auf das Auge reizend wirkt. Die Azidität einer Salbe wird nach Säuregraden ausgedrückt, d. h. nach der Anzahl Kubikzentimeter Normalkalilauge, die notwendig ist, um die in 100 g Fett oder Öl vorhandene freie Säure zu neutralisieren. Nach dem „Deutschen Arzneibuch" werden zu ihrer Bestimmung 5 g Salbe in 30 cm Äther gelöst und unter Zusatz von 1 ccm Phenolphthaleinlösung mit $^1/_{10}$ Normalkalilauge titriert. Die Grenze des zulässigen Säuregrades ist in der Pharmakopoe ziemlich weit gefasst, z. B. darf der Säuregrad bei Adeps suillus bis 2 betragen, was z. B. 0,12 Essigsäure entspricht. Ein derartiger Säuregehalt kann für die Anwendung am Auge bereits bedenklich sein. Vorstehende von Hoppe-Seyler angegebene Säurebestimmung ist auch von seiten der Dermatologen als zu ungenau erkannt worden. So hat Stern, der als Lösungsmittel für die Salben Xylol gewählt hat, um feinere Ergebnisse kenntlich zu machen, mit $^1/_{100}$ Normalnatronlauge titriert. Auch ich habe verschiedene Salbenkörper zunächst in neutralem Äther oder Xylol gelöst und mit alkoholischer $^1/_{10}$ oder $^1/_{100}$ Normalkalilauge unter Benutzung von 1%iger Phenolphthaleinlösung als Indikator titriert. Die Salbenproben waren aus verschiedenen Apotheken der Stadt bezogen (Tabelle 1).

Tabelle I.

Säuregrade verschiedener Salbengrundlagen.

Lösungsmittel: Äther.

Salbenbasis	Durch-schnitt	Maximal
Vaselin alb.	0,12	0,41
Vaselin flav.......	0,13	0,16
Adeps lanae......	1,68	3,2
Adeps suillus.....	6,1	17,6
Lanolin	0,8	1,6
Ungt. leniens.....	3,9	4,0
Ungt. molle	0,43	0,6
Ungt. paraffin. ...	0,4	0,5
Eucerin anhydr. ..	3,0	3,5

Der Durchschnittswert des Säuregrades betrug bei Vaselinum album 0,12, bei Vaselinum flavum 0,13, bei Adeps lanae 1,68, bei Adeps suillus 6,1, bei Lanolin (15 Teile Adeps lanae, 5 T. Wasser, 3 T. Paraffinum liquid.) 0,8, bei Unguentum leniens (7 T. weiss. Wachs, 8 T. Walrat, 60 T. Mandelöl, 25 T. Wasser) 3,9, bei Unguent. molle (gleiche Teile Vaselin und Lanolin) 0,43, bei Ung. Paraffini (4 T. Ceresin, 5 T. Paraffin. liquid, 1 T. Adeps lanae) 0,4 und bei Eucerin anhydric. (95 T. Ungt. Paraffin, 5 T. Oxycholesterinkörper) 3,0. Der Maximalwert war oft recht hoch. Unter den Proben von Adeps suillus fanden sich eine mit einem Säurgerad von 17,6 und mehrere mit einem solchen von 10 von 9 und von 8. Bei Adeps lanae war er am höchsten mit 3,2, bei Lanolin mit 1,6, bei Vaselin album mit 0,41 und bei Vaselin. flavum mit 0,16. Bei den übrigen Salbenbasen gruppierten sich die Säuregrade der einzelnen Proben nahe um den durchschnittlichen Wert. Dabei machte es keinen Unterschied, ob Äther oder Xylol als Lösungsmittel gedient hatte.

Mit Rücksicht auf den Umstand, dass im überhitzten Wasserdampf Fette in Glyzerin und Fettsäuren zerlegt werden, wurde geprüft, ob die Erhitzung von Salben im Dampftopf zwecks etwaiger Sterilisierung die Reaktion der Salbenbasen beeinflusst. Allerdings sind, wie ich früher festgestellt habe, Vaselin und Adeps suillus, wenn sie reinlich aufbewahrt und entnommen werden, keimfrei, so dass sie der Sterilisation nicht bedürfen und ohne weiteres auch auf aseptische Wunden aufgestrichen werden können. Meine Versuche ergaben, dass $1^1/_2$stündiges Erhitzen im Dampftopf von Vaselin album und flavum, von Adeps lanae, Adeps suillus, von Lanolin, Unguent. leniens und Unguent. molle den Säuregrad nicht erhöht; ja im Gegenteil war fast durchgehends der Säuretiter der erhitzten Salbengrundlagen etwas niedriger als derjenige der nicht erhitzten.

Von der Erwägung ausgehend, dass möglicherweise in den Salben gewisse, in fettlösenden Mitteln unlösliche, aber in Wasser lösliche Stoffe vorhanden sein können, die also bei der Titration in Äther und Xylol nicht bemerkbar werden, wurde versucht, sie aus den Salbengrundlagen in Wasser überzuführen. Denn gerade die in Wasser löslichen Substanzen könnten durch ihre Anwesenheit in Tränen- und Konjunktivalflüssigkeit auf das Auge reizend wirken. Da die Diffusion von in Salben eingeschlossenen Stoffen in Wasser sehr langsam erfolgt, gilt es, den Salbenkörper für deren Austreten in das wässerige Medium geeigneter zu machen. Versuche, die Erschliessung der Salben durch deren Emulgierung mit Gummi arabikum zu ermöglichen, hatten trotz vielfacher Variierung kein befriedigendes, eindeutiges Resultat. Durch die Emulsion der Salben, als disperse Phase in dem kolloiden Dispersionsmittel, dem Gummi, sind recht komplizierte chemisch-physikalische Verhältnisse geschaffen, die wir heute noch nicht in der Lage sind zu überblicken. Auch ist es nicht möglich, immer dieselbe gleichmäßige Emulgierung zu erzielen, und dadurch sind unter sich vergleichbare Resultate so gut wie ausgeschlossen, denn Diffusion, Adsorption und Oberflächenspannung differieren bei verschiedener Grösse der Salbentröpfchen ausserordentlich.

Ein anderer Weg, die Diffusion wasserlöslicher Körper aus den Salben zu erleichtern, wurde von uns damit beschritten, dass an Stelle der feinsten korpuskulären Verteilung, wie sie bei der Emulgierung angestrebt wurde, der Salbenkörper in dünnster Schicht ausgebreitet und mit Wasser in Berührung gebracht wurde. Bei dieser Methode wird ein etwa erbsengrosses Quantum der Salbe $= 0{,}2$—$0{,}3$ g in einem Reagenz- oder Zentrifugenröhrchen geschmolzen, durch Drehen des letzteren auf der Innenwand in möglichst gleichmäßig dünner Schicht ausgebreitet und dann unter Fortsetzung des Drehens unter kaltem Wasser zum Erstarren gebracht. Hierauf giesst man 20 ccm des ausgekochten destillierten Wassers in das Röhrchen, lässt es einige Zeit stehen und setzt dann 1—2 Tropfen 1%iger Phenolphthaleinlösung zu, um mit $^1/_{100}$ Normalnatronlauge zu titrieren. Tritt schon nach Zusatz von 1—2 Tropfen der letzteren $= 0{,}05$—$0{,}1$ ccm dauernde Rotfärbung ein, so liegt kein abnormer Säuregrad und kein Grund zur Beanstandung des Konstituens wegen der chemischen Reaktion vor. Die Ergebnisse, die mit dieser „Röhrchen-Methode" gewonnen werden, machen keinen Anspruch auf volle Genauigkeit, sie dürften aber für die Praxis genügende Orientierung bieten. Exakter sind sie, wenn man die Salben (5 g) mit siedendem Wasser (20 ccm) schüttelt. Fügt man dann 2 Tropfen Phenolphthaleinlösung hinzu, so muss die wässerige Flüssigkeit farblos bleiben; sie wird nach darauf folgendem Zusatz von Normallauge gerötet. Neben der Titration wurden bei den wässerigen Flüssigkeiten, die bei der Röhrchenmethode und beim Ausschütteln der Salben mit heissem Wasser gewonnen wurden, die Wasserstoffzahl (pH) kolorimetrisch nach Michaelis bestimmt. Vergleicht man die chemische Reaktion bei den verschiedenen Prüfungsarten, so ist vielfach eine bedeutende Diskrepanz der titrimetrisch bei ihnen ermittelten Säuregrade zu beobachten. Am auffälligsten ist sie bei Adeps suillus und Unguentum leniens; z. B. stand bei jenem einmal ein Säuregrad von 17,6, bei Titration in Äther ein solcher von 2,6 des mit der Salbe geschüttelten Wassers gegenüber und bei letzterem übertraf in einem Fall der Säuregrad in Äther um das 30fache den bei der Schüttelmethode. Derartige Unterschiede bedingen die Notwendigkeit, bei Augensalben den Säuregrad in fettlösenden Medien und in Wasser zu bestimmen. Die Wasserstoffionenkonzentration der meisten Salbengrundlagen liegt nahe am Neutralitätspunkt; sie schwankte zwischen 7,0 und 7,2 und wurde gelegentlich als normal (pH = 7,1) gefunden, auch wenn titrimetrisch deutlich saure Reaktion gefunden wurde. Nur bei Adeps suillus und Unguentum leniens mit titrimetrisch bestimmten hohen Säuregraden zeigte die Wasserstoffzahl deutliche Abweichungen vom Normalpunkt, indem pH beim Schweinefett den Wert von 3,9 und beim Unguentum leniens denjenigen von 6,7 erreichte. Durch die Wasserstoffzahl werden daher geringere Azititätsmengen, die am Auge aber bereits unzulässig sein dürften, nicht kenntlich.

Nach Untersuchung der Salbengrundlagen wurde eine Reihe der gebräuchlichsten Augensalben verschiedener Provenienz auf ihren Säuregehalt geprüft. Für alle war als Salbenbasis Vaselinum album purissimum vorgeschrieben; die einverleibten Heilmittel in Prozenten waren $1/_3\%$ Zinc. sulfur., 1% Atropin. sulfur, 1% Hydrargyr. oxydat. flav. pultiform., 1% Sublimat, 3% Cocain. hydrochlor. und 3% Acid. boric. Man muss sich natürlich von vornherein klar sein, dass bei der Säurebestimmung einer medikamentösen Salbe man es mit einem Komplex zu tun hat und dass der gefundene Säuregrad durch das Vehikel und das ihm einverleibte Heilmittel bedingt ist. Die Unterschiede in der Reaktion bei den einzelnen Salben und bei derselben Salbe je nach der Art der Prüfungsmethode waren teilweise sehr augenfällig.

Der Säuregrad der Zinksulfatsalben bewegte sich bei der Bestimmung in Äther zwischen 0 und 1,5, mittels der Schüttelmethode wurde einmal S = 3,12 eruiert; dabei war pH stets 7,1—7,0. Die Atropinsalben hatten in Äther einen Säuregrad von 0,26—1,75 bei einem Wert von S 0,02—0,08 in Wasser und pH 7,1. Die gelben Salben wiesen Vertreter ausgesprochener alkalischer Reaktion und solcher von S bis = 1,5 auf; die Wasserstoffzahl war 7,0—7,2. Die Sublimatsalben wiesen in Äther Säuregrade von 0,6—2,5, in wässeriger Flüssigkeit bis zu 1,4 und pH von 6,8—7,1 auf. Die Kokainsalben fielen durch einen besonders

Tabelle II.

Säuregrade und Wasserstoffzahl verschiedener Augensalben.

Salbenkörper: Vaselin album.

A. Salbe in Äther gelöst; B. Salbe mit Wasser geschüttelt.

Medikament	A. Säuregrad	B. Säuregrad	p.H.
$\frac{1}{3}\%$ Zinksulf.	0—1,5	0,04—3,12	1,1—7,0
1 % Atropin sulfur.	0,26—1,75	0,02—0,08	7,1
2 % HgO	0—1,5	—	7,2—7,0
1 % HgCl$_2$	0,6—2,5	0,4—1,4	7,1—6,8
3 % Kokain.	0,5—7,0	—	—
3 % Borsäure ohne Glyz. . . .	3—32,5	4—21	7,0—4,5
3 % Borsäure mit Glyz.	11—55,6	11—52	6,1—4,4

hohen Säuregrad mit einem Durchschnitt von 5,0 und einem
Maximum von 7,0 bei Titration in Äther auf. Am kompliziertesten
waren die Verhältnisse bei der Borsalbe; hier besteht die Schwierigkeit, dass die Borsäure als sog. schwache Säure sich nicht ohne
weiteres mit Normallaugen quantitativ feststellen lässt; nach
Jürgensen ist sie unter Zusatz von neutralem Glyzerin mit
$\frac{1}{10}$ Normalnatronlauge zu titrieren. Unter der Einwirkung des
Glyzerins entsteht aus der Borsäure eine starke Säure. Die gewonnenen Zahlen für den Säuregrad der Borsalben waren bei
ätherischer Lösung ohne Glyzerin 3—32,5 und mit Glyzerin
11—55,6, in wässeriger Flüssigkeit ohne Glyzerin 4—21 und mit
Glyzerin 11—52; die Wasserstoffzahl differierte ohne Glyzerin
zwischen 4,5 und 7,0 und mit Glyzerin zwischen 4,4 und 6,1.
Der Umstand, dass Glyzerin die Borsäure verstärkt, ist praktisch
nicht ohne Belang. Wenn auch, wie oben erwähnt, bei Sterilisierung
im gewöhnlichen Dampftopf keine Spaltung der Salbenfette in
Glyzerin und Fettsäuren herbeigeführt wird, so könnte sie doch
im Autoklaven durch den überhitzten Dampf erfolgen. Auch ist
eine etwaige Verwendung von Glyzerin, in dem sich die Borsäure
leicht löst, bei der Herstellung der Borsalben unzulässig.

M. H. Auch abgesehen von den merkwürdigen Verhältnissen
bei den letzteren haben Sie aus meinen Untersuchungen erfahren,
wie verschieden die chemische Reaktion der Augensalben und
ihrer üblichen Grundlagen und welche Höhe der Säuregrad erreichen
kann. Dass dies für die Therapie nicht gleichgültig ist, versteht
sich von selbst. Wie überhaupt für das kranke Auge ist besonders
in den Fällen, in denen eine Überempfindlichkeit der Augengewebe gegen gewisse Salbengrundlagen und chemische Agentien,
oder in denen vielleicht eine anomale Reaktion der Tränen- und

Konjunktivalflüssigkeit besteht, ist für ein einwandfreies entsprechendes Salbenkonstituens zu sorgen. Da anscheinend in Apothekerkreisen hierfür allgemein nicht das notwendige Verständnis herrscht, hat der Augenarzt darauf hinzuwirken, dass der Kranke nur frische und reizlose Salben erhält.

Eine zweite wichtige Frage war die nach der Abgabefähigkeit der verschiedenen Salben. Es ist klar, dass eine Salbe umso wirksamer ist, je besser sie ein Medikament aufnimmt und vor allem, je vollkommener und rascher sie es wieder abgibt. Mit Hilfe von chemischen Farbreaktionen ist schon von anderer Seite (Unna, Runge) versucht worden, sich über diese Fähigkeit zu orientieren. Ich habe mich einer biologischen Methode bedient, die sich recht bewährt und die die mitzuteilenden Tatsachen ergeben hat. Und zwar wurden den verschiedenen Salbenkörpern desinfizierende Metallsalze einverleibt und die Intensität und Raschheit, mit der sie ihre keimschädigende Wirkung auf Bakterien: Staphylokokken, Streptokokken, Diplobazillen, entfalteten, wurde als Maßstab für die Abgabefähigkeit des Konstituens genommen. Unsere Methode ist folgende: Bakterienaufschwemmungen werden in Petrischalen mit verflüssigten Nährmedien vermischt und erstarren gelassen. In den festgewordenen Nährböden werden eine oder mehrere Vertiefungen angebracht. In diese kommen die Salbenproben für sich allein oder mit 1—2 Tropfen sterilen Wassers oder physiologischer Kochsalzlösung. Werden die Platten dann bebrütet, so werden je nach der desinfizierenden Kraft des der Salbe inkorporierten Mittels und der Abgabefähigkeit des Vehikels wachstumsfreie Höfe von verschiedener Ausdehnung um die Vertiefungen sich bilden. Unter Einhaltung bestimmter und gleichbleibender Versuchsbedingungen lassen sich auf diesem Wege zuverlässige und lehrreiche Resultate gewinnen. Ich will nur über die wichtigsten berichten. Sublimat, Merkurioxyd, Chinosol und Argentum nitricum liessen, je nachdem sie in den 6 zur Prüfung herangezogenen Salbengrundlagen Adeps suillus, Eucerin anhydric., Lanolin, Vaselin, Unguent. molle und Unguentum Paraffini inkorpiert waren, verschieden grosse, wachstumsfreie Höfe entstehen. Trotz der Verschiedenheit der Hofbildung bei den verschiedenen Mitteln ist sie für die einzelnen Konstitutientien doch charakteristisch. Am grössten waren die Höfe bei Adeps suillus und am kleinsten bei Unguentum paraffin., Vaselin steht an vierter Stelle, die übrigen rangieren in vorstehender Reihenfolge. Setzt man die Abgabefähigkeit des an erster Stelle stehenden

Adeps suillus = 100, so betrug die des Vaselins im Durchschnitt 58. Weitere Versuche liessen erkennen, dass es für jede Salbe ein Optimum des Wassergehaltes für die Entäusserung ihrer Substanzen gibt. In vielerlei Hinsicht interessant waren die Ergebnisse der Versuche, in denen die in der Ophthalmiatrik verwendeten Salben mit Metallsalzen und sog. antiseptischen Pulvern in verschiedener Konzentration geprüft wurden. Die geringe keimschädigende Kraft der 3%igen Borsalbe hat sich in eindrucksvoller Weise bestätigt. Die Belanglosigkeit der desinfektorischen Wirkung des Kalomels im Vergleich zu der kräftigen des Sublimates wurde sehr kenntlich. Vergleichende Untersuchungen mit Salben, die Argent. nitric. oder andere Silberpräparate enthielten, liessen Schlüsse auf ihre therapeutische Wertigkeit ziehen. Dass aber letztere nicht allein auf der antiseptischen Funktion der Mittel beruht, zeigten sehr klar die Versuche mit $1/_3$%iger Zinksulfatsalbe, deren wachstumshemmender Einfluss besonders auch Diplobazillen gegenüber in unseren Experimenten viel kleiner als z. B. der einer 1%igen Sublimatsalbe und selbst dem einer 3%igen Borsalbe noch unterlegen war. Dass der vielgebrauchten gelben Salbe eine gewisse keimschädigende Wirkung, die aber leicht von einer Sublimat-, ja selbst von einer Borsalbe erreicht werden kann, zuzusprechen ist, ging ebenfalls aus unseren Versuchen mit ihr hervor. Doch liessen sie auch manches Problematische in chemisch-physikalischer Beziehung zutage treten, wie überhaupt unsere Untersuchungen verschiedene neue Fragen aufgerollt haben.

Fasse ich das praktische Resultat des zweiten Teiles meiner Arbeit hinsichtlich der Wahl der Salbengrundlagen zusammen, so möchte ich sagen: es kommen als solche für die Augensalben — wenigstens für die in den Bindehautsack einzustreichenden — in erster Linie das Vaselin mit kleinen Beimengungen von Wollfett oder Lanolin zur Erhöhung des Wasseraufnahmevermögens in Betracht. Wird Schweinefett, das in seiner grossen Geschmeidigkeit, in seiner leichten Abwaschbarkeit und in seiner überragenden Fähigkeit, die in ihm korporierten Substanzen abzugeben, wertvolle Eigenschaften hat und bei ekzematösen Erkrankungen der Lider vor dem Vaselin den Vorzug verdient, gewählt, so bedenke man, dass gerade bei ihm am ehesten ein zu hoher, für das Auge unerträglicher Säuregrad vorliegen kann.

Über einen dritten, sehr wichtigen Punkt bei der Salbentherapie: die Resorption von seiten der Augengewebe, hoffe ich später berichten zu können.

XLIV.

Über die epidemiologische Eigenart der Koch-Weeksschen Infektion und ihre Rolle in einem Trachomland.

Von

A. Feigenbaum (Jerusalem).

Mit 1 Textabb.

Im Jahre 1921 konnte ich an meinem grossen poliklinischen Material (3389 Fälle aus dem Jahre 1916) zeigen, dass die epidemische Koch-Weeks-Konjunktivitis in einem Trachomland einen die Trachombekämpfung erschwerenden Faktor bildet, dass Trachomatöse bei dieser Infektion einen grösseren Prozentsatz von Hornhautkomplikationen aufweisen als Nichttrachomatöse (13,1% : 3,1%), was bei der ungeheuren Zahl der Befallenen, trotz Seltenheit der schweren Fälle, eine grosse absolute Zahl von Schädigungen ergibt; ferner, dass die Komplikationen gegen Ende des palästinenschen Sommers zunehmen, und dass dies wahrscheinlich auf der durch die heisse, trockene Sommerperiode verringerten Resistenz der Bevölkerung beruht; ausserdem, dass die Koch-Weekssche Konjunktivitis höchstwahrscheinlich den Boden zur Infektion mit Trachom vorbereitet und dass gleichzeitig mit der Übertragung des hochinfektiösen Bindehautkatarrhs auch so und so oft das verhältnismäßig geringgradig infektiöse Trachom übertragen wird. Aus dem Jahre 1926 stammen Kurven von Schuluntersuchungen, aus denen man in anschaulicher Weise den Einfluss der sommerlichen Katarrhe im Sinne der Verschlimmerung von bestehendem Trachom und Provokation von frischen Fällen erkennen kann (Demonstration der Kurven aus den Jahren 1923—26).

Die Tatsache, dass in den Ländern des Orients, in denen Trachom stark endemisch ist, sich auch stark infektiöse akute Bindehautkatarrhe finden, gibt sehr zu denken, ganz besonders, wenn wir einmal die Überzeugung von der relativ geringen Infektiosität des Trachoms gewonnen haben. Es liegt nahe, anzunehmen, dass diese akuten, stark infektiösen Katarrhe, wie der Koch-Weekssche, das Vehikel bilden, das die Trachominfektion vermittelt. Dafür spricht vor allem das auffallende Auftreten von Neuinfektionen mit Trachom gegen Ende des Sommers, also nach Ablauf der akuten Augenentzündungen (Hinweis auf Jahr 1926 der obigen Kurve). Das Problem der Trachombekämpfung bekommt

dadurch — wenigstens bei uns im Orient — ein etwas anderes
Gesicht, und zwar müsste medizinischerseits das Schwergewicht
auf die Bekämpfung der akuten Konjunktivitiden gelegt werden.
Dies erfordert aber vor allem prophylaktische Maßnahmen.

Seit der Butlerschen Vergleichskurve des epidemischen
Ablaufs der Sommerkatarrhe mit der Kurve der mittleren Jahrestemperatur in Palästina (ähnlich der schon früher in Ägypten,
auch von Meyerhof gefundenen) wissen wir, dass eine gewisse
Parallelität zwischen mittlerer Jahrestemperatur und Zahl der

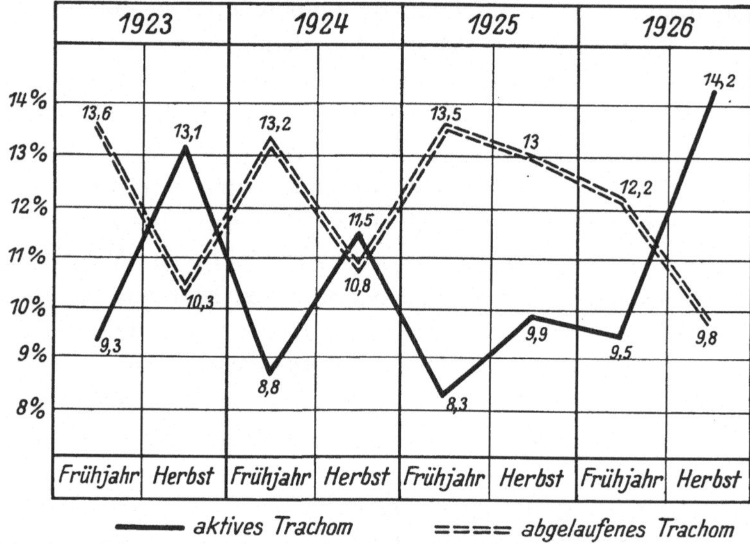

Erkrankungsfälle besteht, ganz besonders ausgesprochen vom
Monat Juni ab bis in den Spätherbst hinein (Demonstration der
Butlerschen Kurven). Juni als Beginn stimmt wenigstens für
Jerusalem, während für die Ebene ein früheres Datum (Ende Mai),
für die Jordansenke ein noch früheres (etwa Ende April) gilt.
Kurven für Feuchtigkeit der Luft und Regenmenge ergeben nichts
besonderes.

Die Entomologen pflegen besonders bei Studien an Pflanzen-
schädlingen die wichtigsten metereologischen und äusseren biologischen Daten zu berücksichtigen und sind auf diese Weise meist
imstande, im Falle der Überhandnahme oder Abnahme irgend einer
Insektenart die Ursachen dafür zu bestimmen. Versuchen wir diese
Methode auf die Epidemiologie der Koch-Weeksschen Infektion
zu übertragen, so stossen wir auf eine vorläufig unüberwindliche
Schwierigkeit insofern, als äussere Einflüsse die Bazillen direkt
kaum treffen können, da sie ausserhalb der menschlichen Kon-

junktiva nicht gedeihen. Die Faktoren, die zu seiner zeitweiligen Überhandnahme führen (sei es Aufflackern von alten Infektionen — worauf ich sofort zurückkomme — oder Neuinfektionen), müssen wohl auf dem Umwege über den Menschen im Sinne einer gesteigerten Empfänglichkeit wirksam sein. Hingegen wird das rasche Anwachsen der Epidemie mit dem Höhepunkt im heissesten Monat auf eine Virulenzsteigerung des Erregers durch die zahlreichen Passagen zurückzuführen sein.

Die Frage nach der Überleitung der Epidemie aus der einen Sommerperiode in die andere ist interessant und wichtig. Angesichts gewisser Tatsachen kann man sich nicht dem Eindruck verschliessen, dass die Koch-Weeks-Bazillen in vielen Fällen auf der völlig normalen Konjunktiva „überwintern", um Krankheitserscheinungen zu produzieren, sobald für sie günstige Bedingungen geschaffen sind. Ich selber — wie andere vor mir — habe sie so im Stadium der Latenz mehrmals nachweisen können. Wir kennen auch alle jenen Verlauf der Koch-Weeksschen Entzündung beim einzelnen Patienten, der Meyerhof dazu geführt hat, die Krankheit als „chronische Infektion mit akuten Exazerbationen" zu charakterisieren. Eine Durchmusterung meiner (über 700) Fälle aus dem Jahre 1926 zeigt — um ein Beispiel anzuführen — auch, dass eine sehr beträchtliche Anzahl von Patienten (fast $1/_3$) regelmäßig, jahraus, jahrein, mit den Erscheinungen der akuten Konjunktivitis in meine Poliklinik zur Behandlung kommt. Dies kann gewiss nicht durch Neuinfektion allein erklärt werden. Und bei der Unsicherheit unserer Anamnesen und der nicht unerheblich fluktuierenden Bevölkerung wird von den restlichen $2/_3$ jener Fälle ein beträchtlicher Teil aus dem Vorjahr stammen und anderenorts behandelt worden sein. Zunächst sind es naturgemäß Spätfälle, sodann überhaupt die Fälle des vergangenen Jahres, die durch explosionsartiges Wiederaufflackern des Prozesses die Überleitung besorgen, und dann erst kommen die Neuinfektionen.

Je jünger das Individuum, um so grösser die Empfänglichkeit, und um so grösser sind auch die durch die Erkrankung hervorgerufenen Allgemeinstörungen. Dies wird sich wohl durch die beim Kinde im Verhältnis zum übrigen Körper weit grössere Resorptionsfläche für die Endotoxine erklären lassen. Und dieses führt uns zu einer weiteren Frage der sozialhygienischen Rolle der Koch-Weeksschen Infektion im frühen Kindesalter, einer Rolle von vielleicht schwererer Bedeutung, als die des Bodendüngers für Trachom. Erkrankte Säuglinge zeigen Störungen des Allgemeinbefindens; Schlaf und Appetit leiden, ja selbst leichte Temperatursteigerungen kommen im Beginne vor. Die Krankheit hält etwa 3 Wochen an, erstreckt sich bei ungenügender Behandlung über längere Perioden, der Säugling nimmt nicht an Gewicht zu und damit ist für ihn eine ernstere Entwicklungsstörung gegeben. Zudem macht ihn die verminderte Resistenz empfänglich für andere — reichlich vorhandene — Infekte (das Heer der Darmerkrankungen, besonders Dysenterie), und so wird eine Koch Weeks-Konjunktivitis nicht selten zum ersten Glied einer Kette von Bedingungen, die selbst zum Tode führen können — sicherlich ein unheimlicher Faktor für die Säuglingssterblichkeit in unserem Orient. Leider konnte ich mir bisher für diese klinisch oft beobachtete Tatsache keine exakten zahlenmäßigen Belege von pädiatrischer Seite verschaffen. Eine Reihe von mehrmaligen Temperaturmessungen bei 185 Kindern bis zu 3 Jahren in den ersten Tagen der Erkrankung hat mir die relativ hohe Durchschnittstemperatur von 37,5⁰ ergeben, während sich bei Kontrollen 36,9⁰ fand — doch wohl ein Indikator für das gestörte Allgemeinbefinden.

Überzeugt von der epidemiologischen Bedeutung der Koch-Weeksschen Infektion habe ich, besonders im Sommer 1926, versucht, soweit es mir äussere ungünstige Bedingungen gestatteten, ein wirksames Prophylaktikum zu finden und habe dazu die einseitigen Fälle benützt. Von der durch Nicolle (1923) inaugurierten Vakzination kann man sich leider wegen ihrer Umständlichkeit nicht viel versprechen. Auch von — übrigens ganz ungefährlichen — intradermalen Eigeneiterinjektionen, die ich in einer Reihe von Fällen (30) ausgeführt habe, konnte ich keinen Schutz oder (am erkrankten Auge) zweifellose Besserungen beobachten. Versuche mit Besredkaschem Filtrat (dem sog. Antivirus) aus B.K.W.-Kulturen sind mir durch die Freundlichkeit unserer Bakteriologin, Frau Dr. Yunowitsch, ermöglicht worden. Ich habe das Filtrat in Salbenform verwandt und habe davon vielleicht eine günstige Beeinflussung des Krankheitsprozesses, aber keinen wirksamen Schutz gegen die Infektion gesehen.

Als wirksamstes Prophylaktikum hat sich mir noch 10%iges Argyrol (1, besser 2mal täglich) erwiesen. Unter 131 damit behandelten Patienten blieb bei 109 das zweite Auge verschont, während bei 22 eine Infektion des anderen Auges eintrat. Am schwächsten ist seine vorbeugende Kraft beim Säugling und beim Kleinkind, wohl wegen der Häufigkeit, besonders aber wegen der Massigkeit, mit der die Inokulation vonstatten geht. Ausgezeichnetes

leistet das Argyrol auch zum Schutze der Angehörigen eines Kranken,
solange seinerseits Infektionsmöglichkeit besteht. Die Gefahr der
Argyrosis gebietet aber leider dieser Art der Prophylaxe eine natürliche Grenze. Um bei einmal Erkrankten im nächsten Jahr die Wiederkehr der Entzündung zu verhüten, empfiehlt sich eine ausgiebige
Nachbehandlung mit gelber Salbe, ebenso eine Wiederholung dieser
Kur im Frühjahr, wie wir denn überhaupt in Zukunft auf die
Bekämpfung in der epidemiefreien Periode den Nachdruck werden
legen müssen. Ausgiebige Versuche zur Auffindung eines sicheren
und unschädlichen Prophylaktikums (für die epidemische Periode)
sind bei uns im Gange.

Aussprache.

Herr Elschnig:

Epidemiologisch ist interessant, dass wir durch ca. 10 Jahre vor
dem Kriege in Prag niemals eine Koch-Weeks-Konjunktivitis hatten;
im Kriege brachte ein ungarisches Regiment (in Südungarn ist K.-W.
endemisch) eine kleine Epidemie, die sich in absteigender Quantität
jedes Frühjahr und Herbst wiederholte und in diesem Jahre ausblieb. Loewenstein fand in Bosnien bei den alten schweren Trachomen
eine regelmäßige Symbiose mit K.-W. Sind die schweren Allgemein-
infektionen nicht Influenza? Denn K.-W. ist von Influenzabazillus
nach Angabe unserer Bakteriologen nur schwer, aber doch zu unterscheiden. Zur Therapie: stündliche Spülungen mit Hydragyrum oxy-
cyanatum 1:5000 und die gewöhnliche 1%ige Lapistouchierung hat
regelmäßig in etwa 1 Woche auch die schweren Fälle geheilt.

Herr Wißmann

weist darauf hin, dass bei seinen mit Knorr ausgeführten Untersuchungen einwandfrei Koch-Weeks-Bazillenträger nachgewiesen werden
konnten, die keine Erscheinungen, auch nicht in der leichtesten Form,
einer chronischen Konjunktivitis aufwiesen. Die Tatsache derartiger
Bazillenträger erklärt zum Teil das erneute Auftreten von Epidemien;
man kann sich auch vorstellen, dass diese Bazillenträger die Infektions-
quelle darstellen, nicht nur für die Koch-Weeks-Bindehautepidemien,
sondern auch für die Epidemien von Influenzapneumonien, da ja die
Verfasser die Identität beider Erreger — Influenza, Koch-Weeks-
Bazillen — nach jeder Richtung hin nachgewiesen haben.

Herr Feigenbaum (Schlusswort):

Leider ist auch erfahrenen Bakteriologen noch vorläufig keine
sichere Differenzierung der Koch-Weeks-Bazillen von Influenza-
bazillen möglich. Was die Bazillenträger anbetrifft, so meine ich ebenfalls
Fälle, die Bazillen aufweisen, ohne klinisch Konjunktivitis darzubieten.
Doch war meiner Erfahrung nach immer eine Erkrankung voraus-
gegangen, wie dies auch bei der ungemein hohen Infektiosität zu erwarten ist. Daneben kommen natürlich auch jene Fälle, die chronische
Konjunktivitis aufweisen und dann exazerbieren.

XLV.

Zur Genese der sogenannten Pupillarsaumknötchen (Koeppe).

Von

A. Meesmann (Berlin).

Mit 2 Textabb.

Die an der Spaltlampe bei chronischer Iridozyklitis verschiedener Ursache oft zu beobachtenden „Pupillarsaumknötchen" sind von den seit langem bekannten schon makroskopisch sichtbaren, herdförmigen Infiltrationen der Iris streng zu unterscheiden. Ihre erste Beschreibung erfuhren sie durch Koeppe, weitere klinische und experimentelle Aufschlüsse verdanken wir Vogt.

Von praktischer Wichtigkeit, namentlich für ihre diagnostische Bewertung ist die Beantwortung der Frage nach der Natur und dem Zustandekommen der Knötchen. Als einziger hat bisher meines Wissens Koby die Vermutung ausgesprochen, dass es sich dabei um zellige Niederschläge aus dem Kammerwasser handele. Als Beweis führt er an, dass ihrer Entstehung stets eine Zellvermehrung im Kammerwasser vorausgehe und dass gelegentlich solche Knötchen an Pigmentepithelbrücken, die nach Iridektomie stehen geblieben sind, gefunden wurden (Vogt, Koby).

Eine Reihe von Beobachtungen und Überlegungen seien an dieser Stelle mitgeteilt, zum Beweis dafür, dass die Pupillarsaumknötchen und verwandte Bildungen ein vollkommenes Analogon der Beschläge an der Hornhautrückfläche bei chronischer Iritis und Iridozyklitis darstellen.

Zunächst finden sich frische Knötchen nie, ohne gleichzeitige Exsudation von Zellen ins Kammerwasser. Dann ist der anatomische Aufbau aus Lymphozyten, Epitheloiden und Pigment bei beiden gleich, ebenso ihr Aussehen an der Spaltlampe. Frische Knötchen sind, wie die Beschläge, durchsichtig und fein gekörnt. Sie sitzen nicht im Gewebe, sondern diesem auf. Die Reaktion im umgebenden Gewebe fehlt oft, kann aber auch deutlich sein. Ältere Beschläge und Knötchen erscheinen lückenhaft, durch Verschwinden einzelner Zellen wie angefressen und sind pigmentiert, Pigmentreste können lange Zeit zurückbleiben. Auch die Lebensdauer ist bei beiden ziemlich gleich.

Dass nach Verschwinden der „Pupillarsaumknötchen" Gewebs-
defekte zurückbleiben können, spricht durchaus nicht gegen die

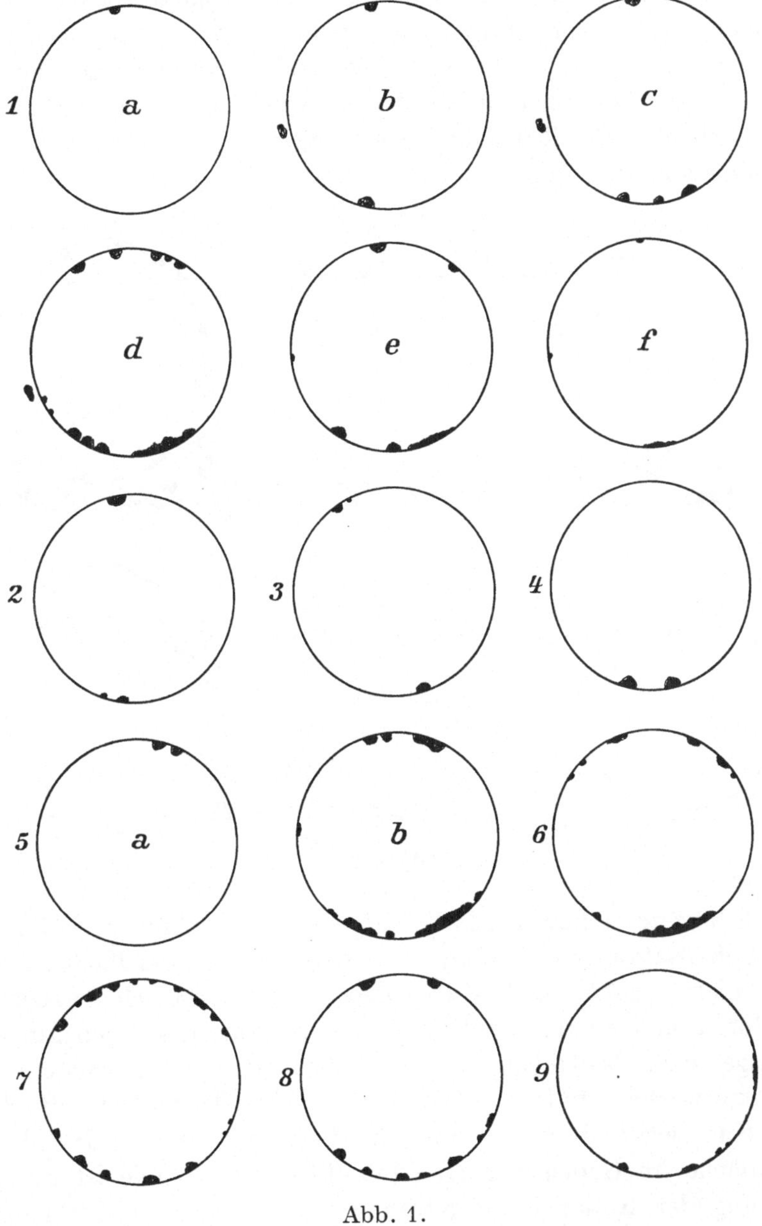

Abb. 1.

geäusserte Auffassung. Handelt es sich doch bei den Zellen im
Kammerwasser zwar um in ihrer Vitalität geschwächte, aber nicht
immer völlig abgestorbene Zellen. Ihre phagozytären und histo-

lytischen Eigenschaften dürften ja auch die sekundäre inter-
stitielle Keratitis über Beschlägen auslösen. Sie wirken daher auch
an der Irisoberfläche selbst gewebszerstörend, andererseits können
sie eine entzündliche Infiltration im benachbarten Irisgewebe verursachen und so tiefergreifende, bleibende Veränderungen hervorrufen. Dass diese aber zu den Ausnahmen gehören, beweist die oft
zu beobachtende Tatsache des spurlosen Verschwindens der
Pupillarsaumknötchen.

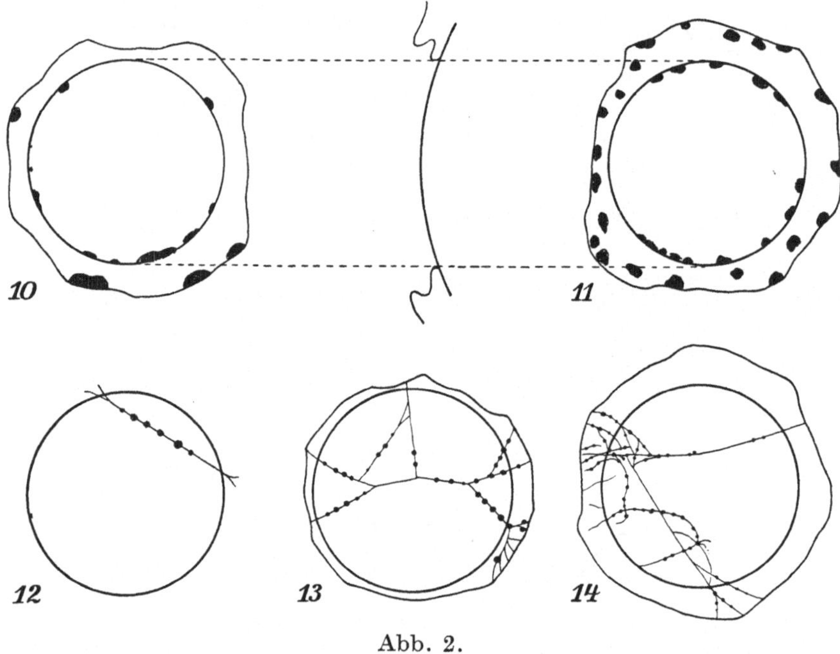

Abb. 2.

Ein weiterer Beweis für die aufgestellte Annahme lässt sich aus
der Lokalisation der Knötchen ableiten. Von den vielfachen, zum
Teil nicht exakt zu bestimmenden, hierfür ausschlaggebenden
Faktoren sind an der Spaltlampe die rein mechanischen am ein-
deutigsten zu beurteilen. Es sind dies die Wärmeströmung des
Kammerwassers, andererseits Form und Oberflächenbeschaffenheit
der Kammerwandungen. Für die Beschläge an der Hornhautrückfläche im Gebiet der Ehrlich-Türkschen Linie ist die Bedeutung der Kammerwasserströmung oft erörtert und allgemein
anerkannt. Bei der mathematisch genau definierten kugeligen Form
der Hornhautrückfläche und ihrer gleichmäßigen Auskleidung mit
einer einheitlichen Endothellage liegen die Bedingungen für unsere
Erkenntnis besonders günstig. Wie wesentlich anders die Verhält-

nisse bei pathologischer Veränderung des Endothels werden, beweist die regellose Beschlägeanordnung z. B. bei Keratitis interstitialis e lue.

Für die gleichen Betrachtungen liegen die Verhältnisse an der Iris wesentlich komplizierter. Zunächst besteht der sichtbare Teil der Iris aus zwei verschiedenen Gewebsarten, dem ektodermalen Pupillarsaum und dem mesodermalen Irisstroma, das ausserdem noch von einer wahrscheinlich bindegewebigen Grenzschicht überzogen ist (Wolfrum).

(An der Spaltlampe lässt sich das Vorhandensein dieser Membran selbstverständlich nicht sicher entscheiden. Immerhin erscheint in dieser Beziehung bemerkenswert, dass man gelegentlich bei chronischer Iridocyklitis im indirekten Licht der Spaltlampe eine feine Bläschenlage an der Irisoberfläche erkennen kann, wodurch Bilder zustandekommen, die dem Endothelödem der Hornhautrückfläche (Betauung Vogts) oder der subkapsulären Vakuolenzone der Linse ähnlich sind. Demonstration.)

Es ist leicht verständlich, dass es an der Irisoberfläche nicht zu einer so typisch wiederkehrenden Zellablagerung wie an der Hornhautrückfläche kommen kann. Auffällig ist zunächst, dass bei der Knötchenbildung der Pupillarsaum gegenüber der Stromaoberfläche wesentlich bevorzugt ist. Ein leichteres Haftenbleiben der Zellen am Pigmentepithel dürfte danach wahrscheinlich sein. Dafür sprechen auch die Knötchenbefunde an Pigmentepithelbrücken in operativen Iriskolobomen und an der Irisrückfläche.

Eindeutig lässt sich die Wirkung der Kammerwasserströmung auf die Lokalisation der Knötchen erkennen. Vor der Iris steigt das Kammerwasser nach oben. Das bedeutendste Hindernis, das ihm auf diesem Wege entgegentritt, ist der Pupillarsaum. Er stellt seiner Form nach einen Kreis dar. Aus der allgemeinen Pathologie ist bekannt, dass Thrombenbildung vor und hinter einem Hindernis beginnt. Notiert man in Reihenuntersuchungen die Lokalisation der Pupillarsaumknötchen, so erkennt man auch hier die gleichen Verhältnisse. Die ersten Knötchen findet man fast ausnahmslos am oberen und unteren Pupillarsaum. Direktes Anstossen der Zellen und die Folgen der Stromwirbelbildung sind hierfür die Ursache. Die seitlichen Teile der Pupille sind meistens am spätesten und wenigsten betroffen. Die Wirbelbildung erklärt auch das gelegentlich massenhafte Auftreten von Knötchen im Sphinktergebiet, wenn bei gut erweiterter Pupille die Iriskrause weit in die vordere Kammer vorspringt.

Besonders schön sieht man die Wirkung der Kammerströmung, wenn ein Auge mit fadenförmigen, netzartig vor der Pupille ausgespannten Resten der Pupillarmembran, von einer chronischen Iridozyklitis befallen wird. Schon früh und reichlich pflegen hier die Knötchen zu entstehen, perlschnurartig nebeneinander aufgereiht. Man erkennt leicht, dass hierbei die horizontal, quer zur Richtung der Kammerströmung verlaufenden Fäden auffällig bevorzugt werden. Bei vier entsprechenden Beobachtungen liess sich auch an der Bogenspaltlampe und bei stärkerer Vergrösserung kein blutführender Gefässrest finden. Solche Knötchen stimmen in Aussehen, Lebensdauer usw. genau mit den „Pupillarsaumknötchen" überein. Pigmentreste liessen sich nach ihrem Verschwinden in 2 Fällen noch über Jahre hinaus verfolgen. Dass sie eine Folge der Iridozyklitis darstellen, bewies ihr Fehlen an den gleichen Pupillarmembranresten des anderen, gesunden Auges.

Ein weiterer Beweis ist durch folgende seltene Beobachtung gegeben. Ein Metallarbeiter erlitt vor 15 Jahren eine perforierende Verletzung durch ein Stückchen Weissmetall (= Legierung aus Hartblei und Antimon, das zum Ausgiessen von Lagerschalen benutzt wird). Das Metallstückchen sass in der Linse. Bei Operation der Cat. traumatica blieb es im Auge zurück und erschien später am Boden der vorderen Kammer. Der Fremdkörper löste eine schwache chronische Iritis aus (S mit Korrektion $= {}^5/_{15}$). In der vorderen Kammer fanden sich Zellen in mäßiger Menge bei erhaltener Strömung. Der gelblichgrau schillernde Fremdkörper erwies sich an seiner rauhen Oberfläche besät mit typischen, pigmenthaltigen „Pupillarsaumknötchen".

Von anderen korpuskulären Beimengungen im Kammerwasser seien noch Cholesterinkristalle erwähnt. Sie haben im allgemeinen, ähnlich wie Leukozyten und rote Blutkörperchen, wenig Neigung zum Anhaften an den Kammerwänden, sondern sinken meist der Schwere entsprechend nach unten und sammeln sich am Boden der Kammer an. Nur in einem Falle konnten bei einer schweren tuberkulösen, exsudativen Chorioiditis mit Ablatio retinae im Spätstadium der Erkrankung Cholesterinkristalle im Kammerwasser schwimmend gefunden werden. Einzelne waren auch an der Iris haften geblieben und zwar an charakteristischer Stelle, am Pigmentepithel des oberen Pigmentsaumes. Nur zwei fanden sich im oberen Abschnitt des Stromas an oberflächlichen, etwas hyperämischen Gefässen.

Bei der experimentell durch Kammerimpfung erzeugten Tuberkulose des Kaninchenauges liegen die Verhältnisse wesentlich anders als bei der hämatogen entstandenen Iristuberkulose des Menschen. Durch Aussaat von Bakterien auf der Irisoberfläche kommt es dabei meist unter relativ stürmischen Erscheinungen zu makroskopisch sichtbaren Knoten in allen Schichten des Stromas. Pupillarsaumknötchen sind dabei meist nicht zu finden. Bei milderem Verlauf kann es aber, wie die Abbildung zeigt, gelegentlich zu ganz entsprechenden Bildungen kommen. Sie sassen im beobachteten Falle nicht nur auf dem Pupillarsaum, sondern auch auf der vorderen Irisfläche (Histologisch-anatomische Untersuchungen hierüber sind in Bearbeitung).

Nach den mitgeteilten Beobachtungen dürfte die Entstehung der Knötchen und ihre Identität mit den Beschlägen an der Hornhautrückfläche nicht mehr zweifelhaft sein. Man sollte daraus auch für die Nomenklatur eine Folgerung ziehen und sie als zellige Beschläge oder Niederschläge unter Zusatz des Ortes bezeichnen. Erwähnt sei noch, dass eine prinzipielle Unterscheidung in mesodermale und ektodermale Niederschläge, wie sie von anderer Seite vorgenommen wurde, überflüssig erscheint, ebenso wie ihr differential diagnostischer Wert durch die obigen Feststellungen seine notwendige Einschränkung erfährt und sie auch in dieser Beziehung den Endothelbeschlägen gleichstellt.

XLVI.

Untersuchungen über den Ablauf der Dunkeladaptation.

Von

K. vom Hofe (Jena).

Mit 2 Textabb.

Ich habe einige Adaptationsversuche mit farbigen Reizlichtern angestellt; die Untersuchungen dehnten sich zum Teil über 8 Stunden aus, mit dem Ziele, dadurch einen genaueren Einblick in die verschiedenen bei der Dunkeladaptation ablaufenden Prozesse zu erhalten. Ausgegangen wurde immer von sehr weit getriebener Helladaptation: 10 Min. am Trendelenburgschen Normierungsapparat. Ich demonstriere Ihnen nun

1. eine Kurve, die einen über 8 Stunden ausgedehnten Versuch mit orangefarbenen Reizlichtern bis zu 1 Stunde darstellt. Benutzt wurde das Nagelsche Adaptometer. Gesichtsfeldgrösse 3°. Über der Abszisse als Zeit (Min.) wurden die Logarithmen der in μ-Lux

berechneten Schwellenwerte eingetragen. Die Kurve zeigt zunächst einen mehr allmählichen Abfall bis 5 Min., fällt sodann steil bis zur 15. Min. ab, um weiter langsamer bis etwa 35 Min. zu sinken. Später ist der Verlauf ganz flach.

2. Eine Kurve, die den über 2 Stunden ausgedehnten Versuch mit ganz 'langwelligem Rot (Rot- und Blauglas kombiniert) bis zu 1 Stunde illustriert. Hierzu bediente ich mich einer optischen Bank, auf der mittels einer besonderen Einrichtung eine Glühlampe mit genau regulierter Lichtstärke verschoben wurde. Die

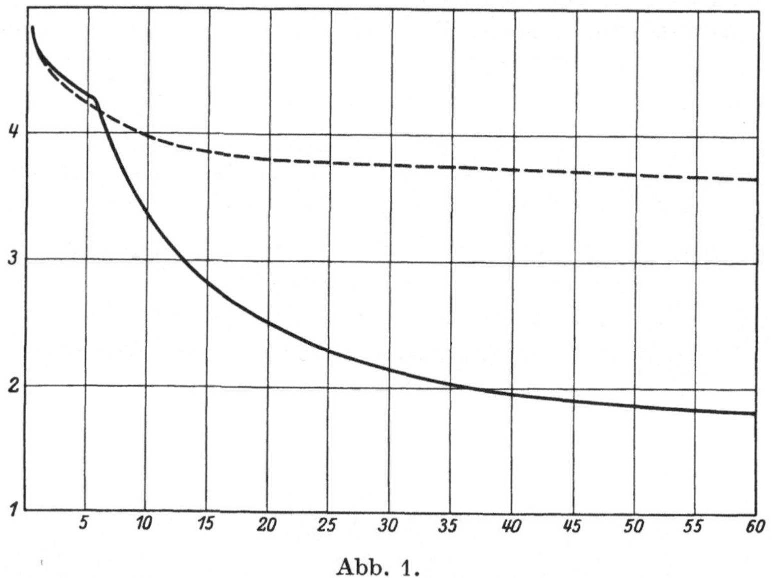

Abb. 1.

Beobachtung geschah vom Nachbarzimmer aus, durch eine in der Wand befindliche 3⁰ grosse, kreisrunde Öffnung (sog. Zweizimmereinrichtung). Die Kurve zeigt, abgesehen von einem ganz kurzen schnellerem Abfall im Anfang im ganzen einen sehr flachen Verlauf.

3. Den Gesamtablauf dieser Versuche so, dass auf der Abszisse die Logarithmen der Zeit und als Ordinaten die Logarithmen der Schwellenwerte eingetragen wurden. In diesem Falle zeigt die erste Kurve (orange) wieder den scharfen Knick bei 5 Min., dann einen steilen Abfall bis etwa 35 Min. Hier biegt die Kurve wieder scharf in einen flachen Verlauf um, so dass ihr erster und letzter Teil ziemlich parallel verlaufen. Die zweite Kurve (rot) dagegen stellt eine leicht schräg nach unten gehende, fast gerade Linie dar, gleichsam die Fortsetzung des Anfangsteils der ersten Kurve.

Die beiden zuerst demonstrierten Kurven bestätigen die
Kohlrauschschen Versuchsergebnisse und weisen auf die Annahme
hin, dass bei der Dunkeladaptation verschiedene Teilvorgänge
wirksam sind. Ausser dem Pupillenspiel sind bisher die Adaptation
des Tages- und Dämmerapparates bekannt. Die Darstellung in
doppelt logarithmiertem System für die über lange Zeiten ausgedehnten Versuche zeigt deutlich, wie kompliziert der ganze
Verlauf ist, und wie vorsichtig man bei den Bestrebungen sein
muss, den gesamten Adaptationsverlauf auf mathematisch definierte
Prozesse zurückzuführen. Der Gesamtablauf der Adaptation des
Tages- und Dämmer-
apparates scheint sich,
abgesehen vom Pupillen-
spiel, noch aus min-
destens drei Teilvor-
gängen zusammenzu-
setzen. Davon ist die
mittlere schnelle Änder-
ung der Empfindlich-
keit wohl zweifellos be-
dingt durch die Seh-
purpurregeneration. Sie
tritt unter den hier ge-
wählten Bedingungen
(orangefarbiges Reiz-
licht) nach 6 Min. in Er-
scheinung und ist etwa

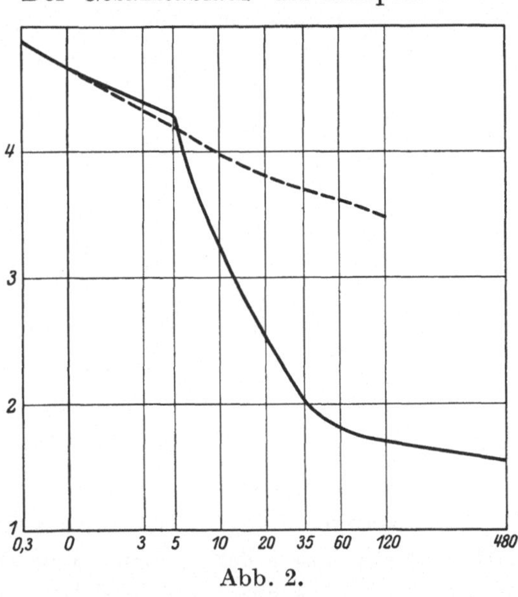

Abb. 2.

nach ³/₄ Stunden abgelaufen. Der flache Anfangsverlauf ist ebenso
zweifellos die Adaptation des Tagesapparates („farbiges Über die
Schwelle treten“ und Identität des Verlaufs mit dem für ganz reines
Rot). Auffallend ist nun der gleiche zeitliche Verlauf dieses Anfangs-
vorganges 1 und des Endvorganges 3 jenseits der ersten Stunde
Dunkelaufenthalt. Obwohl beide Vorgänge sich sicher, soweit sie im
Auge lokalisiert sind, in verschiedenen Netzhautapparaten abspielen, der erste im Tages-, der dritte im Dämmerapparat, zeigen
beide ausser dem parallelen Verlauf noch eine weitere gemeinsame
Eigentümlichkeit: die Flüchtigkeit und Unbeständigkeit der
schliesslich erreichten maximalen Empfindlichkeit. Sowohl die
nach Stunden erreichte Rotschwelle des Vorganges 1, wie die nach
Stunden erreichte absolute Schwelle des Vorganges 3 geht sofort
erheblich in die Höhe, wenn man mit wenig überschwelligen

20*

Reizen kurz belichtet, während beim schnellen Vorgang 2 eher das Umgekehrte der Fall ist. Beide Übereinstimmungen, der parallele Verlauf und die Unbeständigkeit lassen daran denken, ob es sich hier nicht um ähnliche oder gleiche objektive Vorgänge handelt; obwohl sie sich bei 1. im Tages-, bei 3. im Dämmerapparat abspielen, könnten ja ähnliche oder gleiche physikalisch-chemische Prozesse in den sonst verschiedenen Sinnesepithelien ablaufen. Gerade diese langsamen Anpassungsvorgänge 1 und 3 werden ihren Sitz auch zum Teil im Zentralorgan haben. Auf alle Fälle sind sie vollkommen verschieden von dem Vorgang 2; dieser, die Sehpurpurregeneration, hebt die Empfindlichkeit verhältnismäßig schnell auf ein ganz anderes Niveau, während sich vorher und nachher ein relativ wenig ausgiebiger und unbeständiger Anpassungsprozess abspielt.

XLVII.

Weber-Fechnersches Gesetz und Adaptation.

Von

E. Weiss (Charlottenburg)

Mit 3 Textabb.

Die psychophysischen Gesetze von Weber und Fechner, die den Zusammenhang zwischen Empfindung und Erregungsreiz mathematisch darstellen sollen, sind viel umstritten worden, weil sie zwar in beschränkten Bereichen und unter ganz bestimmten Bedingungen zweifellos Geltung haben, aber doch nicht allgemein anwendbar sind. Auch die zahlreichen Versuche, durch einen komplizierteren Bau der mathematischen Formeln den Geltungsbereich zu erweitern, haben an dieser Sachlage nur wenig geändert, während sie die Anschaulichkeit wesentlich erschwert haben. Andererseits wird jeder, der sich mit diesem Probleme eingehender befasst, doch der Ansicht zuneigen, dass den psychophysischen Gesetzen in ihrer einfachsten Form eine gewisse Realität zukommen muss. Tatsächlich könnte man ja auch ohne Schwierigkeit die beobachteten Abweichungen von diesen Gesetzen sofort erklären, wenn man die in den Formeln enthaltenen Konstanten nicht als vollkommen unveränderlich, sondern als „Parameter" im mathematischen Sinne, d. h. als abhängig von gewissen Bedingungen oder Zuständen auffasst. Eine derartige Auffassung hat natürlich nur dann einen Wert, wenn man diese Abhängigkeit genauer formulieren und durch ein Bild oder eine Analogie veranschaulichen kann. Eine photochemische Theorie des Sehens, wie sie z. B. kürzlich von S. Hecht-Boston[1]) aufgestellt worden ist, kann aber diesen Erfordernissen schwerlich gerecht werden, da sie an der Schwierigkeit scheitert, sowohl die grosse Geschwindigkeit der Empfindungsänderung beim Wechsel der Reizintensität (z. B. Helligkeitsänderung) als auch zugleich die grosse Langsamkeit der Anpassung (Adaptation) an die neuen Zustände zu erklären; ganz ähnliche Schwierigkeiten stehen den elektrochemischen und lichtelektrischen Theorien[2]) entgegen. Trotzdem kann man solche Theorien keineswegs gänzlich ablehnen; man darf nur von ihnen nicht erwarten, dass sie sofort alle Erscheinungen erklären, bevor deren typischer Verlauf einigermaßen sicher zahlenmäßig festgelegt werden kann. Im folgenden soll deshalb der Versuch gemacht werden, durch ein Vergleichsbild aus dem physikalisch-optischen Gebiet die typischen Abweichungen der Beobachtungsergebnisse von den Gesetzen Webers und Fechners mathematisch zu erfassen. Eine solche Analogiebetrachtung beansprucht keineswegs, über die Natur der einer Empfindung zugrunde liegenden Vorgänge etwas auszusagen oder dem anatomischen Bau der Sinnesorgane völlig zu entsprechen; sie soll vielmehr rein beschreibend das Resultat dieser Vorgänge, also die Beziehung zwischen Reiz und Empfindung, erfassen.

Das Webersche Gesetz besagt bekanntlich, dass einem eben merklichen Zuwachs ΔE der Empfindungsstärke immer derselbe relative Zuwachs Δi/i der Reizintensität entspricht, was man mathematisch auch so ausdrücken kann, dass dieser Empfindungs-zuwachs ΔE proportional ist dem Zuwachs des Logarithmus der Reizintensität

$$\Delta E = k \cdot \Delta i/i = k \cdot \Delta \log i \text{ und } F = \frac{\Delta E}{\Delta i/i} = k \ldots \ldots \ldots 1)$$

Trägt man also graphisch die Unterschiedsempfindlichkeiten F als Ordinaten über einer nach den Logarithmen von i geteilten Abszissen-achse auf, so erhält man eine gerade, zu ihr parallele Linie, wie die gestrichelte Linie in Abb. 1 zeigt. Das Fechnersche Gesetz besagt nun weiter, dass sich die Empfindungsstärke E selbst aus lauter solchen (eben merklichen) Empfindungsstufen gleichmäßig aufbaut, so dass $\qquad$ E $= k \cdot \log i/i_1 \ldots \ldots \ldots \ldots \ldots 2)$

---

[1]) Die Naturwissenschaften **13**, 66, 1925.
[2]) z. B. Lasareff, Journ. f. Psychol. u. Neurol. **32**, 232, 1926.

als Summation (Integration) resultiert, wo i_1 die Anfangsintensität des Reizes ist, bei welcher eine Empfindung eben merklich wird (Reizschwelle). Daher ergibt sich auch für stark verschiedene Empfindungen E und E_m der Unterschied proportional der Differenz der Logarithmen der Reizintensitäten:

$$E - E_m = k \cdot \log i/i_m = k \cdot (\log i - \log i_m) \dots\dots\dots 3)$$

In der gleichen graphischen Darstellung wie vorhin ergibt sich also eine schief liegende gerade Linie, wie es die entsprechende gestrichelte Linie in Abb. 1 zeigt.

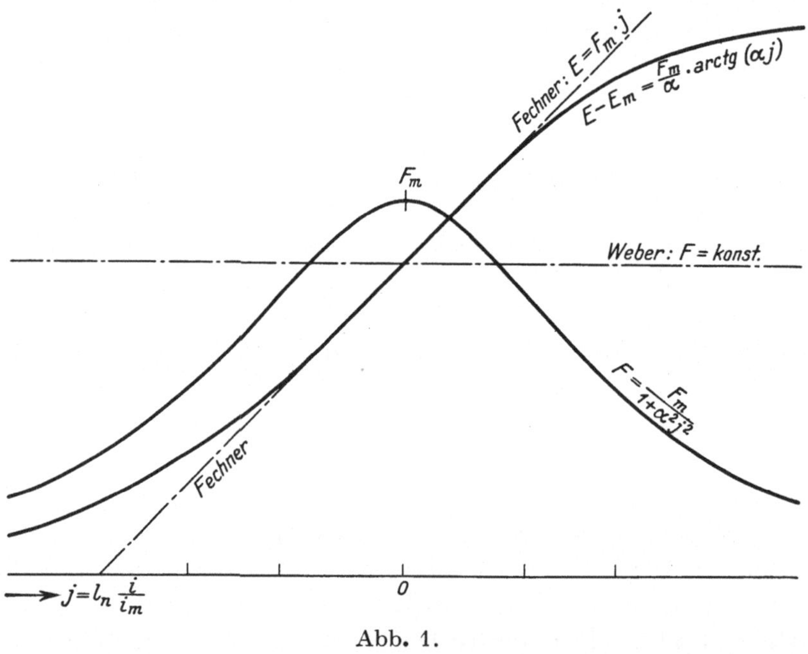

Abb. 1.

So einfach sind nun in Wirklichkeit die Beziehungen keineswegs, und zwar sind die Abweichungen für alle Sinnesorgane typisch in zweifachem Sinne: erstens entspricht dem eben merklichen Empfindungszuwachs nicht durchweg derselbe relative (logarithmische) Zuwachs der Reizintensität, sondern dieser ist sowohl für schwache als auch für sehr starke Reizintensitäten grösser als für mittlere, so dass die Unterschiedsempfindlichkeit F (in Formel 1) in gleichem Maße für schwache und starke Reize kleiner ist als für mittlere, wie dies durch die ausgezogene Linie in Abb. 1 dargestellt wird. Daraus folgt weiter, dass auch die Empfindungsstärke mit dem Logarithmus der Reizintensität nicht gleichmäßig wächst, sondern sowohl bei schwachen wie bei starken Intensitäten langsamer als bei mittleren, und zwar so, dass sich in der graphischen Darstellung entsprechend der ausgezogenen Linie in Abb. 1 unten und oben je ein Grenzwert ergibt. Zweitens aber findet man nicht nur von Individuum zu Individuum verschiedene solcher Kurven, sondern sie sind auch für ein bestimmtes Individuum bei verschiedenen Zuständen des Sinnesorganes verschieden, so dass man eine ganze Schar solcher Kurven erhält. Es kommt also überhaupt nicht einer bestimmten Reizintensität nur eine einzige Empfindungsstärke zu, sondern ein ganzer Bereich verschiedener Empfindungen, und umgekehrt kann eine bestimmte Empfindung durch einen ganzen Bereich verschiedener Reizintensitäten hervorgerufen werden. Am anschaulichsten ergibt sich dies bekanntlich für das Auge bei verändertem Adaptationszustande.

Will man trotzdem den Gesetzen von Weber und Fechner eine Bedeutung beimessen, so muss man sich von ihrem Sinn irgend ein anschauliches Bild machen; es liegt dabei nahe, nach analogen Erscheinungen in der Physik und in der Chemie zu suchen. Stellt man sich etwa das Eindringen von Licht in ein beliebiges absorbierendes Medium vor, so wird die Lichtintensität beim Vordringen nach einem Exponentialgesetz (vgl. Abb. 2)

$$i = i_0 e^{-\varepsilon z}$$

geschwächt, wenn z die Tiefe, in der gemessen wird, und ε der Absorptionskoeffizient ist. Fragt man nun umgekehrt, in welcher „Eindringungstiefe" eine bestimmte, zur Auslösung irgend einer Wirkung notwendige Intensität i_1 herrscht, so ergibt sich diese „Eindringungstiefe" z einfach

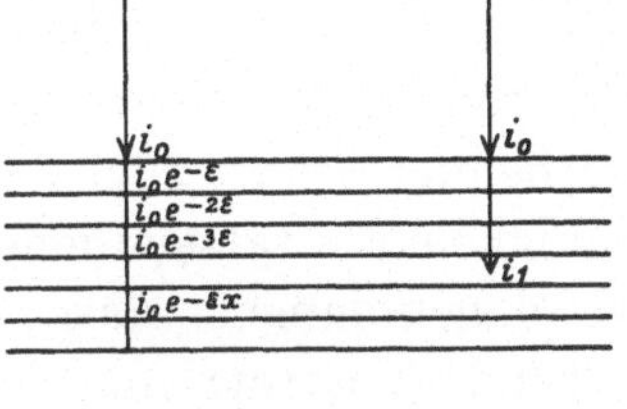

Abb. 2.

$$z = 1/\varepsilon \times \log i_0/i_1,$$

wo i_0 die einfallende Intensität ist. Diese Beziehung ist dem Fechnerschen Gesetze so überaus ähnlich, dass man nur die Annahme braucht, es sei die Empfindungsstärke proportional der Eindringungstiefe des Lichtes in das Medium (entsprechend der Netzhaut), um das Fechnersche Gesetz (siehe Formel 2) zu erhalten, nämlich

$$E = c \cdot z = c/\varepsilon \times \log i_0/i_1 = k \cdot \log i_0/i_1 \ldots\ldots\ldots 4)$$

Der Vorteil dieser Verbildlichung liegt ausser in der formalen Gleichheit vor allem in folgendem: die Konstante k im Fechnerschen und im Weberschen Gesetz ist umgekehrt proportional dem Absorptionsindex ε, mithin ergibt dieser Absorptionskoeffizient ein direktes Maß für die Unterschiedsempfindlichkeit. Wenn nun, wie vorher erwähnt, die Beobachtungsergebnisse zeigen, dass die Unterschiedsempfindlichkeit keine absolute Konstante ist, sondern sich mit der Reizintensität ändert, so heisst das in unserem Bilde, dass der Absorptionskoeffizient in verschiedenen Tiefen (siehe Abb. 3)

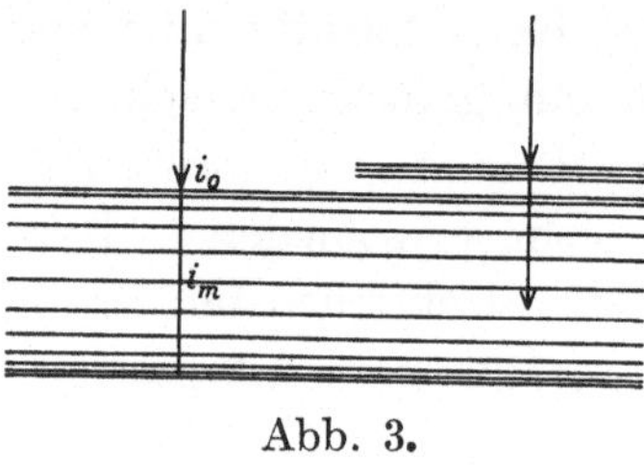

Abb. 3.

verschieden ist — ein Schluss, der gerade für organische Gebilde äusserst wahrscheinlich wäre. Nimmt man also an, dass ein Medium vorliegt, das in den obersten, vom Licht zuerst getroffenen Schichten weniger lichtdurchlässig ist als in den mittleren, und dass die tiefsten Schichten wieder lichtundurchlässiger werden, so ergibt sich für die Eindringungstiefe, also auch für die Empfindungsstärke ohne weiteres die typische, in Abb. 1 durch die ausgezogenen Linien dargestellte tatsächliche Beziehung zwischen Empfindungs- und Reizstärke, sowie auch die tatsächliche Beziehung zwischen Unterschiedsschwelle und Reizstärke. Man wird freilich für die Verteilung des Absorptionskoeffizienten nach der Tiefe ein bestimmtes Gesetz annehmen müssen; aber hierfür stehen uns experimentell nachprüfbare mathematische Formeln in ausreichender Fülle zur Verfügung, die mit völlig genügender Genauigkeit die tatsächlichen Verhältnisse darstellen. In der Abb. 1 ist angenommen, dass der Absorptionskoeffizient ε sich nach folgendem Gesetz mit der Tiefe z ändert:

$$\varepsilon_m/\varepsilon = \cos^2\left[\pi/2 \cdot (z - z_m)/(z_\infty - z_m)\right],$$

wobei z_m die Tiefe bedeutet, wo das Minimum ε_m des Absorptionskoeffizienten ε vorhanden ist, und z_∞ die gesamte Tiefe des Mediums bedeutet, wo $\varepsilon = \infty$ wird, d. h. das Medium lichtundurchlässig wird. Daraus ergibt sich weiter für die Empfindungsstärke E

$$\operatorname{tg}\frac{a}{k}(E - E_m) = \log a\, i/i_m \dots\dots\dots\dots 5)$$

$$\frac{a}{k} = \frac{\pi}{2\,(E\infty - E_m)},$$

wo E_m die der Eindringungstiefe z_m entsprechende „Mittel"-Empfindungsstärke ist, die durch i_m ausgelöst wird, während E_∞ der Grenzwert der Empfindungsstärke für hohe Intensitäten ist. Weiter bedeutet $k = F_m$ das Maximum der Unterschiedsempfindlichkeit, das ebenfalls für die Intensität i_m gilt, während allgemein die Unterschiedsempfindlichkeit F (der Fechnersche Bruch)

$$F = F_m/(1 + a^2 j^2) \dots\dots\dots\dots\dots\dots 6)$$

wo der Einfachheit halber $\log a\, i/i_m = j$ gesetzt ist, so dass sämtliche, vorkommenden Konstanten eine überaus anschauliche, unmittelbare physikalische Bedeutung haben. Gleichzeitig ist durch Vergleich der Formeln 1 mit 6 und 3 mit 5 zu ersehen, dass das Webersche Gesetz für mittlere Intensitäten genau gilt und dass das Fechnersche Gesetz ebenfalls für alle mittleren Intensitäten gültig bleibt. Wie gross sein Gültigkeitsbereich ist, ersieht man aus der Darstellung der Abb. 1, wenn man den mittleren Teil der Kurve als geradlinig ansieht bis zu den Knickpunkten (Maximis der Krümmung); es ist direkt abzulesen, dass dieser Gültigkeitsbereich sich auf etwa $^2/_3$ des ganzen Empfindungsbereiches erstreckt.

Aber man kann mittels dieses Bildes auch noch weiter gehen: Wir haben bisher nicht angenommen, dass das Medium, in welches das Licht eindringt, verändert wird, also lichtempfindlich im photochemischen Sinne sei; aber es liegt nahe, auch diese Voraussetzung zu machen. Dann wird, wie bei allen lichtempfindlichen Substanzen, auch eine chemische Veränderung eintreten, sobald Licht auffällt, und zugleich wird sich der Absorptionskoeffizient durch die Belichtung ändern. Zur Vereinfachung unseres Bildes wollen wir aber diesen chemischen Vorgang aus dem vorausgesetzten Medium herausnehmen und in eine gesonderte, vorgelagerte Schicht verlegen, wie das die Abbildung 3 rechts zeigt. Dann trifft also das Licht nicht mit seiner ursprünglichen Intensität auf das Medium, sondern mit einer geschwächten; nennen wir etwa die ursprüngliche Intensität I, so wird die auf das Medium eintreffende Intensität i_0 kleiner sein, nämlich

$$i_0 = \sigma . I,$$

wo σ die Schwächung darstellt, die abhängig ist von der Belichtung. Für den chemischen Prozess in der vorgelagerten Schicht kommt, wie eine genauere Untersuchung zeigt, nur ein bimolekularer unvollständiger Prozess in Frage, so dass sich σ einem solchen entsprechend ändern wird, also

$$(\sigma - \sigma_1)/(\sigma_2 - \sigma) = (\sigma_0 - \sigma_1)/(\sigma_2 - \sigma_0) \times e^{-vt}.$$

Dabei ist σ_0 der Anfangswert zur Zeit $t = 0$ (Beobachtungsbeginn), während σ_1 und σ_2 die Grenzwerte für $t = +$ und $-\infty$ sind. Sowohl die Geschwindigkeitskonstante $v = v_0 + c . I$ als auch der Wert σ_2 sind abhängig von der Intensität I.

Dieses Bild beschreibt dann den Adaptationsvorgang in völlig befriedigender Weise; denn setzt man nun in die obigen Gleichungen statt i_0 den Wert σI ein, so bekommt man als Folgerung für die Empfindungsstärke die Abhängigkeit sowohl von individuellen Verschiedenheiten (Werte von ε und ihre Verteilung) als auch von der Adaptation (σ) und deren individuellen Verschiedenheiten (σ_1, σ_2 und v), also alle Variationen, die nötig sind. Als Beispiel sei angeführt, dass man mittels dieser Vorstellung auch den Verlauf der Dunkeladaptation sehr gut darstellen kann. Bedeutet etwa J jene Intensität I, bei welcher die Empfindung eben merklich zu werden beginnt (E = 0), so geht aus den obigen Gleichungen hervor, dass das J abhängig ist sowohl von der Zeit als auch von dem zur Zeit t = 0 bestehenden Adaptationszustand $\sigma_L = \sigma_0$ (der durch Adaptation auf eine andere Intensität L hervorgerufen sei) und es ergibt sich weiter, dass die reziproken Werte von J sich genau so ändern wie die σ, also nach einem chemischen bimolekularen Prozess, was den tatsächlichen Beobachtungen sehr gut entspricht, wenn man diesen Prozess als unvollständig ansieht und keinerlei einschränkende Bedingungen annimmt.

Aber man sieht auch gleichzeitig, dass der umgekehrte Vorgang, nämlich die Adaptation an grosse Intensitäten, sehr viel rascher erfolgen muss, weil die Geschwindigkeitskonstante

$$v = v_0 + c . I$$

mit der einwirkenden Intensität wächst.

Endlich zeigt unser Bild auch, dass der Adaptationsvorgang von der Natur der einwirkenden Energie abhängig sein muss oder wenigstens sein kann; denn wenn es sich dabei um ein Analogon zu einem photochemischen Prozess handelt, so wird die Adaptation auch abhängig sein von der Wellenlänge des einfallenden Lichtes, d. h. also, für verschiedene Farben verschieden sein und gegebenenfalls auch von unsichtbaren Strahlen abhängen, lauter Folgerungen, die durch Beobachtungen bestätigt werden.

Der Hauptvorteil des gewählten Bildes liegt aber darin, dass der gesetzmäßige Zusammenhang zwischen Reiz und Empfindung bei konstanten Bedingungen (Adaptation) streng getrennt erscheint von der zeitlichen Anpassung an diese Bedingungen, so dass die gleichen Überlegungen, die hier nur auf optische Empfindungen bezogen wurden, auch auf alle übrigen Sinnesgebiete übertragen werden können, zumal keinerlei Voraussetzungen über die die Empfindungen auslösenden Vorgänge gemacht werden.

Über die zahlenmäßige, vorzügliche Übereinstimmung der vorliegenden Beobachtungsresultate mit den hier abgeleiteten Beziehungen wird an anderer Stelle berichtet werden.

Aussprache.

Herr Vogelsang:

Ich möchte mir erlauben, im Anschluss an die Ausführungen von Herrn vom Hofe an die in jüngster Zeit von Fröhlich und seinen Schülern gemachten Adaptationsversuche zu erinnern. Das in diesen Versuchen (Kovàcs) festgestellte kritische Stadium tritt auch in den von Herrn vom Hofe mitgeteilten Kurven hervor. Bezüglich der theoretischen Ausführungen des Herrn Vortragenden möchte ich mir die Bemerkung erlauben, dass die theoretische Deutung der adaptativen Veränderungen bisher nicht gesichert ist. Besonders die zahlreichen Versuche über die Veränderungen der Empfindungszeit im Verlaufe der Dunkeladaptation sowohl mit farbigen wie mit ungefärbten Lichtern wie bei peripherer und fovealer Beobachtung haben die grossen Schwierigkeiten auf diesem Gebiete erkennen lassen.

Herr Brückner:

Bei sehr vielen biologischen Vorgängen müssen wir, wie u. a. Janisch neuerdings wahrscheinlich gemacht hat, nicht nur lineare, sondern exponentiale Funktionen heranziehen. Das gilt auch für die Adaptation und das Webersche Gesetz.

XLVIII.

Über experimentelle Septojoddegeneration der Netzhaut beim Kaninchen.

Von

R. Scheerer (Tübingen).

Mit 3 zum Teil farbigen Textabb.

Vor einem Jahr konnte ich (Kl. M. f. A. 1926, 76, 524) über einen Fall von akuter Netzhautschädigung durch Septojod berichten: einer fiebernden Wöchnerin waren 100 ccm Septojod (wenig mehr als 1 ccm pro kg Körpergewicht) intravenös verabreicht worden. Nach 24 Stunden sank das Sehvermögen rapid; in Form eines grossen zentralen Skotoms trat fast vollkommene Amaurose ein. Ophthalmoskopisch entwickelte sich eine tiefliegende Netzhauttrübung und schon nach etwa 8 Tagen ein ausgedehnter Zerfall des Pigmentepithels. Allmählich stellte sich das Sehvermögen unter Hinterlassung kleiner parazentraler Skotome wieder her, bei der letzten Untersuchung, etwa $^3/_4$ Jahr nach der Intoxikation, waren Visus und Gesichtsfeld trotz der enormen Pigmentaussaat wieder fast normal.

Kurz zuvor hatten Schimmel und Riehm aus der Würzburger Klinik über einige derartige Fälle berichtet (M. m. W. 1926, Nr. 14), von denen einer in Amaurose ausging, auch hat Riehm seither experimentelle histologische Befunde am Kaninchen mitgeteilt (Kl. M. f. A. 1927, 78, 87). Das Ergebnis meiner eigenen, gemeinsam mit dem Assistenten unserer Klinik, Herrn Dr. Schöpfer, ausgeführten Versuche will ich heute kurz mitteilen.

Wir injizierten einem Wurf von 7 dunkelfarbigen Kaninchen gleichzeitig je 3 ccm Septojod pro kg Körpergewicht in die Ohrvene und töteten die Tiere nach 24 Stunden bis 14 Tagen; die Augen wurden in Zenker konserviert. Das klinische Bild entsprach dem beim Menschen beobachteten. Am frühesten und stärksten traten alle Veränderungen unterhalb der Markstrahlung, also am hinteren Augenpol auf, im übrigen überhaupt in der unteren Netzhauthälfte. Das letztere Verhalten entspricht der vorwiegenden Lokalisation der Veränderungen bei Injektion gewisser Substanzen in das Augeninnere. Andererseits fand Jess (Kl. M. f. A. 1914, 52, 150) bei intravenöser Applikation von Chinolin, dass zwar ebenfalls (wenn auch in etwas anderer Form) vorwiegend die untere Netzhauthälfte geschädigt wurde, dass aber gerade ein dicht unterhalb der Markflügel gelegener Querstreifen normal blieb. Es bestehen hier also teils Übereinstimmungen, teils Verschiedenheiten, die nicht ohne theoretisches Interesse sind.

Die histologischen Veränderungen an der Netzhaut des intravenös mit Septojod behandelten Kaninchens sind nun folgende: in allen Stadien sieht man eine gewisse Auflockerung der inneren Netzhautschichten und ein sehr deutliches Hervortreten der Müllerschen Stützfasern, aus deren innerer Aufsplitterung oft eine tröpfchenförmige Flüssigkeit hervorquillt. Riehm hat diese Veränderungen als Ausdruck eines die Netzhaut durchdringenden Exsudats aufgefasst, wir können aber diese Auffassung nicht teilen, glauben vielmehr, dass es sich dabei im wesentlichen um die schon von Schreiber (A. f. O. 1906, 64, 237) gekennzeichneten Konservierungs-Kunstprodukte handelt. Die Veränderungen sind in allen Stadien dieselben, auch in den jüngsten, in denen die äusseren Schichten noch fast normal erscheinen, und obgleich

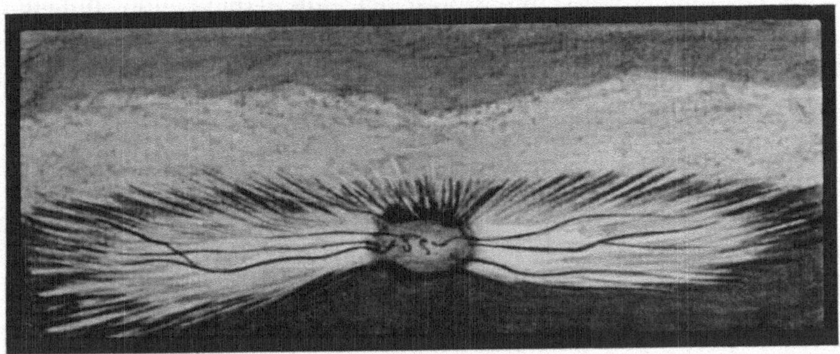

Abb. 1.

an den Gefässen, sowohl der Netzhaut wie der Aderhaut, im
ganzen Verlauf keinerlei Veränderungen nachweisbar sind. Weiterhin haben wir im Gegensatz zu Riehm auch ein Exsudat zwischen
Netzhaut und Pigmentepithel stets vermisst, sowohl bei unserer
Hauptserie von jungen Kaninchen, wie bei einigen älteren, denen
wir mit im übrigen gleichem Erfolg nur 2 ccm Septojod pro kg
verabreichten.

An tatsächlichen Veränderungen haben wir vielmehr folgende
festgestellt: in dem normalerweise fast gleichmäßig fortlaufenden
Band des Pigmentepithels grenzen sich die einzelnen Zellen schon
nach 24 Stunden schärfer voneinander ab, sie werden kleiner,
pigmentärmer, wie geschrumpft, einzelne blähen sich zu grossen
kugeligen Gebilden auf. Anscheinend zur selben Zeit schon verlieren
die Neuroepithelien ihre feinere gegenseitige Differenzierbarkeit,

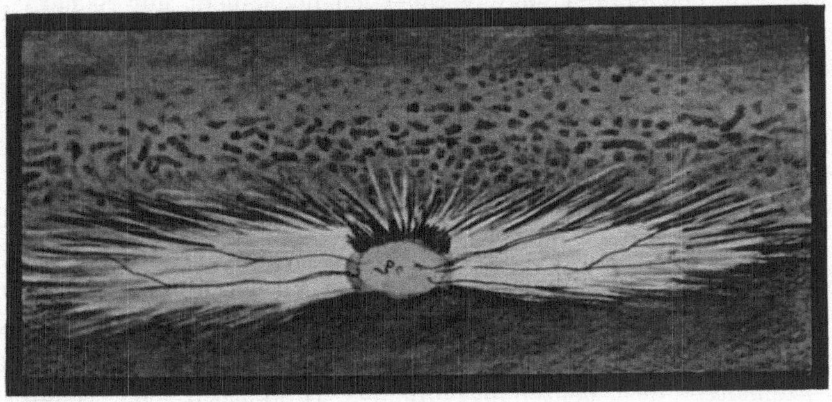

Abb. 2.

d. h. sie quellen auf und verkleben miteinander und mit dem
Pigmentepithel, so dass bei künstlicher Ablösung entweder die
Neuroepithelien abreissen oder das Pigmentepithel von der Ader-
haut getrennt wird.

Schon am vierten Tag sind Pigmentepithel und Neuroepithel
am hinteren Pol in grosser Ausdehnung zerfallen, während peripherwärts der Prozess langsam fortschreitet. Sehr häufig sieht man
feine Synechien zwischen Netzhaut und Pigmentepithel, an denen
die Limitans externa offenbar sehr leicht einreisst oder einschmilzt,

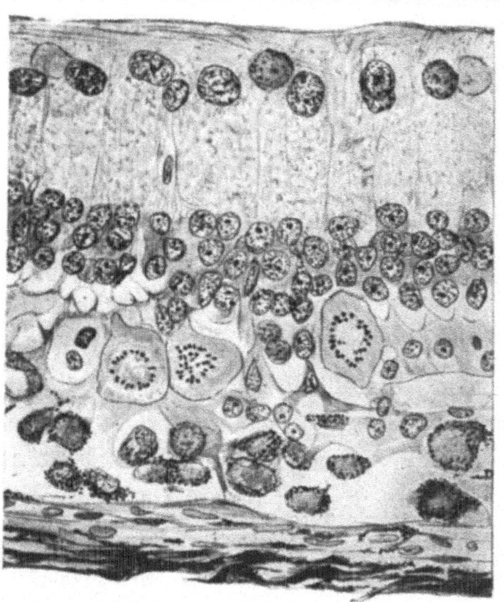

Abb. 3.

so dass hier die äusseren und
manchmal auch die inneren
Körner nach aussen prola-
bieren. Vorwiegend an diesen
Stellen dringen Pigment-
epithelzellen in die Netzhaut
ein, doch scheint dies erst
in späten Stadien in grösserem
Umfang der Fall zu sein.
Immerhin fanden wir schon
etwa am sechsten Tag ver-
einzelte Pigmentzellen sogar
in der Nervenfaserschicht.
Nach dem sechsten Tag finden
sich massenhaft Pigment-
epithelzellen frei im Raum
hinter der Netzhaut und zwar
vorwiegend in Form geblähter

Fettkörnchenzellen mit geringem Pigmentgehalt. Ob diese Zellen
zum Teil neugebildet sind, vermag ich noch nicht mit Sicherheit
zu sagen, jedenfalls habe ich bisher nie Zellteilungsfiguren an
ihnen gesehen.

Bemerkenswert ist weiterhin am vierten bis sechsten Tag der
Befund grosser geblähter Zellen in der äusseren Körnerschicht
dicht an der Limitans externa, die in schaliger oder ringförmiger
Anordnung kleine dunkelgefärbte Körperchen enthalten. Sie sind
zweifellos identisch mit den von Schreiber (A. f. O. 1910, 74)
nach Injektion von Scharlachöl in die Vorderkammer und von
Brückner (Heidelb. Ber. 1913, 382) nach Injektion von Jequiritol
in den Glaskörper beschriebenen atypischen Mitosen. Weitere
Einzelheiten des Zellteilungsvorgangs (Polkörperchen, Tochter-
sterne, Durchschnürung des Protoplasmas usw.) konnten wir

bisher nicht beobachten, auch möchten wir noch kein Urteil darüber abgeben, von welchen Zellen diese Gebilde abstammen. Wir haben in einer einzigen solchen Zelle Fuszinstäbchen gefunden, die einen Teil der Kernteilungsfigur bildeten; dass es sich tatsächlich um Pigmentepithelzellen handelt, wird aber dadurch wieder zweifelhaft, dass, wie gesagt, an solchen sonst nie Teilungsfiguren gefunden wurden. Bekanntlich dachte Schreiber in erster Linie an die Teilung verlagerter Ganglienzellen; ohne seine Befunde irgendwie in Zweifel ziehen zu wollen, müssen wir doch feststellen, dass in unseren Fällen nur ganz vereinzelt grosse Ganglienzellen an der Grenze der inneren Körner- und inneren retikulären Schicht gefunden wurden, nie aber in Beziehung zu den Mitosen, also nie im Bereich der äusseren Körnerschicht.

Fassen wir die Befunde kurz zusammen, so handelt es sich also bei der Septojodvergiftung um eine Degeneration der äusseren Netzhautschichten, wobei noch offengelassen werden muss, ob diese primär vom Neuroepithel oder vom Pigmentepithel oder von beiden gleichzeitig ausgeht. Exsudative Veränderungen, Infiltrate usw. fehlen vollkommen, auch noch nach 14 Tagen, ebenso fand sich in den bisher beobachteten Stadien keine Gliawucherung. Inwieweit eine Zellvermehrung eintritt, die als proliferative Erscheinung gewertet werden muss, steht noch dahin. Wie schon anfangs erwähnt, zeigt diese Degeneration grosse Ähnlichkeit mit gewissen anderen experimentellen Netzhautschädigungen, die durch Injektion ins Auge Schreiber mit Scharlachöl, Igersheimer (A. f. O. 1909, 71) mit Atoxyl, Brückner mit Jequiritol und Wessely (A. f. A. 1915, 79) mit gallensauren Salzen erzielten. Die Septojodvergiftung besitzt aber die wichtige Eigenschaft, dass sie am völlig unberührten Auge angreift, sie scheint daher besonders geeignet, die Vorgänge bei der Netzhautdegeneration zu studieren. Sie besitzt eine gewisse Prädilektion für den hinteren Pol bzw. für die untere Netzhauthälfte, breitet sich von hier aus aber über die ganze Netzhaut aus bis zur Ora serrata. An den Zellen der Pars plana, des Ziliarkörpers und der Iris fanden wir nie die geringsten Veränderungen, was vielleicht für eine primäre Schädigung des Neuroepithels, nicht des Pigmentepithels spricht. Hinsichtlich der atypischen Mitosen können wir die Ansicht Brückners bestätigen, dass ihr Auftreten eine allgemeine Reaktion auf verschiedene Substanzen darstellt, während Schreiber sie für eine spezifische Scharlachölwirkung halten zu müssen glaubte, die aber nur bei gleichzeitig erhöhtem intraokularen Druck einträte. Sieht man davon ab, dass diese Mitosen bisher bei spontaner Netzhautdegeneration nicht gefunden wurden, dass sie also etwas aus dem Rahmen der menschlichen Pathologie Herausfallendes darstellen, so dürfen wir uns doch von der weiteren experimentellen Anwendung des Septojods noch mancherlei Aufschluss versprechen hinsichtlich der Vorgänge, die sich bei der primären und sekundären Pigmentdegeneration des Menschen, bei der Retinitis albuminurica usw. abspielen. Dahinzielende Versuche sind im Gang.

Zum Schluss noch ein Wort zur Toxikologie des Septojods. Septojod oder Presojod ist nach Angabe der Hersteller zehnfach konzentrierte Preglsche Jodlösung. Die letztere enthält $0,04^0/_0$ freies Jod, ausserdem etwas Hypojodit und Jodat. 100 ccm Septojod würden also fast $^1/_2$ Gramm freies Jod enthalten, und auf dieses sind wohl in erster Linie die Netzhautveränderungen zurückzuführen. Dabei fällt zweierlei auf: weder beim Menschen noch beim Versuchstier erzeugt das Septojod sonstige Vergiftungserscheinungen im Organismus, und am Auge treten sie in einer Form auf, die wir bisher bei der Jodvergiftung nicht kannten. Aus der Literatur (Lewin und Guillery, 1905) ergibt sich nur, dass Jod und Jodpräparate Netzhautblutungen und Sehstörungen verursachen, die auf Sehnervenschädigung beruhen. Bei Einbringung ins Auge selber traten Glaskörpertrübungen, Netzhautablösung und Retinitis proliferans auf. Aber nie ist von dieser charakteristischen Form der Pigmentdegeneration die Rede. Man muss also wohl annehmen, dass diese eine spezifische Wirkung der intravenösen Applikation darstellt. Diese Wirkung tritt beim Versuchstier absolut regelmäßig ein, sobald eine gewisse Maximaldosis überschritten wird. 2 ccm pro kg Körpergewicht machen schon schwere Veränderungen. Beim Menschen genügten in unserem Fall schon wenig mehr als 1 ccm pro kg, um das Pigmentepithel in ganzer Ausdehnung schwer zu schädigen; doch zeigte die Netzhaut noch eine, allerdings überraschende Erholungsfähigkeit. In anderen Fällen sollen nach Angabe der Gynäkologen, die das Mittel seiner antiseptischen Wirkung wegen hoch schätzten, noch viel höhere Dosen glatt vertragen worden sein. In Zukunft dürften wir kaum mehr Gelegenheit zu weiteren klinischen Beobachtungen haben, wir sind daher ganz auf das Tierexperiment angewiesen. Dieses ergab uns schliesslich in einem Fall, dass Verteilung der Dosis auf 5 Tage keine Netzhautschädigung aufkommen lässt, (womit aber den Gynäkologen nicht gedient ist), und in einem anderen, dass bei Injektion des Muttertieres wenige Tage vor dem Wurf die Jungtiere keine Netzhautveränderungen zeigten. Gerade auch derartige Versuchsanordnungen scheinen uns noch des weiteren Ausbaues wert zu sein.

XLIX.

Ein neuer Gesichtspunkt in der Pathogenese einiger degenerativer Veränderungen des Auges.

Von

E. Horniker (Triest).

Zunächst einige Bemerkungen über den Weg, auf dem ich zur Auffassung der Degenerationsprozesse gekommen bin, die den Gegenstand dieser Mitteilung bilden.

Um die enormen Vorteile, die uns das Gullstrandsche Beleuchtungsprinzip gebracht hatte, voll auszunützen, hatte ich das Beleuchtungsgerät von der festeren Verbindung mit dem Mikroskop freigemacht und mir zu diesem Zwecke eine Art von Universallampe konstruiert, die ich sowohl mit dem Mikroskop, als auch in Verbindung mit der Hartnacklupe oder der Zeissschen binokularen Fernrohrlupe benützen konnte, welch letztere ich für gewöhnlich für die Untersuchungen in der Sprechstunde verwende, während die Verwendung des Mikroskopes für das Studium von Details reserviert bleibt. Dabei kann die Lampe mit Irisblende für Skiaskopie, mit Beleuchtungskegel nach Guist zur Durchleuchtung, mit entsprechendem Farbfilter für Entoptoskopie benützt werden, und hat ausserdem spezifische Helligkeit genug (15,5), um als Rotfreilampe dienen zu können. Über diese Lampe ein anderes Mal; hier will ich nur erwähnen, dass es mir dank der ausgiebigen Verwendung, die ich auf diese Weise von dem Gullstrandschen Prinzip machen konnte, möglich war, ein reichhaltiges Material von Spaltlampenbefunden zu sammeln.

An diesem Material fiel vor allem die ausserordentliche Häufigkeit der Punkttrübungen der Linse auf, ein Umstand, der ja durch Vogt und seine Schule zur Genüge bekannt ist, ausserdem noch eine Anzahl von degenerativen Veränderungen der Hornhaut, meist das Endothel betreffend, die zum Teil der Endothelbetauung, zum Teil der von Triebenstein erwähnten „Dystrophia endothelialis" ähnelten. Überdies wurde noch eine Anzahl von Fällen mit Pigmentanhäufung an der hinteren Hornhautwand gesammelt. Die von Vogt für die Punkttrübungen der Linse, die den Hauptteil der Fälle bildeten, gegebene Erklärung als einer senilen homochron vererbten Veränderung der Linse, konnte mich — so sehr auch meine Beobachtungen für eine Vererbbarkeit sprachen — durchaus nicht so befriedigen, um dabei stehen zu bleiben, und so begann ich nach einem Krankheitsfaktor zu suchen, der allen diesen untereinander verschiedenen Fällen gemeinsam war und der auch zur Erklärung der mit den Punkttrübungen in einem gewissen Zusammenhang stehenden degenerativen Veränderungen an der Hornhautrückwand mit herangezogen werden könnte.

Bei der Untersuchung der betreffenden Patienten und Erhebung der Anamnese ergab sich nun die auffällige Tatsache, dass alle diese Patienten mehr oder weniger schwere Anomalien des vegetativen Systems mit vorwiegend vasoneurotischer Betonung aufwiesen und ausserdem in ihrer Aszendenz mehr oder minder schwere Fälle von Kreislaufstörungen und Stoffwechselanomalien zu verzeichnen hatten. Es liegt also die Annahme nahe, dass hier ein enger Zusammenhang der betreffenden degenerativen Veränderungen mit konstitutionellen Anomalien des vegetativen Systems vorliegt. Diese Annahme ist durch eine grosse Reihe von in Tabellenform zusammengestellten Beobachtungen an 320 Patienten begründet, die ich anderenorts veröffentliche. Aus diesen Tabellen ergibt sich auch die Bedeutung der von Vogt hervorgehobenen homochronen Vererbung für das Auftreten der Punkttrübungen, zugleich aber die Tatsache, dass zusammen mit den Punkttrübungen auch die vasoneurotische Diathese mit vererbt wird.

Angesichts der Häufigkeit, mit der sich die erwähnten degenerativen Veränderungen an Linse und Hornhaut bei den konstitutionell bedingten Anomalien des vegetativen Systems vorfinden, kann diesem Merkmal die Bedeutung eines vasoneurotischen Zeichens zugesprochen werden, wobei den Punkttrübungen der Linse nicht nur wegen der Häufigkeit ihres Vorkommens, sondern auch wegen der Leichtigkeit, mit der sie zu konstatieren sind, die Hauptrolle zufällt. Die mehr oder minder starke Ausprägung des Zeichens steht mit der Intensität und der Dauer der betreffenden vasoneurotischen Erscheinungen zumeist — wenn auch nicht ausschliesslich — in einem gewissen Parallelismus. Mit zunehmendem Alter finden wir das vasoneurotische

Zeichen in vermehrter Häufigkeit; der jüngste Patient war 8 Jahre alt. Eine entsprechend vorgenommene Kontrollprüfung ergab eine verschwindend geringe Anzahl von Vasoneurotikern, bei denen das vasoneurotische Zeichen nicht zu konstatieren war.

Auf welchem Wege kommen nun die beschriebenen degenerativen Veränderungen an Hornhaut und Linse zustande?

Vogt betrachtet dieselben als ein homochron vererbtes Merkmal und spricht von seniler und präseniler Veränderung der Zellen. Wenn auch unsere Beobachtungen das von Vogt betonte hereditäre Moment durchwegs bestätigen, so kann man den Ausdruck „senile oder präsenile Veränderung" nur mit Widerstreben gebrauchen, wenn man sich vor Augen hält, dass wir Punkttrübungen der Linse schon — wenn auch nicht gerade sehr häufig — bei 10—20jährigen Individuen, ja in einem Falle sogar bei einem 8jährigen Kinde, fanden.

Wir können nun sowohl die degenerativen Veränderungen, als auch die mit ihnen eng verknüpften Anomalien des vegetativen Systems unter einen gemeinsamen Gesichtspunkt bringen, ohne dass wir die Bedeutung des von Vogt in den Vordergrund gerückten hereditären Momentes zu vermindern brauchen, wenn wir uns die von Ricker aufgestellte Lehre von der „Relationspathologie" in Erinnerung bringen, derzufolge es nicht angeht, eine selbsttätige unabhängige Funktion der vom Reize getroffenen Zelle ohne Rücksicht auf das Verhalten des Blutes und des Nervensystems anzunehmen. Wir haben vielmehr in weitgehendstem Maße die Zusammenhänge zu berücksichtigen, die die Zelle mit der Blutstrombahn und dem diese letztere regulierenden Nervensystem verbinden. Der Mechanismus jeder Zellveränderung geht jedenfalls auf dem Umwege über das Gefäßsystem und seine Innervation vor sich.

Wir werden also in erster Linie auf das Gefäßsystem hingewiesen.

Zum Ausgangspunkt unserer Betrachtungen können wir zunächst die eine Tatsache heranziehen, die wir an unserem Material erhoben haben, nämlich das ausserordentlich häufige Vorkommen von Migräne (55%) und Hypertonie (beinahe $^2/_3$ aller Fälle), unter denen sicherlich die essentielle Hypertonie in erheblichem Maße vertreten sein dürfte; beides Zustände, bei deren Pathogenese allgemein eine angiospastische Komponente angenommen wird.

Da ferner fast alle unsere Patienten mehr oder weniger schwere Anomalien des vegetativen Nervensystems aufweisen, kommen wir — glaube ich — einer befriedigenden Erklärung der Genese der Linsentrübungen am nächsten, wenn wir den spastisch-atonischen Symptomenkomplex der Kapillaren, die Dysergie im Zustande des periphersten Gefäßsystems, die O. Mueller als charakteristisch für die sogenannte vasoneurotische Diathese bezeichnet hat, zur Grundlage unserer Erwägungen machen.

Wenn wir nun gerade mit Rücksicht auf die Verhältnisse an den Kapillaren das Auge betrachten, so müssen wir zunächst eingestehen, dass unsere Kenntnisse über dieselben zum Teil noch sehr unzulängliche und lückenhafte sind.

Der direkten Beobachtung zugänglich ist am Auge eigentlich nur ein minimaler und für die inneren Vorgänge am wenigsten wichtiger Teil, nämlich der oberflächliche Anteil des die Hornhaut einfassenden Randschlingennetzes. Auf entoptischem Wege ist uns die Beobachtung des Kapillarnetzes, das die Macula lutea einrahmt, möglich gemacht worden; dagegen ist das Kapillarnetz des Pupillarrandes wenig bekannt; ferner sind das Kapillarnetz des Ziliarkörpers, das die Ernährung von Linse und Glaskörper besorgt und in dem sich die wichtigsten, für die physiologischen und pathologischen Prozesse des Auges bedeutungsvollsten Vorgänge abspielen, ferner die Kapillargebiete der Aderhaut und Netzhaut in der Gegend der Ora serrata einer direkten Beobachtung nicht zugänglich.

Wir sind also bei der Beurteilung der Vorgänge, die uns interessieren, auf logische Erwägungen und Analogieschlüsse angewiesen, und da wird es für das Verständnis der folgenden Ausführungen nützlich sein, einen kurzen, rein schematischen Überblick über die Kapillarverhältnisse am Auge vorauszuschicken.

Wie bekannt, nimmt das Auge in bezug auf seine Gefäss-anordnung eine ganz besondere Stellung ein, die dadurch bedingt ist, dass der den Inhalt der Bulbuskapsel einnehmende dioptrische Apparat frei von Gefässen gehalten werden muss, ohne dass derselbe in seiner Ernährung beeinträchtigt wird. Dies geschieht in der Weise, dass die Gefäßsysteme, sobald sie an dasjenige Gewebe, das frei von Gefässen bleiben muss, ankommen, die Form von Randschlingennetzen annehmen, die mit einem mehr oder minder feinen und dichten Kapillarnetze abschliessen, von welchem aus dann die Ernährung des gefässlosen Abschnittes unterhalten wird.

Diesen Randgebieten kommt demnach eine Art von Sonder-stellung zu. Aller Wahrscheinlichkeit nach — und es sprechen

Beobachtungen an anderen akralen Gefässgebieten hierfür — kommt diese Sonderstellung auch in einer gesonderten Innervation zum Ausdruck.

Wenn wir die Gefässversorgung des Auges unter diesem Gesichtspunkt betrachten, so gelangen wir zur Aufstellung einiger geometrischer schematischer Typen, die für unsere Zwecke sich als nützlich erweisen werden. Wir haben demnach

1. Das Gefässgebiet, das die Hornhaut versorgt. Die Versorgung geschieht von zwei Gebieten aus, von den Aa. und Vv. conj. ant. und post. und den Aa. und Vv. cil. ant. Diese Gefässe treten aus der Peripherie von allen Seiten ohne eine besondere Gruppierung an die Hornhaut heran und bilden um dieselbe einen Ring von Randschlingennetzen, von denen das eine oberflächliche der direkten Betrachtung durch das Mikroskop zugänglich ist, das andere, das die tiefen Schichten der Hornhaut versorgt, innerhalb der Sklera gelegen ist. Geometrisch präsentiert sich also dieses versorgende Gefäßsystem, wenn wir es auf die Fläche projizieren, als eine peripher nicht scharf begrenzte Gefässmembran mit einem zentralen, scharf begrenzten ringförmigen Anteil. Wir können diese Form von Gefässendigung durch den Ausdruck **monoakrales System** bezeichnen.

2. Die Lederhaut. Sie besitzt als Stützmembran gemäß ihrer bloss statischen Bedeutung eine verhältnismäßig spärliche Gefässversorgung.

3. Die Uvea. Wir können dieselbe als eine Membran betrachten, die, auf die Fläche projiziert, drei akrale Zonen aufweist: eine pupilläre mit veränderlichem Durchmesser, eine ziliare, die kammartig gegen das Innere vorspringt und der die Ernährung der Linse und zum Teil auch des Glaskörpers zufällt (die anderen sekretorischen Funktionen, die Ernährung des Ziliarepithels und die bei der Druckregulierung ihm zufallende Aufgabe kommen für unsere Erwägungen nicht in Betracht), und die zum Teil auch bei der Ernährung der Gegend der Ora serrata beteiligt ist. Ausserdem haben wir eine Optikuspartie, die um die Scheiden des Optikus angeordnet ist und sich mit an der Bildung des Zinnschen Kranzes beteiligt (**triakrales System**). Eine lokale Verdichtung des Netzes weist diese Membran entsprechend der Macula lutea auf.

4. Das Gefässgebiet der Netzhaut, das zwei akrale Gebiete aufweist: das makulare, das eine rhomboid geformte gefässlose Zone, den **Maxwellschen** Fleck, einschliesst, und das grössere periphere der Ora serrata. Eine Unterbrechung erfährt diese

Gefässmembran durch den Durchtritt des Sehnerven. Wir können demnach das Gefäßsystem der Netzhaut als ein **biakrales** System betrachten.

Wenn wir uns nach dieser summarischen, rein schematischen Darstellung der gefässhaltigen Gebiete des Auges der Betrachtung der **gefässlosen** Anteile zuwenden, so haben bezüglich der Ernährung die ungünstigsten Verhältnisse der Glaskörper und die Linse: verhältnismäßig langer Weg, den die Nährstoffe zurückzulegen haben, bei relativ grosser Masse der zu versorgenden Gebiete. Relativ ungünstig ist auch der schmale Streifen der Ora serrata daran, da er durch in weiten Bögen angeordnete und auf eine grosse Fläche verteilte Kapillaren, in denen eine verlangsamte Strömung herrscht, versorgt wird. Günstiger ist bezüglich der Ernährung gestellt die Hornhaut, die von zwei Gefässgebieten und einem verhältnismäßig dichten, bis nahe an den Rand heranreichenden Kapillarnetz ernährt wird. Die günstigsten Verhältnisse weist jedoch die Macula lutea auf, die bei kleinster Oberfläche von einem dichten Kapillarnetz eingeschlossen ist, und ausserdem an der unter ihr befindlichen Verdichtung des Kapillarnetzes der Aderhaut eine Unterstützung findet.

Macht sich demnach in einem der versorgenden Gefässgebiete aus irgend einem Grunde eine Störung bemerkbar, so wird dieselbe, gemäß der früheren Auseinandersetzung, am leichtesten und frühesten an Linse und Glaskörper in Erscheinung treten, verhältnismäßig leicht auch an der Ora serrata, dagegen schwieriger in der Hornhaut und am schwierigsten und spätesten in der Macula lutea sich geltend machen.

Haben wir es nun mit Vasoneurotikern zu tun, in deren peripherstem Gefäßsystem eine ausgesprochene „Dysergie" besteht, so ist es dann infolge von uns bisher nicht ganz bekannten Ursachen sehr leicht möglich, dass an den sprunghaften, bald dieses bald jenes Organ bevorzugenden Tonusänderungen auch das Auge teilnimmt. Wir haben es dann auch innerhalb des Kapillargebietes des Auges mit intermittierenden, durch zeitweilige Verschärfungen in spastischem oder atonischem Sinne vermehrten Zirkulationsstörungen auf meist kapillarospastischer Basis in akralen Gefässgebieten zu tun, die notwendigerweise temporär ischämische Zonen mit daran sich anschliessenden chemisch-physikalischen Zustandsänderungen in den von diesen versorgten Geweben setzen müssen. In diesen letzteren sind dann gewisse degenerative Veränderungen zu erwarten, die von der Intensität und der Dauer dieser ischämischen Zustände abhängen werden.

Wir haben also am Auge, ganz im Gegensatz zu anderen Organen, dank der eigenartigen Anordnung des gefässlosen, aus durchsichtigem Gewebe bestehenden, den dioptrischen Apparat bildenden Anteils, die bemerkenswerte Erscheinung, dass sich Degenerationsvorgänge, die intermittierenden wechselnden Zirkulationsstörungen ihre Entstehung zu verdanken haben, in lokale, zumeist bleibende Änderungen der Durchsichtigkeitsverhältnisse umsetzen, die auch später, wenn das pathogene Agens nicht mehr nachweisbar ist, durch entsprechende Beleuchtungsmittel sichtbar gemacht werden können. Dank dieser Eigentümlichkeit haben wir bei einer ganzen Anzahl von konstitutionell gegebenen Anomalien des vegetativen Systems die Möglichkeit, die Spuren und Folgezustände der für sie charakteristischen ererbten Störungen des periphersten Gefäßsystems jederzeit am Auge ablesen und auch später anatomisch nachweisen zu können, und darin eben sehen wir den Wert und die Bedeutung des vasoneurotischen Zeichens.

Ein Bestätigung dafür, dass solche Prozesse, wie sie für die Entstehung der Punkttrübungen der Linse in Anspruch genommen werden, auch wirklich in akralen Gefässgebieten des Auges möglich sind und vorkommen, haben wir in den degenerativen Veränderungen der Makula, die sich als Folgezustände von kapillarospastischen Zuständen dortselbst entwickeln, wie ich dies an 8 Fällen andernorts beschrieben habe; ferner in dem bei Vasoneurotikern nachweisbaren Scheererschen positiven Gefässzeichen, das einem verstärkten Tonus der Kapillaren, die die Makula umkreisen, seine Entstehung verdankt.

Wenn das hier für das Auge entwickelte Prinzip sich als richtig erweist, so liegt nichts im Wege, dasselbe auch auf andere Gebiete anzuwenden, und ich tue dies in meiner früher erwähnten ausführlichen Mitteilung — auf die ich hier verweisen möchte — an der Hand einiger der allgemeinen Pathologie entnommenen Beispiele.

L.

Die Bestimmung des Astigmatismus mit Hilfe der Farbenzerstreuung.

Von

Rössler (Bozen).

Mit 14 Textabb.

Unter den subjektiven Methoden, die optischen Verhältnisse eines Auges zu bestimmen, steht die Stigmatoskopie Gullstrands obenan. Der Grund, warum sie so wenig geübt wird, ist in ihrer Feinheit zu suchen; sie stellt an die Aufmerksamkeit und Beobachtungsfähigkeit der Patienten zu grosse Anforderungen.

Ändert man die Untersuchungsbedingungen und wählt anstatt des leuchtenden Punktes eine leuchtende Scheibe, so treten bei chromatischer Zerlegung der Lichtstrahlen einfache Farbenspiele auf, welche je nach dem Refraktionszustande des beobachtenden Auges verschieden sind und Schlüsse auf die optischen Verhältnisse des Auges zu ziehen erlauben.

Unterdrückt man im bekannten Kobaltversuch die lichtstarken gelben und grünen Strahlen, so bleiben der Hauptsache nach nur die beiden Enden des sichtbaren Spektrums, die roten und blauen Strahlen, übrig. Während beim Weißstrahlenbündel die farbigen Zerstreuungskreise wegen der verminderten Helligkeit der roten und blauen Strahlen überhaupt, besonders aber wegen der chromatischen Vergrösserung, nicht wahrgenommen werden, treten sie bei Kobaltfilterung als Haupterscheinung auf.

Wenn Sie sich der schematischen Zeichnung Helmholtz' erinnern, so sehen Sie, dass sich die blauen Strahlen viel früher zu einem dünnsten Querschnitte vereinigen als die roten, und dass die Stelle der kleinsten Verwirrung der Gesamtstrahlen sich ungefähr dort befindet, wo sich die lichthellsten Strahlen zu einem scharfen Bilde vereinigen.

Befindet sich die Netzhaut an dieser Stelle, so erscheinen die Zerstreuungskreise gleich schmal, rot und blau. Verrückt man durch Vorsetzen von Minusgläsern den Strahlenkegel in der Richtung der Lichtbewegung, so kommt auf die Netzhaut der dünnste Querschnitt der blauen Strahlen zu liegen, diese drängen sich in der Mitte zusammen, während die roten, die wie ein Mantel den blauen Strahlenkegel umgeben, auf der Netzhaut als ein gleichmäßiger roter Ring wahrgenommen werden.

Ein weiteres Verrücken des Strahlenkegels macht das Hauptbild lichtschwächer, violett mit rotem Saume, bis es sich endlich in die Erscheinung der entoptisch gesehenen Linsenfigur auflöst. Umgekehrte Verhältnisse findet man, wenn man den Lichtkegel verkürzt; hier ist der äusserste Rand blau.

Diese Verhältnisse gelten in erster Linie für den Idealfall eines homozentrischen Strahlenbündels, passen aber mit kleinen Veränderungen auch für den gewöhnlichen Fall. Immer zeigt ein roter Ring am äusseren Ende des Lichtbildes die hypermetropische, ein blauer die myopische Einstellung an.

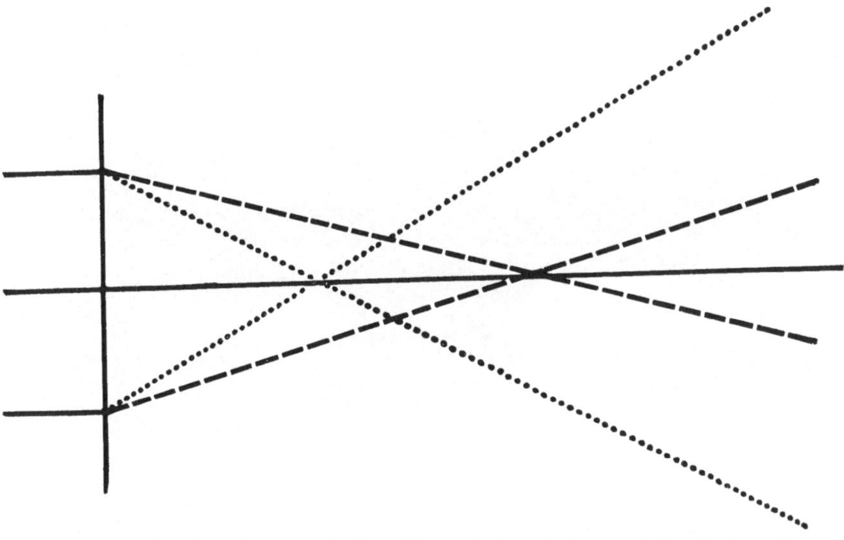

Abb. 1a.

Bei Astigmatismus kommt es zu mächtiger Verziehung der Bündel, also auch der Schnittlinien. Bei Astigmatismus niederen Grades ist der As. längs zweier Strahlen aufgehoben. Es kommt zu pfeilspitzenartigen Zerstreuungskreisen, die sich in rechtem Winkel schneiden, wenn sich die Netzhaut an einem Punkte der interfokalen Strecke befindet. Der Brennfleck des roten Bündels zeigt noch die Verzerrung des ersten Querschnittes, während der des blauen schon die des darauf senkrechten angenommen hat. Die subjektive Erscheinung ist demnach ein Kreuz, dessen Balken verschieden gefärbt sind, rot der eine, der darauf senkrechte blau, dessen Balken den Achsen des Astigmatismus entsprechen, und zwar entspricht der rote der schwächerbrechenden Achse des Auges. Diese Balken haben dann die gleiche Grösse, wenn sich die Netzhaut nahe der Mitte der interfokalen Strecke befindet;

ein Überwiegen des hypermetropischen Refraktionszustandes vergrössert den roten, ein mehr myopischer den blauen Balken,
bis im roten dünnsten Querschnitte der blaue und im blauen
dünnsten Querschnitte der rote verschwindet.

Am deutlichsten und reinsten sind die Balken zu sehen, wenn
die Fokusdifferenz der Hauptmeridiane der Brechungsdifferenz
der beiden Strahlengruppen gleich ist, also bei einem gemischten
Astigmatismus von 2 Dioptrien!

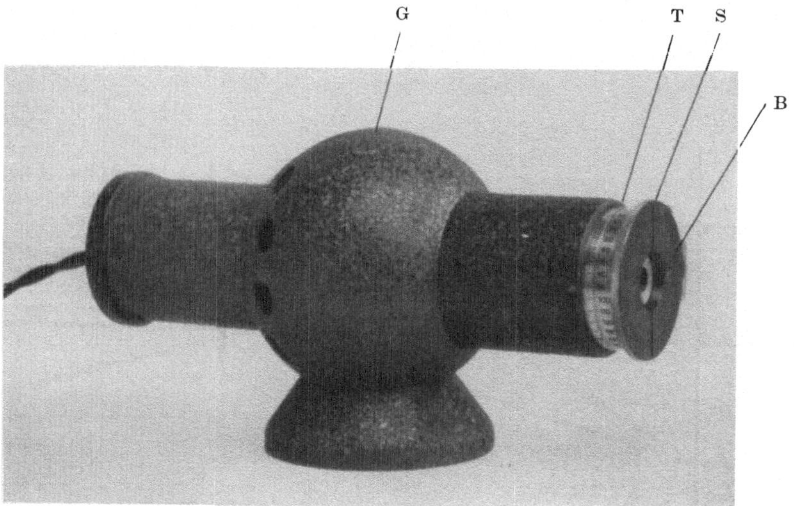

Abb. 2a.

Höhere Grade geben immer noch die typischen Balken
gleichzeitig, nur werden die Bilder etwas komplizierter, bis bei
einem Astigmatismus von über 4 Diopt. sich die beiden dünnsten
Querschnitte vollständig getrennt haben.   Der äusserste Rand
des Zerstreuungskreises zeigt mit seiner Farbe immer die Refraktion an.

Optiker Miller in Innsbruck hat nach meinen Angaben einen
Apparat gebaut (Abb. 2a), der diese Untersuchungen sehr erleichtert.
Ein violettes Filter, das noch besser als das Kobaltglas die Strahlen
zwischen Rot und Blau absorbiert, wird vor eine kräftige Lichtquelle gesetzt; eine Lochblende von 8 mm Durchmesser begrenzt
das Leuchtbild; die Beobachtung erfolgt aus einer Entfernung
von 2—3 m. Es hat sich diese Anordnung praktisch als die beste
erwiesen. Eine grössere Scheibe verringert das Verhältnis zwischen
Leuchtscheibe und Zerstreuungskreisen, eine grössere Entfernung

des Beobachters führt zu Zerklüftungen und Strahlenbildungen, welche im Interesse der Einfachheit vermieden werden sollen.

Bei dieser Anordnung machen auch Personen, welche in physiologischen Beobachtungen ganz ungeübt sind, gut brauchbare Angaben. Dem Vorwurfe, der gemacht werden kann, dass bei dieser Entfernung die Akkommodation zu wenig entlastet wird, möchte ich entgegnen, dass es bei dieser Untersuchung lediglich auf die Bestimmung der astigmatischen Komponente ankommt und dass durch Vorsetzen von geeigneten Gläsern jederzeit die gewünschte optische Einstellung erreicht werden kann. Durch eine Akkomodationsänderung treten nur die roten oder blauen Balken relativ deutlicher hervor, nie aber verändern diese ihre Stellung.

Eine besondere Einrichtung ist noch getroffen, um die Stellung der Hauptmeridiane genau bestimmen zu können. An einer drehbaren Scheibe sind zwei schmale radiäre Spalten angebracht, durch welche ganz schwaches Licht dringt, welches das Leuchtspiel nicht stört. Durch Drehen werden die Spalten genau der Richtung der Balken entsprechend eingestellt; die gefundene Einstellung wird an einer Einteilung nach dem Taboschema abgelesen.

Die Blenden sind auswechselbar, so dass für nähere Entfernungen kleinere Blenden genommen werden können.

Der Gang der Untersuchung ist folgender: Durch die Bestimmung der farbigen Ränder wird die myopische oder hypermetropische Einstellung für diese Distanz bestimmt. Nun trachtet man durch Vorsetzen von Gläsern die Netzhaut in die Mitte der interfokalen Strecke zu bringen, stellt den Leuchtspalt entsprechend dem roten Balken ein und gibt solange Plusgläser, bis der rote Balken nahezu verschwunden ist. Durch Vorsetzen von Minuszylindern entsprechend der gefundenen Achse werden die roten Kuppen immer breiter werden, bis sie sich schliesslich zu einem gleichmäßigen Ringe um das blaue Zentrum schliessen. Eine Überkorrektion des As. äussert sich sofort durch das Auftreten von roten Kuppen in der auf die gefundene Achse senkrechten Richtung. So kann man den As. bis auf $^1/_8$ D genau bestimmen.

Da die Grösse der Zerstreuungskreise in direktem Verhältnisse zur Pupillengrösse steht, so ist es zweckmäßig, den Untersuchungsraum mäßig dunkel zu halten, so dass die Pupille eine Grösse von ca. 4 mm hat.

Natürlich ist auch Sorge zu tragen, dass durch Veränderung der Kopfhaltung sich nicht die As.-Achsen ändern.

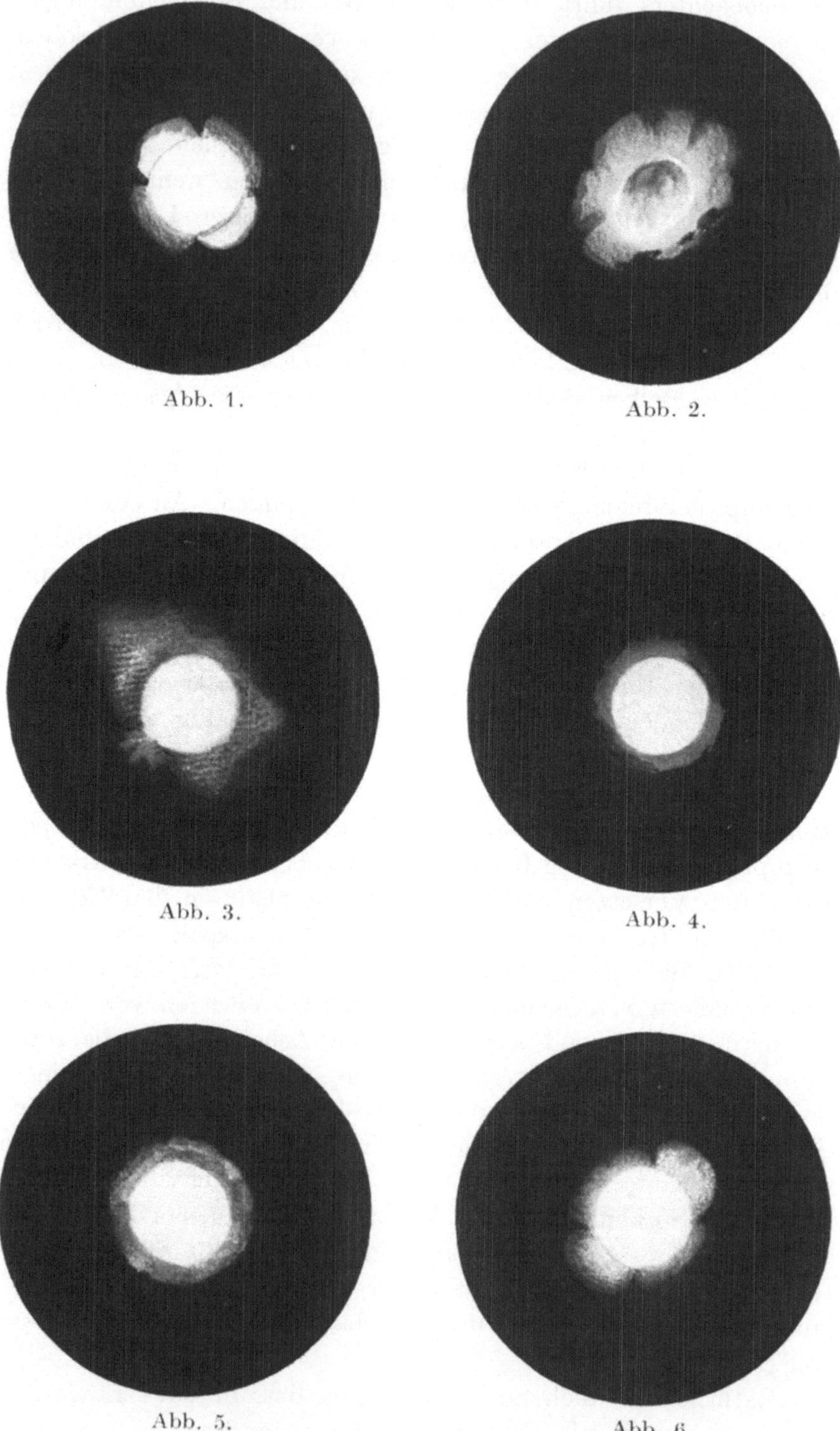

Abb. 1.

Abb. 2.

Abb. 3.

Abb. 4.

Abb. 5.

Abb. 6.

Da die Methode eine subjektive ist, kann natürlich nur jeder Einzelne sagen, was er sieht: ich erlaube mir daher, Ihnen einige Bilder vorzuführen, welche ich nach den Erscheinungen, welche sich mir boten, gemalt habe.

Die Mitteilungen von Patienten, welche ich in den letzten Monaten untersucht habe, lassen schliessen, dass sie dieselben Erscheinungen hatten. Ich möchte nur noch bemerken, dass sich hier, wie auch bei der Stigmatoskopie die Assymmetrie und die Dezentrierung des optischen Systems in einigem Maße bemerkbar macht und bestimmt werden kann.

Dem L. A. ($+$ 0.25 D sph $= -$ 0.5 D zyl 45⁰) bieten sich bei Betrachtung der Leuchtscheibe folgende Bilder:

1. ohne Korrektion. Verzerrung des Hauptbildes im Sinne des blauen Zerstreuungskreises, der rote St.-Kegel auf 45⁰ verzerrt;
2. myop. Einstellung ($+$0,5) Dezentrierung;
3. hypermetr. Einstellung, Verdickung des roten Ringes, bes. auf 45⁰.
4. nicht vollständige Korrektion —0,5 zyl. 45⁰;
5. Überkorrektion! —0,75 zyl. 45⁰;
6. —1,0 zyl.
7. —1,25 zyl. 45⁰;
8. —1,75 zyl. 45⁰;
9. myop. Einstellung 2 D. Schnittlinien der Brennfläche des gemischten Strahlenbündels;
10. Astigm. von 3.5 D zyl. 45⁰ mit $+$0,25 s;
11. gem. Astigm. (Dezentrierung);
12. gem. Astigm. 3 D interfokale Mitte.

Der Vorteil dieser Methode scheint mir darin gelegen zu sein, dass hier an Stelle der Bildschärfenbeurteilung, der immer der Mangel der Unsicherheit anhaftet, das farbige Bild tritt. Der Totalastigmatismus tritt mit seinen beiden Hauptachsen unmittelbar und sehr deutlich in Erscheinung; Assymmetrien und Dezentrierungen des optischen Systems sind ebenfalls sofort erkennbar. Die Genauigkeit ist eine für die praktischen Verhältnisse genügende; er kann sicher bis auf $^1/_4$ D genau bestimmt werden. Die Genauigkeit der Achsenstellung hängt von der sicheren Einstellung des Pat. ab, wird aber meist auf 3 Grade genau angegeben.

Die Resultate, die ich während der letzten Zeit bei der allerdings relativ geringen Zahl von 200 Augen erhalten habe, stimmten mit den zum Teil vorgenommenen skiaskopischen Untersuchungen nach Lindner gut überein; in anderen Fällen, wo keine

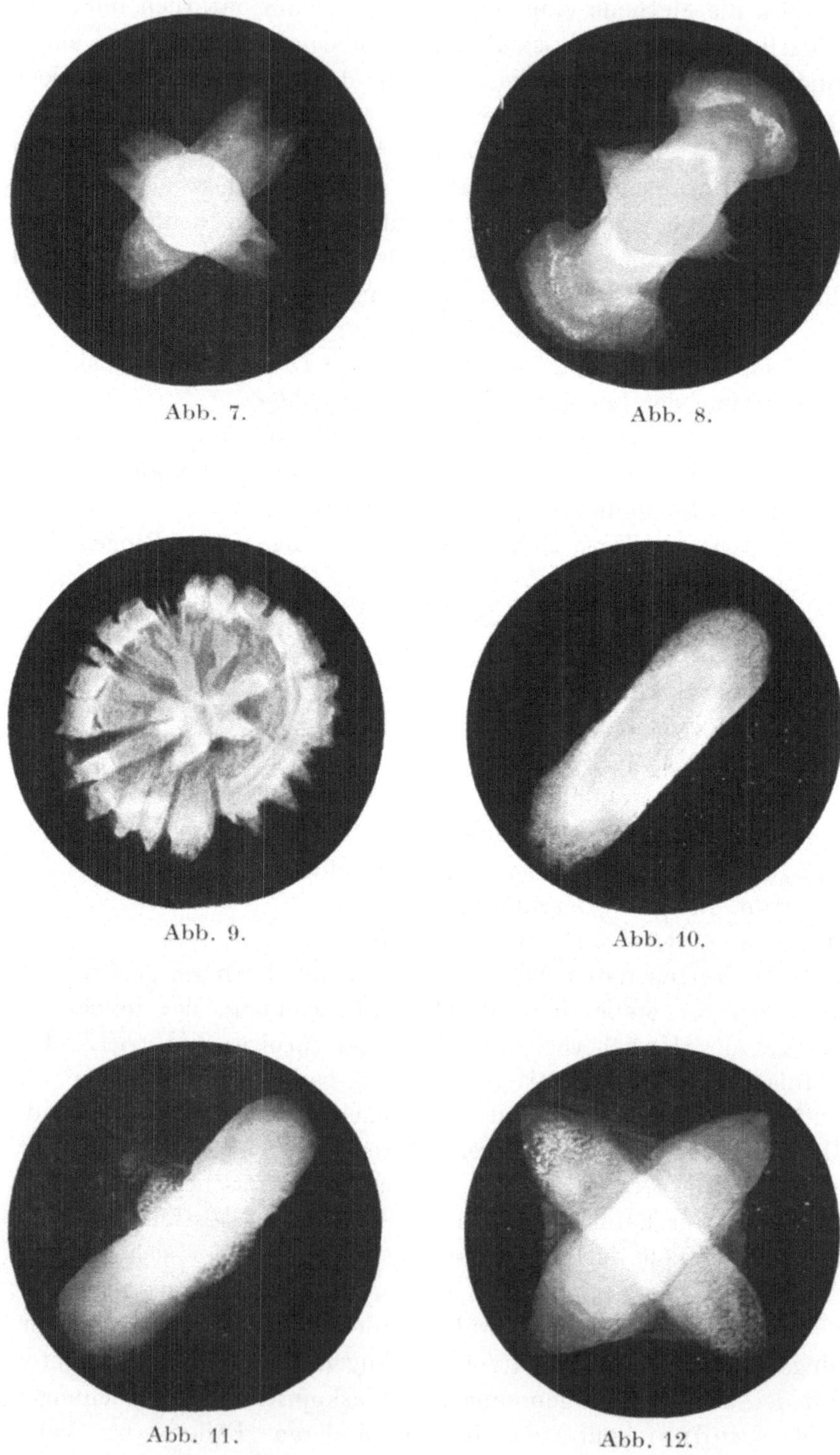

Abb. 7.

Abb. 8.

Abb. 9.

Abb. 10.

Abb. 11.

Abb. 12.

skiaskopische Untersuchung gemacht wurde, erhielt ich, wenn ich nach Ergebnissen dieser Methode korrigierte, die best erreichbare Sehschärfe.

Vor allem ist die Methode sehr rasch ausführbar und einfach und eignet sich besonders zu schnellen Orientierungen oder Bestätigungen objektiv gefundener Resultate.

Als Mängel kann man die Unmöglichkeit ihrer Anwendung bei Farbenblinden, zentralen Skotomen und entrundeten Pupillen anführen. Aphakische geben nur dann brauchbare Angaben, wenn ihre Hm nicht über 7 D hinausreicht.

LI.

Ein bewegliches Modell zur Erklärung der skiaskopischen Strahlenbewegung.

Von

R. Krämer (Wien).

Mit 5 Textabb.

Als Hugo Wolff im Jahre 1903 seine grosse Monographie über die Skiaskopietheorie schrieb, konnte er feststellen, dass sich in der Literatur bis zu diesem Zeitpunkt schon an 200 Erklärungen der Schattenprobe vorfinden; und in dem folgenden Viertelsäkulum bis heute sind noch genug neue hinzugekommen. Wenn ich auch nicht behaupten will, alle diese Erklärungen seien mir bekannt, so kann ich doch ruhig sagen, dass ich von der ersten, im Sinne von Landolt von Mengin (1878) gebrachten Erklärung bis zu der zuletzt erschienenen, mit der sich Landolt in seinem Schwanenlied wieder mit seinem Lieblingsthema befasst (1927), mehr als 50 Arbeiten über die Theorie der Schattenprobe kenne, die sich alle bemühen, den Leser in das Verständnis der Skiaskopie einzuführen. Gibt es denn da wirklich immer wieder neues zu entdecken, dass immer wieder Neubearbeitungen nötig werden? Keineswegs; nicht das, was erklärt werden soll, ist neu, sondern es handelt sich immer wieder nur um das „Wie", immer wieder nur um einen neuen Weg, der sich zur Einführung in das dem Anfänger schier unerforschliche Gebiet gangbarer erweisen soll. Denn die Skiaskopie dem optisch wenig Geschulten begreiflich machen zu wollen, ist ein fast hoffnungsloses Beginnen, und je mehr an optischem Denken bei dem Schüler vorausgesetzt wird, je linienreicher die verwendeten Figuren sind, um so hoffnungsloser ist es. Das hat ja selbst so erfahrene Erklärer wie Landolt und Wolff veranlasst, „vereinfachte" Umarbeitungen ihrer Theorien erscheinen zu lassen, ohne damit mehr Verständnis zu finden. Ich habe mich selbst bemüht, die vereinfachte Erklärung von Landolt und die originelle und geistreiche Erklärung von Márquez, die keinerlei Figuren erfordert, im Unterricht zu versuchen, habe aber auch nicht durchdringen können.

Das Ende aller dieser Bestrebungen scheint nur zu sein, dass die Erklärung der Schattenprobe aus den Lehrbüchern mehr und mehr verschwindet und dass Tausende von Augenärzten diese Methode als eine der wichtigsten und erfolgreichsten in ständigem Gebrauch haben, ohne mehr als eine nebelhafte Vorstellung von dem zu besitzen, was dabei eigentlich vorgeht.

Da wir in Wien seit dem Ausbau der Zylinderskiaskopie durch unseren Kollegen, Prof. Lindner, an der Verbreitung der Schattenprobe besonders interessiert sind, empfinden wir es besonders peinlich, dass wir in der theoretischen Unterweisung hinter der praktischen zurückbleiben sollen. Das Unterrichtsmodell des skiaskopischen Strahlengangs, das ich heute Ihrem Urteil unterbreiten möchte, soll bestimmt sein, diesem Übelstand abzuhelfen, indem es den Lehrer instand setzt, nicht nur die Grundlagen der Skiaskopietheorie in sinnfälliger Weise vorzuführen, sondern auch in das Verständnis der zwei bekanntesten Erklärungen, der von Wolff und Landolt, die ja ziemlich ähnlich sind, hineinzuleiten, also gewissermaßen eine „Erklärung der Erklärungen" zu geben.

Bevor ich auf das Modell selbst eingehe, muss ich gerechterweise erwähnen, dass die Idee, die Vorgänge der skiaskopischen Strahlenbewegung durch ein mechanisches Modell zu erläutern, keineswegs neu ist. Schon im Jahre 1899 hat Neustätter auf dem internationalen Kongress in Utrecht bewegliche Tafeln vorgeführt, die später im Verlag von Lehmann erschienen sind; sie scheinen ganz in Vergessenheit geraten zu sein. Und eine Arbeit von M. Dufour aus dem Jahre 1921 erwähnt, dass sich der Autor beim Unterricht eines Modells bedient, das aus gelenkig verbundenen Stäben besteht, die die Strahlen repräsentieren; mehr darüber konnte ich leider trotz persönlicher Anfrage nicht erfahren[1]).

---

[1]) Auf der Heidelberger Tagung hat mich Herr Prof. Scheerer darauf aufmerksam gemacht, dass auch der von uns allen so betrauerte Prof. Henker gelegentlich eines Brillenkurses in Tübingen die Schatten-

Da mein Modell zur Demonstration in einem grossen Hörsaal bestimmt ist, musste es in entsprechend grossen Maßen hergestellt werden; das Brett, auf dem die beweglichen Teile montiert sind, misst 150:80 cm.

Bei der Beurteilung der Strahlenbewegung ist von zwei Vereinfachungen Gebrauch gemacht worden. Die erste besteht in Übereinstimmung mit den neueren Autoren darin, dass aus dem Leuchtfeld auf der Netzhaut des untersuchten Auges ein einzelner Punkt herausgegriffen wird, als ob das Leuchtfeld auf einen Punkt konzentriert werden könnte. Die zweite Vereinfachung besteht in der Anwendung des Gesetzes der Projektion für das Beobachterauge, das uns sagt, dass wir einen Gegenstand in die Richtung verlegen, von der aus unser Auge Licht empfängt. Wir ersparen uns dadurch, den Gang der Lichtstrahlen im Beobachterauge zu verfolgen und uns mit der Abbildung der untersuchten Pupille im Beobachterauge zu beschäftigen. Wir setzen vielmehr als selbstverständlich voraus, dass uns z. B. der linke Teil der untersuchten Pupille zu leuchten scheint, wenn die von dort stammenden Strahlen in unser Auge treten. Da obendrein in dem Modell, entsprechend den gewöhnlichen tatsächlichen Verhältnissen, das Spiegelloch kleiner ist als die Beobachterpupille, werden alle Erwägungen auf das Spiegelloch zu stützen sein: Strahlen, die das Spiegelloch durchsetzen, treten eo ipso in das Auge des Beobachters.

Das Auge des Untersuchten dagegen spielt eine Rolle, die durch nichts substituiert werden kann; es ist daher in grossen Maßen — mit einem Durchmesser von 50 cm — gezeichnet; in vollem Umfang und mit einer Pupillenweite, die der maximalen Mydriasis entspricht. Dagegen sind optische Details und Kardinalpunkte weggelassen, da die Schattenprobe durch das Modell auf der Basis der Strahlenbegrenzung, nicht des Strahlenganges, erklärt wird.

Der vor dem nur mit seiner vorderen Hälfte markierten, Beobachterauge B (Abb. 1) stehende ebene Augenspiegel S entwirft von der Ophthalmoskopierlampe L_1 das virtuelle Bild in L_2.

Es braucht wohl kaum hervorgehoben zu werden, dass in dem Modell L_2 zu L_1 nicht konjugiert wäre; L_2 ist natürlich viel tiefer unten zu denken und musste nur verlagert werden, um nicht über den Rahmen hinauszugehen; ein durch den Punkt L_2 gezogener, nach unten gerichteter Pfeil deutet das an. L_2, die sekundäre

___

probe an der Hand eines auf den konjugierten Strahlenräumen basierten Modelles erklärt hat; eine Publikation darüber scheint nicht erschienen zu sein.

Lichtquelle, wurde aber mit gutem Grund nicht weggelassen; es soll nämlich gezeigt werden, dass in jeder Phase der Schattenprobe das Leuchtfeld auf der Retina, die Mitte der untersuchten Pupille und die sekundäre Lichtquelle auf einer Geraden liegen, dass der Achsenstrahl des austretenden wirksamen Büschels immer auf die sekundäre Lichtquelle gerichtet ist.

Das von der sekundären Lichtquelle ausgehende und von der Iris des untersuchten Auges abgeblendete Lichtbüschel tritt als wirksames Büschel durch die Pupille (Pup) des untersuchten

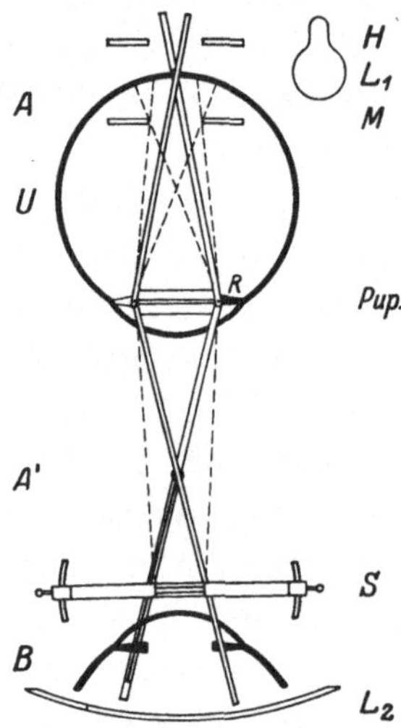

Abb. 1.
Myopische Einstellung.
Mittelstellung.

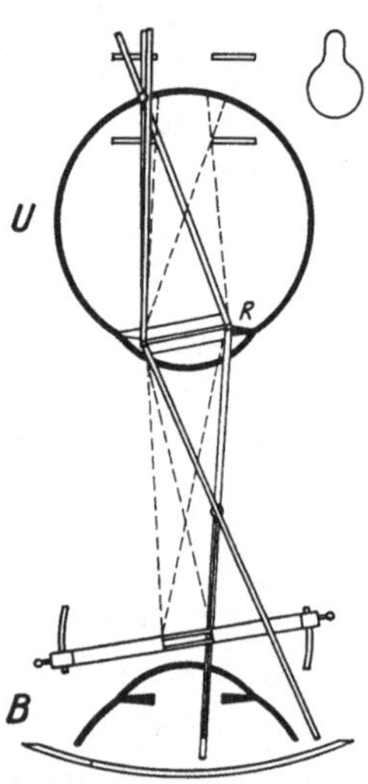

Abb. 2.
Myopische Einstellung.
Aufleuchten des rechten
Pupillenrandes.

Auges U und bildet auf dessen Netzhaut im allgemeinen einen Zerstreuungskreis, das Leuchtfeld, das, wie gesagt, in dem „Leuchtpunkt" A — im Modell rot — kontrahiert angenommen ist. Das nunmehr von A ausgehende, reflektierte und zunächst divergente Büschel tritt nach neuerlicher Abblendung durch die Pupille aus; in seiner Richtung auf die sekundäre Lichtquelle L_2, in seiner Vergenz aber auf den Fernpunkt A' zielend. Von diesem ausfallenden wirksamen Büschel sind die Randstrahlen durch 1 cm breite Messingspangen, links rot, rechts blau dargestellt; der Fernpunkt A' kann in Schlitzen je nach der darzustellenden optischen Einstellung (relative Myopie, neutrale Einstellung, relative Hypermetropie) verschoben werden. Abb. 1, 2, 3 und 4 zeigen diese drei Einstellungen.

Durch einen einfachen, auf der Rückseite angebrachten
Mechanismus werden zugleich mit dem Spiegel die sekundäre
Lichtquelle und das wirksame Büschel in Bewegung gesetzt, so
dass die skiaskopischen Vorgänge sofort verständlich werden;
wenn nämlich bei der Bewegung des Spiegels das wirksame Büschel
auf dem Spiegel hin und her pendelt, tritt es in Beziehung zum
Spiegelloch, und auf diese Weise sondert sich aus dem wirksamen
Büschel das „skiaskopische" aus, nämlich der Teil des wirksamen
Büschels, der durch die untersuchte Pupille und das Spiegelloch

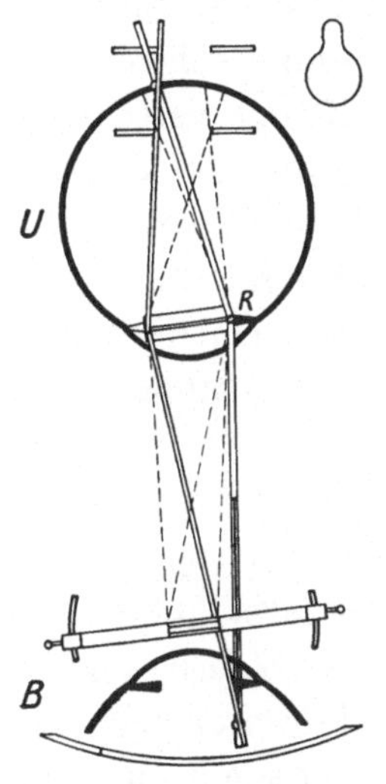
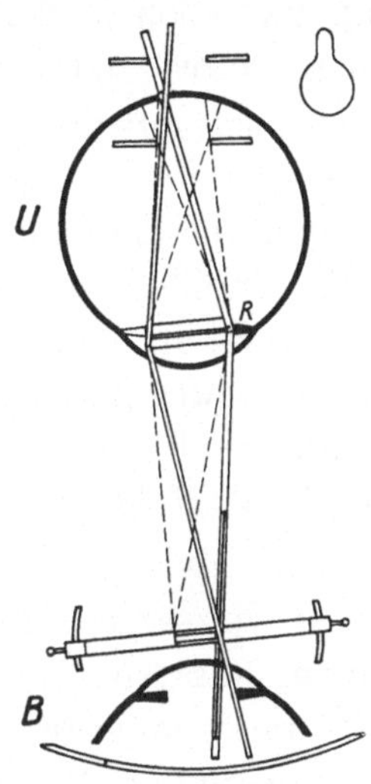
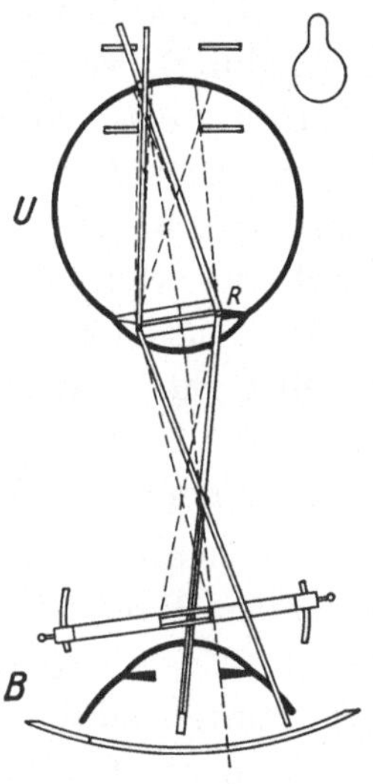

<table>
<tr><td align="center">Abb. 3.
Hypermetropische Ein-
stellung. Aufleuchten des
linken Pupillenrandes.</td><td align="center">Abb. 4.
Neutrale Einstellung.
Aufleuchten der ge-
samten Pupille.</td><td align="center">Abb. 5.
Myopische Einstellung
Vignettierung d. wirks.
Büschels, Aussonderung
des skiaskop. Büschels.</td></tr>
</table>

tritt. Nur der Teil der Pupille, der von diesem skiaskopischen
Büschel eingenommen wird, erscheint uns rot; in j e d e r Phase der
Schattenprobe aber sendet die untersuchte Pupille i n i h r e r
g a n z e n B r e i t e Licht aus; die dunklen Teile e r s c h e i n e n
nur schwarz, weil das ihnen entströmende Licht nicht in das
Spiegelloch gelangt. Da in diesem Punkt die meisten Miss-
verständnisse vorkommen, wurden die tatsächlichen Licht-
verhältnisse dadurch angedeutet, dass die ganze Pupille des untersuchten Auges von einer „roten" Kupferspange durchsetzt ist.

Wir drehen den Spiegel nach links. Die sekundäre Lichtquelle
wandert nach rechts, der Leuchtpunkt nach links. Das Beobachterauge sieht die leuchtende Pupille schwarz, weil das ganze wirksame

22*

Büschel auf den Spiegel fällt und kein Teil durch das Loch tritt; bei dieser Stellung gibt es kein skiaskopisches Büschel. Drehen wir aber den Spiegel nunmehr von l i n k s nach r e c h t s, so sehen wir (Abb. 2), dass bei der myopischen Einstellung der erste Strahl, der in das Spiegelloch eintritt, jener ist, der von dem r e c h t e n Rand der Pupille stammt, dass also das Licht in der Pupille des untersuchten Auges „gegensinnig" zu wandern scheint. Die Abbildung 3 zeigt die analogen Verhältnisse bei relativ hypermetropischer Einstellung und die dabei auftretende „gleichsinnige" Wanderung. Liegt, wie in Abbildung 4, der Fernpunkt eben in der Spiegelebene (neutrale Einstellung), so sieht man sofort, dass die Pupille schwarz erscheinen muss, so lange er sich auf der Spiegelfläche verschiebt; in dem Augenblick aber, wo der Fernpunkt den Rand des Spiegellochs erreicht, treten Strahlen aus dem ganzen Bereich der Pupille durch das Spiegelloch, die Pupille leuchtet auf einmal in ihrer ganzen Ausdehnung. Man versteht jetzt, dass bei neutraler Einstellung eine skiaskopische Bewegung im engeren Sinne nicht existieren kann: die Pupille erscheint dem Beobachter entweder schwarz oder rot, der Wechsel erfolgt urplötzlich.

Die Grösse des Winkels zwischen den in das Spiegelloch tretenden Randstrahlen des wirksamen Büschels lässt auch ohne weitere Erklärung erkennen, dass die scheinbare Lichtbewegung in der untersuchten Pupille um so langsamer ist, je weiter man sich von der neutralen Einstellung befindet. Und es bleibt somit nur noch ein Symptom zu erwähnen, das des Flacherwerdens der Lichtbegrenzung bei der Annäherung an die neutrale Einstellung; die Erklärung dieser Erscheinung muss das Modell schuldig bleiben. Denn der Grad der Krümmung des begrenzenden Konturs hängt von der Vergrösserung ab, unter der der untersuchte Fundus abgebildet wird: eine Vergrösserung aber gibt es nicht, solange das Leuchtfeld ein Punkt ist, wie wir es angenommen haben. Die Vorteile, die die Vereinfachung gebracht hat, müssen eben auch hier mit Nachteilen erkauft werden; das mag aber in diesem Punkte um so leichter ertragen werden, als gerade dieser Erscheinung die geringste Bedeutung zukommt.

––––––––––

Da der Spiegel und das Spiegelloch im Objektraum des untersuchten Auges liegen, werden sie je nach der optischen Einstellung dieses Auges vor, hinter oder auf dessen Netzhaut abgebildet (Abb. 1, M und H; die Abbildung auf der Netzhaut ist in der Repro-

duktion nicht zum Ausdruck gekommen). Die Abbildung des
Spiegellochbildes an Stelle des Loches selbst benützen sowohl
Wolff als Landolt in ihren Erklärungen, so dass das Modell auch
zur Erläuterung dieser Erklärungen dient. Lediglich zur Vermeidung
von allzuviel Linien beschränkt es sich für alle Details auf den Fall
der Myopie; auf die Abgrenzung des skiaskopischen Gesichtsfelds für
die neutrale und relativ hypermetropische Einstellung wurde verzichtet. Verbindet man einen Pupillenrand mit dem gegenüberliegenden äusseren Rand des Spiegelbildes und ebenso den anderen,
so grenzt sich auf der Netzhaut ein Bezirk, das Leuchtfeld, ab, aus
dem allein Strahlen in die untersuchte Pupille gelangen können;
verbindet man die Ränder der Pupille mit den Rändern des Spiegellochbildes gerade und überschnitten, so teilt man das Leuchtfeld
in drei Teile, eine zentrale Scheibe und zwei konzentrische Kreis-
ringe. Die Bedeutung dieser drei Zonen wird mit Hilfe unseres
Modelles sofort klar, wenn man den Leuchtpunkt in eine der drei
Zonen bringt und die Lage des wirksamen Büschels zum Spiegel
und zum Spiegelloch untersucht. Solange der Leuchtpunkt sich im
äusseren Kreisring bewegt, fallen alle Strahlen auf die Spiegelfläche, sowie sie in der Abbildung des Spiegels das Spiegelloch nicht
berühren; in diesem Teil des Leuchtfelds gibt es also noch kein
skiaskopisches Büschel, die Pupille erscheint dem Beobachter
schwarz. Liegt dagegen der Leuchtpunkt im inneren Kreisring
oder in der zentralen scheibenförmigen Zone, so treten Strahlen
durch das Bild des Spiegellochs, d. h. durch das Loch selbst. Diese
beiden Zonen bilden daher das skiaskopische Gesichtsfeld; vom
inneren Teil des skiaskopischen Gesichtsfeldes aus tritt das ganze
Büschel durch das Loch, die ganze Pupille erscheint rot. Die
Erscheinung der Licht- oder Schattenwanderung, die wir für die
Skiaskopie brauchen, tritt nur ein, wenn sich der Leuchtpunkt im
mittleren Kreisring, im äusseren Teil des skiaskopischen Gesichtsfeldes befindet. Dann treten die Strahlen zum Teil durch das
Spiegellochbild, zum Teil nicht, die Pupille erscheint uns teilweise
rot, teilweise schwarz. Das wirksame Büschel wird durch den
Rand des Spiegellochbildes, d. h. durch das Spiegelloch selbst
teilweise abgeblendet, vignettiert, und diese Vignettierung gibt in
ihrer veränderlichen Grösse die Erscheinung, die wir Licht- oder
Schattenwanderung nennen und die das Wesen der Skiaskopie
ausmacht. Salzmann definiert daher mit Recht die Schattenprobe
als die Ausnützung der Vignettierung des wirksamen Strahlenbüschels zur Refraktionsbestimmung.

Durch die Untersuchung dieser Verhältnisse an unserem Modell ist es leicht verständlich, dass es offenbar gleichgültig ist, ob man die Vignettierung des Strahlenbüschels an dem Spiegelloch selbst oder an dessen Bild im untersuchten Auge entstehen lässt. Sowohl Wolff (in seiner letzten Publikation) als Landolt (in seiner „vereinfachten Erklärung") studieren die Vignettierung an dem Lochbild im Auge. Wolff untersucht, welcher Teil des wirksamen Büschels durch das Spiegellochbild geht und wie dieser Teil weiter in der untersuchten Pupille liegt; er führt also auf den rot erscheinenden Teil der untersuchten Pupille. Landolt dagegen lässt das wirksame Büschel die ganze Pupillenbreite erfüllen, was es ja tatsächlich tut, und blendet durch das Spiegellochbild jenen Teil ab, der, in die Pupille projiziert, das scheinbare „Schwarz" ergibt.

Das Modell unterstützt das Verständnis dieser Dinge in folgender Weise: An dem Leuchtpunkt kann eine dünne weisse Schnur befestigt werden (Abb. 5, F), die mit Hilfe einer kammartigen Zahnleiste, die auf der Kupferplatte in der untersuchten Pupille aufgelötet ist (in den Abbildungen eine dunkle Querlinie), an jeder Stelle der Pupille festgemacht werden kann. Steht der Leuchtpunkt an irgend einer Stelle des äusseren skiaskopischen Gesichtsfeldes, so braucht man den Faden nur über den Rand des Spiegellochbildes zu spannen, um sofort zu sehen, welcher Teil der Pupille schwarz, welcher rot erscheinen muss; was dabei tatsächlich vorgeht, zeigt sich, wenn man die Schnur weiter über den Fernpunkt zieht: der Teil des Strahlenbüschels, der dem roten Teil der Pupille zugehört, tritt eben auch wirklich durch das Spiegelloch, während der andere Teil auf den Spiegel selbst fällt.

Es kann schliesslich mit Hilfe unseres Modells noch eine Subtilität demonstriert werden, auf die Landolt aufmerksam gemacht hat. Im zentralen Teil des skiaskopischen Gesichtsfeldes darf nämlich das Leuchtfeld nicht ein Punkt sein, sondern es muss eine gewisse Ausdehnung haben, soll nicht ein ganz ungewöhnliches Bild in der Pupille zu sehen sein. Bei Annahme eines richtigen Leuchtpunktes würden nämlich nur die mittleren Teile der Pupille leuchtend, die Randteile dunkel erscheinen. Spannt man zwei Schnüre von den Rändern des Spiegelloches über den Fernpunkt in die untersuchte Pupille und klemmt sie dort fest, so sieht man an dem Strahlenverlauf, dass alle aus den Randteilen stammenden Strahlen zu beiden Seiten auf den Spiegel selbst fallen und nur aus dem Teil der Pupille, der zwischen den beiden Schnüren liegt, Strahlen in das Spiegelloch gesendet werden.

Damit hoffe ich gezeigt zu haben, dass dieses Modell der skiaskopischen Strahlenbewegung in der Tat geeignet sein könnte, durch seine Vielseitigkeit und Anschaulichkeit das Verständnis der skiaskopischen Vorgänge sehr zu erleichtern und eine Bereicherung unserer Unterrichtsbehelfe zu bilden.

Die Ausführung des Modells hat die optische Werkstätte von A. Schwarz in Wien IX, Spitalgasse 3, besorgt.

Aussprache.

Herr Erggelet:

Wer das schöne Gerät des Herrn Krämer nicht besitzt, kann auch ohne dieses den Vorgang der Schattenprobe in seinen Grundzügen jedem Neuling ganz leicht klar machen. Man beschränkt sich auf die Strahlen des Luftraumes zwischen dem Auge des Untersuchten und dem des Beobachters, betrachtet nur einen leuchtenden Punkt des Feldes, lässt das Spiegelloch und die Beobachterpupille in eine Öffnung zusammenfallen, und der Schüler braucht dann nur zu wissen, dass der Fernpunkt bei verschiedenen Brechungzuständen verschiedene Entfernung von der untersuchten Pupille haben kann. Befestigt man mit Heftpflaster an der Tafel zwei Fäden, Holz- oder Metallstäbchen, als Verkörperung der aus der untersuchten Pupille austretenden Randstrahlen jeweils am Ort des Pupillenrandes des Prüflingsauges, so kann man das „Lichtbündel" über die Beobachterpupille hinüberführen entsprechend der Bewegung des Bündels bei der Spiegeldrehung, und die verschiedenen Brechungszustände dadurch nacheinander vorführen, dass man dabei die beiden Drähte mit zwei Fingern an den verschiedenen Fernpunktslagen der entsprechenden Stellen zusammenfasst.

LII.

Conjunctivitis hyperplastica lymphoadenoides diffusa und ihre Beziehung zu Trachoma verum, Conjunctivitis plasmacellularis und vernalis.

Von

C. Pascheff (Sofia).

Mit 4 Textabb.

Die Pathologie der Bindehaut ist noch nicht vollständig durchgearbeitet.

Nach meiner Entdeckung der Bindehautplasmonen, nach meinen Arbeiten über das Wesen des Trachoma corneae und die Conjunctivitis hyperplastica hyaliniformis bitte ich heute, Ihre Aufmerksamkeit auf die diffuse, lymphoadenoide Hyperplasien der Bindehaut in Beziehung zum Trachoma verum lenken zu dürfen.

Die 49 Jahre alte E. P. aus Petrograd erzählt, dass sie im Juni 1911 mit einem Stein an den äusseren Rand der rechten Orbita gestossen wurde.

Die Wunde war geschwollen und die Entzündung hat noch einen Monat gedauert. Anfang September desselben Jahres hat sie eine rote Fleischverdickung zwischen dem unteren Lid und dem Bulbus bemerkt. Diese Entdeckung hat die Kranke nicht beunruhigt, deswegen hat sie ärztliche Hilfe erst nach zwei Monaten gesucht.

Der Arzt hat Trachom diagnostiziert. Das linke Auge blieb gesund. Sie wurde zwei Monate mit Argentum nitricum und Cuprum sulfuricum behandelt.

Der Arzt starb und die Kranke wendete sich an Prof. Belarminoff. Dieser hat kein Trachom gefunden, sondern eine „Verdickung, die sich oft bei dem Bindehautkatarrh bildet". Sie wurde weiter von Prof. Selenkowsky (Assistent von Prof. Belarminoff) behandelt.

Während fünf Monaten wurde die Kranke mit Cuprum sulfuricum-Stift behandelt, aber erfolglos.

Im Jahre 1913 hat der behandelnde Arzt die Verdickung exzidiert; im Jahre 1915 hat er wegen Rezidivs eine zweite und im Jahre 1917 eine dritte Operation gemacht.

Im April 1923 kam die Patientin zu mir nach Sofia.

Die Patientin ist von mittlerer Körpergestalt und gut entwickelt. Die Untersuchung in der inneren Klinik in Sofia ergab keine Veränderungen. Der Urin war normal. WaR. war negativ. Die Blutuntersuchung ergab:

rote Körperchen	4 370 000
weisse Körperchen	7 250
Polynukl. St.-Kern	5,5
Polynukl. Seg.-Kern	49,0

Lymphozyten	39,5
Mononukl.	3,50
Myelozyten	0,50
Mastzellen	1,00
Eosinoph.	1,00

Die roten Körperchen sind ohne Veränderungen.

Status praesens oc. dex. (Abb. 1).

Das obere Lid ist heruntergefallen (Abb. 1a). Das Auge tränt. Nach Umstülpung des unteren Lides (Abb. 1b) bemerkt man eine fleischige granulöse Verdickung, die den unteren Fornix erfüllt. Ihre Oberfläche ist leicht vaskularisiert, ungleich und glänzend.

Die Verdickung umfasst die sklerale Bindehaut und nähert sich auf 3 bis 4 mm dem unteren Limbus.

Nach Umstülpung des oberen Lides sieht man eine ähnliche, aber viel grössere Verdickung in dem oberen Fornix.

Auch hier umfasst diese Verdickung die tarsale und sklerale Bindehaut und nähert sich auf 2 bis 3 mm dem oberen Limbus.

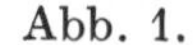

Die Verdickungen sind besonders gut entwickelt in der Gegend der inneren und äusseren Enden des oberen Fornix.

Die Hornhaut ist normal. Die Linse zeigt eine mittelentwickelte Cataracta coerulea. Der Fundus des Auges ist ganz normal.

Visus = $^6/_8$.

Die bakteriologische Untersuchung der Bindehaut ist erfolglos geblieben.

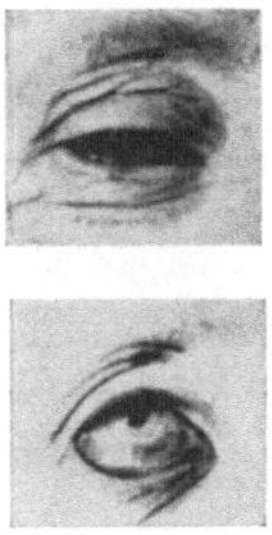

Abb. 1.

Das linke Auge ist normal, mit Ausnahme der Linse, die an Cataracta coerulea leidet.

Operation.

Die Verdickungen des oberen und unteren Fornix wurden exzidiert.

Die Stücke wurden in absolutem Alkohol fixiert, gehärtet und in Zelloidin eingebettet. Die Schnitte wurden verschieden gefärbt.

Die histologische Untersuchung ergab:

Bei schwacher Vergrösserung bemerkt man, dass die Bindehaut stark verdickt und ungleich ist. An einigen Stellen ist sie stark von zahlreichen Lymphozyten infiltriert (Abb. 2a), und an anderen sieht man eine starke Wucherung des Bindegewebes mit neugebildeten Gefässen (Abb. 2b).

Bei stärkerer Vergrösserung scheint das Epithel an einigen Stellen stark verdünnt und abgefallen, an anderen gut erhalten zu sein. Die stark infiltrierten Herde sind von proliferierenden Lymphozyten durchsetzt.

Die letzteren aber bilden keine echten, gut begrenzten Follikeln. Sie sind im Gewebe zerstreut und von dem stark gewucherten Bindegewebe getrennt.

*

Die Kranke verliess ganz gebessert das Spital.
Am 24. März 1927 kam sie wieder zu mir.

Innerlich war sie ganz gesund. Die Blutuntersuchung ergab:

St.-Kern   3
Seg.-Kern   57
Lymphobl.   1
grosse Lymph.   10
kleine Lymph.   23
Mononukl.   4
Eosinoph.   2
weisse Blutköperchen   5320

Das rechte Auge:

Die fleischigen Verdickungen sind von neuem aufgetreten und stören seit einiger Zeit wieder.

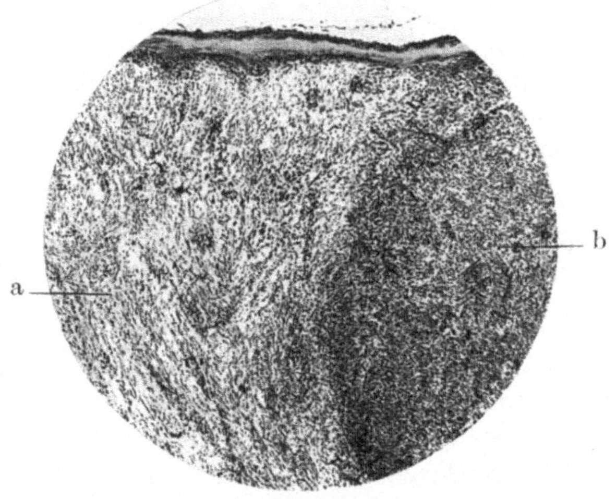

Abb. 2.

Das obere Lid hängt wiederum stark herab.

Nach Umstülpung des unteren Lides sieht man, dass die ganze Bindehaut des unteren Fornix verkürzt und verdickt ist. Die Verdickung umfasst auch die Bindehaut des Tarsus und auch diejenige der Sklera bis zu dem Limbus.

Die Verdickung ist fleischig, ungleich, etwas granulös und reich an oberflächlichen Gefässchen.

Nach Umstülpung des oberen Lides bemerkt man, dass die Bindehaut des oberen Fornix ganz verkürzt und mit der Bindehaut der oberen Hälfte des Bulbus stark zusammen verdickt ist.

Diese fleischige Verdickung hat eine graurötliche Farbe, über welcher zahlreiche rötliche granulöse Bildungen zu sehen sind.

Die Hornhaut ist normal.

Das Innere des Auges ist auch normal.

$$\text{Visus} = {}^6/_8.$$

Die Bindehaut des linken Auges ist ganz gesund.

Die grösste Verdickung des oberen Fornix und der oberen Hälfte der Sklera wurde exzidiert (Abb. 3).

Als die Sklera oben ganz entblößt wurde, habe ich sie mit Schleimhaut von der Lippe bedeckt. Die Stücke wurden in Formalin fixiert, in Alkohol gehärtet und im Paraffin eingebettet. Die Schnitte wurden verschieden gefärbt. Im Schnitt hat die Verdickung eine Länge von 11 mm und eine Breite von ungefähr 4 mm.

Die histologische Untersuchung ergab:

Bei schwacher Vergrösserung bemerkt man, dass die ganze fleischige Verdickung stark zellulär infiltriert und reich an neugebildeten Gefässen ist (Abb. 4). Bei stärkerer Vergrösserung sieht man, dass das Epithel sehr abgeplattet und an mehreren Stellen ganz abgefallen ist.

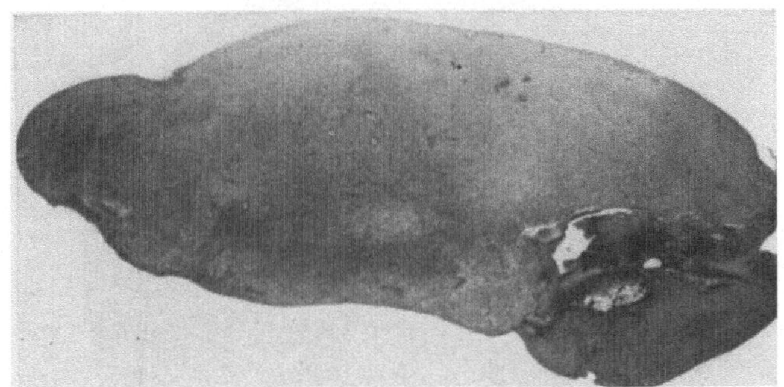

Abb. 3.

Die Verdickung hat eine adenoide Struktur, deren Maschen von stark proliferierenden Lymphozyten erfüllt sind.

Die letzteren bilden keine scharf begrenzten Keimzentren; sie sind meist im Gewebe diffus zerstreut.

Hier und da liegen sie in kleinen, lymphoblastischen Herden (Abb. 4a). Lebersche Zellen sind sehr selten zu sehen.

Neben den Lymphozyten sind viele Mastzellen mit runden oder ovalen Kernen und nach Giemsa blass gefärbten Körnchen zu sehen.

Die Mastzellen beobachtet man am meisten in der fibrösen Schicht der Bindehaut.

Den Eosinophilen begegnet man sehr selten. An nach Giemsa gefärbten Schnitten sieht man deutlich, dass die Kerne der Lymphozyten nicht gleichmäßig gefärbt sind. Meistens sind sie sehr blass, besonders die Lymphoblasten.

Die Verdickung ist sehr reich an neugebildeten Gefässen, in deren Lumen man einige polynukleäre Leukozyten und Lymphozyten sieht. Ihre endothelialen Zellen sind stark gewuchert.

Die lymphozytäre Infiltration reicht bis zum Epithel und ist nicht von dem letzteren, wie gewöhnlich bei Trachom, durch eine plasmazellulare Schicht getrennt.

Das Bindegewebe ist sehr wenig entwickelt und bildet feine Maschen, die von Lymphozyten und Lymphoblasten gefüllt sind.

Aus allem bis jetzt Gesagten sehen wir deutlich, dass es sich um eine **diffuse lymphatische rezidivierende Hyperplasie der Bindehaut** handelt.

Die Diagnose Trachom wurde von einigen Ärzten gestellt, von anderen nicht.

Merkwürdig sind 1. die zahlreichen Rezidive, wegen deren die Kranke in einer Periode von 16 Jahren fünfmal operiert wurde, 2. die Abwesenheit der gewöhnlichen trachomatösen Follikeln und

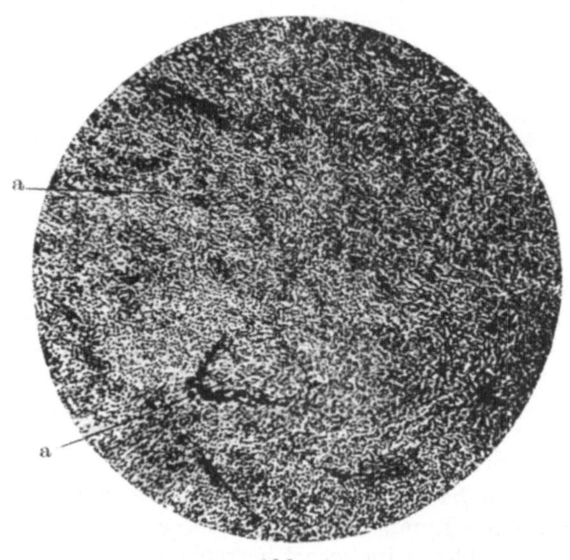

Abb. 4.

3. die Lokalisation der Krankheit während 16 Jahren immer auf demselben Auge.

Die lymphatische Hyperplasie hat auch die sklerale Bindehaut bis zum Limbus infiltriert und die Fornices stark verdickt und abgeplattet.

Infolgedessen war die sklerale Bindehaut so gleichmäßig infiltriert und oberflächlich vaskularisiert, dass sie, im Gegensatz zu den follikulären (miliaren) Formen des Trachoms der skleralen Bindehaut, an die plasmazellulare Konjunktivitis erinnerte.

Histologisch aber zeigte diese Hyperplasie lymphoadenoide Struktur, reich an stark proliferierenden Lymphozyten.

Hier und da bildete die lymphozytäre Infiltration lymphoblastische Herde.

Nirgends sind gut entwickelte und begrenzte echte Follikel zu sehen.

Trotz der langen Dauer und der zahlreichen hyperplastischen rezidivierenden Wucherungen war die Krankheit immer auf demselben Auge lokalisiert und die Hornhaut nicht infiltriert.

Das linke Auge war immer normal. Die Blutuntersuchung ergab: Lymphozytosis.

Was ist das Wesen dieser chronischen Bindehauthyperplasie?

a) Das Blutbild zeigt eine Lymphozytosis, aber nach mehrmaligen Blutuntersuchungen bei Trachom (besonders bei Familientrachom) wurde dieselbe Lymphozytosis gefunden. Hier werde ich die Resultate der Blutuntersuchung des Familientrachoms in Kürze darlegen. Die Untersuchungen wurden in der inneren Klinik (Direktor: Prof. Dr. Molloff) von dem Assistenten Dr. Klein gemacht.

Die Blutuntersuchung des I. Familientrachoms ergab:

Mutter, 35 jährig (Diagnosis: Trachoma chronicum, Pannus trachomatosus, Xerophthalmus)	Tochter, 14 jährig (Trachoma granulosum mit Follikeln auf dem oberen Limbus)
St.-Kern 2,4	4,0
Seg.-Kern 42,8	42,5
Eosinoph. 4,4	5,0
grosse Lymphozyten . 6,8	3,0
Lymphozyten 39,6	45,0
Rieder Form 0,42	0,5
Weisse Blutkörperchen 6750,0	7250,0
Rote Blutkörperchen normal	normal
Diagnosis . . . . . . Lymphozytosis	Lymphozytosis

Die Blutuntersuchung des II. Familientrachoms ergab:

Mutter, 27 jährig (verdächtig auf Trachom)	Tochter, 8 jährig (grosse granulöse Verdickungen auf dem Fornix)
St.-Kern 1,50	1,50
Seg.-Kern 54,0	43,0
Eosinoph. 7,5	4,5
Mononukl. 2,5	4,0
grosse Lymphozyten . . . 6,0	3,0
Lymphozyten 28,5	43,0
Lymphoblasten . . . . . . —	0,5
Rieder Form . . . . —	0,5
Weisse Blutkörperchen . . 6700	8400
Relative Lymphozytosis	Lymphozytosis

Blutuntersuchung des III. Familientrachoms:

Mutter, 50jährig (mit Pannus trachomatosus)		Sohn, 10jährig
St.-Kern	3,00	4,50
Seg.-Kern	62,00	55,00
grosse Lymphozyten	17,00	6,50
kleine Lymphozyten	14,00	22,00
Mononukl.	1,0	3,00
Lymphoblasten	—	0,50
Rieder Form	—	1,00
Plzellen	—	0,50
Eosinoph.	3,0	—
Weisse Blutkörperchen	8 700	8 100

Noch interessanter ist die IV. Blutuntersuchung. Die Mutter wurde als junges Mädchen jahrelang wegen Keratoconjunctivitis lymphatica behandelt. Ihr linkes Auge wurde enukleiert. Nach Jahren kam sie wieder mit einem echten gut entwickelten Trachoma verum an beiden Augen, aber besonders an dem linken Auge.

Ihre Tochter litt auch an Trachom mit Follikeln auf dem Limbus.

Blutbefund des IV. Familientrachoms:

Mutter, 35jährig, mit zahlreichen granulösen Granulationen an dem linken enukleierten Auge. Trachoma granulosum mit Pannus trachomat. an dem rechten Auge		Tochter, 4jährig, mit trachomatösen Granulationen und Follikeln auf dem Limbus corneae.
St.-Kern	0,50	2,80
Seg.-Kern	58,00	38,00
grosse Lymphozyten	2,50	7,6
Lymphozyten	32,50	52,80
Mononukl.	0,50	1,00
Eosinophile	6,00	1,00
Rieder Form	—	0,40

Die Lymphozytosis bei den disseminierten miliaren, skleralen und kornealen Formen des Trachoms hatte ich schon im Jahre 1916 (Arch. f. Augenheilkunde) veröffentlicht (Mediz. Pregled, Belgrade 1926 Nr. 3).

Bei dieser 40jährigen Frau ergab die Blutuntersuchung Hb. 100%.

Weisse Blutkörperchen	7 280
Rote Blutkörperchen	normal
Leukozyten	54 %
Kleine Lymphozyten	35,05%
Grosse Lymphozyten	10 %
Eosinophile	1 %
Basophile	0,50%

b) Die histologische Untersuchung ergab eine diffuse stark proliferierende lymphozytäre Hyperplasie.

Die erste histologische Untersuchung ergab neben der starken lymphozytären Proliferation auch stark proliferierendes Bindegewebe.

Die zweite Untersuchung ergab eine stark proliferierende lymphozytäre Hyperplasie. Hier und da konnte man Herde von Lymphoblasten sehen.

Von allen bis jetzt von mir untersuchten chronischen Hyperplasien der Bindehaut, denjenigen des Trachoma verum, der Conjunctivitis plasmacellularis, der Conjunctivitis vernalis und der Conjunctivitis hyperplastica hyaliniformis, erinnert die hier beschriebene Konjunktivitis am meisten an die Struktur des Trachoma verum.

Das Trachoma verum erscheint in seiner weiteren Entwicklung klinisch nicht so einfach, wie es in den Augenlehrbüchern steht.

Ausser seiner verschiedenen Grade der Entwicklung ist das Trachom der skleralen Bindehaut und der Kornea sehr interessant.

So sehen wir, dass in einigen Fällen die sklerale Bindehaut und die Kornea von dem Trachoma verum ganz unberührt bleiben, während sie in anderen Fällen von dem Prozess ergriffen sind.

Bei den letzten Fällen, ausser der xerotischen Degeneration der skleralen Bindehaut, gibt es noch zwei andere Verdickungen.

Die eine besteht histologisch aus einer plasmazellulären Schicht mit stark verdickten, hyalindegenerierten Gefässwandungen, unter welchen viele hyalinähnliche Massen mit hyalindegenerierten Gefässen und Bindegewebe zu sehen sind.

An der am stärksten verdickten Stelle finden sich lymphozytäre Infiltrationen, die hier und da Follikel bilden.

Die Bildung der hyalinähnlichen Masse bei dem Trachoma verum ist sehr oft von mir beobachtet worden (Vid. Conjunctivitis hyperplastica hyaliniformis. 1927, Klinische Monatsblätter für Augenheilkunde). Dass wirklich das Trachom solche hyalinähnliche Degenerationen erleidet, davon habe ich mich auch experimentell überzeugt.

So habe ich trachomatöse Granulationen der Bindehaut auf gesunde Bindehaut transplantiert. Ich habe sie ungefähr 50 Tage beobachtet. Anstatt Infektion habe ich Degeneration bekommen.

Die transplantierte Bindehaut wurde von neuem exzidiert und histologisch untersucht. Anstatt Proliferation habe ich eine ausgedehnte hyalinähnliche Degeneration des Gewebes gefunden. Hier und da waren nur Reste von den Follikeln zu sehen. Die Blutgefässe waren stark verdickt und von hyalinähnlichen Mänteln umgeben. Die Bindegewebsfasern waren auch verdickt und hyalinähnlich degeneriert.

Zwischen diesen hatten sich hyalinähnliche Massen entwickelt.

Diese experimentellen Befunde verdienen weiter verfolgt zu werden. Jedenfalls sind die Hyalinbildungen sehr oft mit Trachom verknüpft und für die Bindehaut als lymphatischer Apparat sehr charakteristisch.

Die zweite sklerale Bindehautverdickung besteht aus zahlreichen Follikeln, deshalb habe ich sie disseminierte oder miliare Form genannt. Die Follikel bedecken auch die Hornhaut. Histologisch bestehen sie aus stark proliferierenden Lymphozyten, die überall zahlreiche Follikel bilden.

Das Trachom ist noch interessanter auf der Hornhaut zu verfolgen. Hier bemerkt man im Anfangsstadium der Krankheit, dass sich Herde von lymphozytärer Infiltration bilden. In deren Mitte erscheinen blasse Zentren (lymphoblastische) — die Keimzentren der zukünftigen Follikel.

In mehr fortgeschrittenen Fällen sind die Follikel viel deutlicher entwickelt und schon makroskopisch zu sehen (Vid. v. Graefes Arch. 1914 — Pascheff: Trachoma corneae).

In noch stärker entwickelten Fällen bilden sich durch Zusammenfluss tumorähnliche Massen auf der Hornhaut. Histologisch aber bestehen sie aus stark proliferierenden Lymphozyten, die die Bowmansche Membran zerstören und sich unter ihr entwickeln.

Bei dem älteren Trachoma verum kann aber der Pannus trachomatosus sich stark verdicken. Histologisch besteht er aus stark proliferierenden Lymphozyten ohne deutliche Follikel, eine Struktur, die der Struktur der Conjunctivitis hyperplastica lymphoadenoides diffusa ähnlich ist.

c) Die mehrfachen Rezidive der Hyperplasie sind auch charakteristisch für das lymphatische Gewebe. Solche Rezidive beobachten wir bei dem Trachoma verum und der Conjunctivitis vernalis.

Seit einem Jahr beobachte ich in der Klinik ein Kind, das an Conjunctivitis vernalis leidet. Das Kind kam fast blind, wegen einer starken fibrösen Verdickung des Limbus, die die ganze Hornhaut bedeckte, in die Klinik.

Die Verdickung wurde durch Operation entfernt und das Kind fing wieder an zu lesen.

Einige Monate nachher wurde die Hornhaut wieder von dichtentwickelten, fibrösen Geweben bedeckt und das Sehen ging wieder verloren. Die histologische Untersuchung ergab stark entwickeltes, fibröses Gewebe mit Bildung von Follikeln. Die Blutuntersuchung ergab Lymphozytose und Eosinophilie. Nach Adenotomie und einer zweiten Operation an der Hornhaut sah das Kind und ist wieder blind geworden.

d) Sehr interessant ist das Verhältnis der Conjunctivitis hyperplastica lymphoadenoides diffusa zu der sekundären lymphozytären Infiltration der Bindehaut nach L y m p h o m a o r b i t a e.

Es handelt sich hier um eine lymphozytäre diffuse Infiltration, die, mit hier und da zerstreuten Zentren, von grösseren Lymphozyten und blasseren Kernen gebildet ist. Die Infiltration reicht bis zu dem Epithel, welches sehr unregelmäßig und an mehreren Stellen abgefallen ist.

Unter dem Epithel scheint das Bindegewebe hier und da sehr gedrückt und an Plasmazellen reich. Es sind auch M. Z. zu sehen.

Die Blutuntersuchung ergibt auch L y m p h o z y t o s i s.

St.-Kern 4
Seg.-Kern 33
Lymphoblasten 3
Grosse Lymphozyten. 6
Kleine Lymphozyten 40
Rieder Form 1
Eosinophile . . . . —

Nach der Operation rezidivieren die Lymphozyten wieder. Die Röntgenbestrahlung ist von grosser Hilfe: die Tumoren nehmen schnell an Grösse ab, wie die trachomatösen Hornhaut — Follikel nach der Ultraviolett-Bestrahlung.

Z u m S c h l u s s sehen wir, dass es ausser den plasmazellularen (Plasmome), follikulären (Trachoma verum) und fibroadenoiden, papillären (Conjunctivitis vernalis) Bildungen auch diffuse, lympho-adenoide Bildungen der Bindehaut gibt. Die letzteren sind reich an stark proliferierenden Lymphozyten und bilden sich ganz l o k a l.

Diese diffuse lymphoadenoide Hyperplasie, die gleichzeitig an Trachoma verum und Lymphoma erinnert, habe ich C o n j u n c t i v i t i s h y p e r p l a s t i c a l y m p h o a d e n o i d e s d i f f u s a genannt.

Alle diese lymphoadenoide Hyperplasien bilden eine Gruppe von konjunktivalen Erkrankungen, die wir am besten C o n - j u n c t i v i t i s h y p e r p l a s t i c a c h r o n i c a bezeichnen können.

Ihre Ursache ist noch unbekannt. Jedenfalls, nach meinen Untersuchungen, scheinen sie sehr wahrscheinlich eng mit der allgemeinen lymphatischen K o nstitution des Organismus ver-knüpft zu sein und sind als lymphoadenoide Reaktionsprodukte der Bindehaut zu betrachten. Sie sind von L y m p h o z y t o s i s des Blutes begleitet, rezidivieren oft und sind sehr oft durch Be-strahlung zu beeinflussen.

L i t e r a t u r v e r z e i c h n i s.

Axenfeld, Lehrbuch der Augenheilkunde.
Pascheff, Trachoma corneae und sein Wesen. v. Graefes Arch. f. Ophth. 1914.
Pascheff, Etiologie et nature du vrai trachom. Arch. d'ophtalmologie 1910.
Pascheff, Plasmazelluläre Bildungen (Plasmonen) der Bindehaut und der Hornhaut. v. Graefes Arch. f. Ophth. 1908.
Pascheff, Sur la confluence folliculaire et la nature du Trachoma verum conjunctivae et corneae. Mediz. Pregled., Belgrade 1906.

LIII.

Über die degenerativen Stigmata der Trachomkranken.

Von

Johann Brana (Budapest).

Mit 1 Textabb.

Im Juni 1922 erklärte ich vor der Ungarischen Gesellschaft der Augenärzte die somatischen degenerativen Stigmata, die neuropathischen Erscheinungen und Zahnanomalien, die laut übereinstimmender Meinung vieler Forscher Begleiter des angeborenen konstitutionellen Lymphatismus (Paltauf) sind und machte in der Literatur als erster darauf aufmerksam, dass diese Stigmata häufig in Verbindung mit dem Trachom zu beobachten sind. Zur Bekräftigung der degenerativen Stigmata habe ich meine damaligen sämtlichen Trachomkranken, 60 Personen, abphotographiert und vorgestellt. Von obiger Beobachtung ausgehend, gab ich der Meinung Ausdruck, dass die Konstitution der Trachomatösen in biologischem Sinne hinter dem normalen, gesunden Organismus zurücksteht und am ehesten in die von Bartel beschriebene Gruppe des Status hypoplasticus eingereiht werden kann (1, 2).

Im Jahre 1924 war Rossi (3) geneigt, die Konstitution der Trachomkranken in die Gruppen des Paltaufschen Status thymico-lymphaticus, Bartelschen Status hypoplasticus, Bauerschen Status degenerativus einzureihen, während Pascheff (4) den noch im Jahre 1910 mit dem Trachom in Verbindung gebrachten Lymphatismus im Jahre 1926 in die Gruppen des Status thymicolymphaticus, Status exsudativus, Status neuroarthriticus gliedert (4a). Die Wichtigkeit des Lymphatismus in Verbindung mit dem Trachom wurde schon in der Vergangenheit von vielen Forschern betont. Mein literarischer Beitrag zu diesem Fragenkomplex ist, dass ich den daraufbezüglichen Lymphatismus im Jahre 1922 entschiedener fixierte, ihn von der Skrophulose absonderte und eine höhere Würdigung der Konstitution anstrebte.

Wenn wir die somatischen degenerativen Stigmata der an Trachoma verum Leidenden untersuchen, fällt uns in erster Reihe die eigentümliche Gesichtsbildung, der Gesichtsausdruck und häufig die speziell fahle Gesichtsfarbe auf. Diese fahle Farbe ist am ehesten der an chronischen Intoxikationen und Infektionen Leidenden zu vergleichen und ist nicht nur an den Kranken bemerkbar, die längere Zeit im Spital verbrachten, sondern auch an denen, die vom Dorf und freier Umgebung kamen. Zum Beweis der ästhetischen Kontraste in der Gesichtsbildung gestatte ich mir, einige Gesichtstypen vorzuführen. Die Personen sind gleichen Alters und gehören derselben Gesellschaftsklasse an.

Die mit Nr. 1, 2, 3, 4 bezeichneten sind nicht trachomatös, die Nr. 5, 6, 7 leiden an Trachom und ihre Konjunktiven zeigen

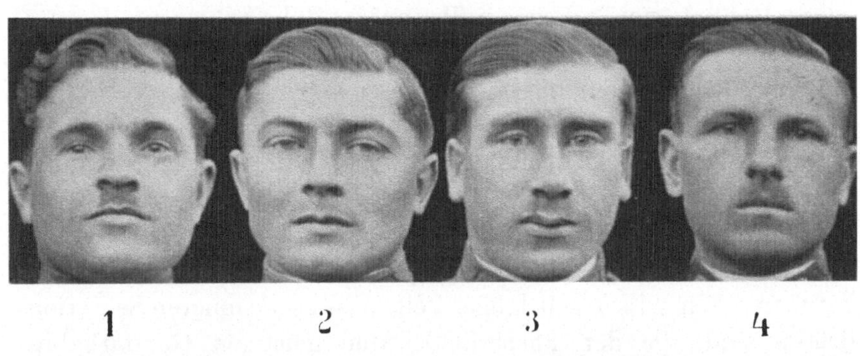

1   2   3   4

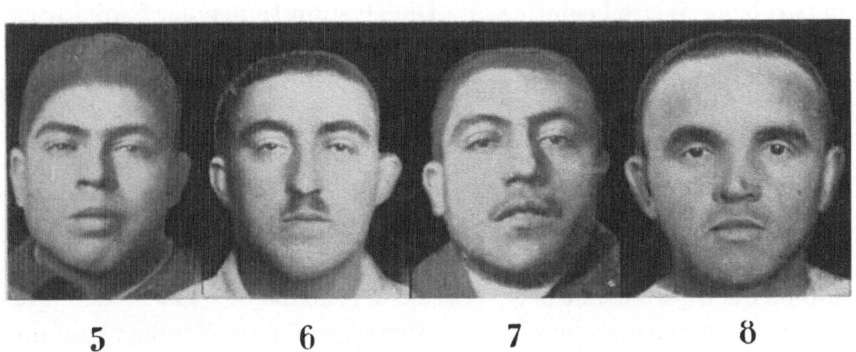

5   6   7   8

ein Mischbild von Hypertrophie und Narbenbildung, bei Nr. 8 sind neben der hochgradigen Vernarbung der Konjunktiven zahlreiche somatische, degenerative Stigmata der kongenitalen Lues vorhanden (olympische Stirne, Sattelnase, Ozaena, Wassermann negativ). Ich möchte bemerken, dass, wenn wir an Trachoma verum Leidende auf kongenitale Lues untersuchen, wir selten ein typisches Hutchinsonsches Gebiss, Keratitis parenchymatosa, positiven Wassermann, oder den auf Figur 8 sichtbaren klassischen Typus finden, häufig hingegen sehen wir in der Umgebung des Mundes, der Lippen und über das Lippenrot reichende feine Rhagaden, Narben am weichen Gaumen und Rachen und

23*

sonstige einen milderen Prozess der kongenitalen Lues bezeichnende feine Stigmata, ausserdem die bereits erwähnte fahle Gesichtsfarbe. Dass bei ausgesprochenen rachitischen oder luetischen Stigmata Verlauf und Narbenbildung des Trachoms sich entschieden schwerer gestalten, habe ich als erster bereits im Jahre 1922 in einer kurzen Arbeit mitgeteilt (1, 2). Beachtenswert ist die ähnliche Mitteilung von Derkac (5) aus dem Jahre 1925, der bei 25 Trachomkranken mit positivem Wassermann mittels antiluetischer Behandlung eine auffallend rasche Besserung, sogar Heilung von schwerem Pannus und hartnäckigen Kornealinfiltraten beobachtete. Über das Verhältnis des Trachoma verum zur Lues will ich an dieser Stelle mich nicht näher äussern, da mich meine daraufbezüglichen Beobachtungen vorläufig zur Vorsicht mahnen. Auf die eigentümliche Gesichtsbildung, den Gesichtsausdruck und die degenerativen Stigmata der Trachomkranken zurückkehrend, möchte ich an dieser Stelle den Verdacht aussprechen, dass bei einem Teil dieser Fälle die Symptome auf konstitutioneller Basis beruhen. Wir wissen seit langer Zeit, dass es die inneren Sekretionsdrüsen sind, die den körperlichen und geistigen Gesamthabitus in paralleler Weise beeinflussen. Die Dysfunktionen der Schilddrüse, Hypophysis, Thymus und Geschlechtsdrüsen äussern sich nicht nur in den funktionellen Störungen des Stoffwechsels, der Verdauung, des geschlechtlichen und psychischen Lebens usw., sondern verursachen auch morphologische Veränderungen des ganzen Organismus, des Knochen-Muskelsystems, der Haut und Schleimhäute und des Lymphapparates. Nach Kretschmer stellt uns die Gesichtsbildung einen grossen Teil der im Gesamtkörperbau zum Ausdruck kommenden anatomischen Strukturprinzipien, bzw. der aus seinem Gesamtneurochemismus entspringenden trophischen Impulse, im Extrakt dar. Nach Kretschmer ist das Gesicht die Visitenkarte der individuellen Gesamtkonstitution. Einmal drängt sich im Gesichtsausdruck die psychomotorische Formel eines Menschen auf engem Raum zusammen, zweitens drängt sich im Gesichtsbau die Konstitutionsformel eines Menschen, oder, wenn man den Gedanken einseitig zuspitzen will, seine endokrine Formel zusammen (Kretschmer, Körperbau und Charakter, 1926, S. 44). Es dürfen aber auch die exogenen Faktoren nicht ausser Acht gelassen werden, die durch ein krankhaftes Milieu, unzweckmäßige Ernährung, chronische Intoxikationen und Infektionen, in erster Reihe Lues, in geringerem Grade durch Tuberkulose, den Gesamthabitus ebenfalls schädigen. Schliesslich kann man ja bei jeder Krankheit von einem gleichzeitigen pathologischen Einfluss endogener und exogener Faktoren sprechen. Wenn ich den Gesichtstypus der meisten Trachomatösen in eine gewisse Gruppe einreihen und demnach benennen möchte, so würde ich behaupten, dass dieser Typus dem von Kretschmer als hypoplastischen Typus bezeichneten am nächsten steht, denn die bezeichnende Eigentümlichkeit desselben — die ungenügende Modellierung der prominenten Gesichtsteile, Nase, Lippen und Kiefer — ist bei Trachomatösen sehr häufig (Fig. 5, 6, 7).

Die Stirnbildung der Trachomatösen ist sehr mannigfaltig, häufig ist die niedere Stirne mit reichlichem Kopfhaarwuchs und starken Augenbrauen versehen (Fig. 5, 6, 7). Häufig sind die gestörten Maßverhältnisse zwischen Schädel und Gesicht und ein schmaler gotischer Gaumen. Von den Ohrenanomalien sieht man bei Trachomkranken häufig angewachsene Ohrläppchen, flache Ohren, flügelartig abstehende Ohren. Häufig beobachtet man Zahnanomalien, besonders bei Frauen sieht man hochgradige Zahnkaries, die früher oder später zu ausgedehntem Zahnmangel führen. Bei jugendlichen Personen ist häufig die verspätete Dentition, ein unregelmäßiges Wachstum der Zähne, eine konvergente Stellung der oberen zwei Schneidezähne ohne Hutchinsonsche Einkerbung, Mangel der Spitzen an den Kaninus und Molares und Emailhypoplasien. Die adenoiden Vegetationen der Trachomatösen werden von vielen Autoren erwähnt (Peters, Pascheff, Brana, Angelucci, Sgrosso, Mura usw.). Peters (6) fand im abgeschabten Material des Rachens und der Konjunktiven durch Vitalfärbung gleichartige Gebilde, die als zellenähnliche, kolbige oder gewundene Körper erschienen und die Endigung einer schleimartigen Fadensubstanz bildeten.

Über das qualitative und quantitative Blutbild der Trachomkranken berichten die Ärzte unseres Spitallaboratoriums, Dr. Gaspar, Dr. Palik, Dr. Sülle folgendes: Bei 100 Trachomkranken über 20 Jahre ist die Zahl der roten Blutkörperchen in 13% unter 3 Millionen, in 26% unter 4 Millionen, bei den übrigen normal. Bei 118 Trachomkranken über 20 Jahren war der Zustand der weissen Blutkörperchen folgender: Das Zahlenverhältnis zwischen Leukozyten und Lymphozyten war nur in 16 Fällen normal, während es in 102 Fällen eine Verschiebung zugunsten der Lymphozyten aufwies und zwar in 3 Fällen über 50%, also eine absolute Lymphozytose, in 16 Fällen über 40%, in 15 Fällen über 30% und endlich in 38 Fällen 25—30% Lymphozyten. Sgrosso (7) fand bei Trachomkranken neben der relativen Lymphozytose auch Eosinophilie, die wir aber nur vereinzelt fanden. Die relative Lymphozytose der Trachomkranken hat aber meiner Meinung nach keine so pathognomonische Bedeutung, dass man beim angeborenen konstitutionellen Lymphatismus, wie auch beim Trachom von einem regelmäßigen degenerativen Blutbild sprechen könnte, denn wir finden bei jeder mit allgemeiner Lymphdrüsenentzündung einhergehenden Krankheit, wie auch bei den verschiedensten Arten der körperlichen, geistigen und neuropathischen Minderwertigkeit, eine mehr oder minder ausgeprägte relative Lymphozytose. Was den Körperbau der Trachomkranken betrifft, sind meine Kranken im allgemeinen klein gewachsen. Ihre Knochen sind dem Körper entsprechend kurz. Bei jugendlichen Personen kann man häufig Acne juvenilis, rauhe, infiltrierte Haut, periphere vasomotorische Störungen, livide kalte Hände und Füsse beobachten. Auffallend ist der niedere Blutdruck der Trachomkranken. Die Messungen am jüngeren Material ergaben im Durchschnitt 75 bis 85 mm Quecksilberdruck, nicht selten aber nur 65 mm. Was die Tuberkulose-Stigmata der Trachomkranken betrifft, bin ich derselben Meinung, wie Angelucci (8), laut welcher Trachom und Phthise sich selten zueinander gesellen, ich kann aber die Meinung vieler Autoren, laut welcher Trachom sich oft mit Knochen- und Drüsentuberkulose kompliziert, nicht ganz teilen. Bei meinem Trachommaterial sind, abgesehen von häufiger Zahnkaries, die verschiedene Ursachen haben kann, auf Knochen und Drüsentuberkulose deutende Stigmata selten, und so oft ich auch in meinen bisherigen Arbeiten über den angeborenen und aus unbekannten Gründen bestehenden konstitutionellen Lymphatismus in Verbindung mit dem Trachom sprach, identifizierte ich diesen Paltaufschen Lymphatismus nie mit der Skrophulose, welche ich mit anderen Autoren für eine Tuberkulose der exsudativ diathetischen Kinder halte. Der Hauptcharakterzug des von mir betonten Lymphatismus ist nach Julius Bartel die dem hypertrophischen Stadium folgende fibröse Degeneration (Status fibrosus, Bindegewebsdiathese) und meiner Meinung nach ist auch die Vernarbung der Konjunktiven diesem allgemeinen degenerativen Prozess zuzuschreiben. Ein sehr lehrreiches Beispiel der diffusen Vernarbung können wir häufig an der hinteren Rachenwand sehen.

Die Vagotonie der Trachomkranken, die auch von Angelucci erwähnt wird, untersuchte ich meinerseits nur in kardiovaskulärem System. Bezüglich der Vagotonie möchte ich noch folgendes bemerken. Wenn wir die Theorie von Eppinger und Hess, laut welcher die Überproduktion des thymolymphatischen Drüsenapparates den Parasympathikus, die Überproduktion des Thyreoidchromaffinapparates aber den Sympathikus reizt, akzeptieren, so deutet die Vagotonie der Trachomkranken auch auf indirektem Wege auf eine Hypertrophie des gesamten Lymphapparates dieser Kranken. Wenn wir endlich die eigentümliche Gesichtsbildung der Trachomkranken, ihre somatisch degenerativen Stigmata und die angeborene Hypertrophie ihres ganzen Lymphapparates vom Gesichtspunkte der endokrinen Dysfunktion untersuchen, können wir auf die Frage, welche endokrine Organe da zu beschuldigen wären, sehr schwer antworten. Zahlreiche Symptome lassen auf eine Hypofunktion der Schilddrüse schliessen. Selbst Angelucci (8, 8a) stellt dem hyperthyreoiden Typus der Phthisiker den hypothyreoiden Typus der Trachomkranken entgegen; richtiger aber ist es, wenn wir die Erklärung dieser Symptome in einer pluriglandulären Dysfunktion suchen. Ohne, dass ich die heikle Frage der Infektiosität des Trachoms an dieser Stelle und vor den vornehmsten Repräsentanten unseres Faches einer eingehenden Diskussion und Kritik unterziehen möchte, sei es mir gestattet, der Meinung Ausdruck zu verleihen, dass bei dem Trachom nicht nur von einer Disposition, sondern von etwas mehr — der Konstitution resp. dem diese Konstitution bestimmenden Symptomenkomplex, dem Status trachomatosus — die Rede ist und dieser Auffassung jede Gruppe, welcher Meinung sie auch sei — Rechnung tragen muss.

Literaturverzeichnis.

1. Brana, Konstitution und Trachom. 1922, Kl. Monatsbl. für Augenheilk., Aug./Sept., Seite 338.

2. Brana, Konstitution und Trachom. 1923, Kl. Monatsbl. für Augenheilk., März, Seite 393.

3. Rossi, La costituzione pretracomatosa. Estratto dall' Archivio di Ottalmologia, Maggio 1924, Napoli.

4. Pascheff, Recherches sur la nature et l'étiologie du trachoma verum. Extrait des Arch. d'Ophtalm. Janvier 1910.

4a. Pascheff, Sur la confluence folliculaire et la nature du Trachoma verum conj. et corneae. Revue medical Nr. 3, 1926, Sofia.

5. Derkac, Ref. Klin. Monatsbl. für 'Augenheilk., 76, S. 447 und Zentralblatt f. ges. Ophthalm. 16, S. 359.

6. Peters, Archiv f. Ophthalm. 1893 Nr. 39, Zbl. f. A. 1897, Klin. Monatsbl. für Aug. 1902, Bd. 40 und Klin. Monatsbl. für Aug. 1924, Bd. 73.

7. Sgrosso, Recherches hématologiques sur le trachoma. Société Francaise d'Ophth. 38, Année 1925.

8. Angelucci, Il tracoma in rapporto alla tuberculosi. Ref. Zbl. f. Aug. XV. Band, 1926, S. 613.

8a. Angelucci, Rapporti tra tisi e tracoma (Ophthm. Kongress Roma 1924.) Ref. Zbl. f. Aug. XVI. Band, 1926, S. 185.

LIV.

Neue experimentelle Untersuchungen über die Sympathikusheterochromie.

(Mit Demonstration.)

Von

J. Bistis (Athen).

Als Ätiologie der Heterochromie stehen jetzt im Vordergrund die Entzündungstheorie und die Sympathikusparalyse. Das Vorhandensein von Präzipitaten an der hinteren Hornhautwand, sowie das Auftreten einer Katarakt führte eine Reihe von Autoren dazu, an die entzündliche Natur der Heterochromie zu denken. Dass die Iris durch Entzündung, Blutung oder Drucksteigerung ihre Farbe ändern und heller werden kann, ist wohl bekannt. Wir sehen aber von solchen Fällen ab, da sie keine echten Fälle von Heterochromie ausmachen, bei welchen die Entfärbung der Iris ohne einen sichtbaren entzündlichen Prozess entstanden ist.

Diese Präzipitate aber, welche als Folge einer chronischen Zyklitis betrachtet werden, bestehen ohne äussere Entzündungserscheinungen und nur ausnahmsweise sind sie von einer Ziliarinjektion begleitet. Sie sind, wie E. Fuchs beschreibt, sehr fein, gewöhnlich weiss, selten bräunlich und meist spärlich. Im ganzen sind sie den bei der Syphilis und Tuberkulose auftretenden grösseren Beschlägen der Hornhauthinterwand nicht ähnlich. Bei der echten Heterochromie fehlen die eigentlichen Phänomene der Entzündung des Ziliarkörpers, wie die Veränderung des intraokularen Druckes und die Trübung des Glaskörpers. Gegen einen nicht echten entzündlichen Prozess spricht auch der Umstand, dass operative Eingriffe, wie die Kataraktextraktion an den heterochromen Augen, von keiner Komplikation begleitet sind, was nicht immer der Fall ist bei den an Zyklitis leidenden Augen.

Man hat ebenfalls die bei der Heterochromie oft auftretende Katarakt nicht als eine selbständige Folge einer primären Krankheitsursache angesehen, sondern als Folge der von den Anhängern der Entzündungstheorie angenommenen Zyklitis. Das Auftreten nämlich der Katarakt im jugendlichen Alter, der häufige Beginn in der hinteren Kortikalis, die Gegenwart eines getrübten, nicht sklerosierten Kernes auch bei Patienten in einem Lebensalter, wo sonst Kernsklerose besteht, lässt nach E. Fuchs diese Katarakt als eine komplizierte erscheinen. Er fügt aber hinzu, dass es auffallend ist, dass die so leichte Zyklitis bei der Heterochromie fast regelmäßig zur Katarakt führt, während man diese in anderen Fällen leichter Zyklitis nicht häufig sieht.

Der Entzündungstheorie entgegen steht die Annahme der Sympathikusparalyse, die wir auf klinische und besonders auf experimentelle Untersuchungen gestützt haben. Unsere an Tieren gewonnenen Ergebnisse werden auch durch chirurgische und traumatische Fälle von Halssympathikuslähmung bestätigt. Als Beweis können gelten: Unser Fall, den wir auf der 45. Versammlung der Deutschen Ophthalmologischen Gesellschaft erwähnt haben, sowie die Lichtbilder, welche uns Metzger auf derselben Zusammenkunft zeigte und welche er nach Fällen von Sympathikusverletzung an Menschen aufnehmen konnte. Bei diesen war die gleichseitige Entfärbung der Iris deutlich ausgesprochen. Diese Fälle zeigen, dass das Tierexperiment auch auf den Menschen übertragbar ist und dass, entgegen der Behauptung Herrenschwands, bei Verletzungen und Durchschneidung des Halssympathikus auch eine Entfärbung des Irisgewebes entstehen kann.

Unser Tierexperiment ist von Calhoun auch an Kaninchen wiederholt worden (Transactions of the Amerikan Ophthalmological Society 1918). Er exstirpierte nämlich bei acht Kaninchen das rechte obere zervikale Ganglion und erzeugte den Hornerschen Symptomenkomplex mit Entfärbung der gleichseitigen Iris.

Trotzdem die Sympathikuslähmung als Entstehungsursache der Heterochromie eine weite Aufnahme fand und auch das Interesse ausserhalb des Fachkreises angeregt hat, bleiben doch einige Autoren skeptisch unseren Tierexperimenten gegenüber. Münch und Salzer fanden sogar keinen Schwund des Pigments an den von uns in der letzten Versammlung aufgestellten Präparaten der Iris des experimentierten Kaninchens. Sie standen aber im Gegensatz zu mehreren anderen Mitgliedern, welche meine Präparate wiederholt untersucht haben und die Verminderung des Irispigmentes konstatieren konnten.

Wegen dieser Einwände wiederholten wir dieselben Versuche an mehreren Kaninchen in den Instituten der Physiologie und der experimentellen Pathologie der Universität in Athen. Von den operierten Tieren blieben am Leben die folgenden drei:

1. Versuch: Kaninchen, 1350 g schwer, Iris beiderseits braun. Am 12. April 1926 Exstirpation des linken oberen zervikalen Ganglions. Es entstand der Hornersche Symptomenkomplex. Verengerung der Lidspalte, Enophthalmus und Miosis.

Am 25. Juni ist kaum eine merkbare Veränderung der Irisfarbe links zu sehen.

Am 31. Juli zeigt die linke Iris einen helleren Ton.

Am 22. September 1926 ist die Iris deutlich heller.

Am 7. Februar 1927 hat die Iris links eine gelbe Farbe. Die Struktur derselben ist etwas verschwommen. Der Hornersche Symptomenkomplex wie vorher. Kokain ruft keine Dilatation der Pupille am linken Auge hervor. Adrenalin $1^0/_{00}$ macht starke Mydriasis links und keine rechts.

2. Versuch. Kaninchen, 1300 g schwer. Iris braun. Am 25. April 1926 Exstirpation des linken oberen zervikalen Ganglions, Hornerscher Symptomenkomplex.

Am 21. Mai. Die paralytischen Phänomene sind dieselben. Kokain erweitert nicht die linke Pupille, dagegen ruft Adrenalin $1^0/_{00}$ deutliche Mydriasis derselben hervor. Die Irisfarbe zeigt keine Veränderung.

Am 12. Juli zeigt die linke Iris keine merkliche Entfärbung.

Am 30. Juli sieht die linke Iris etwas gelblich aus.

Am 6. Oktober 1926 ist die Iris gelblich geworden.

Am 7. Februar 1927 ist die Irisfarbe deutlich gelb. Die Struktur derselben ist nicht so scharf wie rechts. Der Hornersche Symptomenkomplex besteht unverändert.

3. Versuch. Kaninchen, 1200 g schwer. Iris beiderseits braun.

Am 8. Mai 1926 Exstirpation des linken oberen zervikalen Ganglions. Hornerscher Symptomenkomplex.

Am 25. Juni zeigt die linke Iris keine Veränderung der Farbe. Kokain-Adrenalinversuch verhält sich wie bei den anderen zwei Versuchen.

Am 31. Juli sieht die linke Iris leicht gelblich aus.

Am 22. September 1926 ist die Iris heller.

Am 7. Februar 1927 hat die linke Iris eine gelbe Farbe angenommen. Der Hornersche Symptomenkomplex besteht immer gleich.

Bei diesen Versuchen begann die Entfärbung der Iris, welche man bei den vorgeführten Kaninchen sehen kann, beinahe im dritten Monat und vollzog sich im fünften und sechsten Monat nach der Exstirpation des oberen sympathischen Ganglions. Diese Versuche bestätigen unsere älteren Tierexperimente und folglich unsere Behauptung, dass die Sympathikusparalyse als Ursache der Heterochromie zu betrachten ist.

Durch die Sympathikuslähmung kann man, wie wir glauben, das Auftreten der Präzipitate an der hinteren Hornhautwand erklären. Dieselben sind nicht als entzündliche Produkte, sondern wie Scalinci glaubt, als vasomotorische Störungen infolge der Lähmung zu betrachten. Ebenfalls ist die oft auftretende Katarakt als parallel verlaufend mit der Zyklitis und nicht als Komplikation derselben aufzufassen. Die Trübung der Linse entsteht wahrscheinlich durch die auftretende Veränderung in der intraokularen Flüssigkeit, welche auch als Folge der erwähnten vasomotorischen Störungen zu betrachten ist.

LV.

Über eine Lokalisationstherapie.

Von

A. Löwenstein (Prag).

Die medikamentöse Beeinflussung lokaler Prozesse von der Blutbahn geht von zwei Gesichtspunkten aus. Die eine Gruppe von dem Kreislauf einverleibten Medikamenten sucht durch Leistungssteigerung der Körperzellen einen örtlichen Krankheitsprozess günstig zu beeinflussen. Zu dieser Gruppe gehört die unspezifische, parenterale Resorption von Eiweißstoffen, wahrscheinlich auch das Tuberkulin, welches am Ort der Einverleibung Zellgewebsreaktionen hervorruft, und die anderen aktiven Immunisierungsverfahren. Das Produkt dieser an der Einstichstelle hervorgerufenen Reaktionen kommt dem erkrankten Herd zugute. Andererseits wird bei der aktiven Immunisierung neben der Gewebsreaktion an der Einstichstelle auch eine reaktive Veränderung in der Blutflüssigkeit gesetzt, welche sich am erkrankten Herde auswirkt. Eine zweite Gruppe von der Blutbahn einverleibten Arzneien greift direkt am erkrankten Herd an. Von dieser allein soll hier die Rede sein. Wenn wir z. B. Jod oder Salvarsan in die Blutbahn einspritzen, so wird sich der betreffende Körper im grossen und ganzen ziemlich gleichmäßig in den Geweben verteilen. Zweifelsohne kommen bestimmte Prädilektionsstellen vor, welche das Medikament speichern. Im Gewebe selbst sind es Zellgruppen, welche vor allen anderen in die Blutbahn gebrachte Körper aufnehmen, z. B. die Zellen des retikuloendothelialen Systems.

Grundsätzlich aber erfolgt die Verteilung ziemlich gleichmäßig. Nur wenige Stellen im tierischen Körper nehmen eine Ausnahmestellung ein, und zwar im negativen Sinne. In diesen wird durch eine zellige Membran eine Barriere gebildet, die normalerweise nicht überschritten wird. Ich meine hier den Liquor cerebrospinalis und die Augenflüssigkeiten. In die Blutbahn gebrachte Stoffe werden, zumal wenn sie ein grösseres Molekül aufweisen, von dem Übergang in den Liquor und das Kammerwasser zurückgehalten. Beim Kammerwasser ist der Sinn dieser Tätigkeit der Barriere überaus leicht verständlich, da die optischen und statischen Funktionen desselben nur durch grosse Konstanz der Zusammensetzung gewährleistet werden. Die Zusammensetzung des Blutes wechselt aber bekanntlich in grossem Ausmaße. Eine analoge Notwendigkeit scheint für den Liquor cerebrospinalis zu bestehen, dessen spezifisches Gewicht für das Zentralnervensystem von Bedeutung ist.

Anders liegen die Verhältnisse bei entzündetem Gewebe. Wenn es zu einer entzündlichen Hyperämie der Augengewebe kommt, so ist die Barriere gegen die Blutbahn geöffnet. Nahezu alle Serumbestandteile, auch grob disperse, treten in die Augenflüssigkeit über, in gleichem Ausmaße auch alle dem Blut einverleibten Medikamente. Es gibt aber eine Reihe von infektiösen und degenerativen Prozessen am Auge, welche nicht mit einer entzündlichen Hyperämie verbunden sind, oder nur geringe entzündliche Veränderungen aufweisen. In diesen Fällen wird ein der Blutbahn einverleibtes Medikament nur wenig auf das Augengewebe (das gleiche gilt immer für das Zentralnervensystem) einwirken können, da es die Blutbahn wegen der Wirksamkeit der Grenzmembran nicht zu verlassen vermag. Von dieser Tatsache habe ich mich durch zahlreiche Kaninchenversuche überzeugt.[1]) Wenn wir einem Kaninchen selbst ganz gewaltige Dosen von Salvarsan applizierten (0,6—0,9 g Neosalvarsan), Dosen, welche gewöhnlich nach 1—2 Tagen mittelschwere Tiere zu töten imstande sind, so geht niemals Salvarsan in nachweisbarer Menge in das Kammerwasser über. Zum Nachweis von kleinen Salvarsanmengen bedienten wir uns der kolorimetrischen Methode nach Autenrieth und Königsberger. Der Keil des Kolorimeters wird mit einer bestimmten Ausgangsmenge beschickt: 0,4 mg Neosalvarsan (vor der intravenösen Injektion aus der fertigen Lösung entnommen) wird mit $^n/_{10}$ HCl 1 cm $+ 1\%$ $NaNO_2$ (1 ccm) versetzt und geschüttelt. Nach Zusatz von $^n/_4$ NaOH (4 ccm) $+ 0,05\%$ Orcin (1 ccm) entsteht eine rote Lösung, die in den Keil gefüllt wird. Eine berechnete Eichungskurve gibt die Salvarsanwerte in Millionstel Gramm an. Ihr Fassungsbereich war in unserem Fall von 16—80 Millionstel g. Zur Kammerwasserpunktion liess ich in feine Röhrchen aus Jenenser Glas abgeschliffene, rostfreie Nadeln einschmelzen, die sehr sorgfältig gereinigt und getrocknet wurden. Mit diesen wurde die Vorderkammerpunktion aus dem schnell luxierten Bulbus vorgenommen. Die erhaltenen Flüssigkeiten (immer zwischen 0,15—0,3 g) wurden in chemisch behandelte, kleinste Glaswannen gebracht. Dieselben Reaktionen wurden, wie dargestellt, durchgeführt — der Vergleich der Rotfärbung mit der entsprechenden im Keil ergab die Salvarsanmenge in Millionstel Gramm (γ).

Bevor auf unsere Versuchsresultate eingegangen wird, soll noch darauf hingewiesen werden, dass wir erst versuchten, den Salvarsannachweis durch mikrochemische Bestimmungen der Gesamtmenge des As zu erbringen. Zahlreiche angestellte Versuche mit einem grossen Aufwand an Tieren schlugen durchaus fehl. Ja, es gelang sogar nicht, durch Sammeln von Kammerwasser von 4 Tieren ein besseres Resultat zu erzielen. Schliesslich gaben wir diese Methode, die im Falle des Gelingens die reinere gewesen wäre, auf und gingen zur kolorimetrischen Salvarsanbestimmung über, mit der wir durchaus zufriedenstellende Ergebnisse hatten.

Der Grundversuch, der verschiedentlich variiert wurde, war der: Das Versuchstier erhielt auf einem Auge eine Menge von 0,25—0,5 ccm 6% NaCl. Das NaCl war chemisch rein (Merck). Nach $^3/_4$ Stunden bis $1^1/_2$ Stunden wurde intravenös Neosalvarsan gegeben und zwar

---

[1]) Die ausführliche Arbeit mit den gemeinsam mit Dr. Kurt Heller, Assistent am chemischen Institut (Vorstand Prof. K. Meyer) ausgeführten Versuchen wird an anderem Ort mitgeteilt.

eine recht grosse Menge (0,6—0,9 g, entsprechend 0,4—0,6 g Salvarsan). Nach 8—90 Minuten wurde beiderseits schnell hintereinander am luxierten Augapfel das Kammerwasser entnommen. Am unbehandelten Auge erhielten wir unter unseren zahlreichen Versuchen nie mehr als eine Spur von Rosafärbung, in der überwiegenden Mehrzahl der Fälle keine Spur davon, während das Versuchsauge je nach der vergangenen Zeit intensive Rosa- bis Rotfärbung zeigte, bereits nach 8 Minuten deutlich, am stärksten positiv 12—25 Minuten nach der Injektion; aber auch nach 40 Min. konnten wir noch Salvarsanmengen im Kammerwasser nachweisen, die im Kontrollkeil ungefähr 36 Millionstel Gramm (γ) entsprachen. Nach $1^1/_2$ Stunden war das Salvarsan nur mehr in Spuren nachweisbar, sicher unter 16 Millionstel g, jedoch noch deutlich stärker als am Kontrollauge. Aus diesen Versuchen geht hervor, dass das Salvarsan in das Kammerwasser des ungereizten Auges nicht oder kaum übergeht, während der Reiz einer höher konzentrierten, subkonjunktival applizierten Kochsalzlösung den Übertritt von Salvarsan in das Kammerwasser erzwingt. Analoge Versuche wurden in grosser Anzahl auch mit NaJ ausgeführt (die Dosen 10 ccm 10 % NaJ-Lösung intravenös 1 g pro kg Kaninchen). Die Resultate dieser Versuche waren nicht so gleichmäßig, im ganzen aber den Salvarsanversuchen parallel.

Die hier mitgeteilten Salvarsanversuche zeigen, dass wir bei einer Therapie von der Blutbahn aus wohl imstande sind, durch applizierte Reize die Anreicherung eines bestimmten Gewebes mit dem Medikament zu erzwingen.

Einen Spezialfall dieser hier grundsätzlich ausgearbeiteten Frage habe ich im Jahre 1922 mitgeteilt, indem ich eine Tabestherapie über den Liquorweg — vor Hauptmann — empfahl[1]). Der von mir vorgeschlagene Weg, durch eine aseptische Meningitis geringen Ausmaßes die Barriere für intravenös appliziertes Salvarsan durchgängig zu machen, wurde im letzten Jahre an der inneren Klinik (von Jaksch) an einem grösseren Material praktisch erprobt. In der eben jetzt erscheinenden Arbeit wird gezeigt, dass bei Ablassen von ca. 30 g Liquor und Einblasen von ca. 25 ccm Luft keinerlei bemerkenswerte unangenehme Sensationen zu beobachten sind. An der Hand von 12 sehr sorgsam beobachteten

---

[1]) A. Löwenstein, Über einen neuen Weg der Behandlung metaluetischen Erkrankungen des Zentralnervensystems. Med. Klin. Nr. 29, 1922.

Fällen zeigen die Autoren, dass die von mir angegebene Methode klinisch bei der Tabes dorsalis überaus günstige Resutate aufweist. Der von mir vorgeschlagene Weg einer spezifischen Tabestherapie, deren sonstige Resultate doch keineswegs günstig genannt werden können, scheint logisch und eines Versuches wert. Meine Vorstellung von der Lokalisationstherapie i m a l l g e m e i n e n geht dahin, bei den infektiösen Prozessen, welche ohne stärkere Hyperämie einhergehen und die von der Blutbahn aus behandelt werden müssen, durch Applikation lokaler Reize eine Hyperämie an der erkrankten Stelle zu setzen. Dadurch werden die G e f ä s s e d u r c h g ä n g i g e r für den Übertritt des in die Blutbahn verabreichten Medikamentes und das H e i l m i t t e l g e l a n g t i n h ö h e r e r K o n z e n t r a t i o n an die Stelle seiner Wirksamkeit. Ganz besonders angezeigt scheint mir dieses Prinzip der Lokalisationstherapie für Erkrankungen von Organen, bei denen eine normalerweise u n d u r c h l ä s s i g e M e m b r a n - b a r r i e r e den Übertritt aus dem Blutgefäßsystem verhindert.

Ich glaube, dass das Prinzip der Lokalisationstherapie sich am Auge reichlich anwenden lässt. Besonders bei luetischen Prozessen, speziell gummöser Natur, würde es sich empfehlen, gleichzeitig mit der a l l g e m e i n s p e z i f i s c h e n Behandlung eine Hyperämie des erkrankten Auges hervorzurufen, sei es in Form von subkonjunktivalen Kochsalzinjektionen, heissen Umschlägen, Dionin oder durch eine Saugstauung. Im Kaninchenversuch hat sich mir die Glaskörperaspiration in bezug auf den Übergang des Salvarsans in das Kammerwasser nicht sehr bewährt. Es ist aber durchaus wahrscheinlich, dass bei Prozessen im rückwärtigen Abschnitt, bei chronischen Entzündungen der Netz-, Ader- und Lederhaut und bei solchen des Sehnerven die Glaskörperaspiration einen starken Reiz im Sinne einer reaktiven Hyperämie ausübt. Das Prinzip der Lokalisationstherapie ist auch sonst in der Medizin sehr gut verwendbar. Während beim Kammerwasser oder dem Liquor überhaupt ein Übergang von medikamentös einverleibten Stoffen an bestimmte Körperstellen erzwungen werden soll, soll hier ein Plus von mit dem Medikament angereichertem Blut an die erkrankte Körperstelle hingeschafft werden. Das geschieht durch aktive Hyperämie der erkrankten Körperstelle. Durch diese wird n i c h t n u r m e h r B l u t h e r g e b r a c h t, sondern die Gefässe werden auch d u r c h g ä n g i g e r und das Medikament tritt reichlicher durch die Gefässwand an die erkrankte Körperstelle. Vor allem scheinen mir die chronischen, mit geringen Reaktionen

einhergehenden Infektionen der Haut sowie die der Gelenke geeignete Objekte für die Lokalisationstherapie. Die kombinierte
Anwendung von intravenöser Therapie mit Saugstauung, Kata-
plasmen bei der Haut, mit Diathermie bei den Gelenkser-
krankungen dürften Erfolg versprechen.

Die hier in Vorschlag gebrachte Lokalisationstherapie will bei
örtlichen infektiösen Erkrankungen durch lokale Hyperämie
die erkrankte Stelle besser durchbluten und die Gefässwände
durchgängiger machen und dadurch die Behandlung von der Blutbahn aus wirksam gestalten. Bei den entsprechenden Affektionen
des Zentralnervensystems und des Auges wird durch einen lokalen
Reiz die Barriere zwischen Blut und den Liquors niedergelegt,
so dass die Medikamente aus der Blutflüssigkeit zu den sonst
abgesperrten Geweben gelangen können, was durch die mitgeteilten
Versuche bewiesen wird.

LVI.

Scleritis pericornealis nach Parotitis epidemica.

Von

Fredrik Berg (Göteborg).

In der vor einigen Jahren recht lebhaften Diskussion über das
von Heerfordt aufgestellte Krankheitsbild „Febris uveoparotidea"
wurden ein paar Mitteilungen veröffentlicht über Fälle von Keratitis
parenchymatosa nach Parotitis epidemica. Anlässlich eines Falles
von Febris uveoparotidea, der im Jahre 1923 mitgeteilt wurde
(Hygiea 1923, S. 401), konnte ich aus der Literatur 6 Fälle von
parenchymatöser Keratitis nach Mumps zusammenstellen. Es
handelte sich in diesen Fällen um eine einseitige starke parenchymatöse Trübung der Hornhaut, die etwa eine Woche nach
Beginn der Parotitis aufgetreten war. Die Keratitis war mit starken
Reizerscheinungen seitens der Iris verbunden. Der Verlauf war,
trotz dem anfangs bedrohlichen Aussehen, in den meisten Fällen
auffallend gutartig. Die Hornhaut hellte sich im Laufe weniger
Wochen oder sogar Tage wieder auf. Ich hob damals hervor, dass
diese Fälle als direkte Komplikation einer Parotitis epidemica
aufzufassen waren und dass sie nichts mit der Febris uveoparotidea
zu tun hatten.

Lundsgaard, der einen von diesen Keratitisfällen im Jahre 1916 mitgeteilt hatte (Kl. M. f. Aug., Bd. 57, S. 393), beobachtete später noch einen derartigen Fall, den er im Jahre 1924 veröffentlichte (Act. ophth., Vol. 1, S. 185). In dieser letzten Mitteilung, wo er auch die übrigen Fälle aus der Literatur berücksichtigt, gibt Lundsgaard Ausdruck derselben Auffassung, dass also eine akute parenchymatöse Keratitis als typische Komplikation einer Parotitis epidemica auftreten kann und dass diese Augenaffektion von der Febris uveoparotidea ganz verschiedenartig ist.

Während einer ziemlich verbreiteten Parotitisepidemie in Göteborg im Frühjahr 1925 habe ich eine Augenerkrankung beobachtet, die ich ebenfalls als echte Komplikation des Mumps aufgefasst habe und die ich an die Seite der eben besprochenen Keratitis stellen möchte. Vorläufig habe ich sie als Scleritis pericornealis bezeichnet.

Die Beobachtung umfasst drei Patienten, einen männlichen im Alter von 31 Jahren und zwei weibliche im Alter von 33 und 36 Jahren. Der Augenbefund war in den drei Fällen in fast allen Einzelheiten genau derselbe. Die Augensymptome traten bei den drei Patienten bzw. 12, 13 und 10 Tage nach Beginn der Parotitis auf und äusserten sich in einer gleichzeitig an beiden Augen auftretenden lebhaften Rötung des Augenweisses. Wirkliche Schmerzen waren nicht vorhanden, nur ein ganz geringes dumpfes Wehgefühl und eine unbedeutende Druckempfindlichkeit der Augen. Die Patienten kamen zum Arzt, weil die Augen so stark gerötet waren, nicht wegen der geringfügigen Beschwerden.

Die Untersuchung ergab eine intensive perikorneale Injektion, etwa so wie bei einer mittelstarken Iritis. Erweitert waren sowohl die tieferen wie die oberflächlichen Gefässe, und die Rötung war rings um den ganzen Limbus ungefähr gleichmäßig verbreitet, gegen den Äquator schnell abnehmend. Im Bereich der Gefässinjektion war ein geringes Ödem der Konjunktiva, besonders am Limbus nachweisbar. Beim ersten Anblick stellte ich mir ein inflammatorisches Hornhaut- oder Irisleiden vor. Dagegen sprach aber schon die auffallende Beschwerdefreiheit der Patienten, die keine Lichtscheu, kein Tränen der Augen und von Schmerzen nur die eben erwähnten geringen Empfindungen aufzuweisen hatten. Die genauere Untersuchung zeigte auch ganz normale Verhältnisse sowohl der Hornhaut wie der Regenbogenhaut.

Die fokale Beobachtung mit Spaltlampe und binokularer Fernrohrlupe, Vergrösserung 10,5, erwies normale Hornhaut, keine

Spur von Präzipitaten, keine Trübung des Kammerwassers und normale Iris. Besonders bei der zuerst beobachteten Patientin wurde täglich nach Kammerwassertrübung, Präzipitaten und anderen Zeichen einer Iritis gefahndet, aber immer mit negativem Befund. Die tieferen Teile der Augen waren gleichfalls normal, die Sehschärfe unbeeinträchtigt. Mit Ausnahme des perikornealen Teils war auch die Bulbus- und die Lidbindehaut vollkommen normal, eine Konjunktivitis lag nicht vor. Die Patienten hatten auch nicht die geringste abnorme konjunktivale Sekretion.

Da also weder die Kornea noch die Uvea befallen waren und die Bindehaut nur im perikornealen Gebiete über der stark injizierten Lederhaut, muss die Entzündung sich in dieser letztgenannten Haut abgespielt haben.

Der weitere Verlauf der Krankheit war in allen drei Fällen ein sehr günstiger. Im Laufe einer Woche wurden die Augen allmählich blass, ohne dass andere krankhafte Symptome auftraten. Die Behandlung bestand in Verordnung von warmen Waschungen und innerlich von einem Salizylpräparat.

Das in diesen drei Fällen beobachtete Symptombild muss als ein recht eigenartiges bezeichnet werden. Die starken entzündlichen Erscheinungen sind an einem Teil des Auges lokalisiert, der in dieser Ausdehnung sonst eigentlich nur sekundär bei einem Iris- oder Hornhautleiden befallen wird. Die gewöhnlichen inflammatorischen Erkrankungen der Sclera und Episclera treten nicht in dieser von Anfang an und auch im weiteren Verlauf gleichmäßig perikornealen Form auf, sondern sind mehr oder weniger deutlich herdförmig.

Diese postparotitische perikorneale Scleritis zeigt nicht nur betreffs der Ätiologie, sondern auch in ihrem Verlauf eine deutliche Verwandtschaft mit der eingangs besprochenen postparotitischen Keratitis parenchymatosa. Der Beginn einige Tage nach Beginn der Parotitis, die recht erheblichen entzündlichen Erscheinungen und der trotzdem auffallend schnelle und gutartige Verlauf kennzeichnen beide diese Krankheitsformen. Wenn man dazu die klinisch oft beobachtete enge Zusammengehörigkeit der Hornhaut mit der angrenzenden Lederhaut berücksichtigt, scheint die Annahme berechtigt zu sein, dass diese beiden postparotitischen Augenkomplikationen Äusserungen eines und desselben pathologischen Prozesses sind.

Eben vor ganz kurzer Zeit habe ich nun einen Fall beobachtet, der diesen Zusammenhang in auffallender Weise bestätigt.

Es handelte sich um eine 32jährige Frau, die am 14. Januar 1927 an doppelseitiger Parotitis epidemica erkrankte. Die Parotisanschwellungen dauerten etwa eine Woche. Schon ein paar Tage nach Beginn der Krankheit wurden beide Augen rot, lichtscheu und tränend. Unbedeutende Schmerzen waren vorhanden. Am 25. Januar sah ich die Patientin zum erstenmal. Die Parotitis war damals schon vorüber. Beide Augen zeigten genau dasselbe Bild mit ziemlich starker perikornealer Injektion, keine Konjunktivitis. Der Limbus war ringsum etwas geschwollen. Die Hornhaut war in ihrem grösseren zentralen Teil vollkommen klar und spiegelnd, aber in der äussersten Peripherie, entlang dem Limbus, war die Oberfläche matt und fein gestichelt. Diesen Veränderungen an der Oberfläche entsprechend zeigte das Parenchym der Hornhautperipherie diffus zerstreute ganz kleine und unscharfe getrübte Flecken. Diese parenchymatöse Trübung nahm von der Peripherie nach dem Zentrum zu schnell an Intensität ab und betraf nur eine $1^1/_2$—2 mm breite Zone der sichtbaren Kornea. Die tieferen Teile der Augen zeigten normale Verhältnisse. Präzipitate oder Kammerwassertrübung waren nicht vorhanden. Die Sehschärfe war beiderseits normal. Während der folgenden Tage nahm die Reizung der Augen allmählich ab, und nach 4 Tagen war die Hornhautoberfläche überall spiegelnd. Die parenchymatösen Trübungen hellten sich fast ebenso schnell auf. Etwa 14 Tage nach meiner ersten Untersuchung waren die Augen wieder blass und in jeder Hinsicht normal.

Dieser letzte Fall ist von besonderem Interesse, weil er ein Zwischenglied zwischen der reinen Keratitis und der pericornealen Scleritis bildet. Der pericorneale Bezirk der Sclera zeigte genau dasselbe Bild wie in meinen drei früheren Fällen. Aber dazu zeigte die periphere Hornhaut deutliche parenchymatöse Veränderungen, und infolgedessen waren die Reizerscheinungen (Lichtscheu, Tränen) viel stärker als in den reinen Scleritisfällen.

Den bemerkenswerten Umstand, dass meine Fälle von Scleritis alle doppelseitig, die früher beschriebenen Keratitisfälle dagegen einseitig waren, möchte ich vorläufig als eine Zufälligkeit ansehen. Die Zahl der Fälle ist so klein, dass man diesem Umstande nicht allzu grosse Bedeutung zumessen kann.

Trotz der Geringheit des Materiales scheint es mir berechtigt zu sein, die hier beobachtete pericorneale Scleritis als eine charakteristische, obgleich vielleicht seltene, Komplikation der Parotitis epidemica anzusehen, die durch infektiös toxische Wirkung des

24*

Parotitiserregers hervorgerufen wird. Sowohl bei der Scleritis wie bei der Keratitis scheint die Entzündung vorwiegend eine exsudative zu sein, die nicht oder nur in beschränktem Maße mit Gewebsschädigung verbunden ist.

In der mir zugänglichen Literatur habe ich diese Scleritis nicht erwähnt gefunden. Als Augenkomplikationen bei Parotitis epidemica werden angegeben u. a. Keratitis, Iritis und Konjunktivitis, Scleritis aber nicht. Vielleicht ist diese Scleritis mit ihrem gelinden Verlauf mehrmals als eine Konjunktivitis aufgefasst worden.

LVII.

Experimentelle Untersuchungen über die Bedeutung der Linsenreste für die postoperativen Entzündungen.

Von

A. v. Rötth (Pécs).

Es wird angenommen, dass ein Teil der Iritiden nach Kataraktextraktion nicht mykotischen Ursprungs ist. Lindner wies unlängst auf die Unmöglichkeit hin, bei solchen postoperativen Entzündungen, Hypopyoniritiden, in jedem Falle Bakterien zu finden. Die Zahl der nicht mykotischen postoperativen Entzündungen macht bei Elschnig 2,5% aus.

Es wurde bereits seit langem behäuptet (Arlt, Mooren), dass schnell quellende Linsenreste mechanisch intraokulare Entzündung hervorrufen können. Elschnig und Ulbrich haben durch negativen Ausfall der bakteriologischen Kontrolle nachgewiesen, dass Starreste gelegentlich mechanisch, toxisch entzündungerregend wirken. Besonders seit Uhlenhuths Entdeckung von der Sonderstellung des Linseneiweisses fasste man die Entzündung als toxisch bedingt auf (v. Szily und Arisawa, Straub: Endophthalmitis phacogenetica; Ask, S. Gifford, Martini). Die Frage aber, welche Komponente der Linse toxische Eigenschaft besitzt, ist nicht geklärt. In den letzten Jahren wird sie von amerikanischen Autoren als anaphylaktische Entzündung aufgefasst, nachdem auf diese Möglichkeit bereits lange vorher Krusius hingewiesen hat. In einer Arbeit (Arch. of Opthalmology 1926, Nr. 2, ref. Zentralblatt f. ges. Ophth. XVI, 848) glaube ich auf Grund von Tierversuchen, klinischen Beobachtungen, intrakutanen Impfungen und besonders auf die zahlreichen Versuche von Römer und Gebb gestützt, bewiesen zu haben, dass eine nach Freiwerden von Linsenmassen auftretende Entzündung nicht als anaphylaktische aufgefasst werden kann.

Es bleibt also übrig, die mechanische und toxische Wirkung zu untersuchen und den toxisch wirkenden Faktor zu bestimmen. Zur Klärung dieser Frage habe ich an Kaninchen ca. 100 Versuche angestellt. Die Versuche wurden in Somnifenbetäubung ausgeführt, das Material immer in die Vorderkammer gebracht, flüssige Substanzen durch intralamellären Hornhautstich, nachdem die gleiche Menge Kammerwasser abgeflossen war. Feste Substanzen wurden durch subkonjunktivale Linearwunde eingeführt. Bei Verdacht auf Infektion wurde die Kanüle durch eine versengte Hornhautstelle gestochen und das entnommene Kammerwasser kulturell untersucht. Die Resultate kann ich hier nur summarisch wiedergeben.

Die mechanische Wirkung der Linsenmasse ohne die chemische kann direkt nicht bestimmt werden, da beide Wirkungen zugleich ausgeübt werden. Man kann aber die chemische Wirkung isoliert beobachten und durch Vergleich beider Untersuchungsarten auf die mechanische Wirkung schliessen. Zwischen Rinde und Kern herrscht gerade betreffs Konsistenz ein bedeutender Unterschied. Aus diesem Grund habe ich die Wirkung beider Substanzen isoliert beobachtet.

Das in die Vorderkammer gebrachte Rindenbröckel ($1^1/_2$—1 Reiskorn gross, 0,01—0,02 g) von extrahierter Katarakt oder Kaninchenlinse hat in jedem Versuch ganz leichte Irishyperämie und Pupillenverengerung hervorgerufen. In den ersten 3—4 Tagen umhüllte noch eventuell ein 1—$1^1/_2$ mm breites durchsichtiges fibrinöses Exsudat die Linsenmasse.

Ein Bröckel des Linsenkerns hat in allen Versuchen bedeutend grössere Wirkung ausgeübt. Es entstand ein mächtiges Exsudat, das in mehreren Versuchen die ganze Kammer ausfüllte. Die Pupille wurde eng, die Iris schwoll stark an, es zeigte sich das Bild einer Iritis fibrinosa.

Sind die beschriebenen Veränderungen durch die toxische Eigenschaft der linsenbildenden Substanzen hervorgerufen, so kommt dieselbe Reaktion auch dadurch zustande, dass man die Substanzen der Linse in flüssiger Form in die Kammer bringt. Von den Substanzen können nur die Eiweisskörper in Betracht kommen. α- und β- Kristallin ist wasserlöslich, das Albumoid, dessen

Menge gegen die Mitte des Kerns und mit dem Alter zunimmt, ist in Wasser unlöslich. Wenn also Rindenbröckel in die Kammer gelangen, so wirken fast nur die Kristalline, durch Kernpartien dagegen das Albumoid. Zentrifugieren wir eine aus Linse mit Wasser hergestellte Emulsion, so setzt sich das Albumoid, die Kristalline bleiben in Lösung. Diese Eigenschaft der Linseneiweisskörper habe ich benützt, die toxische Wirkung der Rinde und des Kerns mit möglichstem Ausschluss der mechanischen Wirkung zu untersuchen.

Durch die Lösung der Kristalline entstand keine nennenswerte Irritation oder sie dauerte 2—3 Tage. Die Erscheinungen entsprachen ungefähr denjenigen, die in Kontrolluntersuchungen nach Injektion physiologischer Kochsalzlösung hervorgerufen wurden.

Der abzentrifugierte Niederschlag, also hauptsächlich Albumoid, wirkt in $^2/_3$ der Versuche stark entzündungerregend. Die suspendierten Kernpartikelchen sinken zum Boden der Kammer, in der Pupille zeigt sich mehr oder weniger fibrinöses Exsudat, das Kammerwasser wird etwas trübe, die Iris geschwollen.

In 4 Fällen trat Tensionserhöhung auf, die möglicherweise durch Verstopfung des Kammerwinkels entstanden sein könnte. Ich will aber darauf hinweisen, dass der Kern oder seine Zerfallsprodukte öfters mit Tensionserhöhung in Zusammenhang zu bringen sind. So z. B. nach Luxation des Linsenkerns in den Glaskörper bei Lappenextraktion. H. Gifford und andere beobachteten nach spontaner Resorption von seniler Katarakt öfters Glaukom. Beim Zustandekommen des Sekundärglaukoms nach Luxation der Linse in den Glaskörper spielt vielleicht mehr der Kern eine Rolle, ebenso wie bei Glaukom in Zusammenhang mit Abschilferung der superfiziellen Kapsellamelle (Vogt). Ob die Wirkung durch die feinsten Partikelchen einfach mechanisch, oder durch die Spaltungsprodukte durch entzündliche Verlötung des Kammerwinkels zustande kommt, soll dahingestellt bleiben.

Wenn eine postoperative Entzündung den Linsenresten zugeschrieben wird, so gilt es mit seltenen Ausnahmen der Rinde. Diese besitzt aber eine unbedeutende mechanisch irritative Wirkung, ihre beiden Kristalline aber gar keine toxische Wirkung. Die Linsenreste zerfallen durch Autolyse und proteolytische Fermente. Wie wir es durch Untersuchungen von Wagenmann wissen, spielen in frischen Fällen Zellen keine Rolle bei der Resorption von Linsenresten. Es fragt sich nun, ob nicht die Spaltungsprodukte entzündungerregend wirken. Zur Lösung dieser Frage wurde die Linse durch Trypsin verdaut, nach 1—2—4 Tagen die Verdauungsflüssigkeit in die Vorderkammer injiziert. Diese Verdauungsflüssigkeit enthält die verschiedensten Spaltungsprodukte des Eiweisses, was nach meinen Untersuchungen auch für die Linsenverdauung zutrifft. Die 26—28 Stunden alte Verdauungsflüssigkeit ruft keine Entzündung hervor. 48 Stunden alte Verdauungsflüssigkeit verursacht leichte Iritis, mit wenig Exsudat, die 4 Tage alte Verdauungsflüssigkeit in jedem Fall Iritis mit starker Exsudatbildung. Also je mehr Spaltungsprodukte, um so stärker die Entzündung. Die Spaltungsprodukte der Linseneiweisskörper sind also toxisch für die Iris. Die einzelnen Verbindungen sollten isoliert injiziert werden. Es ist aber fraglich, ob durch Autolyse und Fermentwirkung des Kammerwassers die Linseneiweisskörper eben so zerfallen wie durch Trypsin. Wahrscheinlich nicht, da die proteolytischen Fermente des Verdauungstraktus verschiedene Bausteine von Eiweisskörpern abspalten. Von den verschiedenen Verbindungen wurde die Wirkung der Aminosäuren isoliert untersucht, da die Endprodukte der Trypsinverdauung grösstenteils Aminosäuren sind.

Die Bestimmung des prozentualen Verhältnisses der Aminosäuren in den Linseneiweisskörpern verdanken wir Jess. Es wurden diejenigen Aminosäuren in die Kammer gebracht, die in relativ grosser Menge vorkommen. In der ersten Untersuchungsserie blieb die Wasserstoffionenkonzentration der Lösungen ausser Betracht. In der zweiten Serie war die injizierte Flüssigkeit auf ph = 7,3 eingestellt. Nun zeigte sich mit Ausnahme von Tyrosin, Zystin und in geringem Grade von Arginin keine Reaktion. Aber bereits minimale Mengen ($^1/_{10}$—$^1/_{20}$ mg) des wasserunlöslichen Tyrosin und Zystin verursachten starke fibrinöse Iritis.

Linsenreste üben aber sicher selten entzündungerregende, toxische Wirkung aus. Grosse Linsenmassen werden ohne Reaktion vertragen und resorbiert. Unter normalen Verhältnissen werden die autolytischen und proteolytischen Spaltungsprodukte und das im Kammerwasser einfach gelöste α- und β-Kristallin schnell resorbiert. Ist aber aus irgend einem Grund der Austausch des Kammerwassers verlangsamt — wir wissen ja von der individuellen Schwankung dieses Vorganges kaum etwas —, oder handelt es sich um Reste einer hypermaturen Katarakt, so finden sich die toxischen Substanzen konzentriert im Kammerwasser. In solchen Staren haben verschiedene Beobachter Kristalle gesehen, die für Tyrosin und Leuzin gehalten wurden. Wir stellen uns vor, dass in der hypermaturen Katarakt durch Autolyse Tyrosin, Zystin und wahrscheinlich auch höhere Spaltungsprodukte, d. h. toxische Substanzen entstehen. Diese werden intrakapsulär aufgespeichert und wirken auf die Iris, falls sie nach Eröffnen der Kapsel nicht aus dem Auge gelangen. Die klinische Beobachtung beweist, dass die nach Extraktion der hypermaturen Katarakt zurückgebliebenen Reste stärkere Irritation verursachen. Die intrakapsulär abgespaltenen toxischen Stoffe können aber auch anders ihre Wirkung ausüben. Straub teilt Fälle mit, bei denen die Extraktion der anscheinend sekundären Katarakt bei Iridozyklitis in kurzer Zeit zur Ausheilung der Entzündung geführt hat. Kretz beschreibt Fälle, wo bei hypermaturer Katarakt keine Ursache der Entzündung zu entdecken war, so dass man an die toxische Wirkung der durch die Kapsel diffundierenden Stoffe denken muss.

Zusammenfassend lässt sich sagen, dass Reste der Linsenrinde mechanisch sehr leichte, toxisch keine nennenswerte Wirkung ausüben. Teile des Linsenkerns rufen Iritis fibrinosa hervor, die Wirkung scheint toxisch und teilweise auch mechanisch bedingt zu sein. Dies dürfte aber nur ganz ausnahmsweise als Ursache postoperativer Entzündung eine Rolle spielen.

Die Spaltungsprodukte der Linseneiweisskörper, darunter besonders Tyrosin und Zystin, sind toxisch für die Iris. Sie verursachen intraokulare Entzündung, wenn sie, in der hypermaturen Katarakt aufgespeichert, plötzlich in die Kammer gelangen oder durch die Kapsel diffundieren. Eine andere Möglichkeit wäre die Aufspeicherung dieser Stoffe infolge gestörtem Abfluss des Kammerwassers.

Diese Art einer schweren intraokularen Entzündung ist sicher selten. Eine grosse praktische Bedeutung besitzt jene Eigenschaft der Linsensubstanz, dass sie als Epithelabkömmling vorzüglichen Nährboden für Bindehautbakterien abgibt (Lindner).

Man hat also doppelten Vorteil von der Extraktion in der Kapsel. Unter unseren Lappenextraktionen in den letzten zwei Jahren gelang in rund $^1/_3$ der Fälle, die Linse in der Kapsel zu extrahieren. Da dieselben Operateure unter gleichen Bedingungen die Extraktionen ausgeführt haben, ist es lehrreich, die beiden Methoden hinsichtlich der postoperativen Infektion zu vergleichen.

Extraktion in der Kapsel: 84, aus der Kapsel: 175.

Intraokulare Entzündung 1 (1,2%)   9 (5,1%)

Primäre exogene Infektion 1   4

Endogene Infektion 0   1

Massenhafte Reste 0   2

Heterochromiekatarakt 0   1

Diabetes, 12 Tage nach Extraktion Pneu-
monie 0   1

Nach den Extraktionen in der Kapsel hatten wir also nur eine (1,2%) Infektion zu verzeichnen, die aber in einigen Tagen ausheilte; mit der extrakapsulären Methode erlebten wir 9 intraokulare Entzündungen (5,1%), allerdings ging nur ein Auge verloren, 0,39% sämtlicher Extraktionen. Aber nicht nur diese Zahlen beweisen die glatte Heilung nach der Extraktion in der Kapsel, sondern das klinische Bild, das wir dabei regelmäßig zu sehen gewohnt sind: das Heilen mit blassem, ruhigem Auge. Es erhellt aus diesen Tatsachen, dass die Extraktion in der Kapsel eine Prophylaxe der postoperativen Entzündungen verschiedenen Ursprungs ist.

Aussprache.

Herr Kubik:

Die starke Reizung durch die Starmilch der Cataracta morgagniana spricht für die Richtigkeit der Röttschen Experimente.

LVIII.

Über Refraktometrie und Eiweissbestimmung der intraokularen Flüssigkeiten *).

(Nach gemeinsamen Untersuchungen mit Frl. Dr. Irma Guggenheim und Dr. phil. Hans Wieland.)

Von

A. Franceschetti (Basel).

Die Untersuchung des Eiweissgehaltes der Augenmedien unter physiologischen und pathologischen Verhältnissen hat für die Beurteilung des intraokularen Stoffwechsels eine gewisse Wichtigkeit erlangt.

Wenn bis heute die Bestimmung des Eiweissgehaltes des Glaskörpers besonders mit Bezug auf seine Beeinflussung durch äussere Eingriffe im Gegensatz zur Vorderkammer nur von wenigen

---

*) Auf das Halten dieses Vortrages wurde verzichtet.

Autoren vorgenommen wurde, so liegt das wohl einerseits daran, dass die technischen Schwierigkeiten bei der Glaskörperpunktion grösser sind, andererseits die wenigen, meist negativen Befunde nicht dazu ermunterten. Dazu kommt, dass wir über die feinere Struktur des Glaskörpers immer noch ungenügend orientiert sind und dass ferner dem Glaskörper im intraokularen Stoffwechsel häufig eine rein passive Rolle zugeteilt wird.

Im folgenden möchte ich mir deshalb erlauben, Ihnen über eine grössere Reihe von Untersuchungen zu berichten, die ich gemeinsam mit Frl. Dr. Irma Guggenheim vorgenommen habe und die sich in der Hauptsache damit befassten, den Einfluss äusserer Eingriffe auf den Eiweissgehalt des Glaskörpers beim Kaninchen zu studieren. Insbesondere schien uns in Analogie zur Vorderkammer die nach verschiedenem Zeitintervall vorgenommene zweite Punktion des Glaskörpers zur Beantwortung dieser Frage geeignet.

Zur Bestimmung des Eiweissgehaltes bedienten wir uns des Abbeschen Refraktometers mit heizbaren Prismen, wie es von der Firma Zeiss geliefert wird. Der Vorteil der Refraktometrie besteht besonders bei grösseren Untersuchungsreihen in der raschen Handhabung und der geringen dazu benötigten Flüssigkeitsmenge. Der Nachteil besteht darin, dass die Methode keinen Anspruch erheben darf, uns über die unter physiologischen Bedingungen vorhandenen Eiweissmengen einen sichern Anhaltspunkt zu geben, da die Genauigkeit bei der Umrechnung in Eiweissprozente, worauf schon Reiss[1]) bei der Blutserumbestimmung, ferner Wessely[2]) [3]), Rados[4]) und andere hingewiesen haben, nur bis zur ersten Dezimale, d. h. im Maximum bis zu 0,1% Eiweiss reicht. Unterhalb dieser Grenze bedingen die Schwankungen des Salzgehaltes und der Temperatur (Wessely[2]) bereits einen zu grossen Fehler bei der Umrechnung in Eiweissprozente. Trotzdem darf bei erhöhtem Brechungsindex auch eine mehr oder weniger proportionale Vermehrung der Eiweisskörper angenommen werden.

Das Vorgehen bei der Glaskörperpunktion war folgendes: Am gut kokainisierten Kaninchenauge wurde mit sorgfältig gereinigter, absolut trockener Kanüle oben in die Sklera eingestochen und ca. 0,2 ccm Glaskörper aspiriert. Die Ablesung am Refraktometer erfolgte bei einer konstanten Temperatur von 20° bei elek-

---

[1]) Reiss, Arch. f. exp. Pathol. und Pharm. 51, 1904.
[2]) Wessely, v. Gr. Arch. f. Ophth. 50, 123, 1900.
[3]) Wessely, Arch. f. Augenhlkde. 93, 184, 1923.
[4]) Rados, v. Gr. Arch. f. Ophth. 109, 342, 1922.

trischem Lichte. Da die letzte Dezimale nur geschätzt wird, wurde der Durchschnitt aus 8 Ablesungen genommen, die bei einiger Übung im Maximum um 2—3 Einheiten der vierten Dezimale variierten. Die Refraktometerwerte für den Glaskörper schwankten bei 78 normalen Kaninchen zwischen 1,3342 und 1,3348, also nur in sehr geringem Umfange. Am häufigsten wurde ein Mittelwert von 1,3345 (32mal) gefunden. Wenn wir den Salzgehalt des Glaskörpers ungefähr übereinstimmend mit dem des Kammerwassers annehmen, so ergibt sich für einen Mittelwert von 0,58% [vgl. Rados[4]), Gala[5])], umgerechnet auf 20⁰ mittels der Wagnerschen Tabellen[6]), ein Brechungsindex von 1,3340. Der Index des Glaskörpers ist also nur wenig höher als der der reinen Salzlösung und gewöhnlich etwas niedriger als der des Kammerwassers (meist über 1,3347).

Über Eiweissbestimmungen im zweiten Glaskörperpunktat berichten bis heute nur Wessely[7]), Löwenstein[8]) und Gebb[9]). Wessely fand bei einer nach 30 Minuten wiederholten Glaskörperpunktion denselben Eiweissgehalt, ebenso Löwenstein im zweiten Glaskörperpunktat dieselbe Viskosität. Einzig Gebb berichtete über einen erhöhten Index im zweiten Punktat beim Kaninchen (23,6 Teilstriche am Pulfrischschen Refraktometer). Nähere Angaben fehlen leider.

Unsere Untersuchungen des zweiten Glaskörperpunktats erstrecken sich auf 42 Kaninchenaugen, wobei das Intervall zwischen erster und zweiter Punktion 15 Minuten bis 10 Tage betrug.

Aus der projizierten Tabelle geht hervor, dass in gewissen Fällen bereits nach einer Viertelstunde eine merkliche Zunahme des Index gefunden wird (eine Zunahme von 20 Einheiten der vierten Dezimale entspricht ca. 0,4% Eiweiss).

Da der Index des Kammerwassers proportional der entnommenen Menge ansteigt, so wäre an und für sich das gleiche Verhalten für den Glaskörper zu erwarten. Die Schwierigkeit bei der Glaskörperpunktion liegt aber darin, dass infolge der Zähflüssigkeit relativ grobe Nadeln verwendet werden müssen und deshalb ein Nachsickern von Glaskörper unter die Konjunktiva sich nicht verhindern lässt. Dementsprechend müssen auch die Werte bei der zweiten

[5]) Gala, Ref. Zentr. f. ges. Ophth. 13, 140, 1924.

[6]) Wagner, Tabellen zum Eintauchrefraktometer, Sondershausen 1907.

[7]) Wessely, 1900 l. c. 2.

[8]) Löwenstein, Arch. f. Augenhlkde. 70, 26, 1911.

[9]) Gebb, Heidelberger Ber. (Jena) 1922, S. 21.

Punktion grossen Schwankungen unterworfen sein. Trotzdem haben wir versucht, durch möglichstes Zusammenziehen der Werte und kurvenmäßiges Auftragen uns ein Bild von dem zeitlichen Ablauf der Indexänderung zu machen. Dabei ergibt sich, dass im Durchschnitt nach 2 Stunden die höchsten Werte gefunden wurden. (Der höchste Wert betrug 1,3472, was ungefähr 6,5% Eiweiss entspricht.) In der 3.—8. Stunde waren noch regelmäßig erhöhte Indizes vorhanden, während nach 24 Stunden bereits wieder vereinzelte normale Werte angetroffen wurden.

Zum Vergleich haben wir die von Rados[10]) für die Vorderkammer des Kaninchens gefundenen Werte gleichfalls kurvenmäßig dargestellt. Beim Vergleich ergibt sich, dass bei der Vorderkammer das Maximum höher liegt und bereits nach einer Stunde erreicht wird, während es beim Glaskörper mit der zweiten Stunde zusammenfällt, entsprechend seinem grösseren Volumen und der verhältnismäßig zum Gesamtvolumen geringeren entnommenen Flüssigkeitsmenge. Der Abfall ist in der Vorderkammer ein entsprechend rascherer, im Glaskörper werden erst vom vierten Tage an durchwegs wieder annähernd normale Werte gefunden.

Es wurde auch der Einfluss anderer äusserer Eingriffe auf den Index des Glaskörpers studiert.

Im wesentlichen hat sich in Übereinstimmung mit den von Wessely[11]) früher erhobenen Befunden ergeben, dass sowohl 10% Kochsalzinjektionen, mehrmals am Tage wiederholt, als auch häufige Vorderkammerpunktionen (5 mal in 10 Stunden) den Index des Glaskörpers erhöhen, während weniger starke Reize dies nicht vermögen. Es soll darüber an anderer Stelle eingehender berichtet werden.

Unsere Untersuchungen haben also ergeben, dass eine weitgehende Übereinstimmung zwischen Vorderkammer und Glaskörper in bezug auf das Verhalten des Brechungsindex und damit parallel des Eiweissgehaltes besteht. Der Unterschied ist sowohl hinsichtlich der Grössenordnung als auch des zeitlichen Verlaufs nur graduell.

Im Anschluss an diese Untersuchungen wandten wir uns der Frage des Eiweissgehaltes des menschlichen Kammerwassers zu. Der von Wessely seit langem verfochtenen Ansicht, dass gegenüber dem Tierauge nur ein quantitativer Unterschied bestehe,

---

[10]) Rados, l. c. 4.
[11]) Wessely, Int. Ophth. Kongress Neapel, 1909, S. 369.

stehen die Befunde von Rados[12]), Hagen[13]) und Löwenstein[14]) gegenüber, die z. T. einen Eiweissgehalt des Kammerwassers überhaupt leugnen, vor allem aber eine Zunahme des Eiweissgehaltes im zweiten Kammerwasser zu widerlegen scheinen.

Die Beantwortung dieser Streitfrage hängt engstens zusammen mit der Genauigkeit der uns zur Verfügung stehenden Methoden zur Eiweissbestimmung. Die Schwierigkeit ist eine doppelte, da einerseits die nachzuweisenden Eiweissmengen sehr klein sind (unter $0,1\%$), andererseits auch die Flüssigkeitsmengen sehr gering sind.

Von den Methoden, die aus verschiedenen physikalischen Eigenschaften von kolloidalen Lösungen auf den Eiweissgehalt schliessen, kommen die Refraktometrie und die Viskosimetrie infolge ihrer Ungenauigkeit für kleine Eiweissmengen nicht in Betracht. Die von Dieter[15]) angegebene Messung der Oberflächenspannung mittels der kapillaren Steighöhe gibt zwar anscheinend, besonders bei kleinen Eiweissmengen, gute Resultate, ist aber auch nicht völlig unabhängig vom Salzgehalt, abgesehen davon, dass sich sehr leicht Fehler einschleichen können.

Von den chemisch-optischen Methoden vermögen die Wesselysche Vergleichsfällung mit Esbach und ihre Modifikationen zwar einen Anhaltspunkt über Eiweissmengen zwischen $0,1$ und $0,01\%$ zu geben, sie kommen aber alle für quantitativ genaue Bestimmungen nicht in Frage.

Ich möchte Ihnen deshalb, nach gemeinsamen Untersuchungen mit Dr. phil. Hans Wieland im physiologisch-chemischen Institut zu Basel (Direktor Prof. Spiro) über eine geeignete und hierfür speziell adaptierte Methode berichten. Zur Eiweissbestimmung diente uns das zuerst von Richards und Wells[16]) angegebene, in seiner heutigen Form von Kleinmann[17]) 1919 beschriebene Nephelometer, das auf dem Prinzip der Verwendung des Tyndalleffektes aufgebaut ist. Rona und Kleinmann[18]) haben diese Methode speziell für Bestimmung kleinster Eiweissmengen ausgearbeitet. Nachdem Dennis und Ayer sie für Liquor-

---

[12]) Rados, l. c 4.

[13]) Hagen, Kl. M. B. f. A. 64, 187, 1920, I; Kl. M. B. f A. 65, 643, 1920, II; Kl. M. B. f. A. 67, 259, 1921, II.

[14]) Löwenstein, Kl. M. B. J., 4, 66, 654, 1920, II.

[15]) Dieter, Arch. f. Augenhlkde. 96, 8, 1925.

[16]) Richards und Wells, zit. Kleinmann Biochem. Zeitschr. 99, 115, 1919.

[17]) Kleinmann, Biochem. Zeitschr. 99, 115, 1919.

[18]) Rona und Kleinmann, Biochem. Zeitschr. 140, 461, 1923.

untersuchungen angewandt hatten, wurde sie von Adler und Landis[19]) für Kammerwasseruntersuchungen am Katzenauge verwendet. Die zu untersuchende Flüssigkeit, der ein Fällungsmittel beigegeben wird, findet sich in einem Gläschen von ursprünglich 10 ccm Inhalt, in das ein Tauchzylinder aus (optisch einwandfreiem) Crownglas eintaucht. Das eintretende parallele Licht wird an den suspendierten Eiweisspartikelchen reflektiert und durch ein Okular mit Hilfe eines Prismas beobachtet und entspricht der einen Gesichtsfeldhälfte. Die andere wird gebildet vom Tyndallicht einer Lösung von bekanntem Eiweissgehalt. (Gewöhnlich genügen 4 Vergleichslösungen, von 0,04%, 0,02%, 0,01% und 0,005% Eiweissgehalt.) Durch die verschiebliche Blende kann die Fenstergrösse variiert werden. Die an der Skala ablesbaren Fensteraperturen verhalten sich dann umgekehrt wie die Eiweissmengen, wenn die beiden Gesichtsfeldhälften auf gleiche Helligkeit eingestellt sind.

Bei Vorversuchen mit verschiedenen Fällungsmitteln (Esbachreagenz, Tanninlösung, Chininhydrochlorid) erwies sich gesättigtes Natriumsulfosalizylat + 5% Salzsäure für diese kleinen Eiweissmengen als weitaus am günstigsten (1 Teil Eiweisslösung, 1 Teil 5% HCl und 2 Teile Natriumsulfosalizylatlösung).

Aus den Versuchsreihen zur Bestimmung der Grenzen der Methode möchte ich Ihnen nur eine Tabelle vorzeigen, die die Ablesungen bei der jeweils doppelten Verdünnung zeigen. Daraus ist ersichtlich, dass die Resultate bis zu einer Verdünnung von 0,0025% gut übereinstimmen. Der Fehler beträgt auch nach Rona und Kleinmann[20]) bei 0,005% ca. 2%.

Für die Untersuchungen des menschlichen Kammerwassers, bei denen meist nur geringe Mengen zur Verfügung stehen, haben wir, um zu starke Verdünnung zu vermeiden, den Inhalt der Gläschen verkleinert, ähnlich wie es bereits von Kleinmann[21]) beschrieben wurde. Der Nachteil dieser Methode liegt in der starken Lichtbrechung der kleinen Gläschen und der dadurch bedingten ungleichen Gesichtsfeldbeleuchtung. Kleinmann hob diesen Nachteil dadurch auf, dass er die Gläschen in quadratische Tröge mit einer Flüssigkeit von annähernd gleichem Brechungsindex wie der zu untersuchende Inhalt eintauchte, was die Apparatur und die Handhabung wesentlich komplizierte. Die

---

[19]) Adler und Landis, Arch. of. Ophth. 54 255, 1925.
[20]) Rona und Kleinmann, l. c. 18.
[21]) Kleinmann, Biochem. Zeitschr. 137, 144, 1923.

von uns angebrachte Vereinfachung*) besteht darin, dass wir durch eine vorgesetzte Zerstreuungszylinderlinse die im Gläschen verlaufenden Lichtstrahlen annähernd parallel machten, wodurch die Tröge überflüssig sind. Durch Einsatz eines Bodens werden in einfachster Weise die Röhrchen bis auf 1,5 ccm Inhalt verkleinert, ohne dass sich bei der Nachprüfung wesentlich gröbere Fehler gezeigt hätten. Erst bei Mengen unter 0,05 ccm kann der Fehler auch bei Verwendung der von uns gebrauchten Stangenpipetten, die in $^1/_{1000}$ ccm eingeteilt sind, bei geringen Eiweissmengen bis 20% ansteigen.

In Anwendung der geschilderten Methode haben wir genaue Eiweissbestimmungen von Kammerwasser und Glaskörper beim Kaninchen und beim Menschen durchgeführt. Die Untersuchungen sind aber nicht abgeschlossen; es soll später an anderer Stelle ausführlich darüber berichtet werden.

Die Versuche mit menschlichem Kammerwasser haben, soweit durchgeführt, folgendes ergeben:

Der Eiweissgehalt des ersten Kammerwassers bewegt sich zwischen 0,019—0,030%, also ziemlich übereinstimmend mit den von Wessely[22]), Mestrezat und Magitot[23]), Gilbert[24]), Gala[25]) und Dieter[26]) gefundenen Werten (0,01—0,03%). Wenn jene im Durchschnitt etwas kleiner sind als die von uns gefundenen, so kann das damit zusammenhängen, dass es sich in unseren Fällen um ältere Leute, meist mit Cataracta senilis, handelte. Im weiteren ergab sich aber vor allem, dass die Eiweisswerte für das zweite Kammerwasser immer deutlich erhöht waren (0,023—0,140%), auch in einem Falle, wo bereits das erste Kammerwasser eine pathologisch erhöhte Eiweissmenge enthielt. Die bis jetzt erhobenen Befunde bestätigen also durchaus die Ansicht Wesselys über die Erhöhung des Eiweissgehaltes im zweiten Kammerwasser des Menschen.

Auf alle Fälle können wir durch Verkleinerung der Apparatur mit dem Nephelometer, unabhängig von Temperatur und Salzgehalt, auch bei kleinsten Eiweiss- und Flüssigkeitsmengen auf einfache Weise eine Genauigkeit in der Eiweissbestimmung erreichen, wie wir sie für den vorliegenden Zweck verlangen müssen.

*) Von der Optik und Mechanik A.-G. Basel ausgeführt.
[22]) Wessely, l. c. 2 und 3.
[23]) Mestrezat und Magitot, Ann. d'oc. 159, 401, 1922.
[24]) Gilbert, Arch. f. Augenhlkde. 94, 101, 1924.
[25]) Gala, l. c. 5.
[26]) Dieter, l. c. 15.

Demonstrationssitzung.

Donnerstag, den 9. Juni 1927, nachmittags 3 Uhr.

Vorsitzender: Herr Erggelet (Jena).

I.

Herr E. Engelking (Freiburg i. Br.): **Klinische, histologische und experimentelle Beobach-
tungen zur Frage der Entstehung der Iris-
und Vorderkammerverfettung (Xanthomatosis bulbi).**

Seitdem v. Szily 1922 an dieser Stelle auf das von ihm zuerst
beschriebene Krankheitsbild der Xanthomatosis bulbi aufmerksam gemacht und sodann in einer ausführlichen Arbeit über
die von ihm erhobenen klinischen und anatomischen Befunde
berichtet hat, sind auch von anderen Seiten ähnliche Bilder beschrieben worden.

v. Szily äusserte sich seinerzeit über die Genese dieses eigentümlichen Bildes in der Weise, dass er einerseits an eine „Diathese
mit Störung des Cholestearinstoffwechsels und deren Einwirkung
auf das durch die vorausgegangenen lokalen Veränderungen in
einer für die Xanthomatosis bulbi geeigneten Krankheitsbereitschaft
befindliche Auge" dachte, gleichzeitig aber ein massives abge-
kapseltes Exsudat voraussetzte, und eine fettige Dekomposition
desselben in Erwägung zog: „Die einer fettigen Umwandlung
anheimfallende, massive intraokulare Ausschwitzung befand sich...
innerhalb der Bulbushüllen sozusagen in einem toten Raum, ohne
die Möglichkeit eines Abtransportes der Zersetzungsprodukte".

Eine endgültige Entscheidung über die Bedeutung dieser beiden
verschiedenartigen Komponenten hat v. Szily nicht getroffen, weil
die von ihm beobachteten Spätfälle dazu keine genügende Handhabe
boten. Die hier für die künftige Forschung aufgestellten Probleme
sind für die Erörterungen der Folgezeit maßgebend geblieben.

Rohrschneider hat versucht, die Frage auf experimentellem
Wege zu lösen. Auf Grund seiner Versuche an Kaninchen kommt

er zu dem Resultat, dass in erster Linie an eine fettige Dekomposition eines massiven Exsudates zu denken sei. Jaensch und andere — auf eine vollständige Behandlung der Literatur muss hier natürlich verzichtet werden — hingegen legen das Hauptgewicht auf eine Hypercholesterinämie. Allerdings muss darauf hingewiesen werden, dass weder die experimentellen Bilder, die Rohrschneider erzeugte, noch das klinische Bild des Jaenschschen Falles genau dem entsprechen, was v. Szily unter dem Bilde der Xanthomatose des Bulbus beschrieben hatte.

Es ist also bisher weder die formale noch die kausale Genese dieses eigentümlichen Krankheitsbildes geklärt.

Ich habe mich deshalb bemüht, durch Beobachtung möglichst frischer Fälle diesen Fragen nachzugehen, in der Hoffnung, aus der formalen Genese und dem histologischen Bilde Anhaltspunkte auch für die kausale Genese zu gewinnen.

Ich führe zunächst Bilder der von uns erhobenen klinischen und histologischen Befunde verschiedener Stadien von Xanthomatose vor.

Die ersten beiden Bilder (Fall 1) beziehen sich auf einen 56jährigen Mann mit chronischer Iridozyklitis beiderseits. Das xanthomatöse Auge ist seit 10 Jahren erblindet, absolutes Glaukom nach zirkulären hinteren Synechien. Druck um 50. Niemals konnte hier ein Exsudat beobachtet werden. Auch jetzt ist die Vorderkammer optisch leer. Die Iris zeigt etwa ein Millimeter vom Kammerwinkel entfernt einen unvollkommenen Ring von Verfettungsherden im Parenchym der Iris. Bei stärkerer Vergrösserung lassen sich die gelblichen Stellen in kleine Einzelherde auflösen, die ausnahmslos im eigentlichen Irisgewebe gelegen sind. Vorderkammer frei. Keine Hypercholesterinämie.

Den folgenden Fall (Fall 2) verdanke ich der Liebenswürdigkeit des Herrn v. Szily. Hier sehen wir bei einer 74jährigen, die seit vielen Jahren durch Glaukom auf dem rechten Auge erblindet ist, in der Iris desselben einen zwischen 1 und $2^1/_2$ mm breiten geschlossenen gelben Ring. Wie an der Abbildung deutlich erkennbar ist, liegt zwischen dem xanthomatösen Ring und der Irisbasis eine schmale, noch von Verfettung freie Zone. Der gelbliche Ring ragt ein wenig über das Niveau der Iris vor. Von den pupillarwärts gelegenen Teilen erscheinen nach dem makroskopischen Bilde einige Bezirke noch frei von Verfettung, an anderen Stellen jedoch ist eine, vor allem dem Verlaufe der Trabekel folgende erhebliche Verfettung erkennbar. In der Vorder-

kammer ein Hyphäma, das ungefähr bis zum Pupillarsaum reicht
und eine feine farbige Schichtung aufweist.   Zirkuläre hintere
Synechien. Katarakt. Harter Bulbus.

Die mikroskopische Untersuchung ergibt, dass die Verfettung dem makroskopischen Bilde ziemlich genau entspricht.
Vor allem ist darauf hinzuweisen, dass die stärkste Verfettung
in der Iris eine vom verlegten Kammerwinkel um ein bis zwei
Millimeter entfernte ringförmige Zone betrifft.   Hier ist die Iris
durch Herde mit plumpen Fettschollen deutlich vorgebuckelt.
Die Gefässwände sind z. T. verdickt, hyalin gequollen, offenbar
schwer geschädigt.   Dem histologischen Bilde nach scheint eine
stark erweiterte und mit Blutkörperchen prall gefüllte Vene dieses
Irisbereiches die in der Vorderkammer vorhandene Hämorrhagie
veranlasst zu haben.   Eine ganz sichere Entscheidung darüber war
allerdings aus den mir vorliegenden Schnitten nicht möglich.
Das Hyphäma, das als makroskopische Demonstration der schweren
intraokularen Gefäßschädigung Interesse beansprucht, zeigte
keinerlei Spuren einer Verfettung.

Mäßige Verfettung in der Kornea, der Sklera, sowie der Glas-
lamelle der Aderhaut.

Im dritten Falle handelt es sich um einen jetzt 39jährigen
Mann mit beiderseits höchstgradiger Myopie.   Beide Augen sind
an Netzhautablösung praktisch erblindet.   Das xanthomatöse
Auge ist infolge hinterer Synechien sekundär glaukomatös.   Der
Kammerwinkel ringsherum verlegt.   Die Iris zeigt über die ganze
Fläche hin eine satt orangegelbe Verfärbung; sie ist in allen Teilen
zweifellos hochgradig verfettet.   Durch zahlreiche neugebildete
Irisgefässe spielt der Ton etwas in rötliche.

Entsprechend der peripheren Grenze der zur Zeit noch erhaltenen Kammer findet sich in der Iris ein vorgewulsteter homogen
orangegelber Ring, der ähnlich dem des vorigen Falles über das
Relief der Irisvorderfläche hinaus in die Kammer selbst hineinragt.
Die Kammer ist optisch leer.   Kein Exsudat.   Keine Hypercholesterinämie.

Der Fall reiht sich dem vorigen zwanglos an, stellt aber ein
erheblich späteres Stadium dar.   Um so interessanter die analoge
Anordnung des Verfettungsringes, sowie das Fehlen eines Ver-
fettungsprozesses in der Kammer.

Der vierte Fall betrifft eine 71jährige Frau mit doppel-
seitigem absoluten Glaukom.   Das xanthomatöse Auge zeigt
eine orangegelbe Verfärbung der ganzen Iris.   Das untere Drittel

der Vorderkammer ist mit einer ähnlich gefärbten gelben Masse
ausgefüllt, die überall in festem Kontakt mit der Iris steht. Man
würde hier auf Grund der einfachen Beobachtung an die Umwandlung eines massiven Vorderkammerexsudates denken müssen.
Von einer entsprechenden Entzündung mit einem solchen Exsudat
ist aber nichts bekannt.

Hier ist nun das mikroskopische Bild von Interesse für
die Beurteilung der formalen wie der kausalen Genese. Dass bei
Behandlung mit Sudan III usw. die typischen Fettfärbungen sich
ergaben, bedarf kaum der Erwähnung. Bedeutungsvoll aber ist
die Verteilung der Verfettung über die Iris hin und die Struktur
des verfetteten Vorderkammergewebes.

Bemerkenswert ist zunächst, dass innerhalb des Irisgewebes
überall eine hochgradige Xanthomatose besteht, die nicht von der
der Vorderkammer abhängig sein kann, da die schwersten Veränderungen selbst in diesem sehr vorgeschrittenen Falle wiederum
ganz ausgesprochen einem unweit des Kammerwinkels gelegenen
Ring entsprechen, ganz analog demjenigen, den wir in den anderen
Fällen schon klinisch beobachten konnten. Innerhalb dieses Ringes
ist über alle Quadranten der Iris hin eine Vorwulstung der Irisvorderfläche nach der Vorderkammer zu bemerkbar, das Irisgewebe ist hier fast völlig zugrunde gegangen, von hyalinem Aussehen, dabei vollgestopft von Cholesterinkristallen. Dort, wo sich
die orangegelbe Masse in der Vorderkammer findet, ist die Vorderfläche der Iris eine Strecke weit durchbrochen, die Cholesterinkristalle finden sich deshalb hier als ununterbrochene Masse in
der Iris wie in der Kammer, sie sind grösstenteils von Fremdkörper-
riesenzellen umgeben, die sich nach der Pupille zu in einem fast
unmerklichen Übergange in ein lockeres Gewebe fortsetzen, das
in der Hauptsache aus in typische Schaumzellen umgewandelten
Histiozyten besteht, die sich mit Fett beladen haben.

Hieraus ergibt sich zunächst mit grosser Wahrscheinlichkeit,
dass auch in diesem Falle nicht die Vorderkammer oder ein in
ihr vorhandenes Exsudat der Ausgangspunkt der Xanthomatose
gewesen ist, sondern die Iris selbst, und zwar jener periphere
Ring, der in den Frühstadien so charakteristisch in die Erscheinung
trat, aber auch im Endstadium noch an den hier besonders weit
vorgeschrittenen Veränderungen nachweisbar ist.

Der Aufbau des Vorderkammergewebes lässt sodann erkennen,
dass es sich auch innerhalb der Kammer um neugebildete, mit
Fett beladene Zellen handelt, nicht um Dekomposition in ab-

sterbenden Elementen. Natürlich kann auf Grund dieser Struktur-
verhältnisse allein nicht mit Sicherheit entschieden werden, ob
nicht doch vorher ein z. B. eitriges Exsudat vorhanden gewesen
sein könnte. Fand sich doch in dem vorher erwähnten Fall 2 eine
Blutung in der Kammer! Im Falle von Jaensch war die Blutung
sogar vor der Verfettung vorhanden und die Iris war bis zuletzt
nur in den vorderen Teilen beteiligt. — Damit aber fällt der Fall
aus dem typischen Bilde heraus. Dass ein solches Exsudat unter
entsprechenden lokalen disponierenden Verhältnissen eine fettige
Umwandlung erfahren kann, soll keineswegs bezweifelt werden.
Eine andere Frage aber ist, welche Rolle im allgemeinen Ex-
sudate für die Genese der Xanthomatose spielen. Darauf möchte ich
nach meinen Erfahrungen antworten: höchstens eine
sekundäre! Das Primäre ist meines Erachtens in der
Regel die Verfettung der Iris. Auch für den vorliegenden
Fall (Fall 4) halte ich das für sehr wahrscheinlich. Es sprechen
nämlich noch weitere Einzelheiten des pathologisch-anatomischen
Bildes, sowie klinische Bilder anderer Art gegen eine Herkunft
des Fettes aus einem in fettiger Dekomposition befindlichen
Exsudat, endlich auch experimentelle Befunde.

Bei der Xanthomatosis bulbi, und insbesondere auch bei dem
vorliegenden Falle findet sich eine Verfettung keineswegs ausschliesslich in der Iris und Vorderkammer, sondern z. B. auch in
der Hornhaut, in der Sklera, im Ziliarkörper und in der Aderhaut.
In diesen Teilen ist freilich die Verfettung nicht ganz so hochgradig
und in die Augen fallend wie in der Iris. In der Hornhaut kann
eine gewisse Ähnlichkeit mit der beim Arcus senilis gegebenen
bestehen, ebenso in der Sklera.

In der letzteren fand ich nun Stellen, in denen die Verfettung
ausschliesslich um die kleinsten Blutgefässe gruppiert ist
und mit dem Abstande von denselben abnimmt. Wie soll das
anders erklärt werden, als dass hier die Fette dem Blutkreislauf
entnommen wurden? Als Dekomposition sind solche Befunde
schlecht erklärbar.

In diesem Zusammenhange ist es vielleicht von Interesse,
darauf hinzuweisen, dass analoge Bilder, nämlich mit Verfettungen
in ähnlicher Anordnung, sich in manchen Fällen ohne allgemeine
Xanthomatosis bulbi an bestimmten Teilen des Augapfels finden.

Nur ein Beispiel sei dafür angeführt:

Bei einem 19jährigen Patienten mit einseitig absolutem
Glaukom nach Verletzung fand sich an dem erblindeten Auge eine

beginnende Verfettung des Limbus corneae. Wie die Spaltlampenbeobachtung ergab, lag eine Verfettung der Maschen des
Randschlingennetzes der Bindehaut vor. Die Zwischenräume der Gefässe waren mit orangegelben, etwas prominenten
Fettmassen ausgefüllt. Nach der Bindehaut zu nahm die Tiefe
und Breite der im allgemeinen gut umschriebenen Herde ab. An
einzelnen Stellen fanden sich über eine längere Strecke hin schmale
Einscheidungen der radiär gestellten grösseren Venen, hier und
da ausserdem eine mehr diffuse leichte Gelbfärbung des ganzen,
zwischen zwei Gefässen liegenden Bindehautgewebes. Eine Xanthomatose des Bulbus oder sonstige Verfettungserscheinungen im
Bereich der Augen waren nicht erkennbar. Hypercholesterinämie
nicht nachweisbar.

In diesem Falle, dem ähnliche hinzugefügt werden könnten,
handelt es sich, wie gesagt, nicht um das eigentliche typische Bild
der Xanthomatose, immerhin um eine Verfettung auf dem Boden
einer Zirkulationsveränderung am glaukomatösen Auge. Bemerkenswert an derartigen Befunden ist, dass die Art ihrer Entstehung schon aus dem makroskopischen Bilde gleichsam abgelesen
werden kann, denn auch hier liegt es nahe, nicht eine Dekomposition,
sondern eine infiltrative Verfettung anzunehmen, bei der das Fett
dem Blutkreislauf entnommen ist.

Die hier mitgeteilten Fälle von Xanthomatosis bulbi im engeren
Sinne zeigen eine so weitgehende Übereinstimmung der klinischen
und anatomischen Befunde — übrigens auch mit den von v. Szily
veröffentlichten Bildern —, dass sie vorläufig als typisch angesprochen werden dürfen. Überall bestand eine hochgradige chronische
Störung des intraokularen Flüssigkeitswechsels, eine schwere
Schädigung des Blutgefäßsystems, der zellulären Bestandteile der
betroffenen Gewebe, vor allem der Iris. Dies scheinen also wesentliche Voraussetzungen zu sein.

Die Verteilung der Verfettungsherde, ihr histologischer Aufbau,
die klinischen und anamnestischen Daten machen es wahrscheinlich,
dass es sich in erster Linie und vor allem um eine Fettinfiltration
der im Verlauf des chronischen Krankheitsprozesses auftretenden,
der Reparation, insbesondere der Phagozytose vorstehenden Zell-
elemente (Histiozyten) handelt. An der Verfettung nehmen nach
dem anatomischen Bilde aber auch das Zwischengewebe in der Iris
sowie die geschädigten zellulären Elemente der Iris selbst teil.
Dass das überall sichtbare Fett ausschliesslich oder auch nur
vornehmlich einer Dekomposition in denselben entstammen sollte,

ist nach dem mitgeteilten nicht anzunehmen. Wahrscheinlich stammen die Fette aus dem Kreislauf. Ein Überangebot, z. B. in Form einer Hypercholesterinämie, war allerdings nicht nachweisbar, braucht aber bei der Chronizität des ganzen Erscheinungskomplexes auch wohl kaum gefordert zu werden.

Die xanthomatösen „Scheinexsudate" in der Vorderkammer können natürlich im einen oder anderen Falle aus wirklichen entstanden sein. Dennoch glaube ich, dass das xanthomatöse Gewebe in der Vorderkammer (wie es z. B. unser vierter Fall aufwies) in der Regel nicht in dieser Weise zustande kommt, sondern durch einen Übertritt von Cholesterin, z. B. aus der Iris in die Kammer.

Schreitet ein z. B. in der Iris beginnender Verfettungsprozess allmählich fort, so ist es fast unausbleiblich, dass aus den am stärksten veränderten Teilen, z. B. aus dem verfetteten Ringwulst der Iris, irgendwann Cholesterin ausfällt. Es gelangt in die vordere Kammer. Wenn nun hier die Resorptionsverhältnisse sehr ungünstig liegen, wie das bei verlegtem Kammerwinkel und geschädigter Iris ja der Fall ist, so tritt endlich Phagozytierung unter Bildung des riesen- und schaumzellenhaltigen Gewebes ein, das dann in der Kammer als „Scheinexsudat" in die Erscheinung tritt. Diese Massen sind also auch ohne die Annahme eines z. B. blutigen oder eitrigen dekomponierten Vorderkammerexsudates erklärbar.

Wenn Rohrschneider betont, bei seinen Cholesterin- und Fettfütterungsversuchen niemals Bilder bekommen zu haben, die dem der Xanthomatose glichen, so stimme ich ihm nach meinen bisherigen, noch nicht sehr umfangreichen Erfahrungen insofern zu, als auch ich das beim Menschen bisher allein bekannte makroskopische Spätbild der Xanthomatose durch Fütterungen usw. nicht erreicht habe. Ich habe aber sehr wohl Bilder erzeugen können, die histologisch als typische umschriebene Xanthomatose der Iris bezeichnet werden dürfen und nur die von mir vorbehandelten Iristeile betrafen. Mehr aber kann man billiger Weise nicht erwarten, wenn man die Versuche nicht so lang ausdehnt und so eingreifend gestaltet, wie die beim Menschen vorliegenden Bilder das voraussetzen.

Ich ging von dem Wunsche aus, an einer von mir zu bestimmenden Stelle der Iris eine der Xanthomatose des Menschen vergleichbare Verfettung zu erzielen.

Da nun im klinischen Bilde einerseits geschädigte Gewebszellen, andererseits aber die innerhalb der reparativen Vorgänge neugewucherten zellulären Elemente als wichtigste Träger der Fettsubstanzen erkannt waren, so wählte ich folgende Versuchsanordnung.

Beim jungen Kaninchen quetschte ich nach Eröffnung der Vorderkammer die Iris mit einer breiten anatomischen Pinzette an umschriebener Stelle, aber so kräftig, dass ich einer schweren lokalen Schädigung der Zellen sicher war. Darauf 15 Tage lang Fütterung von im ganzen etwa 100 g dreiprozentiger Cholesterinöllösung. Enukleation und Bearbeitung nach der Methode von Graeff.

Es ergab sich eine schwere, intrazelluläre Verfettung ausschliesslich im Bereich der gequetschten Iristeile sowie der hier neugebildeten Zellen, ausserdem im zugehörigen Sektor des Ziliarkörpers, der offenbar durch den Eingriff mit verletzt worden war.

Die unverletzten Iristeile waren fast frei von Fett. Nur ganz vereinzelte allerfeinste Fettkörnchen fanden sich hier und da in den hintersten Irisschichten. Die übrigen Augenteile waren ganz frei von Fett, so insbesondere auch die Hornhaut.

Durch diesen Versuch ist erwiesen, dass im Experiment ohne jede Exsudatbildung oder einen infektiösen Prozess das histologische Bild der Xanthomatosis iridis in vorbehandelten Teilen dieses Organs erzeugt werden kann, wenn man bei gehörigem Angebot von Cholesterinöl vom Kreislauf aus eine — aseptische! — Schädigung des Irisgewebes setzt, die eine reparative Zellwucherung zur Folge hat.

II.

Herr Avižonis (Kowno): Zur Frage über den Zusammenhang der einseitigen Elephantiasis des Oberlides mit Erweiterung der Sella turcica.

Mit 6 Textabb.

Hochverehrte Anwesende! Ich möchte mir erlauben, Ihnen mehrere photographische Aufnahmen eines seltenen Falles von totaler vollkommener halbseitiger Gesichtshypertrophie mit Lidelephantiasis zu demonstrieren.

Der 9jährige Knabe soll bei der Geburt normale Augen und normales Gesicht gehabt haben. Nur im rechten Oberlide soll er eine erbsengrosse Geschwulst gehabt haben. Vom vierten Jahre

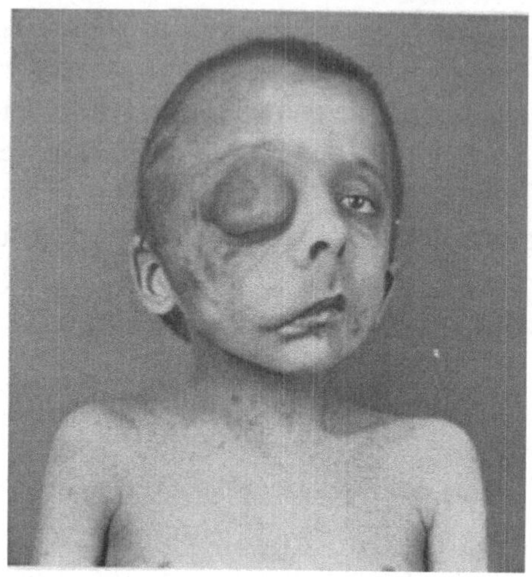

Abb. 1.

an habe das Lid schnell an Dicke und Grösse zuzunehmen begonnen.
Zu gleicher Zeit habe sich das Gesicht deformiert.

Befund am 30. November 1925: Starke Vergrösserung der
rechten Gesichtshälfte. Das mächtig verdickte Oberlid hängt tief
über das Auge herab. Unter der Lidhaut lassen sich viele harte
wurmähnliche Stränge einzeln und zu tumorartigen Gebilden
zusammengewunden durchfühlen. Die rechte Lidspalte ist 6 cm
lang. Bindehaut verdickt. Exophthalmus mit Dislokation des

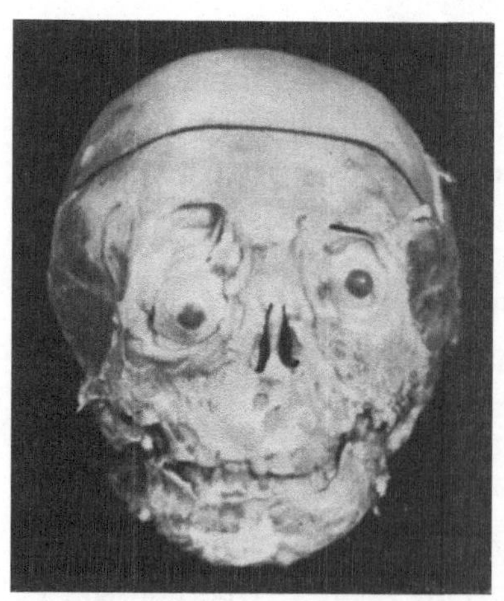

Abb. 2.

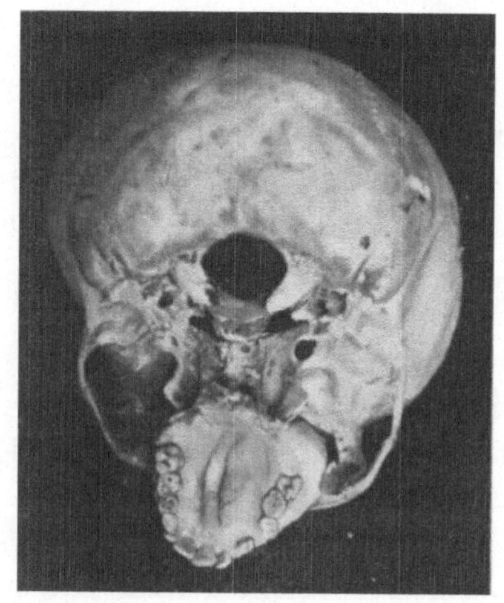

Abb. 3.

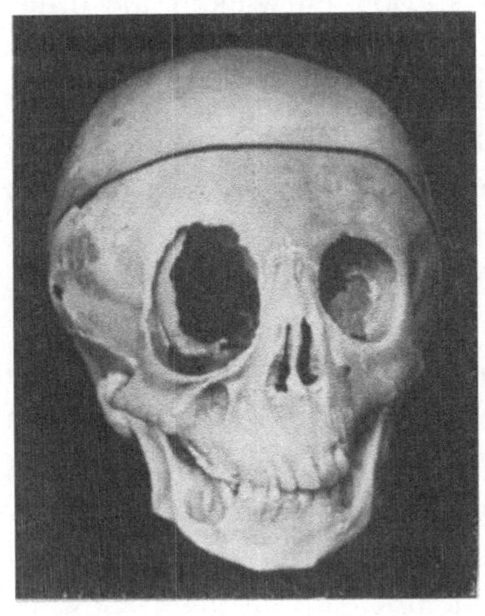

Abb. 4.

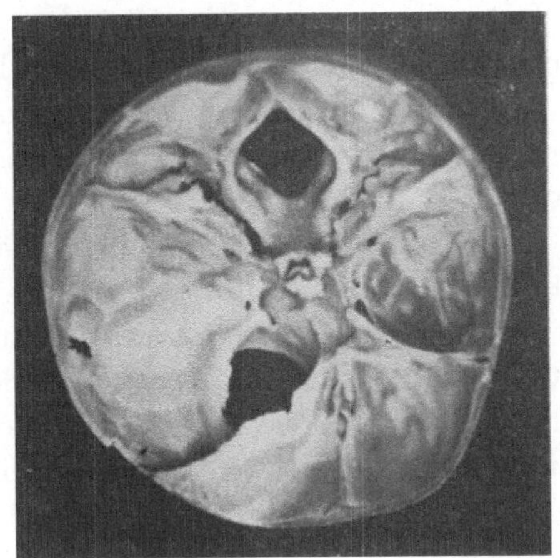

Abb. 5.

Auges nach unten. Das mikrophthalmische Auge pulsiert synchronisch mit dem Karotispuls. Hornhaut klein (horiz. Durchm. 8,5 mm gegen 10 mm links), in der oberen Hälfte trüb, vaskularisiert. In der unteren Irishälfte ausgedehntes Ectropium uveae. Feine Pigmentpunkte auf der Linsenkapsel. Abgeblasste Papille. S.: Lichtempfindung.

Linkes Auge normal. S. = 0,8. Gesichtsfeld o. B.

Unter der Haut der rechten Wange zahlreiche dünne zusammengewundene Stränge. Orbita erweitert. Exostosen am Orbitalrand.

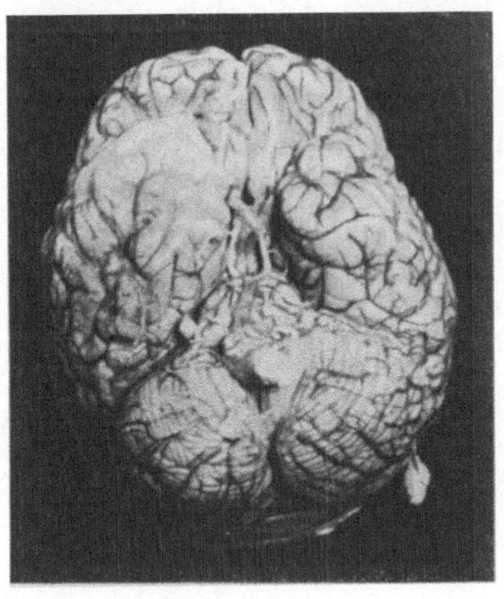

Abb. 6.

Das Gesichtsskelett rechts wesentlich stärker entwickelt als links. Harter Gaumen und Zahnfleisch rechts verdickt. Der Zahnfortsatz des Oberkiefers steht schief nach links.

Auf der Haut des Rumpfes und an den Extremitäten zahlreiche Pigmentflecke. Aktive Lungentuberkulose. Neurologisch o. B. Hereditär nicht belastet.

Röntgenbild: Rechte Schädelseite bedeutend grösser als linke. Auffallend grosse Sella turcica und rechte Augenhöhle.

Operative Ausschälung des tumorartigen Gebildes aus dem Oberlide. Seinen Stiel bilden mehrere bleistiftdicke Stränge, die mittels einer Péanpinzette aus der Augenhöhle herausgerissen werden. Der Tumor besteht aus einem Gewirr von runden, weissglänzenden Strängen von verschiedener Dicke. Ein aus der Wange ausgeschnittenes Probestück der Haut mit subkutanem Gewebe enthält ähnliche, nur dünnere Stränge, wie sie sich im Lide vorfanden. Histologische Untersuchung durch Prof. Winteler ergibt typisches plexiformes Neurofibrom.

Nach einem halben Jahre Exitus infolge von Lungenphthise. Aus mehreren vorgezeigten photographischen Aufnahmen ist zu ersehen: Enorme Erweiterung der rechten Augenhöhle, der rechten mittleren Schädelgrube und der Sella turcica. Die Knochenwände der mittleren Schädelgrube sind teilweise papierdünn, teilweise durch eine Membran ersetzt. Der kleine und grosse Keilbeinflügel sind vollständig geschwunden. Auffallende Verdickung und Trübung der weichen Hirnhaut der rechten Gehirnhälfte. Besonders mächtig ist diese Verdickung am vorderen Pol des rechten Temporallappens, welcher dadurch in seinen Dimensionen wesentlich vergrössert erscheint. Hypophysis normal.

In diesem Falle ist die starke Erweiterung der Sella turcica eine Teilerscheinung der enormen Erweiterung der mittleren Schädelgrube, und diese ist durch die Vergrösserung des Umfanges des temporalen Hirnlappens bedingt.

Wenn also Vogts Annahme über einen gesetzmäßigen Zusammenhang zwischen einseitiger Lidelephantiasis und pathologischer Erweiterung der Sella turcica[1]) zu recht besteht, so ist diese nicht immer auf eine Hypophysenerkrankung zurückzuführen.

---

[1]) Vogt, Kl. M. f. A., Jg, 1924, Bd. 72, S. 507.

III.

Herr Feigenbaum (Jerusalem): Zwei Fälle von Leishmaniosis der Lidhaut.

Mit 2 Textabb.

Der Grund dafür, dass ich mir gestatte, Ihnen Fälle von
Leishmaniosis der Lidhaut zu demonstrieren, liegt erstens in der
Seltenheit der Affektion, ganz besonders für europäische Kollegen,
andererseits möchte ich die im Michel-Schreiberschen Lehrbuche
sich vorfindende Unsicherheit in bezug auf ihre Ätiologie gerne
behoben wissen. Schliesslich sind unter den zahlreichen Arbeiten
über die Leishmania cutis eine Reihe von wichtigen Beiträgen
gerade aus Palästina erfolgt (Goldberg, Dostrowsky, Adler).

Unter 150 Fällen, die unser Dermatologe, Herr Kollege
Dostrowsky, in Jerusalem zu sehen bekam, befanden sich drei
mit Lokalisation an den Augenlidern, die somit als eine relativ
seltene bezeichnet werden muss.

Der erste Fall (17. Januar 1924, Azzit Esra, 2 Jahre alt),
den ich leider zu photographieren versäumt habe, stammt aus
Persien. Das Geschwür besteht seit einem Jahr, Kind seit 4 Monaten in Palästina. Monobeule am rechten Oberlid. Infiltration
schmierig belegt, mit blaurotem Saum. Histologisch: Granula-
tionsgeschwulst mit leishmaniaähnlicher Struktur.

Der zweite Fall (Abb. 1) betrifft einen jungen Mann aus Bagdad
(Februar 1927, Haim Abraham, 21 Jahre alt), der mir als „Lid-
abszess" zugewiesen wurde. Seit 6 Monaten in Palästina. Geschwür
seit einem Monat. Die Deckfalte des linken Oberlides ist gerötet,
eigentlich von rot-bläulicher Farbe, und ihrer ganzen Länge nach
derb infiltriert. Vorhandensein einer chronischen, indolenten Granu-
lationsgeschwulst, einem Primäraffekt sehr ähnlich. Beim Pal-
pieren kann man medial einen kleinen, etwa erbsengrossen Knoten
von einem ovalen, die übrige Oberlidhaut einnehmenden, unterscheiden. Die Kuppe des Infiltrats ist exulzeriert und von gelblich
rötlicher Lackfarbe. Keine regionäre Lymphdrüsenschwellung.
Am linken Ellenbogen weist der Patient eine zweite, runde, etwa
erbsengrosse, mit hämorrhagischer Kruste bedeckte Infiltration
auf. Einige Tage später ist die exulzierte Stelle am Oberlid
verheilt und mit weissglänzenden Schuppen bedeckt.

Entnahme von Material mit der Platinöse. Ein Blick auf das
Präparat — schon mit der gewöhnlichen Methylenblaufärbung —

sichert wegen der zahlreichen Leishman-Donovauschen Körperchen die Diagnose einer Leishmaniosis cutis. Mit der Giemsafärbung kann man im Ausstrich, dem etwas Blut beigemengt ist,
in distinkter Weise zahlreiche ellipsoide (nicht navikuläre) Formen
der Leishmaniaparasiten unterscheiden, wie sie früher als charakteristisch für Bagdad angegeben worden waren. Vielfach intrazellulär. Kern und Blepharoblast gesondert. — Am linken Ellenbogen sind die Formen etwas verändert, wohl infolge der hier
stärker ausgesprochenen Exulzeration.

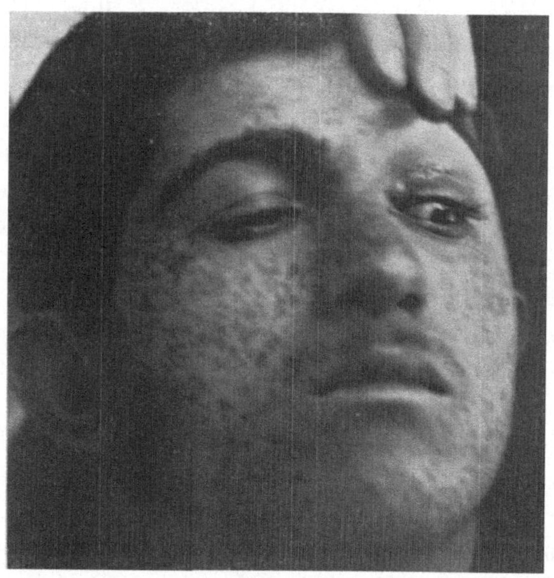

Abb. 1.

Der Patient wird mit einer einmaligen Röntgenbestrahlung
($^1/_2$ HED) behandelt und ist — nach einer interkurrenten,
sekundären Staphylokokkeninfektion der Beule — auf dem Wege
zur Heilung. (Demonstration von Diapositiv und Ausstrichpräparaten.)

Der dritte Fall (März 1927, Freha Cadoori, 11 Jahre alt, aus
Bagdad, seit einigen Monaten in Jerusalem, Affektion seit etwa
2 Monaten), weist eine wohl etwas häufigere, auch in der Literatur
erwähnte Lokalisation auf: Effloreszenz über dem linken Jochbogen mit Übergreifen der Infiltration und des Ödems auf das
Unterlid. Livide Verfärbung mit charakteristischen, weisslich
glänzenden Schüppchen auf der Kuppe des Knotens. (Abb. 2.)

(Demonstration vom Diapositiv.) Pathologisch-anatomisch finden sich sonst in einem diffus polymorphen Infiltrat epitheloide Zellen, Plasmazellen, Lymphozyten und spärliche Riesenzellen. Neigung zur Hyperkeratose. Die Parasiten verschwinden rasch aus dem Gewebe und sind am schönsten intrazellulär, werden nicht phagozytiert (wohl Parasitismus). Ulzeration entsteht durch Einschmelzung (nicht Nekrose), woran sich häufig eine Sekundär-infektion mit Staphylo- oder Streptokokken anschliesst. (Demon-stration von histologischen Präparaten.)

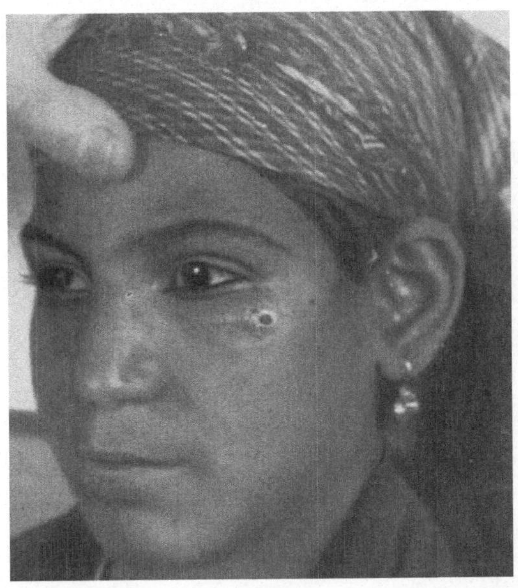

Abb. 2.

Der Name Aleppo-, Delhi-, Bagdad-, Jerichobeule usw. muss endgültig fallen gelassen werden, denn es lassen sich keine be-scnderen Unterschiede feststellen. Selbst in Palästina ist Jericho nach Befunden von Kligler (an der Südgrenze Palästinas erhoben) und von Dostrowsky (in Jerusalem und Umgebung beschrieben) nicht der einzige Herd. Auch scheinen es Untersuchungen von Adler (Jerusalem) wahrscheinlich zu machen, dass die Krankheit durch die Sandfliege (Phlebotomus pappatasii) übertragen wird, die er häufig mit Herpetomonasformen infiziert gefunden hat. Und nach der vorläufig unsicheren Systematik der Leishmania-flagellaten sollen diese eine Herpetomonasart sein, die sich an ein parasitäres Leben gewöhnt hat.

Was die Behandlung anbetrifft, so besteht sie in Neosalvarsan-
oder Antimoninjektionen, in letzterer Zeit werden auch mit Röntgenbestrahlung Erfolge beschrieben. Wichtig ist die Tatsache des
regelmäßigen, schwach positiven Wassermanns im Blute, wie dies
auch bei unseren beiden letzterwähnten Patienten der Fall war.

IV.

Herr Serr (Heidelberg): Augendruckkurven.

Im Anschluss an den Vortrag von Prof. Seidel möchte ich
Ihnen einige Augendruckkurven demonstrieren, welche von Fällen
stammen, die wir in den letzten Jahren gemeinsam untersucht haben.

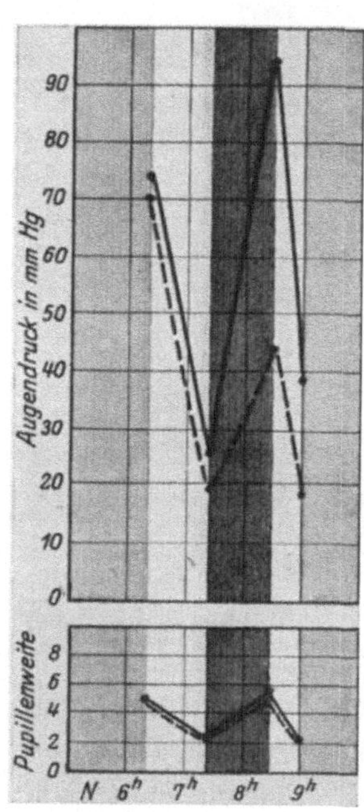

Abb. 1a.
R. Auge: ——
L. Auge: - - -
1. II. 27. H. W., 59 Jahre.

Zunächst die Beschattungs- und
Belichtungsreaktion des Augendruckes am intakten, völlig reizlosen
Glaukomauge (chronisches Glaukom) mit
seichter Vorderkammer, wodurch der
Kausalzusammenhang zwischen Pupillenweite und Augendruck bei solchen Augen
bewiesen wird. Die obere Kurve bezieht
sich stets auf den Augendruck, die untere
auf die Pupillengrösse. Die dunklen Bezirke der Abbildungen sollen Aufenthalt
im Dunkelzimmer andeuten, die weissen
eine helle Belichtung (meist Blick gegen
bewölkten Himmel). Die auf das rechte
Auge sich beziehende Kurve ist ausge-
zogen, die auf das linke Auge sich beziehende ist gestrichelt.

Abb. 1a: Der intraokulare Druck
beider Augen reagiert auf Belichtung und
Beschattung — am rechten Auge im
Dunkelzimmer innerhalb einer Stunde
Druckanstieg von 26 auf 95 mm Hg, auf
Belichtung mit künstlichem Licht während
$^1/_2$ Stunde wieder steiler Abfall um 55 mm Hg — (verwandt wurde
die Schiötzsche Eichungskurve Nr. II).

Abb. 1b: Derselbe Fall: gesetzmäßige Druckschwankungen
beider Augen auf Belichtung und Beschattung, welche zwei Monate
später in derselben Weise vorhanden waren.

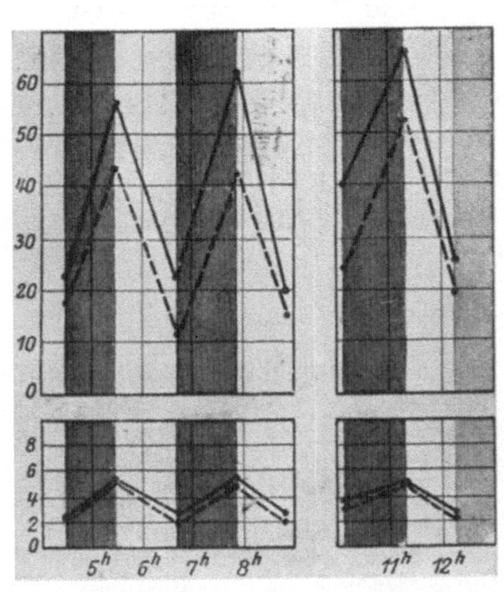
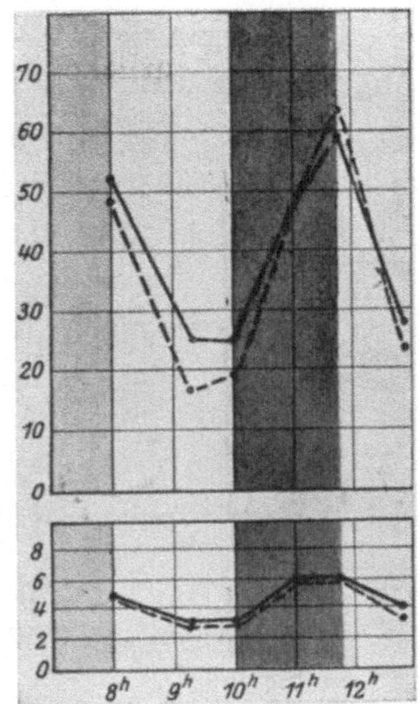

Abb. 1b.   Abb. 2.

3. II. 27.   7. IV. 27.   16. X. 26.

R. Auge: ——— L. Auge: – – –

H. W., 59. J.   M. S., 45 J.

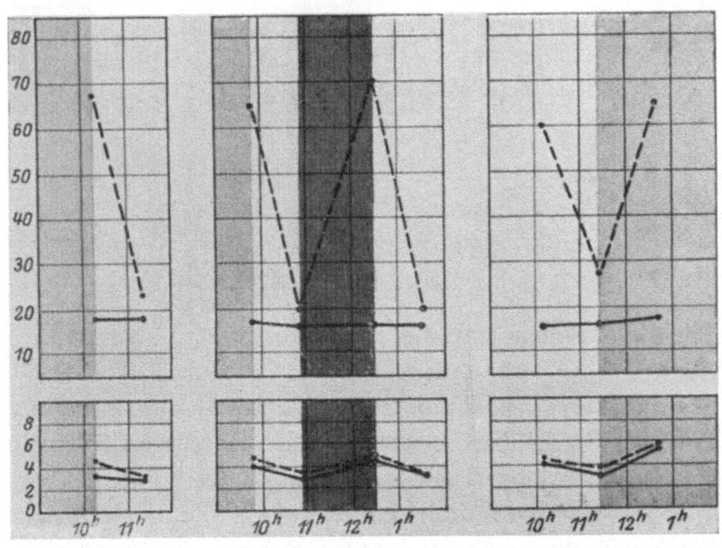

Abb. 3.

12. XII. 26.   13. XII. 26.   14. XII. 26.

R. Auge: ——— L. Auge: – – –

Ch. R., 58. J.

Abb. 2: Ein anderer Fall, der ebenfalls an beiden Augen regelmäßig deutliche Beschattungs- und Belichtungsreaktion des Augendruckes aufwies.

Abb. 3: Bei einem dritten Falle war die Beschattungs- und Belichtungsreaktion des Augendruckes — bei monatelangen Kontrollen — stets nur am linken Auge auslösbar; am rechten Auge wurde der stets normal gefundene Druck durch einfache Beschattung dagegen nicht gesteigert.

R. Adrenalin 1:1000 subconj. 0,5 ccm.

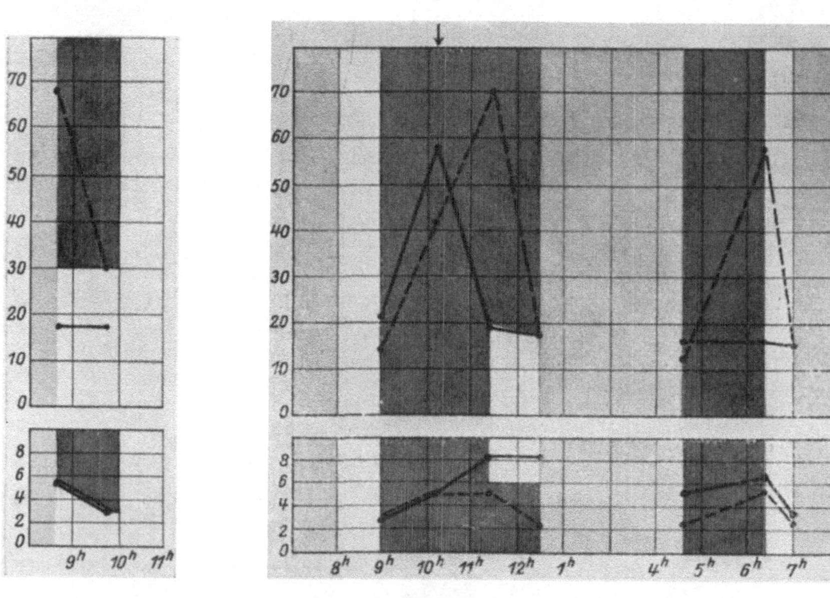

Abb. 4.   Abb. 5

18. XII. 26.   9. II. 27.

R. Auge: ——— L. Auge: – – –

Ch. R., 58 J.   H. W., 59 J.

Bei allen Fällen trat die Reaktion gesetzmäßig dann — und nur dann — auf, wenn durch die Belichtung bzw. Beschattung der für das betr. Auge individuelle Schwellenwert der Pupillenweite erreicht bzw. überschritten wurde. Dieser Kausalzusammenhang zwischen Augendruck und Pupillenweite zeigte sich auch dann, wenn ein Auge durch Anlegen eines lichtdichten Verbandes der direkten Lichteinwirkung entzogen wurde, während gleichzeitig das andere — gesunde oder ebenfalls glaukomatöse — Auge belichtet wurde, wie Abb 4 zeigt. Sowie die Pupille am verbundenen Auge infolge der konsensuellen Pupillenreaktion eng genug wurde, trat wie bei direkter Belichtung trotz Lichtabschlusses ein prompter Druckabfall ein.

Abb. 5: Dasselbe Verhalten bei einem anderen Falle: Druckabfall am linken lichtdicht abgeschlossenen Auge durch Belichtung des rechten Auges (dessen Druck zur Zeit des Versuches durch Adrenalin vorübergehend herabgesetzt war).

Abb. 6: Nochmals Druckherabsetzung bei einem dritten Falle durch indirekte Belichtung des rechten Auges bei lichtdicht abgeschlossenem linkem Auge.

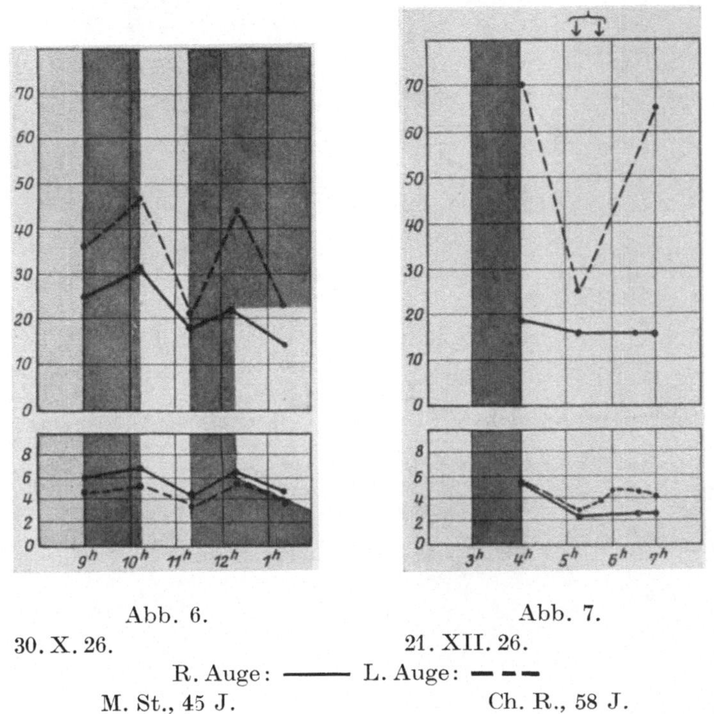

Abb. 6.
30. X. 26.

Abb. 7.
21. XII. 26.

R. Auge: ——— L. Auge: — — —

M. St., 45 J.

Ch. R., 58 J.

Abb. 7: zeigt die Wirkung einer künstlichen Pupillenerweiterung durch zweimaliges Einträufeln von Kokain-Adrenalin am linken Auge. Dieselbe Belichtungsstärke einer künstlichen Lichtquelle, welche den durch Beschattung in die Höhe getriebenen Augendruck prompt zur Norm senkte, vermochte einen Druckanstieg infolge der durch Kokain-Adrenalin bewirkten Pupillenerweiterung nicht zu verhindern.

Abb. 8: Demonstriert die Wirkung einer durch Schlaf hervorgebrachten Miosis. Der im Dunkelzimmer an intakten Augen

Schlaf! Wacher
         Zustand.

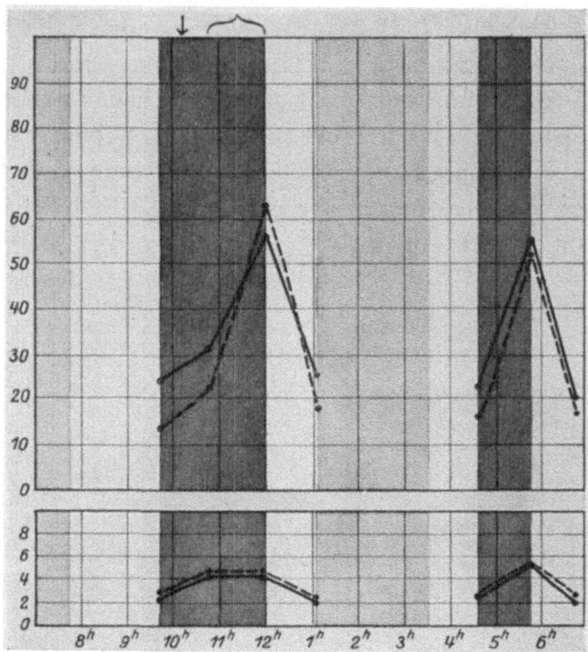

Abb. 8.

4. II. 27.   R. Auge: ——— L. Auge: — — —
                             H. W., 59 J.

L: 0,5 ccm Adrenalin 1:1000 subconj.

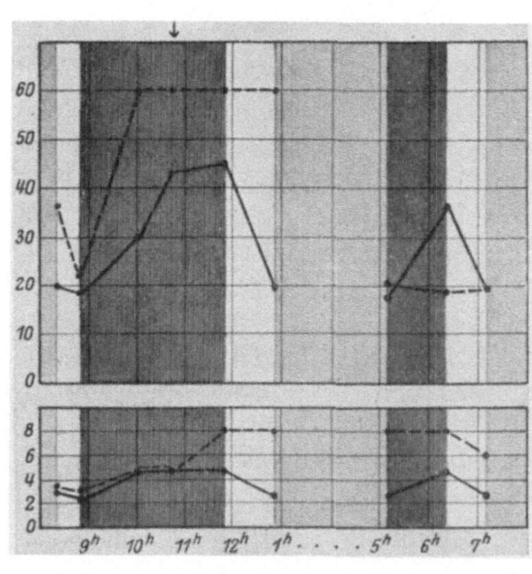

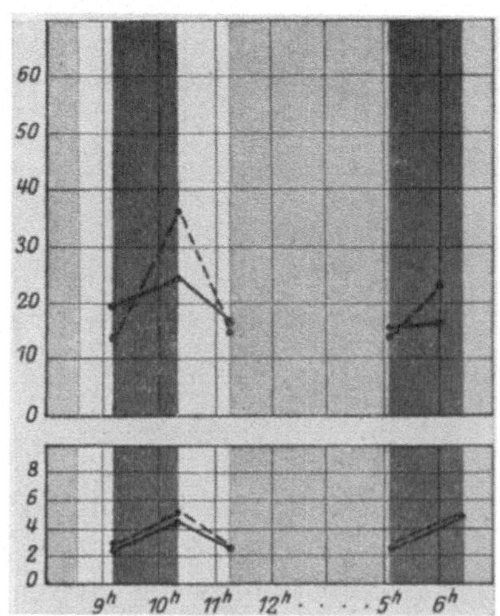

Abb. 9.   Abb. 10.

26. III. 27.   27. III. 27.
                 R. Auge: ——— L. Auge — — —
                      Ch. R., 58 J.

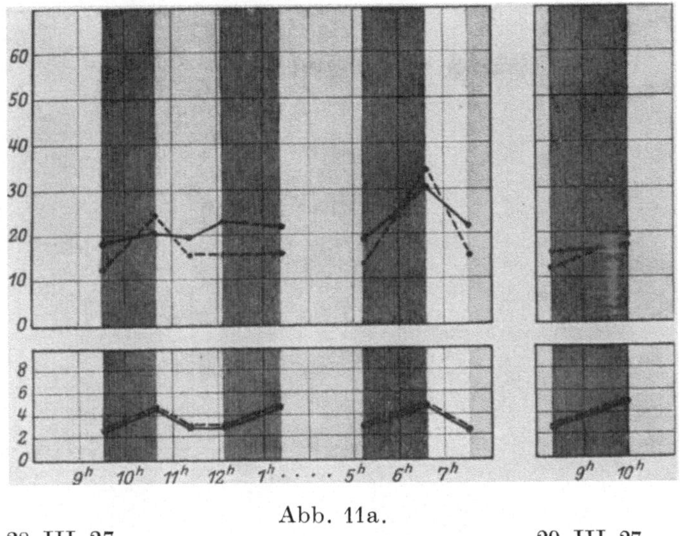

Abb. 11a.

28. III. 27.   29. III. 27.

R. Auge: ——— L. Auge: – – –

Ch. R., 58 J.

in zahlreichen vorausgegangenen Versuchen ausnahmslos auftretende Druckanstieg (vergl. z. B. Abb. 1a, 1b) blieb infolge
des Schlafens aus, um bei unmittelbarer Fortsetzung des

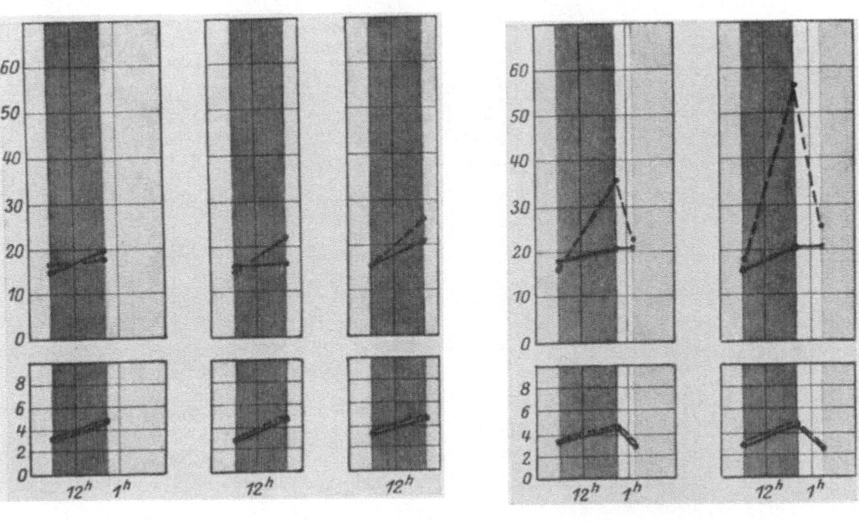

Abb. 11b.   Abb. 12.

31. III. 27.   1. IV. 27.   2. IV. 27.   4. IV. 27. 5. IV. 27.

R. Auge: ——— L. Auge: – – –

Ch. R., 58 J.

26*

L: 0,5 ccm Adrenalin 1 : 1000 subconj.
↓ Schlaf

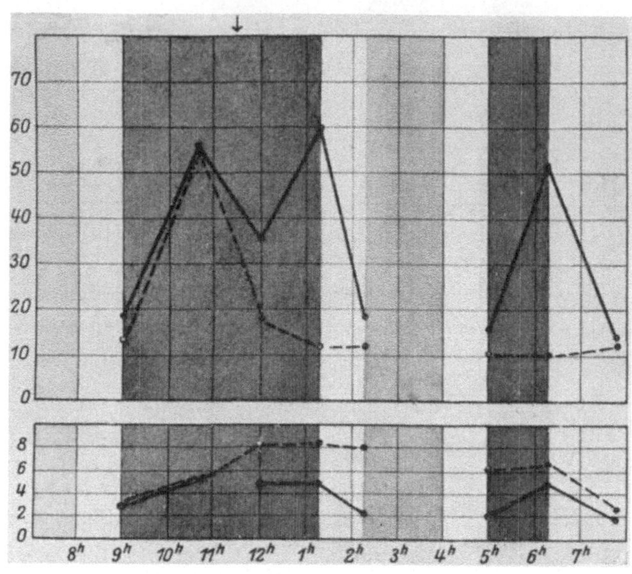

Abb. 13a.

10. II. 27.

R. Auge: ———— L. Auge: — — —
H. W., 59 J.

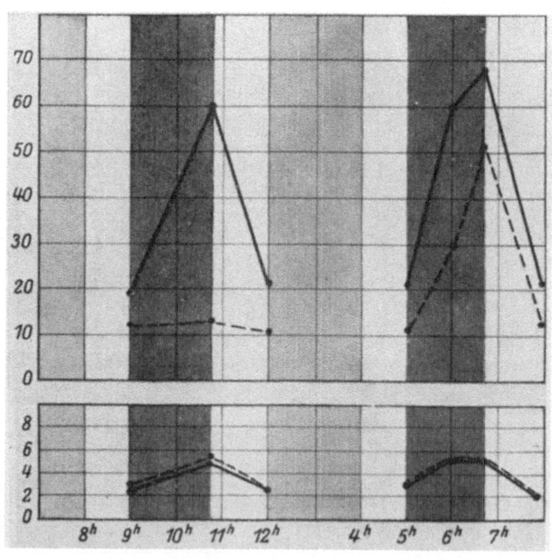

Abb. 13b.

11. II. 27.

R. Auge: ———— L. Auge: — — —
H. W., 59 J.

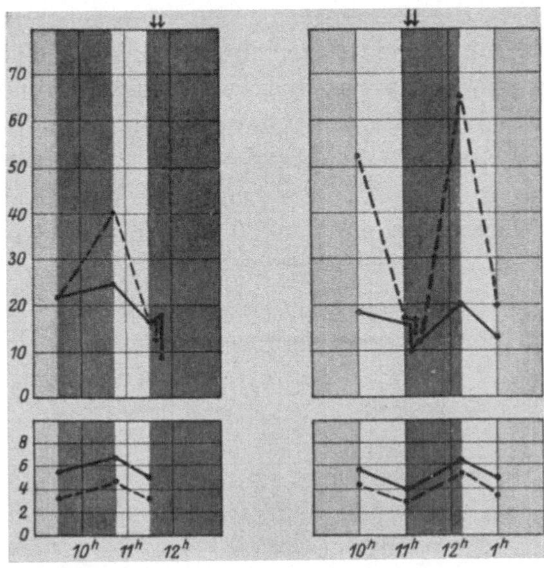

Abb. 14.

31. X. 26.   1. XI. 26.

R. Auge (iridektomiert): ——— L. Auge (intakt): – – –

Mag. St., 45 J.

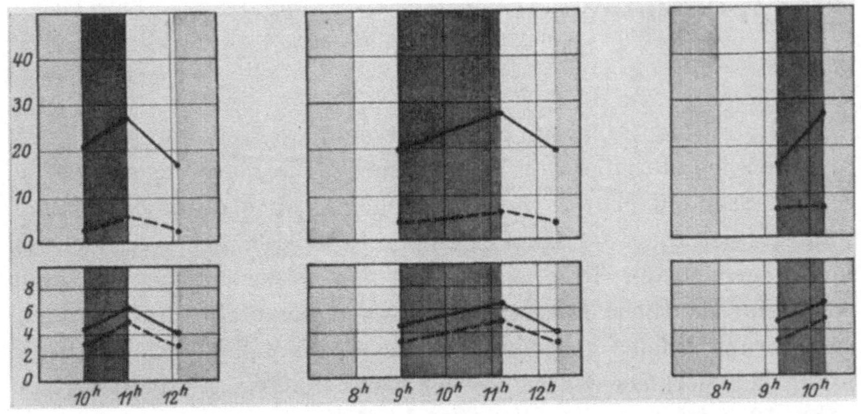

Abb. 15.

12. XI. 26.   13. XI. 26.   14. XI. 26.

R. Auge (iridektomiert): ——— L. Auge (trepaniert): – – –

Magd. St., 45 J.

Beschattungsversuches jedoch in wachem Zustande sofort einzutreten.

Abbildungen 9—12: zeigen die Sekretionshemmung nach subkonjunktivaler Adrenalininjektion am linken Auge einer 58jährigen Frau. Beachtenswert ist, dass hier in den ersten Stunden nach der Injektion die Abflussbehinderung infolge Pupillenerweiterung gegenüber der sekretionshemmenden bzw. vasokonstriktorischen Wirkung des Adrenalins so in den Vordergrund trat, dass der Augendruck auf seiner vorherigen Höhe von 60 mm Hg verharrte und auch

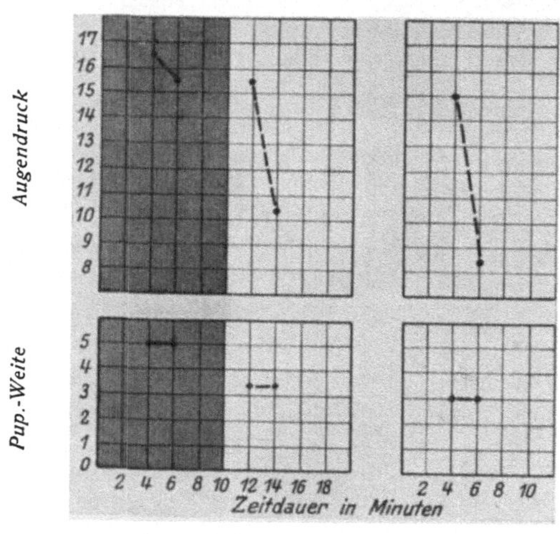

Abb. 16.

2. XI. 26.   3. XI. 26.

Belastungsversuche bei weiter und enger Pupille
am intakten linken Auge.

Magd. St., 45 J.

durch intensive Belichtung nicht gesenkt werden konnte, da die mydriatische Pupille durch Belichtung nicht verengert wurde. Einige Stunden später war der Augendruck spontan abgefallen, und er blieb auch im Dunkelzimmer tief (Abb. 9). Am nächsten und übernächsten Tage zeigte sich am völlig blassen, reizlosen Auge eine deutliche Sekretionshemmung darin, dass auf Pupillenerweiterung infolge Beschattung das Ausmaß des Druckanstieges wesentlich geringer war als sonst bei derselben Beschattungszeit (Abb. 10). Am 3. und 5. Tage war die Sekretionshemmung so stark, dass der Augendruck im Dunkelzimmer unverändert blieb (Abb. 11). In den folgenden Tagen flaute die Sekretionshemmung allmählich wieder ab, d. h. es wurde von Tag zu Tag bei gleich langer Beschattung ein sukzessives Zunehmen der Augendrucksteigerung beobachtet, bis ihr Ausmaß am 10. Tage wieder demjenigen des intakten Auges entsprach (Abb. 12).

Abbildungen 5 und 13: In einem anderen Falle, der in intaktem Zustande an beiden Augen den Belichtungs- und Beschattungs-mechanismus zeigte, war die Sekretionshemmung durch Adrenalin von wesentlich kürzerer Dauer; am rechten Auge war sie — nachdem unmittelbar auf die Injektion hin infolge Vasokonstriktion ein Druckabsturz im Dunkelzimmer eintrat (Abb. 5) — zwar am Abend desselben Tages deutlich nachweisbar, nach 24 Stunden

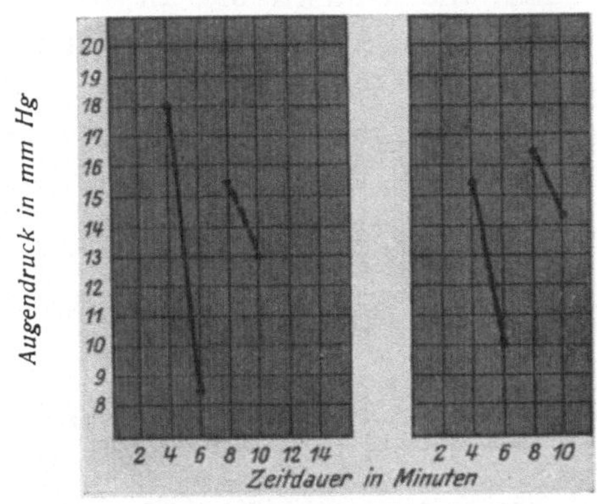

Abb. 17.

31. X. 26.　　　　　1. XI. 26.

Belastungsversuche,

R. Auge (iridektomiert): ———　L. Auge (intakt): - - -

Magd. St., 45 J.

war sie aber wieder vollständig verschwunden (Abb. 13a). Dasselbe Verhalten wenige Tage später am linken Auge; die Sekretions-hemmung war nach 30 Stunden vorbei (Abb. 13b).

Abb. 14: zeigt die Wirkung der Iridektomie: Am rechten iridektomierten Auge ist die Beschattungsreaktion des Augen-druckes, die bei intakten Augen auf beiden Seiten in gleicher Weise stets vorhanden war (Abb. 2), nur mehr angedeutet, während sie am unversehrten linken Auge in gewohnter Weise fortbesteht.

Abb. 15: Noch ausgeprägter ist die Wirkung der Trepanation, welche später am linken Auge desselben Falles ausgeführt wurde, wodurch die Druckschwankungen vollständig verschwanden.

Zum Schluss noch einige Kurven von Belastungsversuchen an solchen die Belichtungs- und Beschattungsreaktion des Augendruckes zeigenden Augen, welche zwecks Prüfung der Permeabilität solcher Glaukomaugen bei verschiedener Pupillenweite, bzw. nach Iridektomie, angestellt wurden:

Abb. 16: Wurde das intakte Auge mit einem mit dem 15 g-Gewicht armierten Tonometer während 2 Minuten belastet, so war der hierdurch bewirkte Druckabfall an demselben Auge bei weiter Pupille (im Dunkeln) etwa 5—6mal geringer als bei enger Pupille (im Hellen).

Abb. 17: Wurde eine analoge Belastung im Dunkeln am vorher iridektomierten Auge vorgenommen, so ergab sich ein etwa 3mal grösserer Druckabfall wie am intakten Kontrollauge, ein Beweis dafür, dass die Iridektomie an solchen Augen eine Verbesserung der natürlichen Abflusswege bedingt. Im intakten Zustand hatten beide Augen die Beschattungs- und Belichtungsreaktion des Augendruckes regelmäßig in demselben Ausmaß gezeigt (Abb. 2).

V.

Herr v. Hippel (Göttingen): a) Siderosis; b) Zilie in der Linse.

a) Siderosis: Seit meinen Arbeiten über Siderosis habe ich noch viele Fälle anatomisch untersucht und dabei fast alles, was inzwischen von anderer Seite veröffentlicht wurde, aus eigener Anschauung kennen gelernt.

Die heutige Demonstration betrifft einen Linsenbefund, der mir bisher nicht bekannt war und meines Wissens auch noch nicht beschrieben ist. An Meridionalschnitten sieht man ausgiebige Blaufärbung im Kern der kataraktösen Linse. Die Färbung lässt keine deutliche Beziehung zu den Linsenfasern erkennen, dagegen zeigt sich an Äquatorialschnitten eine absolut spezifische Färbung der Kittleisten, welche die ganz verschieden grossen und recht unregelmäßigen Faserquerschnitte begrenzen.

b) Zilie in der Linse: Der 16jährige Patient kommt wegen konjunktivitischer Beschwerden. R. S = 1,0; L. S = 0,5. Links feine Präzipitate, ob frisch, fraglich. Auf diagnostische Tuberkulineinspritzung Temperatur 39⁰. Feine Maculae corneae, nasal unten eine Narbe, von vorausgegangener Verletzung nichts bekannt. In der klaren vorderen Kortikalis eine mit der Spaltlampe absolut sicher festzustellende Zilie mit einigen kleinen grauen Knötchen besetzt. Stärkere Linsentrübung in der hinteren Kortikalis, sonst nur ein paar Fleckchen. Während der Beobachtung unverändert, es scheint sich um einen stationären Befund zu handeln. Der Mechanismus der Verletzung bleibt ungeklärt.

VI.

Herr J. Igersheimer (Frankfurt a. M.): Typischer Augenbefund bei Arachnodaktylie, zugleich ein Beitrag zur Megalokorneafrage.

Die Pädiater kennen einen Symptomenkomplex, den Marfan 1896 zuerst unter dem Namen Dolichostenomelie aufgestellt hat und der dann 1902 von Achard als Arachnodaktylie bezeichnet wurde. Es ist ein recht seltenes Krankheitsbild, wenigstens in seinen ganz ausgesprochenen Formen, und für uns Ophthalmologen deshalb von Interesse, weil auffallend häufig bestimmte Augenveränderungen dabei beobachtet werden. In der deutschen augenärztlichen Literatur ist bisher kein Fall beschrieben.

Die eigene Beobachtung, die ich zusammen mit Herrn Professor Grosser in Frankfurt an einer Patientin anstellte, die mir von Frau Dr. Steinert in Oberstein überwiesen war, ist folgende:

Anna Retz; 6 Jahre alt. Schon bei der Geburt hat die Hebamme sich über die Grösse der Finger und Füsse gewundert. Während in den nächsten Jahren sich die Intelligenz durchaus normal entwickelte, war die körperliche Entwicklung insofern abnorm, als das Kind spät und schlecht gehen lernte und als vor allem das Wachstum sich im wesentlichen in die Länge und nicht in die Breite erstreckte. Schon frühzeitig wurde auch bei ihr das Schlottern in den Augen bemerkt und auch schlechtes Sehen festgestellt.

Status: Das Kind macht einen sehr merkwürdigen Eindruck. Es ist ungemein gross (1,26 m), grösser als die 9jährige Schwester. Besonders auffallend ist das vogelartige und mimisch fast unbewegte Gesicht, so dass der Ausdruck etwas maskenähnliches erhält. Ferner fällt am meisten die Länge der Arme und Beine, sowie Schmalheit der Hände und Füsse auf. Am Rumpf sind die Proportionen keine abnormen, nur hebt sich die Skapula flügelförmig ab.

Röntgenologisch (Dr. Kahl): Abnormes diaphysäres Längenwachstum der Extremitäten, aber auch an den Processus transversi, kein Kalkaneussporn. An der Patella Kern sehr zerrissen. Beckenschaufeln auffallend gross (Epiphysenlinie, die normalerweise bis zum 14. Jahre sichtbar ist, nicht mehr wahrzunehmen), Sella turcica etwas weit, Eingang normal, kein Anhaltspunkt für Hypophysenveränderungen.

Augen: Orbitaleingang sehr gross, Höhe 40 mm, Breite 35 mm. Lidspalte 1,1 mm hoch. Beiderseits Megalokornea. Maße: vertikaler Durchmesser rechts 14,5 mm, links 14,75 mm, horizontaler Durchmesser beiderseits 15 mm (mit Zirkel gemessen).

Hornhautoberflächenrefraktion:

horizontal: rechts 38,75   links 39,0
vertikal: rechts 37,5   links 38,0

Spaltlampenbild der Kornea und des Limbus normal. Hornhaut nicht auffallend dick, keine Deszemetrisse, nur ein wenig Pigmentstaub auf der Hinterfläche. Skleralband wohl etwas verbreitert. Vorderkammer sehr tief.

Pupillen beiderseits eng und am rechten Auge mit einer Ausbuchtung temporal unten; an dieser ausgebuchteten Stelle fehlt die Pigmentschicht. Die Iris macht einen strukturlosen Eindruck. Die konzentrischen Falten sind sehr viel besser ausgebildet als die radiären. Die Iris ist zum Teil durchleuchtbar.

In der Pupille ist etwas Glaskörper an der Spaltlampe sichtbar, die Linse ist beiderseits nach unten luxiert, bei erweiterter Pupille kann man den oberen Rand sehen.

Ophthalmoskopisch: Papillen etwas verzerrt, aber sonst ebenso wie der übrige Fundus normal.

Tension beiderseits 22 mm Schiötz.

Mit $+ 6$ D . S $= 0,5$ partiell; in der Nähe Nieden III mühsam.

Es handelt sich zweifellos um einen charakteristischen Fall von Arachnodaktylie mit dessen Hauptsymptomen: partiellem diaphysärem Riesenwuchs, auffallender Schmalheit und Länge der Hände und Füsse, maskenartigem Gesichtsausdruck, flügelförmig abstehenden Skapulae.

Bevor ich auf die Einzelheiten des Augenbefundes und auf seine Zugehörigkeit zu einer bestimmten Erkrankungsgruppe eingehe, möchte ich ganz kurz zusammenstellen, was bisher an Augenerkrankungen bei Arachnodaktylie bekannt ist. Die meisten Angaben sind wenig eingehend, und mit einer Ausnahme (Ormond und Williams) finden sie sich alle in nicht ophthalmologischen Publikationen.

Fowler (Fall 1) (zit. bei Ormond und Williams): 9jähriger Knabe, abnorm enge Pupillen, die sich nicht durch Atropin erweitern lassen und von Jugend auf so eng sein sollen. Kind konnte in die Ferne immer besser sehen als in die Nähe (also möglicherweise Linsenluxation, d. Ref.).

Fowler (Fall 2): Mädchen. Seit Geburt schlechtes Sehen, beiderseits Linsenluxation nach unten. Pupillen gut reagierend, ophthalmoskopisch normal, Gesichtsfeld normal, rechts $+ 13$ D S $=$ $^6/_{18}$, links $+ 13$ D S $= {}^6/_{36}$.

Börger (Fall 1): 9 Jahre alt, rechte Lidspalte etwas kleiner als linke, beiderseits Irisschlottern, Trübung der vorderen Linsenkapsel, persistierende Pupillarmembran, hochgradige Myopie (—16 und — 20 Dioptrien). Kind soll von jeher kurzsichtig sein.

Börger (Fall 2): einjähriges Kind, grosse Bulbi, Vergrösserung der Kornea, Subluxatio lentis mit Irisschlottern (Verf. spricht von Hydrophthalmus congenitus? D. Ref.). Dieses Kind wurde seziert. In der Hypophyse fanden sich zwar im Vorderlappen und in der Pars media zahlreiche zystöse Hohlräume, und die Sella turcica war etwas vergrössert, trotzdem wurde eine Beziehung zwischen diesen Veränderungen und der Arachnodaktylie nicht angenommen. Auch die Untersuchung der Knochen ergab keine Erklärung für die lange und grazile Gestalt. Nach Börger handelt es sich bei der Arachnodaktylie um einen angeborenen partiellen Riesenwuchs, der durch eine mangelhafte Anlage des Gesamtorganismus und vielleicht frühzeitige (intrauterine) Erschöpfung speziell der endokrinen Drüsen bedingt ist.

Poynton und Maurice (zit. nach Ormond und Williams): Bei Gelegenheit der Vorstellung eines Falles von Arachnodaktylie, der anscheinend nichts an den Augen hatte (im Sitzungsbericht ist wenigstens nichts davon erwähnt), teilte ein „Mitglied" mit, dass er einen ganz ähnlichen Fall mit Linsenluxation beider Augen zur Zeit beobachte.

Ormond und Williams: 12jähriger Knabe. Beiderseitige Iridodonesis mit Linsenluxation (auf dem einen Auge operiert). Nach Ansicht dieser Autoren kommt eine endokrine Störung nicht in Betracht, sondern eher eine Art von Atavismus (abnorme Entwicklung). Diese Beobachtung ist sehr eingehend mitgeteilt und mit mehreren guten Abbildungen illustriert.

Sonst wird noch von Salle und von Thursfield auffallend enge Pupille bei ihren Patienten angegeben, während sich am Auge nichts besonderes habe nachweisen lassen. Ob diese Patienten eine Linsenluxation hatten, muss dahingestellt bleiben. Bei dem Salleschen Kind, das erst $2^1/_2$ Monate alt war, ergab die Sektion eine vergrösserte Sella mit zahlreichen eosinophilen Zellen in der Hypophyse.

Unter den Fällen der Literatur fällt vor allem die mehrfach beschriebene Linsenluxation auf, die sich bei dem einen Fall von Börger auch mit abnormer Vergrösserung der Kornea kombiniert fand. Ob auch bei den anderen Fällen die Kornea grösser als normal war, ist aus den Veröffentlichungen nicht zu ersehen; da die Augenbefunde aber immer als etwas mehr Nebensächliches geschildert und meist nicht von Fachleuten aufgenommen waren, so kann man das Vorhandensein der vergrösserten Hornhaut sicher nicht ausschliessen.

Zweifellos reiht sich der selbst beobachtete Fall sehr gut den bereits vorhandenen an, so dass man wohl von einem typischen Augenbefund bei Arachnodaktylie sprechen kann. Bei meiner Patientin war die Augenstörung ebensowohl wie die sonstige körperliche Abnormität wohl bei der Geburt schon vorhanden, da sie der Hebamme bereits auffiel. Eine ähnliche Anomalie in der Familie ist der Mutter des Kindes nicht bekannt. Fragt man sich nun, ob unser Fall in die Gruppe der Megalokornea oder in die des Hydrophthalmus gehört, so spricht m. E. mehr für die Annahme, dass es sich um eine Megalokornea mit Linsenluxation im Sinne einer Entwicklungsstörung handelt und nicht um eine glaukomatöse Erkrankung, wie sie der Hydrophthalmus darstellt. Auf jeden Fall ist von charakteristischen Symptomen des Hydrophthalmus, wie etwa den Veränderungen am Limbus, Trübungen und Deszemetrissen der Hornhaut, Erhöhung des Augendrucks, glaukomatöser Exkavation nichts zu beobachten. Auch die Doppelseitigkeit wird bei der Megalokornea viel häufiger beobachtet als beim Hydrophthalmus. Ebenso ist der Pigmentstaub an der Hornhauthinterfläche ein bei der Megalokornea nicht seltene, wenn auch natürlich nicht charakteristische Erscheinung. Abweichend von den gewöhnlichen Erscheinungen (wenn ich die Zusammenstellung von Kestenbaum zugrunde lege) ist die Tatsache, dass es sich bei meiner Beobachtung um eine weibliche Patientin handelt, während sonst die Megalokornea fast immer beim männlichen Geschlecht beobachtet wird. Auffallend ist ferner die sehr geringe Oberflächenrefraktion der Hornhaut, denn bei Megalokornea werden nach Friede nur ganz selten Werte unter 40 Dioptrien gefunden, während beim Hydrophthalmus Refraktionen zwischen 30 und 40 Dioptrien die Regel sind. In unserem Falle betrug sie zwischen 37,5 bis 39 Dioptrien. Es wäre immerhin auch noch an die Möglichkeit eines Hydrophthalmus sanatus zu denken, doch ist mir die Annahme einer Megalokornea wahrscheinlicher.

Pathogenetisch hat sich bei meiner Beobachtung nichts sicheres eruieren lassen, vor allem konnte eine endokrine Störung weder klinisch noch röntgenologisch nachgewiesen werden. Auch sonst nimmt man meistens jetzt nicht an, dass die Arachnodaktylie auf endokriner Grundlage beruht, wenn auch, wie bereits angegeben, bei den Sektionen von Börger sowie von Salle gewisse Veränderungen an der Hypophyse nachweisbar waren. Der hypophysäre Riesenwuchs, wie er sich vor allem bei der Akromegalie äussert, unterscheidet sich besonders durch sein epiphysäres Wachstum durchaus von der diaphysären Form, wie wir sie hier sehen.

Wenn die Disproportionalität des Wachstums, besonders der Extremitäten für die Arachnodaktylie charakteristisch ist, so ist sie es zweifellos auch für die bei meiner Patientin beobachteten Augenveränderungen. Der Megalokornea entspricht bei meinem Falle keineswegs ein proportional grosser Bulbus. Dass der Bulbus etwas grösser ist, als der Norm entspricht, ist zwar möglich, denn trotz der sehr geringen Oberflächenrefraktion der Hornhaut wurde bei Fehlen der Linse am besten mit $+6$ Dioptrien in die Ferne gesehen, so dass man einen gewissen myopischen Langbau des Auges wohl annehmen muss. Einigermaßen den Hornhautverhältnissen entsprechend kann aber der Bulbus nicht sein, da sich ein solcher Buphthalmus äusserlich ohne weiteres dokumentiert hätte. Kayser nimmt an, dass bereits die Zunahme des Bulbusdurchmessers um 2 mm äusserlich in Erscheinung treten müsste, und in unserem Fall müsste der Bulbus ja 6—8 mm grösser als normal sein.

Diese Disproportionalität am Auge bei gleichzeitig vorhandener Disproportionalität am Körper scheint mir für die Megalokorneafrage, die ja schon häufig in eingehender Weise studiert und besprochen wurde, recht interessant und deutet auf eine ihrem Wesen nach unbekannte angeborene Entwicklungsstörung.

Literaturverzeichnis.
Börger, Zeitschr. f. Kinderheilk. 1915, XII, 161.
Friede, v. Graefes Arch. f. Ophthalm. 1923, CXI, 393.
Kayser, Klin. Monatsbl. f. Augenh. 1920, LXIV, 292.
Kestenbaum, Klin. Monatsbl. f. Augenh. 1919, LXII, 734.
Ormond und Williams, Guys Hosp. Rep. 1924, Okt.
Salle, Jahrb. f. Kinderheilk. 1912, 540.
Thursfield, St. Barthol. Hosp. Rep. 1917, 35.

VII.

Herr Grüter (Bonn): Das Bild der Vakzinekeratitis
beim Menschen und Kaninchen.

Das Menschenmaterial entstammt 4 Fällen. Bei 2 von diesen
ist die Keratitis spontan entstanden. Und zwar bei einem durch
Übergreifen der Infektion von einer Lidrandpustel auf die Con-
junctiva bulbi und dann auf die Kornea. Beim 2. Fall ist die Erkrankung primär an der Kornea aufgetreten. Es handelt sich um
einen Arzt. Diesem war ein Lymphröhrchen beim Öffnen zer-
brochen und ein Glassplitterchen direkt ins Auge geflogen. Es
entwickelte sich eine leichte Impfkeratitis. Der Zufall wollte es,
dass dieser Arzt vor dem Krieg und in den Kriegsjahren eine wiederholte Kuhpockenimpfung durchgemacht hatte. Diesem Umstand
war es wahrscheinlich zuzuschreiben, dass die Vakzinekeratitis einen
so milden Verlauf unter dem Bild einer Keratitis disciformis nahm.

Bei den anderen beiden Vakzinefällen handelte es sich darum,
dass die Augen wegen Aderhautsarkom entfernt werden sollten.
Da bisher jedes anatomisch einwandfreie Material vom Menschen
aus den ersten Tagen der Vakzineinfektion der Kornea fehlt, so
haben diese Bilder ein grosses Interesse. Die Kornea wurde vorsichtig mit Glyzerinlymphe durch Nadelstiche an mehreren Stellen
infiziert, und dann nach 24 Stunden bzw. 60 Stunden die durch
den vorausgehenden klinischen Befund notwendige Enukleation
gemacht.

Nach 24 Stunden zeigten sich kleine, stecknadelkopfgrosse,
graue, kaum erhabene Epithelinfiltrate mit leichtem Ödem des
angrenzenden Parenchyms. Am zweiten Tage Zerfall in rundliche
graue Epithelgeschwüre.

Es werden die mikroskopischen Hornhautbilder vorgeführt.

Hervorzuheben ist, dass sich 24 Stunden nach der Infektion und
kurze Zeit hinterher beim Menschen zahlreiche Guarnierische
Körperchen im basalen Epithel des Infektionszentrums zeigen.
Dieselben färben sich in der gleichen Weise wie beim Kaninchen,
sind jedoch wesentlich kleiner. Granulierung oder sonstige Veränderungen wurden nicht beobachtet. Sie finden sich einzeln, oft
auch zu mehreren in einer Zelle, meist im Protoplasma, an einigen
Stellen scheinbar auch im Zellkern. Ihre Form ist eine rundliche,
längliche oder ovale, manchmal auch eine polygonale. Sie sind

von einem hellen Hof umgeben. Eine ungewöhnliche Veränderung am Zellkern ist nicht festzustellen. Im Infektionszentrum sind die Zellen durch die beginnende Nekrose insgesamt schlecht gefärbt. Die Kerne sind oft dort, wo die Guarnierischen Körperchen ihnen anliegen, leicht abgeplattet oder halbmondförmig ausgehöhlt. Nur an wenigen Zellen ist eine leichte Vakuolisierung festzustellen.

Weiter wird das Bild der Vakzinekeratitis beim Menschen vom dritten Tage nach der Infektion klinisch und anatomisch gezeigt: Die Geschwüre haben rundliche oder ovale Formen und sind zunächst reine Epithelgeschwüre bei intakter B o w m a n scher Membran. Sie erscheinen grauweiss, mit z. T. überhängenden Epithelrändern. Keine wallartige Erhebung des Geschwürrandes. Bei der Progredienz der Geschwüre entstehen Figuren, die eine gewisse Ähnlichkeit mit Buchstabenformen (wie bei Herpeskeratitis) haben. Im vorliegenden Fall ähnelt das Hornhautgeschwür am dritten Tage einem lateinischen „W“. Es fanden sich keine Guarnierische Körperchen mehr im Epithel.

Ferner wird das anatomische Bild von gruppierten Bindehautpustelchen gezeigt, die sich dicht am Limbus corneae entwickelt hatten (4. Tag). In der angrenzenden Hornhaut kam es zu einem neuen Infektionsherd, und es fanden sich (1. oder 2. Infektionstag) vereinzelte Guarnierische Körperchen daselbst im Basalepithel. Die oberflächlichen Epithellagen in diesem Bezirk waren bläschenartig abgehoben.

Schliesslich werden Bilder von Tier und Mensch gezeigt, bei denen sich $^1/_4$ Jahr bzw. $^1/_2$ Jahr nach der Infektion in der „Narbe“ anatomisch noch eine chronisch entzündliche Infiltration des Parenchyms und Epithels fand. Und zwar ist der Befund beim Tier nach einem halben Jahr so, dass das Parenchym, von zahlreichen Gefässen durchzogen, kleinzellige Infiltration aufweist, während das chronisch gewucherte und verdickte Epithel von ungewöhnlich vakuolisierten Zellen durchsetzt ist. Der Kern ist stark abgeplattet und an die Wand gerückt, der Protoplasmaleib enorm kugelig aufgebläht und völlig homogen. Beim Kaninchenherpes zeigt sich, was erwähnt sein mag, nach einem halben Jahr ein ähnliches Bild. Nur ist zu bemerken, dass bei diesem der durch Einwirkung der spezifischen Toxine hypertrophische Nukleolus im kranken Epithel überall deutlich hervortritt.

Ein weiteres anatomisches Vakzinekeratitispräparat, das vom Menschen 10 Wochen nach spontaner Infektion gewonnen war, zeigt eine gleichmäßig starke kleinzellige Infiltration des Parenchyms,

Zerstörung der Bowmanschen Membran und ein starkes entzündliches Ödem des chronisch gewucherten und verdickten Epithels. Die Zellagen sind stark durcheinander geworfen und durch das Ödem stark auseinandergedrängt. Auf der Oberfläche zeigt sich eine ausgesprochene Absplitterung der Epithelien. Dadurch ist die ungewöhnliche Rauhigkeit der „Hornhautnarbe" zu erklären.

Sowohl beim Tier wie beim Menschen lässt sich noch in diesem Stadium das gelockerte Epithel leicht in grossen Streifen mittels Schaber ablösen. Es ist ein ähnlicher Zustand, wie er bei der herpetischen Affektion der Hornhaut des Menschen von anderer Seite (Scily sen., Peters etc.) beobachtet wurde und von mir nochmals genauer studiert worden ist. Man kann dieses Bild der rauchgrauen, leichtgestichelten und fast anästhetischen Kornea (es handelt sich zweifellos um eine trophoneurotische Schädigung des Trigeminus) als echte Keratitis neuroparalytica (vaccinalis) bezeichnen.

In den beiden vorgenannten Spontanerkrankungen beim Menschen liess sich feststellen, dass sowohl bei leichter Vakzinekeratitis unter dem Bilde einer Keratitis disciformis als auch in dem schweren eitrigen Falle eine wirkliche Heilung, d. h. Wiederkehr der völligen Sensibilität und Verschwinden des Phänomens der Disjunktion sowie der Infiltration des Parenchyms, weit über ein halbes Jahr dauert. In dieser Zeit wurden wiederholt rezidivierende Erosionen in dem erkrankten Hornhautgebiet festgestellt.

Abimpfungsversuche hatten bei einem Falle von Spontanerkrankung am 10. Tage nach Eintritt der Infektion noch Erfolg. Ein Übertragungsversuch auf die Kaninchenkornea nach 4 Wochen schlug fehl. Ebenso war das von den gelegentlichen rezidivierenden Erosionen gewonnene Epithelmaterial nicht mehr auf eine Kaninchenkornea übertragbar.

Guarnierische Körperchen wurden beim Menschen nur zwischen dem ersten und zweiten Tage nach eingetretener Infektion gefunden, später nicht mehr. Es handelt sich zweifellos bei diesen rezidivierenden (vakzinalen) Erosionen und bei der chronischen Entzündung der „Narben" um die Auswirkung von toxischen Produkten, die von der spezifischen Entzündung herrühren und sich im Gewebe für lange Zeit verankert haben.

VIII.

Herr Krückmann (Berlin): Vorführung stereoskopischer Aufnahmen von Injektionspräparaten der Korneoskleralgrenze.

Die Gefässanordnungen an der vorderen Korneoskleralgrenze gehören zu denjenigen Vaskularisationsgebieten, deren Studium schon deswegen lohnend erscheint, weil aus seiner Kenntnis brauchbare klinische Schlüsse gezogen werden können. Ausserdem gestattet eine Injektion dieser Gegend am toten Auge eine genaue Kontrolle durch das lebende und umgekehrt. Früher wurden hier zwei Randschlingennetze angenommen, doch muss man sich auf die Existenz eines einzigen beschränken, denn die terminale Ausbreitung lässt nur periphere Randschlingen ohne Netzcharakter, d. h. richtige Endkapillaren ohne Anastomosenbildungen erkennen. Diese Endkapillaren entspringen aus einem Netze, das früher als tieferes Randschlingennetz bezeichnet wurde. Ich habe mich Hans Virchow angeschlossen, der es zur Vermeidung von Verwechselungen Randnetz nennt. Da nun Endkapillaren und Randnetz den Bereich des Limbus nicht überschreiten und da in diesem Randnetz nur wenige Arteriolen aber sehr viele Venolen vorhanden sind, so bezeichne ich dies Netz gerne als Limbusplexus. Dabei ist aber ausdrücklich zu bemerken, dass die Venolen in der Hauptsache als Venulae mit kapillarem Charakter anzusprechen, und dass klinisch sowie anatomisch diese Arteriolen und Venolen nur sehr selten voneinander zu unterscheiden sind. Dagegen kann man ausserhalb des Limbus die Arterien und Venen schon an ihrer Strömungsrichtung und an ihrem Kaliber vielfach voneinander abgrenzen. Diese Gefässe gehören dem grösseren blutspendenden supraskleral gelegenen Ziliarplexus an, der sich bis zum Ansatz der geraden Augenmuskel erstreckt.

An der Haut würden die Endkapillaren den Papillenschlingen, der Limbusplexus sowohl an Form wie an Ausdehnung dem subpapillären Plexus entsprechen. Auch wird der ziliare Plexus mutatis mutandis immerhin einen Vergleich mit dem kutanen Plexus einigermaßen aushalten können.

Anastomosen zwischen den Endkapillaren sind stets als pathologische Erscheinungen aufzufassen. Die Endkapillaren sind entweder leer und mehr oder weniger unsichtbar, oder sie müssen in gefülltem Zustande eine Strömung zeigen. Fehlt diese Strömung in den geröteten Kapillaren, oder verläuft sie im abführenden Schenkel entgegengesetzt, so handelt es sich oft um pathologische Erscheinungen. Dagegen kann im Limbusplexus die Strömungsrichtung sich auch unter normalen Verhältnissen ändern, indem bald die eine, bald die andere Netzschlinge sich öffnet oder schliesst. Eine isolierte Rötung des Limbusplexus ist auch bei gleichzeitiger Pulsation oft nebensächlicher Natur. Eine auf die Venen des Ziliarplexus beschränkte Füllung ohne gleichzeitige Füllung des Limbusplexus ist in sehr vielen Fällen bedeutungslos.

Die Sklera selbst wird an ihrer Grenzschicht sowohl von Arterien, wie auch in grossem Ausmaße von Venen durchsetzt, aber sie entbehrt der Kapillaren. Andererseits befinden sich in ihren mittleren und tieferen Schichten Venulae von beachtenswerter Länge, die zur Neubildung von Kapillaren führen können.

Der Schlemmsche Kanal wird vorne, temporal und hinten von einem schon seit langem bekannten Geflecht umgeben, das ausschliesslich venöses Blut enthält. Dieses Geflecht ist meines Erachtens identisch mit einem Gehirnsinus und zwar aus folgenden Gründen.

Die venösen Hohlräume sind direkt in die Sklera eingebettet. Die Sklera muss als ein durales Gebilde aufgefasst werden. Durch die Vena ophthalmica wird dies intrasklerale Blut in den Sinus cavernosus und den Sinus intercavernosus übergeleitet. Beide befinden sich, wie alle Sinus des Schädelinnern, innerhalb der Durablätter. Schliesslich zeigt sogar der Sinus intercavernosus ein durchaus ähnliches, wenn auch grösseres Netzschlingengeflecht wie die Skleraperipherie. Aus diesen Gründen fasse ich das intrasklerale, den Schlemmschen Kanal umgebende Netzwerk als einen von den Ziliarvenen gespeisten Sinus auf. Der Schlemmsche Kanal wurde niemals mit Injektionsmasse irgendwie gefüllt angetroffen. Hinter und temporal von dem Schlemmschen Kanal befinden sich Gefäßschlingen, die dem meridionalen Teil des Ziliarmuskels angehören. Sie liegen dicht an der Sklera und haben klinisch vielleicht insofern eine gewisse Bedeutung, als aus ihnen neu gebildete Schlingen hervorgehen können, welche bei einigen Formen der Keratitis interstitialis unmittelbar vor der Descemetschen Haut bemerkbar werden.

Die Augengewebe sind von mir selbst im Laufe der Jahre injiziert worden.

IX.

Herr W. Thorner (Berlin): Demonstration eines Refraktometers.

Mit 1 Textabb.

M. H.! Der Apparat, den ich Ihnen heute vorführe, und der zur objektiven Refraktionsbestimmung des Auges dient, stellt eine weitere Durchbildung desjenigen Instrumentes dar, das ich auf dem Ophthalmologenkongress im Jahre 1922 vorgeführt habe, das aber noch den praktischen Fehler hatte, viel zu lichtschwach zu sein. Der heutige Apparat ist eine Verbindung des Prinzipes der fokalen Netzhautbeleuchtung mit dem der reflexlosen Ophthalmoskopie. Die fokale Netzhautbeleuchtung wurde zur objektiven Refraktionsbestimmung zuerst in dem elektrischen Augenspiegel von Schweigger angewandt und diente zur Bestimmung hochgradiger Myopien, der Ort des Netzhautbildes einer kleinen Glühschlinge wurde direkt mit dem Zentimetermaß gemessen. Da aber bei zentraler Fixation hierbei der Hornhautreflex sehr stört, so habe ich diese Beleuchtungsart mit meinem Prinzip der reflexlosen Ophthalmoskopie verbunden, welches darin besteht, dass ein Beleuchtungs- und ein Beobachtungssystem vorhanden sind, und dass sich in beiden Abblendungen befinden, deren konjugierte Bilder in verschiedenen Teilen der Pupille des Beobachteten liegen. Da nun Beleuchtungs- und Beobachtungssystem, um überhaupt ein ophthalmoskopisches Bild zu erzielen, ineinander abgebildet werden müssen, so hatte ich die Wahl, dies entweder durch Spiegelung in einer durchsichtigen Glasplatte oder in nebeneinanderliegenden undurchsichtigen Spiegeln zu bewirken. Ersteren Weg hatte ich in dem Ihnen früher demonstrierten Instrumente gewählt, das, wie gesagt, zu lichtschwach wurde. Letzterer Weg bildet die Grundlage zu dem heutigen Instrumente, das dadurch zwar nur einen Augenabstand von 15 mm bis zur Trennungskante der Prismen hat, dafür aber ausserordentlich lichtstark ist. Die Beobachtung mit irgend einem Refraktometer wird desto leichter, je heller das Bild ist. Da man aber den Patienten möglichst wenig blenden will und die Pupille möglichst wenig verengern, so soll nur ein möglichst kleiner Bezirk der Netzhaut beleuchtet werden, und das geschieht hier dadurch, dass nur eine schmale Lichtlinie auf der Netzhaut entworfen wird. Im einzelnen ist die Konstruktion folgende: 2 parallele Rohre sind dicht nebeneinander

27*

gelagert. Von einer Glühlampe mit einfachem geraden Faden geht
das Licht aus, wird durch das Objekt 1 parallel gemacht und
sammelt sich wieder im Brennpunkt des Objektivs 2. Durch das
Objektiv 3 werden die Strahlen von neuem parallel, durchlaufen
ein rhombisches Prisma und treten nun in Richtung der optischen
Achse in das Auge ein. Auf dem Rückweg durchlaufen sie das
genau symmetrisch zum Beleuchtungssystem gebaute Beobachtungssystem und werden hier durch das Objektiv 4 in dessen Brennpunkt vereinigt. Dieses Bild wird durch die Fernrohrlupe, bestehend
aus dem Objektiv 5, 6 und dem Okular betrachtet. Bei Ame-
tropien ändert sich die Länge der zwischen den Objektiven 2 und
3 bzw. 4 und 5 gelegenen Strecken. Diese werden durch Ver-
stellung der Rohrlängen so ausgeglichen, dass das Fadenbild scharf
erscheint, womit die Refraktion bestimmt ist. Damit nun das

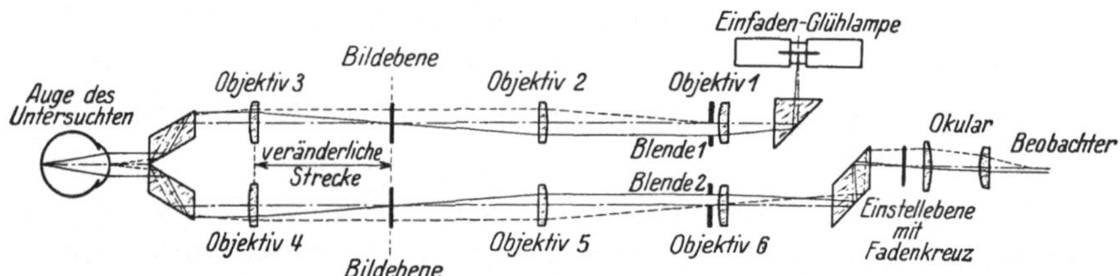

Bild reflexfrei ist, ist an den Objektiven 1 und 6 je eine halbmond-
förmige Abblendung angebracht, deren Bilder sich auf der Pupille
des Beobachteten zu einem Vollkreise ergänzen. Die von den
Blendenebenen ausgehenden, das Gesichtsfeld begrenzenden Haupt-
strahlen sind in der verschiebbaren Rohrstrecke parallel, so dass
also bei den verschiedenen Einstellungen das Prinzip der reflex-
freien Abbildung stets gewahrt ist. Zur Bestimmung des Astigmatismus lässt sich das ganze Instrument um die optische Achse
drehen und der Meridian, in dem man einstellt, an einer Einteilung
ablesen. Die Achse des Beobachtungsrohres wird durch ein am
Okularende befindliches rhombisches Prisma in die Drehungsachse
abgelenkt, damit nicht bei den verschiedenen Meridianen das Auge
des Beobachters seinen Ort ändern muss. Endlich ist noch an dem
Instrument ein einfacher Sucher angebracht, der vom Beobachter
aus die Stellung des untersuchten Auges zu kontrollieren gestattet,
und auch, ob dieses die zur genauen Bestimmung richtige Entfernung von der Endöffnung des Apparates aus hat. Wie die
Achsen beim Astigmatismus liegen, lässt sich sehr leicht finden,
wenn man den Glühfaden unscharf einstellt. Er ist nämlich durch
zwei senkrecht über ihn laufende schwarze Bänder unterbrochen.

Diese scheinen nur dann senkrecht zu der Fadenrichtung zu liegen, wenn man sich in einem Hauptmeridian befindet, in jedem andern* dagegen schräg. Die möglichst vollkommene Ausschaltung der Akkommodation muss natürlich, falls man kein Atropin anwenden will, in der bekannten Weise vorgenommen werden, dass man von der +-Seite her sich der richtigen Einstellung nähert. Für die praktische Ausgestaltung des Apparates bin ich Herrn Dr. Spanuth von der Firma Emil Busch zu besonderem Danke verpflichtet.

X.

Herr A. Meesmann (Berlin): Verwendung eines astigmatischen Strahlenganges an der Gullstrandschen Spaltlampe.

Mit 2 Textabb.

Die heutige Montierung der Gullstrandschen Nitraspalt-lampe (C. Zeiss, Jena) erlaubt den unentbehrlichen Wechsel zwischen fokaler und diffuser Beleuchtung nur durch eine Änderung der Lampenstellung und dadurch erzielte Umwandlung des Koehler-Vogtschen in den Gullstrandschen Strahlengang. Diesem zum mindesten bei Reihenuntersuchungen etwas umständlichen Verfahren haftet ein weiterer, unverkennbarer Mangel an, die Lichtschwäche des Gullstrandschen Lichtbüschels.

Eine praktisch wertvolle Verbesserung des Strahlenganges der Spaltlampe lässt sich durch Einschalten eines Zylinderglases von + 12,0 Dptr. erzielen. Dieses wird am Frontteile des Kondensorgehäuses, in dem grössten Ausschnit der Revolverblende mit horizontaler Achse eingebaut. Die Nitralampe bleibt in der dem Koehler-Vogtschen Strahlengang entsprechenden Stellung. Nach dem Durchtritt des Lichtbüschels durch das Zylinderglas tritt ein astigmatischer Strahlengang auf und dementsprechend eine doppelte Abbildung der Lampenspirale. Infolge der stark brechenden Wirkung der senkrechten Achse des Zylinderglases liegt das eine Bild in geringer Entfernung hinter der Revolverblende. Sein Ort lässt sich in einfacher Weise berechnen. Den Kondensor bzw. den Spalt verlässt ein Lichtbündel, dessen Konvergenzgrad durch die Entfernung zwischen Spalt und Vorderfläche der Beleuchtungslinse (= Ort der Abbildung der Lampenspirale) im Mittel = 37,0 cm $= \dfrac{100}{37} = +2,9$ Dptr. gegeben ist. Es ist daher die Lage des Bildes

$$B = 2{,}9 + 12{,}0 \, \text{Dptr.} = \frac{100}{14{,}9} = 6{,}7 \, \text{cm}.$$ Mit Hilfe eines Schirmes lässt sich an dieser Stelle ein scharfes, umgekehrtes Bild der Lampenspirale von ca. 15,0 mm Höhe und 2,75 mm Breite auffangen. Nach oben und unten setzt es sich in ein lichtschwaches, unscharf aufhörendes Leuchtfeld von je ca. 3,0 mm fort. Das zweite Bild

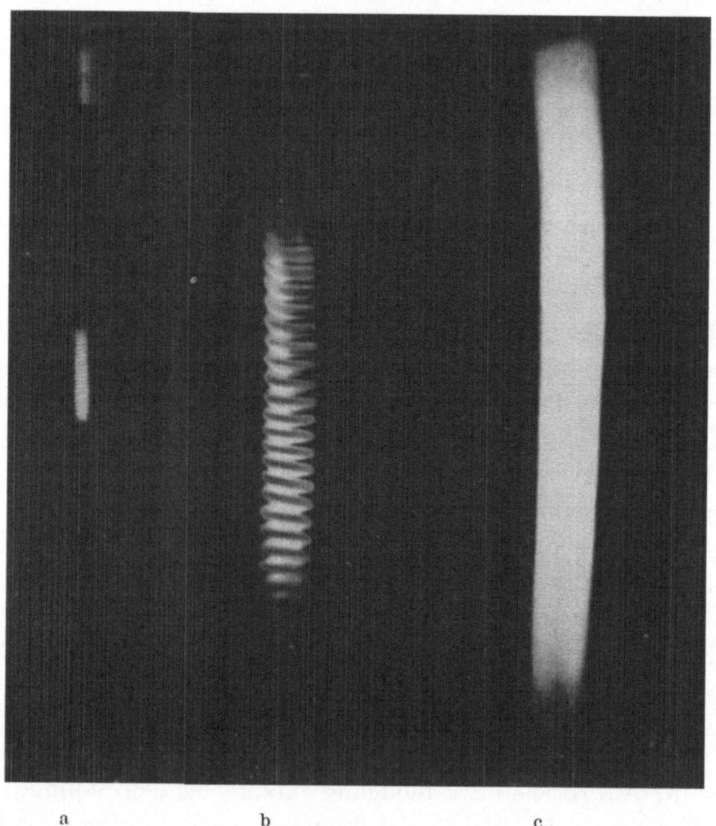

Abb. 1.

liegt an alter Stelle, d. h. in der Ebene der Beleuchtungslinse. Der auffälligste Unterschied gegenüber dem Bild am gleichen Ort bei dem Koehler-Vogtschen Strahlengang ist das völlige Verschwundensein der Abbildung der Lampenspirale. Statt dessen entsteht ein seitlich scharf begrenztes Leuchtfeld, der Breite nach dem früheren Bilde der Spirale entsprechend. Nach oben und unten tritt eine lichtschwache, unscharf aufhörende Verlängerung über die Spiralenlänge hinaus von etwa 20 mm Länge auf. Die Helligkeit des gesamten Leuchtfeldes ist in der horizontalen Mittellinie am stärksten und nimmt von hieraus nach beiden Enden allmählich ab. Der mittelst Beleuchtungslinse und Höhenverstellung nach Arruga ausnutzbare Teil des Leuchtfeldes ist praktisch genügend homogen.

Die Wirkung des veränderten Strahlenganges macht sich auch jenseits der Beleuchtungslinse geltend. Lässt man das Lichtbüschel durch eine Fluoreszinlösung hindurchtreten, so findet man ein Strahlenbüschel, das in seiner äusseren Form dem der

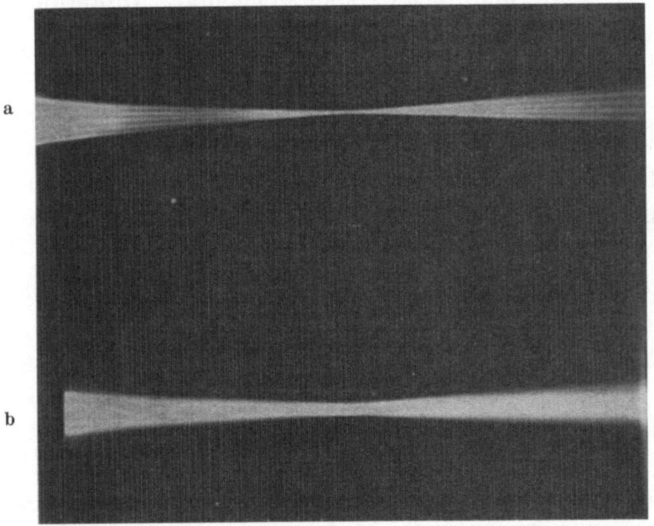

Abb. 2.

Koehler-Vogtschen Montierung entspricht. Die früher auffälligen, von den Windungen der Lampenspirale herrührenden konvergenten bzw. divergenten dunklen Streifen im prä- und postfokalen Teile sind aber ausgelöscht und durch ein homogenes Lichtbüschel ersetzt. Die fokale Zone ist in Form und Helligkeit unverändert. Das letzte gilt auch bei Einstellung auf den vorderen Augenabschnitt unter Beobachtung mittelst des binokularen Mikroskopes. Auch das schmale Büschel ist in unveränderter Weise einstellbar. Das gleiche würde auch für das Lochbüschel gelten, falls man auch vor der kreisförmigen Aussparung der Revolverblende ein Zylinderglas angebracht hätte. Es ist aber darauf verzichtet worden, weil bei Einstellung des Lochbüschels der prä- und postfokale Abschnitt ziemlich bedeutungslos ist. Der wichtigere Grund liegt aber in folgendem: bei astigmatischem Strahlengang ist die genaue Justierung der Nitralampe nicht ohne einige Schwierigkeiten möglich. Es gelingt aber, wie bisher, leicht, nach Einschalten des Lochbüschels eine scharfe Abbildung der Lampenspirale in der Ebene der Beleuchtungslinse zu erzeugen und damit die Lampe an den richtigen Ort zu bringen.

Der praktisch wichtige Vorteil des astigmatischen Strahlenganges liegt in der Ausnutzbarkeit des präfokalen, vollkommen homogenen Teiles des Lichtbüschels zur diffusen Beleuchtung. Im postfokalen Teil machen sich bei mikroskopischer Beobachtung sehr eng beieinander liegende Abbildungen der Spiralenwindungen störend bemerkbar.

Die Helligkeit des Lichtbüschels ist bei astigmatischem Strahlengang eine wesentlich grössere als beim Gullstrandschen. Um eine genauere Vorstellung der Helligkeitssteigerung zu gewinnen, wurden zwei Spaltlampen (nach dem Vorgange Vogts) nebeneinander aufgestellt und die postfokalen Lichtbüschel bei Koehlerschem Strahlengang unter gleichem Winkel und Abstand auf ein vertikal aufgestelltes, dickes Papier eingestellt. Aus einem schwarzen Papier wurde ein rechteckiger Ausschnitt (1,5:3,0 cm) herausgeschnitten und dieser je zur Hälfte von einer Spaltlampe beleuchtet. Unter Beobachtung von der Rückseite und passender Regulierung der Widerstände wurden beide Lampen auf gleiche Helligkeit gebracht.

In einem zweiten Versuch wurde unter sonst gleicher Anordnung die eine Lampe auf Gullstrandschen, die andere auf astigmatischen Koehlerschen Strahlengang eingestellt. Unter Veränderung des Abstandes der Beleuchtungslinse vom Auffangeschirm wurde im Ausschnitt wieder auf gleiche Helligkeit eingestellt. Ein Vergleich der spezifischen Helligkeiten ist durch die Grösse des beleuchteten Feldes gegeben. Bezeichnet man die Helligkeit bei astigmatischem Strahlengang mit H, die bei Gullstrandschem mit h, so wurde gefunden:

$$\frac{H}{h} = \frac{34.30}{20.17}\,\mathrm{mm} = \frac{1020}{340} = 3,0.$$

Es ist demnach die Flächenhelligkeit des astigmatischen Strahlenbüschels etwa dreimal so gross als die des Gullstrandschen.

Die Benutzung des astigmatischen Strahlenganges ergibt sich aus dem Gesagten. Der fokale Teil des Lichtbüschels wird wie bisher angewandt, der präfokale zur diffusen Beleuchtung, ohne dass irgendeine Umschaltung notwendig wäre. Der Vorteil der grösseren Helligkeit ist sofort auffällig. Als Beispiel sei erwähnt das wesentlich bessere Hervortreten von Farbenunterschieden. Daher gelingt z. B. das Auffinden von Pigmentlinien in der Hornhaut (Stählische Linie und Fleischerscher Keratokonusring) besonders leicht. Die Firma C. Zeiss, Jena, hat entsprechend geänderte Modelle der Spaltlampe herausgebracht, Änderung der früheren Modelle ist leicht ausführbar.

Für die geeignete Wirkung des konvexen Zylinderglases ist neben der Brechkraft der Ort des Glases ausschlaggebend. Koby hat in früheren Versuchen konvexe Zylindergläser verschiedener Brechkraft am Koeppeschen Blendenrohr angebracht. Er erzielte damit ebenfalls ein homogenes präfokales Strahlenbüschel, aber auch eine starke Veränderung der fokalen Zone. Letzte ist nach oben und unten um das dreifache der früheren Ausdehnung verlängert, eine Steigerung der Helligkeit wurde nicht erzielt. Der Vorteil der Verlängerung besteht nach Koby darin, dass z. B. die Hornhaut in ihrem ganzen vertikalen Durchmesser gleichzeitig eingestellt werden kann. Die praktische Erfahrung lehrt aber, dass wegen der konvexen Oberfläche der Hornhaut immer nur Teile des fokalen Büschels, an Länge ziemlich genau der früheren Büschelgrösse entsprechend, scharf einstellbar sind. Das gleiche gilt von der Linse. Damit wird die praktische Ausnützung des verlängerten Büschels illusorisch. Der weitere wichtige Nachteil besteht darin, dass die Einstellung des Lochbüschels unmöglich geworden ist. Auch hier tritt eine Verlängerung der fokalen Zone nach oben und unten und daher an Stelle der punktförmigen eine lineare Abbildung auf.

Untersuchungen, die vom Vortragenden mit konkaven Zylindergläsern angestellt wurden, führten zu keinem praktisch verwertbaren Resultat.

XI.

Herr Wessely und Zabel (München): Mit einer neuen Kamera aufgenommene stereoskopische Farbphotographien des Auges für Unterrichtszwecke.

Mit 1 Textabb.

Herr Zabel: Bisher gelangen Farbenaufnahmen nur unter Zuhilfenahme von Blitzlicht. Ich kann auf die Schwierigkeit des Verfahrens nicht eingehen. Unsere Versuche haben ergeben, dass Bulbusaufnahmen dabei mehr oder weniger eine Glückssache sind. Ich zeige Ihnen daher hier eine Stereokamera, mit der Augenblicksaufnahmen auf Farbenplatten bei Nitralicht hergestellt werden können.

Die Kamera wurde auf Anregung von Herrn Geheimrat Wessely gebaut. Sie ist vom Dr. Staeble-Werk, München, Lindemannstrasse 88, hergestellt und gemeinsam von Dr. Staeble und mir konstruiert worden. Über die Verwendung der Kamera als Vermessungsgerät wird Herr Geheimrat Wessely im Laufe der Tagung noch sprechen. Es kommt mir darauf an, Ihnen die wesentlichen Eigenarten der Kamera vorzuführen.

Die Besonderheit der Kamera liegt in ihrer Vielseitigkeit — der leichten Einstellbarkeit — und vor allem in ihrer Leistungsfähigkeit, welche im wesentlichen durch die grosse Helligkeit des Beleuchtungsfeldes bedingt ist. Mit der Kamera lassen sich Farben- und Schwarzweissaufnahmen nicht nur von der Regenbogenhaut, sondern auch vom ganzen Auge und Kopfe machen. Als Vermessungsgerät beläuft sich die mit der Kamera zu erzielende Vermessungsgenauigkeit für Aufnahmen der Regenbogenhaut z. B. auf $^1/_{30}$ mm. Besonderer Wert wurde darauf gelegt, dass die Einstellung sich schnell und doch mit grosser Sicherheit bewerkstelligen lässt. Zwischen den beiden Objektiven der eigentlichen Kamera ist ein drittes eingeschaltet, das in gesondertem, nach oben abgelenktem Strahlengang das Bild auf einer Mattscheibe entwirft. Um die Sicherheit zu haben, dass man mit der Tiefenschärfe auskommt, wurde das Sucherobjektiv gegenüber den Aufnahmeobjektiven besonders lichtstark gewählt. So gelingt es selbst bei geringen Einstellfehlern des Sucherobjektivs mit den stärker abgeblendeten Aufnahmeobjektiven noch im gewünschten Tiefenschärfenbereich zu bleiben. Das lichtstarke Sucherobjektiv hat noch einen weiteren Vorteil. Es war unsere Absicht, nicht nur normale, sondern auch krankhaft gereizte Augen aufzunehmen. Je lichtstärker das Sucherobjektiv ist, um so geringer kann die Helligkeit sein, mit der man bei der Einstellbeleuchtung auskommt. Die Belichtung erfolgt durch den Fallverschluss A. Ist der Fallverschluss aufgezogen, so tritt das Licht, stark gedämpft durch Grau- und Wärmefilter, durch den Beleuchtungsansatz B.

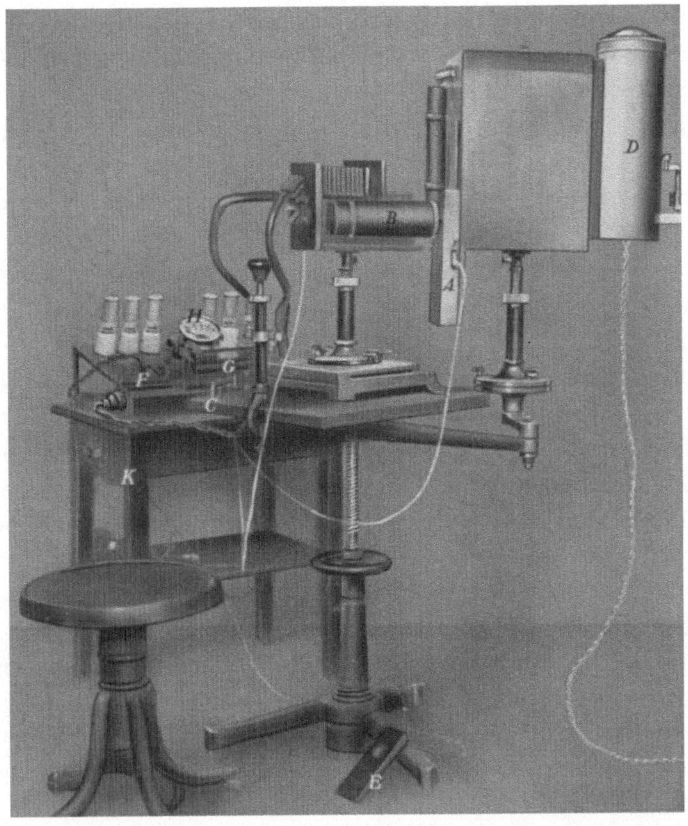

Durch den Hebelschalter C wird gleichzeitig der Verschluss an der Kamera geöffnet und der Fallverschluss am Beleuchtungsgerät ausgelöst. Für etwa $^1/_{30}$ Sek. wird das volle Licht freigegeben. Eine unzulässige Blendung der Kranken, Zucken der Lider oder Veränderung der Pupillenweite kommt nicht vor. Die Aufnahmen werden bei Farbenplatten mit einer relativen Öffnung von f:18, für Schwarzweissaufnahmen mit einer solchen von f:50 und darüber gemacht. Dass es überhaupt gelingt, bei einer dreifachen Vergrösserung Augenblicksaufnahmen auf Farbenplatten zu machen, hat folgenden Grund. Die deutsche Agfa-Farbenplatte, die übrigens bei vorsichtigster Beurteilung der Lumiereplatte mindestens gleichzustellen ist, hat für unsere Zwecke den grossen Vorteil, dass sie bei Verwendung von Nitralicht ohne Filter farbenrichtige Aufnahmen ergibt und so nur eine etwa sechs- bis siebenfache Verlängerung der Belichtungszeit gegenüber normalempfindlichen Platten erfordert. Die Lampe, die im Gehäuse D untergebracht ist, ist eine Osramnitrakinolampe. Sie gibt bei 30 Volt und 30 Amp. 3000 OK. Um aber Farbenaufnahmen zu ermöglichen, überlaste ich für Sekunden die Lampe bis zu einer Leistung von 4500 OK. Zu diesem Zweck wird durch den Fußschalter E die Überspannung zugeschaltet und zwar durch ein lautlos arbeitendes Quecksilberschiffchen K, welches elektromagnetisch gekippt wird. Um auch die Schwankungen des Stromnetzes auszuschalten, wurde am Schalttische F ein Regulierwiderstand G und ein Spannungsmesser H eingebaut, um die Vorspannung mittels Widerstand einzustellen.

Die Kamera unterscheidet sich also von anderen dadurch, dass sie Farbenaufnahmen mit Nitralicht ermöglicht. Sie wird den ausserordentlich hohen Ansprüchen, welche die Vermessung an Tiefenschärfe stellt, gerecht. Ferner ist eine Belästigung des Kranken vermieden, und die Schnelligkeit und Sicherheit der Einstellung sind derartig erhöht, dass Aufnahmen auch bei den gereiztesten Augen gelingen.

Ich muss noch erwähnen, dass die Kamera im Serienbau mit einer Fixiereinrichtung versehen wird. Ferner wird bei der neuen Ausführung die Linse auch in durchfallendem Licht aufzunehmen sein.

Seine Sammlung von Farbenaufnahmen für Unterrichtszwecke sowie die Kamera selber hat Herr Geheimrat Wessely im Vorraum ausgestellt.

XII.

Herr Fischer (Leipzig): Demonstration einer Apparatur zur Reflexphotographie.

Mit 1 Textabb.

Die Apparatur zur Reflexphotographie zeige ich Ihnen hier im Bilde, sie ist draussen gebrauchsfertig aufgestellt. Alle wesentlichen Teile dieser Vorrichtung sind auf einem fahrbaren Gestell

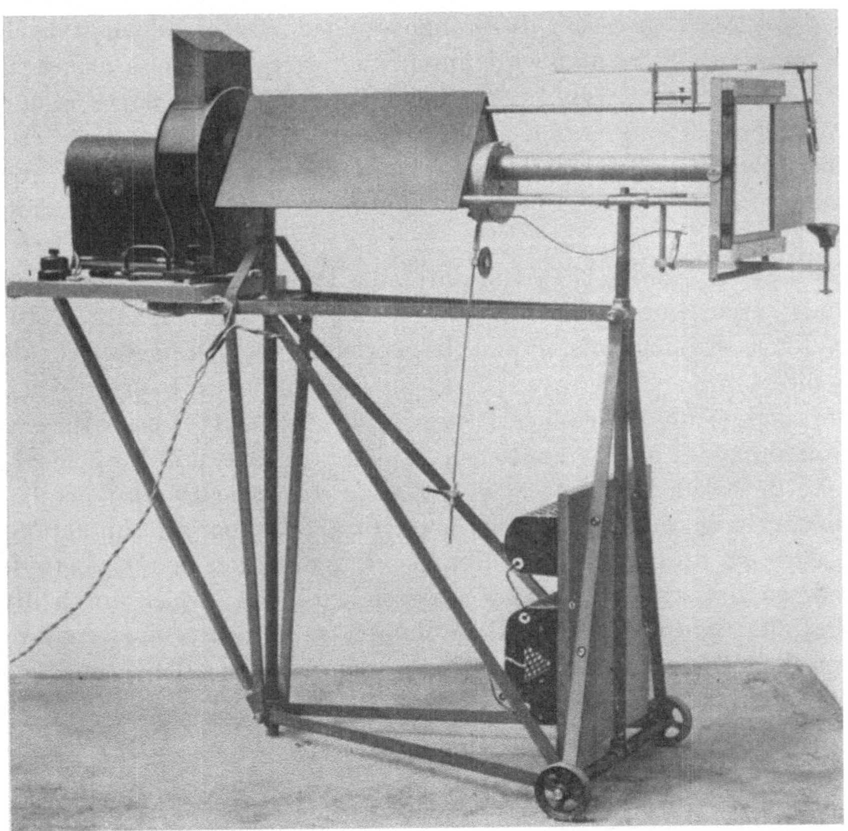

montiert. Die Lichtquelle, eine Bogenlampe, steht im Brennpunkt eines Linsensystems, das das Licht der Bogenlampe parallel macht. In der Lichtkammer werden die Wärmestrahlen in einer Wasserpfanne absorbiert, passieren dann eine Gesichtsfeldblende, hinter welcher sich ein besonders eingerichteter Momentverschluss befindet. Sie gelangen dann durch ein Lichtrohr und die zentrale Bohrung des Schirms zum untersuchten Auge. Der Untersuchte stützt den Kopf in eine Kinnstütze, die horizontal und vertikal verstellbar ist, und fixiert die Lichtquelle. Durch Abstandänderung und Verschieben des Kopfes auf der Kinnstütze gelingt es unschwer, das Auge so zu zentrieren, dass der Zentralstrahl mit der Gesichtslinie koinzidiert. Der Objektabstand wird mit der Messvorrichtung festgestellt, die im wesentlichen aus einem Visier besteht. Die Auslösevorrichtung ist eine Art Momentrollverschluss. Sie besteht aus einem Freischwingpendel, welches oberhalb seines Drehpunktes durch eine Fangnase arretiert wird. Dabei stellt sich die Blende I vor die Öffnung und deckt das Licht rot ab. Durch die Betätigung des Auslösers löst sich die Fangnase, das Pendel schwingt nach der anderen Seite und wird durch die zweite Fangnase arretiert. Während dieses Vorganges hat die Blende II die Ausgangsstellung von Blende I eingenommen. Solange bleibt das Licht ungefiltert. Die Einstellung geschieht im Dunkelraum bei rotem Licht und die Aufnahme durch Betätigung des Auslösers. Durch den Blendenwechsel bleibt das rote Licht eine entsprechende Zeit ungefiltert. Die Belichtungszeit lässt sich durch die Pendelbelastung regulieren und durch eine Kontrollkontakteinrichtung mit Signal, Akkumulator, Kymographion und Registrierstimmgabel messen. Als Schirm wird bei der Aufnahme photographisches Papier — ich verwendete ausschliesslich Papier — benützt. Die Kassette zur Aufnahme des photographischen Papieres, welches mit der Schichtseite natürlich zum untersuchten Auge zu eingelegt wird, ist besonders hergerichtet. Sie trägt eine zentral durchbohrte Aluminiumplatte, die durch starke Federn das Papier gegen den Kassettenrahmen drückt. Nach dem Einlegen wird das Papier durch die zentrale Bohrung dieser Aluminiumplatte mittelst einer Stanze gelocht. Die zentrale Bohrung ist 6 mm gross, die Belichtungszeit betrug $^1/_2$ bis $^7/_{10}$ Sekunde.

XIII.

Herr A. F r a n c e s c h e t t i (Basel): P s e u d o t u m o r d e r O r b i t a.

Bei einem 40jährigen Patienten, der seit 15 Jahren in den Tropen geweilt hatte, trat während seines Europaaufenthaltes plötzlich, angeblich nach einer stärkeren Anstrengung, eine Entzündung des rechten Auges auf, die langsam zunahm, wobei das Auge vorgedrängt wurde.

4 Wochen später wurde Patient auf die otologische Abteilung des Bürgerspitals Basel eingewiesen (Dir. Prof Oppikofer).

Die Anamnese ergab nichts Besonderes. Auch in den Tropen will Patient nie schwer krank gewesen sein.

Der Status war kurz folgender: Kräftiger Mann. Nase, Mundhöhle, Rachen und Kehlkopf normal. Rechtes Auge: Deutliche Ptosis, starke Chemosis der Konjunktiva, besonders in der unteren Hälfte, Bulbus stark vorgetrieben und nach temporal und unten verdrängt. (Exophthalmometer rechts 22, links 16,5), vollkommen unbeweglich. Ophthalmoskopisch: Neuritis optica mit kleinen Blutungen. Im inneren oberen Augenwinkel zwischen Bulbus und Crista lacrymalis derbe, etwas höckerige, auf Druck nicht schmerzhafte Schwellung, die sich weder vom Knochen, noch nach hinten sicher abgrenzen liess. Visus $^6/_{10}$. Gesichtsfeldgrenzen von normalem Umfange.

Linkes Auge normal. Visus $^6/_4$.

Im Röntgenbild (sagittale und seitliche Aufnahme) keine Trübung der Nebenhöhlen, keine Knochenveränderungen.

Da der Exophthalmus, sowie auch die Schwellung der Papille in den nächsten Tagen, trotz Resorbentien, stark zunahm, wurde unter Zuziehung des Ophthalmologen (Prof. Brückner) nach weiteren 4 Tagen die Orbita durch Killianschen Hautschnitt freigelegt. Am Boden der Stirnhöhle und an der Aussenfläche des Siebbeines zeigten sich keine Veränderungen.

Die Periorbita wurde längs gespalten, worauf man auf einen kleinlappigen, äusserst derben Tumor stiess und diesen bis in die Gegend des Foramen opticum loslöste. Nach der Ausschälung zeigte sich, dass ein Fortsatz bestand, der sich auf den Bulbus nach vorne erstreckte und mit der Sklera fest verlötet war, so dass von einer weiteren Exstirpation abgesehen wurde, um so mehr, als sich dem Verlauf des Rect. sup. folgend noch ein Tumor fand, der sich weit nach hinten fortsetzte. In der Tiefe der Orbita fühlte man zudem den Optikus von Tumormassen umgeben. Es wurde deshalb die Operation abgebrochen, um die mikroskopische Untersuchung abzuwarten.

Aus den mikroskopischen Schnitten, die auch von Herrn Prof. Birch-Hirschfeld in freundlicher Weise begutachtet wurden, ergibt sich, dass es sich nicht um einen echten Tumor handelt, sondern um chronisch entzündliche Gewebsmassen, in der Hauptsache bestehend aus Bindegewebe und Resten orbitalen Fettgewebes. Daneben sieht man kleinere Infiltrationsherde von Lymphozyten, Plasmazellen und vereinzelte Eosinophile, aber ohne typisch follikuläre Anordnung. An einigen wenigen Stellen erkennt man Riesenzellen, ferner Nerven mit atypischen degenerierten Ganglienzellen. Einzelne grössere Gefässe zeigen stark verdickte Wandungen. Dort, wo Augenmuskeln getroffen (Rect. int.), erscheinen dessen Bündel von unreifem Bindegewebe auseinandergetrieben. Es handelt sich also um einen entzündlichen Pseudotumor im Sinne Birch-Hirschfelds, und zwar muss er, da typische follikuläre Bildungen fehlen, zur II. Gruppe gerechnet werden, wobei allerdings der bei der Operation gefundene, umschriebene Tumor im Gegensatz zu den üblichen Fällen mit diffuser Infiltration etwas ungewöhnliches darstellt. Was die Ätiologie betrifft, so fand sich kein Anhaltspunkt für eine Allgemeinerkrankung, insbesondere keine Zeichen von Tuberkulose, Blutbefund normal. WaR auch nach Provokation negativ. Einzig die Senkungsreaktion des Blutes war stark beschleunigt (38 mm in der 1. Stunde, 71 mm in der 2. Stunde, nach 24 Stunden 116 mm) und sprach für einen entzündlichen Prozess.

Von einer Exenteration der Orbita wurde deshalb im weiteren Verlauf abgesehen, um so mehr, als der Exophthalmus langsam zurückging, wobei Fibrolysininjektionen anscheinend günstig wirkten. Nach 3 Wochen klagte Patient über Zahnschmerzen. Das aufgenommene Röntgenbild zeigte ein grosses Granulom am oberen 1. Prämolaren. Dieses wurde operativ entfernt (Prof. Müller), und es zeigte sich, dass ein Gang bis zur Schleimhaut der Kieferhöhle bestand. Die Untersuchung der Kieferhöhle selbst ergab aber nichts krankhaftes. Ob dieses Granulom in ursächlichen Zusammenhang mit der Orbitalaffektion zu bringen ist, möchte ich dahingestellt sein lassen. Die Möglichkeit ist aber nicht von der Hand zu weisen, um so mehr, als auch Benedict und Knight[1], sowie Sattler[2] eine „focal infection" in derartigen Fällen für möglich halten. Die Senkungsgeschwindigkeit des Blutes hatte noch zugenommen und betrug 2 Tage vor der Zahnoperation 72 mm in der 1. Stunde. Nachher nahm sie langsam wieder ab, war aber erst nach ca. 3 Monaten annähernd normal. Leider stellte sich im weiteren Verlauf eine Iridozyklitis mit Sekundärglaukom ein, die zur Erblindung des rechten Auges führte. Der Exophthalmus war nach 4 Monaten völlig verschwunden und heute ergibt sich sogar 1 mm Enophthalmus gegenüber links. Daneben besteht

---

[1] Benedict und Knight. Ref. Zentrbl. f. g. O. **12**, 1924. S. 140.

[2] Sattler. Die bösartigen Geschwülste des Auges. Leipzig 1926, S. 300 ff.

Ptosis und fast völlige Unbeweglichkeit des Bulbus, Seclusio pupillae, Cataracta complicata, Amaurose, keine äusseren Reizerscheinungen.

Wenn auch der bei der Operation vorliegende Befund eines umschriebenen Tumors einen Pseudotumor nicht ohne weiteres vermuten liess, so konnte doch durch die mikroskopische Untersuchung der exzidierten Tumormassen die Diagnose sicher gestellt werden, und dadurch dem Patienten das Augenlicht zwar nicht erhalten, immerhin aber die Exenteratio orbitae erspart werden.

XIV.

Herr Pascheff (Sofia): 1. Symmetrische Tumoren und Adenoma Sacci lacrymalis.

Mit 2 Textabb.

In den klinischen Monatsblättern für Augenheilkunde 1918 habe ich meine Studien über die Tumoren der Tränendrüse, Fälle von symmetrischen lymphatischen Tumoren, beschrieben. Heute möchte ich die Aufmerksamkeit auf einige Tumoren des Tränensackes lenken.

Während der letzten 25 Jahre habe ich bei einem Augenkrankenmaterial von mehr als 500 000 Augenkranken nur zwei Fälle von Tumoren des Tränensackes beobachtet.

Der interessanteste Fall war ein symmetrischer lymphatischer Tumor des Tränensackes.

Der zweite Fall war ein Adenoma des Tränensackes.

Hier werde ich die Beobachtungen kurz mitteilen.

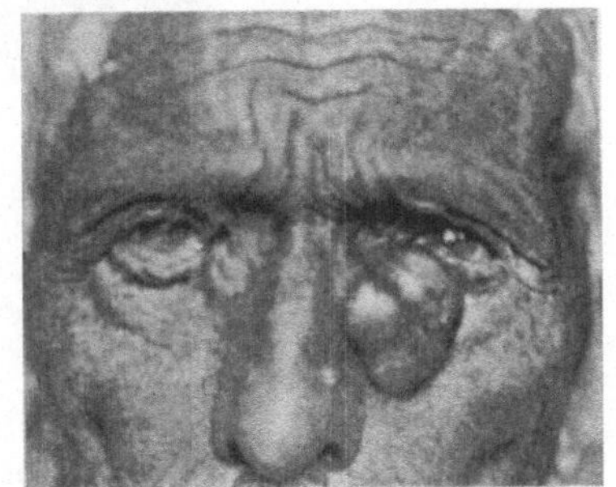

Abb. 1.
Symmetrische lymphatische Tumoren des Tränensackes.

I. Symmetrischer lymphatischer Tumor des Tränensackes.

Es handelt sich um einen 70jährigen Bauer, der am 14. Mai 1923 in der Augenklinik wegen zwei symmetrischer Tränensacktumoren erschien (Abb. 1).

Er erzählte, dass seine Augen seit zwei Jahren tränen, besonders wenn das Wetter windig war. Seit 10 Monaten war sein linker Tränensack sehr geschwollen. Seit 3 Monaten hatte der rechte Tränensack auch angefangen, zu schwellen. Er spürte keine Schmerzen. Er war immer gesund. Hereditäres war nicht zu bemerken.

Status praesens: Der Patient ist von hoher Statur und schwach entwickelter Konstitution.

Rechtes Auge: In der Gegend des Tränensackes sieht man eine deutliche Schwellung von einem vertikalen Diameter von 2½ cm und von einem horizontalen Diameter von 1½ cm.

Die darüber liegende Haut ist fast von normaler Farbe, ganz beweglich und frei.

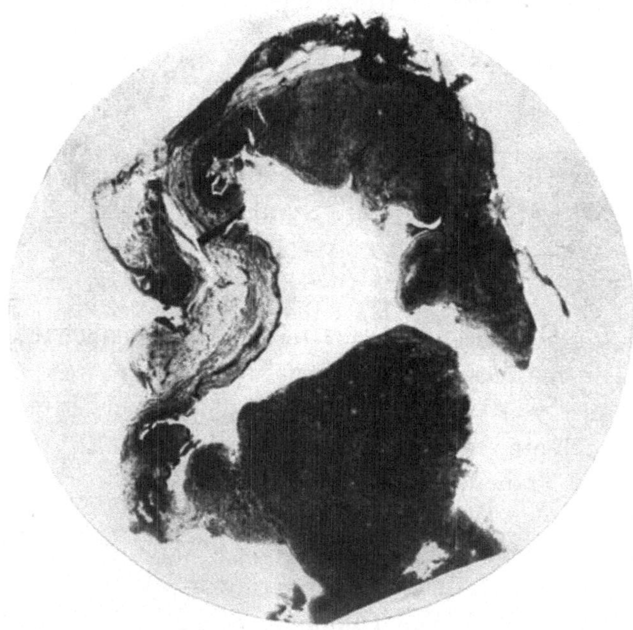

Abb. 2.
Symmetrischer lymphatischer Tumor des Tränensackes.

Nichtsdestoweniger ist sie in der Mitte ulzeriert und fistulös. Beim Tasten spürt man die Anwesenheit eines Tumors von ziemlich harter Konsistenz und unregelmäßiger Oberfläche. Beim Drücken auf den Sack kommt durch die Fistel in sehr kleiner Menge eine schleimige Flüssigkeit heraus.

Die Bindehaut ist etwas gerötet.

Das Auge ist sonst normal.

Linkes Auge: Hier bemerkt man eine viel grössere Geschwulst in der Gegend des Tränensackes. Sie verbreitet sich unter der Haut der Nase und unter der Haut der inneren Hälfte des unteren Lides. Die Haut über dem Tumor ist stark verdünnt und von etwas bläulicher Farbe.

Der Tumor ist von harter Konsistenz mit höckeriger Oberfläche.

Das Auge ist sonst normal.

Die Tränendrüse ist nicht vergrössert.

In der Nase ist nichts zu bemerken.

Die inneren Organe sind normal.

Die Blutuntersuchung ergab:

Hämoglobin nach Sahli	80
Rote Blutkörperchen	3 900 000
Weisse Blutkörperchen	3 750
Farb. Index.	80/78 = 1
Polynukleäre Leukozyten	75,5%
Lymphozyten	18,0%
Mononukleäre Leukozyten	4,0%
Eosinophile	6,5%

Schwache Anisozytose.

Am 20. Mai 1923 wurde der Patient operiert. Ich habe zuerst den rechten und nachher den linken Tränensacktumor exstirpiert. Die Tumoren wurden in Formalin fixiert, in Alkohol gehärtet und in Zelloidin eingebettet. Die Schnitte wurden verschieden gefärbt.

Die histologische Untersuchung des rechten Tränensacktumors ergab:

Bei schwacher Vergrösserung sieht man, dass der Tränensack nicht gleichmäßig verdickt ist (Abb. 2).

An der einen Hälfte seiner Wand ist er viel dünner als an der anderen, wo das Epithel von stark proliferierender zellularer Masse umgeben ist.

Bei stärkerer Vergrösserung scheint das Epithel an einigen Stellen ödematös, an anderen von polynukleären Leukozyten und Lymphozyten infiltriert und an anderen ganz abgefallen zu sein.

Im ganzen ist es gut erhalten. An der am schwächsten infiltrierten Hälfte des Tränensackes sind Lymphozyten und echte Follikel zu sehen. In der verdickten Hälfte sind die Lymphozyten in starker, diffuser Proliferation und bilden grosse, tumorähnliche Verdickungen.

Es sind viele neugebildete Gefässe vorhanden. Das Bindegewebe bildet feine Maschen, die von proliferierenden Lymphozyten gefüllt sind.

Die histologische Untersuchung des linken Tränensacktumors ergab dieselbe Struktur, nur hat sich der Tumor weit unter der Haut entwickelt.

Nach einem Jahr kam der Patient wegen eines Rezidives auf der rechten Seite der Nase wieder.

Es hatte sich hier auch ein grosser Tumor entwickelt mit derselben Struktur. Der Tumor wurde mit gutem Erfolg röntgenbestrahlt.

*

Aus dem hier Gesagten geht hervor, dass es sich um einen lymphatischen Tumor des Tränensackes handelt, der sich symmetrisch in der Umgebung der beiden Tränensäcke entwickelt hat.

28*

Auch Herr Prof. Borst, der unsere Präparate durchgesehen hat, denkt, dass es sich um eine lymphatische Infiltration, wie bei der Mikuliczschen Krankheit, handelt.

Die lymphatische Infiltration aber scheint ganz lokal zu sein, denn der Blutbefund zeigte keine offenbare Leukämie.

II. Adenoma sacci lacrymalis.

Es handelt sich um einen gut entwickelten Bauer, 52 Jahre alt, der seit einiger Zeit bemerkt hat, dass sein rechter Tränensack gross geworden war und an der Haut sich ein kleines Geschwürchen gebildet hat.

Innerlich wär er ganz gesund.

Nach der Exstirpation des rechten Tränensackes habe ich die folgende Struktur gefunden:

Im Schnitt hat der Tumor eine Länge von 14 mm und in dem dicksten Teil eine Dicke von 9 mm.

Die histologische Untersuchung ergab:

Der ganze Tumor ist von zahlreichen verzweigten epithelialen Tubuli gebildet. Sie bestehen meist aus einschichtigem zylindrischem Epithel. Das Lumen der kleinen Alveolen ist leer; dasjenige der grösseren Alveolen ist voll fibrinösen Exsudats und an polynukleären Leukozyten reich.

Das Bindegewebe ist reichlicher an der Peripherie der Geschwulst und sehr spärlich in der Mitte vorhanden. Es ist schwach infiltriert von Lymphozyten, nicht sehr reich an Gefässen und bildet die Wandungen der zahlreichen epithelialen Alveolen. Das Epithel ist in starker Proliferation, aber nirgends ist eine bösartige Degeneration zu sehen.

2. Besondere Muskelbildungen in der Orbita.
Mit 2 Textabb.

B. G., ein 48jähriger Bauer erzählt, dass er sein linkes Auge seit 8 Monaten sehr schwer nach unten bewegen kann und es mit der Zeit sehr prominent geworden ist. Trotzdem sieht er noch gut mit dem Auge und spürt keine Schmerzen.

Status praesens: Der Patient ist von hoher Statur, gut entwickelter Muskulatur und Panniculus adiposus.

Innerlich ist er gesund.

Linkes Auge: Der Bulbus ist sehr deutlich exophthalmiert. Es ist mehr ein zentraler Exophthalmus. Trotz des Exophthalmus aber kann der Patient sein Auge zumachen. Die Bindehaut ist fast normal. Tn. Die Bewegung des Bulbus nach unten ist etwas behindert. Die Hornhaut und die Iris sind normal. Im Fundus scheinen die Venen etwas erweitert zu sein. Sonst ist alles normal.

$$\text{Visus} = {}^6/_5.$$

Das rechte Auge ist ganz normal.

Der Druck auf den linken Bulbus, tief in der Orbita, ist etwas schmerzhaft, besonders in dem inneren und unteren Quadranten der Orbita.

Röntgen ist negativ geblieben. WaR. negativ.

Operation. Nach Freilegen der tiefen Teile der Orbita durch die Krönleinsche Operation konnte ich mit dem Finger tief in der Orbita eine lange, zugespitzte, weiche Geschwulst betasten, die mit breiter Basis unter dem Nervus opticus mit dem Knochen verwachsen war und mit ihrer Spitze nach vorne frei in der Orbita stand.

Der Tumor wurde exzidiert, in Formalin fixiert, in Alkohol gehärtet und in Zelloidin eingebettet. Die Schnitte wurden verschieden gefärbt. Der Tumor hatte eine Länge von 27 mm und eine Breite von 15 mm an der Basis und 6 mm an der Spitze.

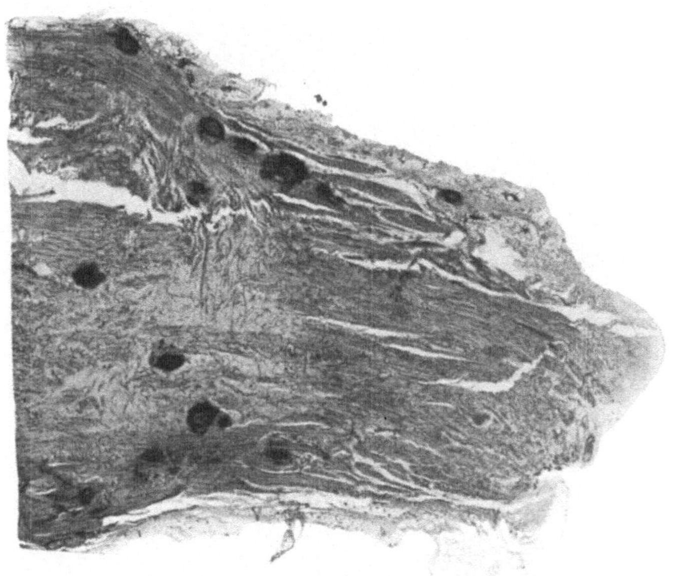

Abb. 1.
Besondere Muskelbildung in der Orbita.

Nach der Exstirpation verschwand der Exophthalmus. Es bestand eine leichte Ischämie der Retina, die auch mit der Zeit verschwand.

Die histologische Untersuchung ergab:

Der Tumor ist von fibrösem Gewebe umgeben, reich an Gefässen und Fettgewebe (Abb. 1, Längsschnitt).

Dieses Gewebe bildet eine unvollständige Kapsel, von welcher zahlreiche fibröse Septen in das Innere der Geschwulst eindringen (Abb. 2, Querschnitt).

Der Tumor selbst ist von zahlreichen Muskelbündeln gebildet. Er zeigt die Struktur eines echten Muskels mit der Besonderheit, dass sich in der Bildung zahlreiche Follikel zwischen den Muskelfasern finden (Abb. 1, 2). Die Follikel sind mit echten Keimzentren und stark entwickelten lymphozytären Randzonen versehen.

Die Muskelbündel sind von starker lymphozytärer Infiltration und Fettgewebe durchsetzt.

3. Neuritis retrobulbaris et Vegetatio adenoides.

M. C. M., 14jähriger Schüler, erzählt, dass er seit zwei Wochen mit dem linken Auge nicht lesen kann. Mit dem rechten Auge sieht er gut. Er hat vor zwei Monaten an Konjunktivitis gelitten. Innerlich ist er gesund.

Die Untersuchung in der Inneren Klinik von Prof. Dr. Mollaff ergab nichts besonderes.

Die Blutuntersuchung ergab eine leichte Lymphozytosis und starke Eosinophilie.

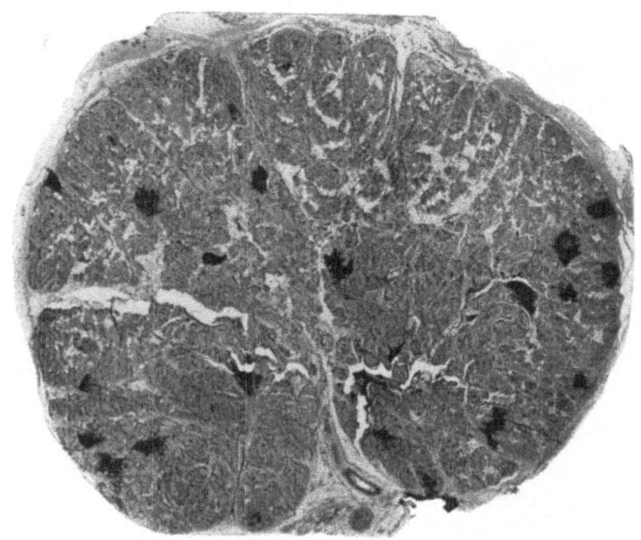

Abb. 2.
Besondere Muskelbildung in der Orbita.

Leukozyten	6,250
St.-Kern	2,4%
Seg.-Kern	35,2%
Kleine Lymphozyten	37,6
Grosse Lymphozyten	1,4
Riederform	0,8
Eosinophile	13,6

Die Rhinoskopia posterior in der Ohren- und Nasenklinik von Prof. Dr. Bellinoff ergab: Hypertrophie der linken Concha inferior (Edmoiditis posterior) und Vegetatio adenoides.

Die Untersuchung in der Nervenklinik von Prof. Dr. Janischensky ergab:

Keine sicheren Symptome für eine Sclerosis multiplex.

Der Urin ist normal. WaR. negativ.

Das rechte Auge ist normal.

Das linke Auge: Das vordere Segment des Auges war ganz normal. Der Fundus war fast ganz normal. Die Papille war auch fast normal.

$$\text{Visus} = {}^{2}/_{50}.$$

Die Perimeteruntersuchung ergab: Zentrales, relatives Skotom. Nach der Adenotomie verbesserte sich der Visus bis ${}^{6}/_{6}$. Der Kranke konnte schon gut lesen.

Er wurde $2\frac{1}{2}$ Monate in der Klinik beobachtet. Sein Sehen hat sich nicht verschlechtert. Die Papille war temporal ganz leicht blass geworden.

Verbesserung des zentralen Sehens durch eine einfache künstliche Adrenalinanämisierung der nasalen Schleimhaut habe ich auch bei Fällen mit toxischen zentralen Skotomen beobachtet.

Diese Verhältnisse zwischen den zentralen Skotomen und den Nasenerkrankungen verdienen weitere Untersuchungen.

XV.

Herr Löwenstein (Prag): Künstliche Hervorrufung melanotischer Geschwülstchen in der Bindehaut.
Mit 3 farbigen Textabb.

Ich hatte Gelegenheit, pro consilio den mir von Dr. Kovanic, Prag, gesendeten Fall zu untersuchen, bei dem eine Anzahl dunkel pigmentierter, verschieden grosser Tumorchen auf allen 4 Lidbindehäuten entstanden waren. Der Patient war 41 Jahre alt, hatte hellbraunes Haar und hellbraune Augen. Im Jahre 1910 hatte er von einem Kollegen wegen seiner chronischen Konjunktivitis Adrenalin (Tonogen Richter) 1:1000 mit Kokain 1% als Kollyrium erhalten. Seit 1910 verwendete der Patient diese Augentropfen täglich 1—2 mal. Der Patient litt sonst an einer Mitralinsuffizienz. Es findet sich eine geringgradige Injektion aller Bindehäute. In den Lidbindehäuten und in der Übergangsfalte eine Menge vielfach tiefliegender, schwarzer Pigmentknötchen (Abb. c). Die grösseren von ihnen haben einen Durchmesser von $1\frac{1}{2}$—2 mm, die kleineren ungefähr ${}^{2}/_{10}$ mm. Übergänge zwischen beiden Grössen sind vorhanden. Ein gröberes Knötchen zeigte deutlich Morulaform und besteht aus 12 einzelnen Knötchen, (Abb. a) die durch weissliche Streifen voneinander getrennt sind. Eines hat deutlich Ohrmuschelform und ist heller gefärbt. Die grösseren Knötchen buckeln darüberziehende Gefässe deutlich vor, (Abb. b) die kleineren liegen tiefer, wodurch ihre Farbe einen graugrünlichen Schimmer erhält. Die ziemlich stark erweiterten Gefässe machen

einen rigiden Eindruck. Einzelne sind spindelartig erweitert, der
Blutstrom verläuft in ihnen ruckartig, nicht kontinuierlich. An der
Spaltlampe sind punktförmige Blutungen zu sehen. Der übrige
Augenbefund ergab nichts pathologisches, Bulbusbindehaut, Iris
und Aderhaut sind naevusfrei. Auch sonst finden sich keine
besonderen Pigmentanomalien. Leider konnte ich bei dem schwer

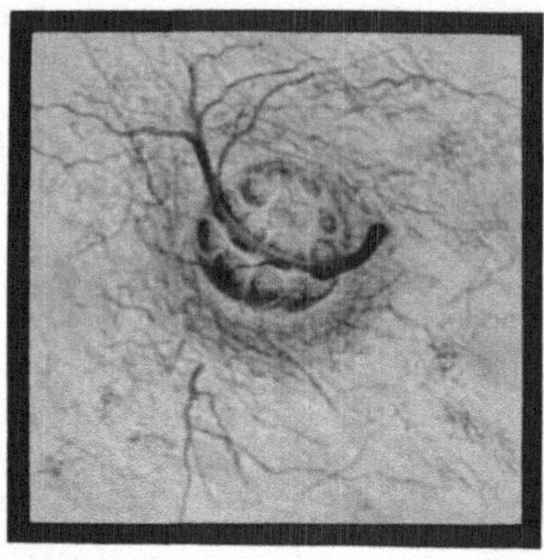

a

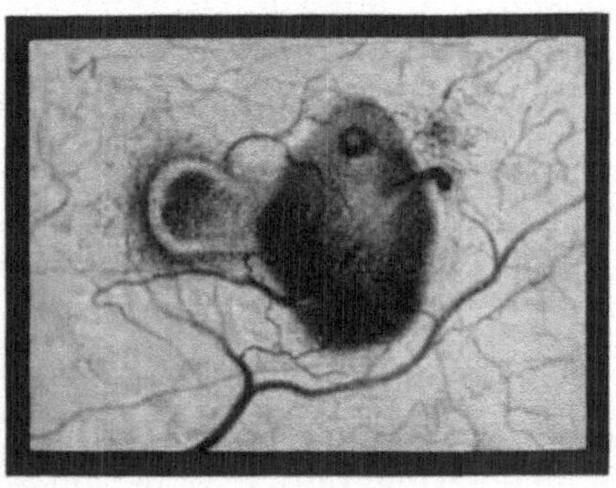

b

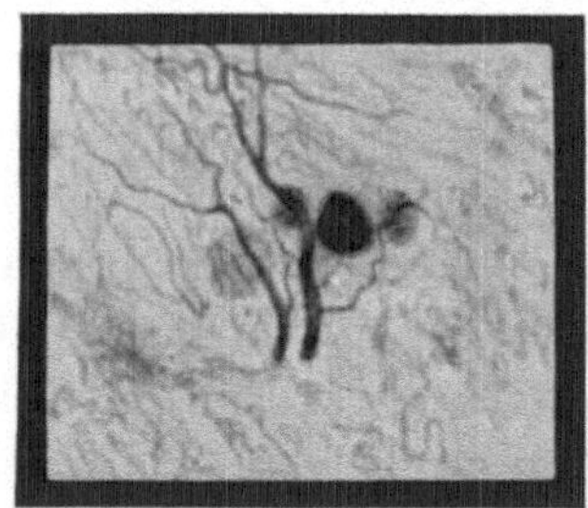

c

herzkranken Individuum, das vielfach an Kompensationsstör-
ungen litt, eine Exzision dieser Tumoren nicht erwirken. Der
Patient erlag fern von Prag dann später seiner Herzkrankheit,
ohne dass es zu der sehnlichst gewünschten histologischen Untersuchung gekommen wäre.

Das klinische Bild dieser Pigmentveränderungen ist nicht
mit natürlich vorkommenden Pigmentanhäufungen zu verwechseln.
Die Pigmentanhäufung ist in unserem Fall kompakter und gleichmäßiger verteilt. Es handelt sich um Pigmenttumorchen, d i e

auf Adrenalinabusus zurückzuführen sind. Wie wir wissen, zersetzt sich das Adrenalin bei langem Stehen und scheidet einen schwarzgefärbten Satz aus. Das Adrenalin ist bekanntlich ein Aminoderivat des Brenzkatechins (Dioxybenzol). Dass das Adrenalin bei der Pigmentbildung eine Rolle spielen soll, wurde schon von verschiedenen Seiten behauptet z. B. M. B. Schmidt (1911). Karl Neuberg[1]) hat als erster aus einem Tumor eine klare, farblose Aufschwemmung hergestellt, die mit Adrenalin einen dunkelbraunen Niederschlag auslöste. Neuberg behauptet, dass das Melanin ein Oxydationsprodukt des Adrenalins sei.

Jäger[2]) hat den Nachweis erbracht, dass das Adrenalin durch ein oxydatisches Ferment des Zellstoffwechsels in einen schwarzen Farbstoff verwandelt wird. Schliesslich sei auch noch darauf hingewiesen, dass die bedeutsamen Untersuchungen von Bloch[3]) eine wichtige Klärung in der Pigmentfrage gebracht haben. Das Dioxyphenylalanin, ein Brenzkatechinderivat, führt bekanntlich mit den Fermenten der Haut zur Bildung eines dunkeln, melaninartigen Körpers (Doppaoxydase). Das Dioxyphenylalanin stellt nach Bloch und Guggenheim eine Vorstufe des Adrenalins dar. Die Bedeutung des Adrenalins für die Entstehung der Melanine ist heute allgemein anerkannt. Durch die oxydatischen Fermente innerhalb der Bindegewebszellen wird das Adrenalin zu Melanin umgewandelt.

In unserem Falle ist durch die chronische Adrenalinüberschwemmung des Bindehautsackes das Adrenalin in übergrosser Menge resorbiert und durch die Oxydasen des subkonjunktivalen Zellgewebes in Melanin übergeführt worden. Es war nun selbstverständlich, dass ich versucht habe, dieses klinische Vorkommnis im Tierversuch zu klären. Ich habe einem Kaninchen durch 10 Monate täglich Adrenalin in den Bindehautsack eingetropft, ohne dass die vorhandenen kleinen Naevi eine Vermehrung gezeigt hätten. Der Versuch läuft weiter. Hingegen entstand nach subkonjunktivalen Adrenalininjektionen 2 mal wöchentlich durch 10 Monate eine diffuse Schwarzfärbung unter der Bulbusbindehaut, über deren histologischen Befund später berichtet werden wird. Die interessante Tatsache, dass durch Adrenalineinträufeln melanotische Geschwülstchen entstehen, scheint eines intensiven Studiums wert.

---

[1]) Neuberg, Karl: Zur chemischen Kenntnis der Melanome. Virchows Arch. 192, 514, 1908.

[2]) Jäger, Alfred: Zur Entstehung des Melaninstoffwechsels. Virchows Arch. 198, Seite 1, 1909.

[3]) Bloch, Bruno: Das Problem der Pigmentbildung der Haut. Arch. f. Dermatologie Bd. 124, H. 2, 1917.

XVI.

Herr Scheerer (Tübingen): Fall von Oguchischer Krankheit mit Mizuoschem Phänomen.

Ich freue mich, Ihnen einen Mann vorstellen zu können, der das typische Bild der sogenannten Oguchischen Krankheit darbietet. Diese ist bisher bekanntlich nur in Japan beobachtet worden. Sie besteht in angeborener Nachtblindheit mit eigenartiger weissgrauer Verfärbung des Augenhintergrundes, die in einer gewissen Zahl von Fällen nach längerem Dunkelaufenthalt verschwindet (Mizuosches Phänomen), mit oder ohne entsprechende Hebung des Adaptationszustandes.

Den Patienten, der seine von klein auf gewöhnte Nachtblindheit zunächst gar nicht erwähnte, entdeckte ich ganz zufällig bei der Refraktionsbestimmung. Der Augenhintergrund macht um Papille und Makula beim ersten Blick nur den Eindruck eines sehr reflexreichen juvenilen Fundus; in der mittleren Peripherie zeigt sich dann aber die eigenartige, in den verschiedenen Sektoren etwas verschieden stark ausgesprochene Verfärbung, die sofort als etwas Besonderes auffällt. Sie ist bei nicht ganz direkter Beleuchtung am deutlichsten und dokumentiert dadurch ihre Verwandtschaft mit gewissen normalen Reflexerscheinungen im Augenhintergrund. Bei unseren Patienten ist die Verfärbung am deutlichsten am linken Auge, doch ist dieses erheblich hyperopisch-amblyop, so dass wir ihm nicht gut das rechte verbinden konnten. Wir sehen aber auch am rechten Auge alle Charakteristika des Oguchischen Fundus: die schon genannte Verfärbung, das Hervortreten der Netzhautgefässe und ihrer feinen Verzweigungen als fast schwarze Stränge, und demgegenüber das Verschwinden der Aderhautzeichnung. Am linken Auge, das über Nacht und Vormittag verbunden gehalten wurde, ist dagegen der Fundus normal rot, frei von erheblicheren Reflexen, die Gefässe wie gewöhnlich gefärbt, die Aderhautzeichnung deutlich zu sehen, das Mizuosche Phänomen also positiv, worin ich eine wesentliche Stütze der Diagnose sehe.

Die Dunkeladaptation fehlt fast vollständig und wird in unserem Fall auch durch den Dunkelaufenthalt nicht über die Zapfenadaptation hinaus gesteigert. Der Zustand ist bei unserem Patienten, wie immer, angeboren, ein Vetter desselben klagte über Frühjahrshemeralopie, doch ist er gestorben, so dass wir keine näheren Angaben über ihn machen können. Übrigens findet sich ein ähnlicher Fall auch in der japanischen Literatur (Ashikaga, zit. nach Oguchi, A. f. O. 1925, 115).

Was nun die anatomische Grundlage der eigenartigen Verfärbung betrifft, so lässt sich darüber bis jetzt nur sehr wenig Positives sagen. Die klinische Erscheinungsform weist auf das Pigmentepithel als Entstehungsort hin, und es liegt daher nahe, an einen Effekt der Hell- und Dunkelstellung der Pigmentepithelien zu denken. Yamanaka (Kl. M. f. A. 1924. 73, 745) konnte einen Fall histologisch untersuchen und glaubt eine ausgesprochene Hellstellung des Fuszins in den Pigmentepithelien gefunden zu haben. Das Fuszin zeigte verhältnismäßig viel rundliche Körnchen gegenüber den nadeligen; die basalen Zellteile färbten sich mit Sudan braun und enthielten bei Chromsäurefixierung zahlreiche Lücken, die auf reichlichen Gehalt mit Chromsäure nicht fixierbarer Fett- oder Lipoidsubstanzen schliessen liessen. Yamanaka nimmt dann eine schwere Beweglichkeit des Fuszins an, das vermöge seiner dichteren Ansammlung an der Innenseite der Zellen wie eine undurchsichtige Membran wirke.

Befund und Erklärung von Yamanaka bedürfen zwar noch der Bestätigung, sie sind aber plausibler als die Ansicht von Oguchi, der am zweiten Auge desselben Patienten eine krümelige Schicht zwischen Netzhaut und Pigmentepithel als Ursache der Verfärbung deutet. Nach der Abbildung dürfte es sich dabei aber im wesentlichen um postmortale Veränderungen gehandelt haben. Interessant ist dagegen sein Nachweis einer sehr ausgedehnten stäbchenfreien Zone, die das Ausbleiben der Adaptation auch in Fällen mit positivem Mizuoschen Phänomen verständlich macht.

Wie schon anfangs erwähnt, dürfte unser Fall der erste ausserhalb Japans beobachtete typische Fall Oguchischer Krankheit sein. Es ist aber nicht daran zu zweifeln, dass sich die Fälle in Zukunft mehren werden, wenn erst das ophthalmoskopische Bild bekannt ist, wozu die heutige Demonstration in erster Linie beitragen soll.

XVII.

Herr Blohmke (Königsberg i. Pr.): Über das Verhalten des Dunkelnystagmus beim Hunde nach zentraler Vestibularausschaltung.

Bekanntlich hält Ohm bis zum heutigen Tage an einer pathologischen Mitwirkung des Vestibularapparates bei der Entstehung des Dunkelzitterns fest und verlegt jetzt, nachdem er bisher diese Mitwirkung in einem durch die Zwangshaltung der Bergleute bei ihrer Arbeit hervorgerufenen, verschieden starken „undefinierbaren Reizzustand" des peripheren Vestibularapparates angenommen hatte, diesen supponierten Reizzustand in den zentralen Vestibularisteil, d. h. in sein Kerngebiet, vornehmlich in den N. Deiters in der Medulla.

Um diese letzteren Einwendungen Ohms mit experimentellen Tatsachen endgültig zu widerlegen, musste man sowohl eine beiderseitige wie einseitige zentrale Vestibularausschaltung vorzunehmen versuchen, das Verhalten des Dunkelzitterns zu den experimentell entstehenden Augenreflexvorgängen beobachten und schliesslich dem Versuch die Kontrolle durch sorgfältige makroskopische Sektion und genaue mikroskopische Untersuchung des entsprechenden Hirngebietes nachfolgen lassen.

Die beiderseitige zentrale Vestibularausschaltung nahm ich bei Dunkelhunden mit mehr als ein Jahr bestehendem Dunkelzittern durch direkte Durchschneidung des Nerv. Oktavus zwischen seinem Austritt aus dem Porus acusticus internus und vor seiner Einmündung in die Medulla oblongata vor, indem ich nach Umschneiden und Zurückklappen der Kleinhirndura, zu deren Freilegung verschiedenzeitige Operationen zum Abtragen von den sie bedeckenden Knochen und Weichteilen vorangegangen waren, das Kleinhirn und das verlängerte Mark nach der einen oder der anderen Seite vorsichtig abdrängte und nunmehr den gemeinschaftlichen Stamm von Oktavus und Fazialis durchschnitt. Dieses Verfahren — und nicht das später noch beschriebene — wählte ich deshalb, weil einmal dadurch mit annähernder Sicherheit die zentrale Vestibularausschaltung gleichmäßig auf beiden Seiten durchgeführt werden konnte, so dass eine über- resp. unterwertige Funktionstätigkeit des einen oder des andern Vestibularapparates vermieden wurde, dann aber deshalb,

weil das Erlöschen der Fazialisfunktion — dieser Nerv liegt unter
dem Nerv. Oktavus — schon während des Versuches die Gewähr
gab, dass der Oktavus tatsächlich durchschnitten war. Der Erfolg
der bei drei Dunkelhunden auf diese Weise vorgenommenen beider-
seitigen Oktavusdurchtrennung war so, dass nach der ersten sofort
ein starker vestibulärer Nystagmus nach der gesunden Seite auftrat, zwischen welchem das Dunkelzittern erhalten blieb. Nach
der Oktavusdurchschneidung auf der anderen Seite verschwand
der vestibulare Nystagmus, die Augen kehrten in die sogenannte
Primärstellung zurück und blieben zunächst in dieser mit offener
Lidspalte unbeweglich stehen. Nach Überwindung des Operations-
schocks zeigten sich aber in den nächsten Stunden wiederum
einwandfrei die oszillatorischen Dunkelzitterbewegungen mit ihrer
schnellen Frequenz und ihren undulierenden Ausschlägen. Die
nach dem Verenden der Hunde — einer von ihnen lebte
5 Tage — sofort vorgenommene Sektion bestätigte in allen drei
Fällen die gelungene beiderseitige Oktavus- und Fazialisdurch-
schneidung.

Die einseitige zentrale Vestibularausschaltung
wurde durch direkte Vernichtung eines Vestibularkerngebietes
in der Medulla oblongata vorgenommen. Nach vielen vergeblichen
Versuchen gelang es, tatsächlich eine isolierte, nur auf das Gebiet
des Nucl. triangularis und Nucl. Deiters sich erstreckende
Zerstörung herbeizuführen. In Anlehnung an Wallenberg ging
ich so vor, dass ich von einem in der Kleinhirndura, etwas oberhalb und seitlich von der Gelenkverbindung zwischen Okzipital-
knochen und Atlas angelegten Duraschlitz, durch den Lobus parame-
dianus hindurch ein winziges Laminariastiftchen in die seitliche
Medulla oblongata auf eine besondere Weise vorschob. Die Idee bei
diesem Laminariaverfahren ist die, mit einem möglichst kleinen
Fremdkörper ohne Blutung und ohne wesentliche Substanz-
schädigung der Nebengebiete an den beabsichtigten lokalen
Hirnherd heranzukommen, dessen Zerstörung dann später das
Laminariastiftchen durch seine Quellung ausführt. Als ich die
Andeutung vestibularer Reizerscheinungen wahrnahm, konnte
ich annehmen, in die Endausbreitung des Vestibularis gelangt
zu sein, und versenkte das Stiftchen endgültig. Sofort wurde der
Kopf nach der Verletzungsseite gedreht und gewendet; der
Hund neigte sich des weiteren mit seinem ganzen Körper auf
diese Seite. Einige Minuten nach dem Eingriff begann er,
sich lebhaft um seine Längsachse zu rollen. An den Augen

zeigte sich sofort ein grobschlägiger ausgesprochener vestibularer horizontaler Nystagmus nach beiden Seiten, stärker nach der gesunden Seite. Das Dunkelzittern schien zuerst verschwunden zu sein, nach einiger Zeit kam es jedoch wieder deutlich zum Vorschein. Es war von dem starken vestibularen Nystagmus nur unterdrückt, arbeitete sich dann gewissermaßen zwischen dem vestibularen Nystagmus wieder heraus und blieb, wenn auch nicht in vollkommen alter Stärke, dennoch fortlaufend weiter bestehen. Diese klinischen Erscheinungen dauerten bis zum zehnten Tage an; darauf Tötung des Hundes.

Die histologische Verarbeitung des Gehirns, für welche ich Herrn Prof. Winckler in Utrecht nicht genug danken kann, ergab, dass die beabsichtigte Vestibularausschaltung vollkommen isoliert gelungen war. Das bestätigte auch Herr Prof. Wallenberg in Danzig, welcher die Freundlichkeit hatte, die Schnitte durchzusehen. — Demonstration von Hirnschnitten. —

Die beiden Versuchsergebnisse zeigen, dass das Dunkelzittern beim Hunde auch nach einseitiger Kernzerstörung und beiderseitiger Stammdurchtrennung des N. vestibularis noch vorhanden ist, dass es also mit Störungen in dem vestibularen Augenreflexapparat nichts zu tun hat. Dagegen spricht in keiner Weise, dass es durch vestibuläre Augenbewegungen zeitweise oder nach einiger Zeit des Nebeneinanderbestehens gänzlich aufgehoben wird. Von den vier verschiedenen Reizzuflüssen, unter welchen die Augenmuskeln ständig stehen — Helligkeits-, Vestibular-, periphersensibler Grosshirntonus —, ist der vestibulare wahrscheinlich einer der stärksten. Dafür sprechen schon seine zahlreichen, äusserst sinnreichen, gekreuzt und ungekreuzt, auf und ab steigenden anatomischen Verbindungsfasern mit dem Augenmuskelkerngebiet, so dass seine Erregungen die der anderen übertreffen können. Ausserdem ist noch zu berücksichtigen, dass die eine Schädlichkeit (die optische) peripher, die andere (die vestibulare) zentral am Reflexbogen angesetzt hat, wodurch die durch die letztere hervorgerufenen Augenphänomene auch aus diesem Grunde intensiver in die Erscheinung treten müssen. Eine gewisse Bestätigung dafür liefern die eingangs erwähnten Dr. Kleyn und Versteeghschen Labyrinthversuche, in denen das Dunkelzittern der Hunde, wenn das Labyrinth kalorisch und durch Drehen zur Kontrolle geprüft wurde, durch die Steigerung der labyrinthären Erregungen auf den Höhepunkt des entstehenden vestibulären Nystagmus zeitweise unterdrückt werden konnte.

Es sind und bleiben Dunkelzittern und vestibulärer Nystagmus in Frequenz und Ausschlägen ungleichartige Augenbewegungsformen von unterschiedlicher Entstehung und verschiedenem Reflexablauf. Der eine wahrscheinlich auf dem Wege: Sehnerv — Traktus opticus — vordere Vierhügel — tiefes Mark derselben — und entweder direkt Augenmuskelkerne oder indirekt über den gemeinschaftlichen Kern der Commissura posterior und des Fascic. longit. posterior — hinteres Längsbündel — Augenmuskelkerne. Der andere auf der Bahn: Labyrinth — Vestibularnerv und Kern (Nucl. triangularis und Nucl. D e i t e r s) — hinteres Längsbündel — Augenmuskelkerne.

Trotz alledem sind beide Augenreflexvorgänge selbstverständlich aneinander gebunden und gehören zusammen mit den anderen zu dem grossen minutiös aufgebauten Mechanismus der Ophthalmostatik. Ein jeder von ihnen kann von sich aus in einen krankhaften Zustand geraten, ohne dass die übrigen anders als durch ihre untereinander bestehende physiologische Verknüpfung in ihn hineinbezogen werden brauchen. So ist es auch mit dem Vestibularapparat beim Dunkelzittern der Hunde. Er ist nicht „pathologisch", sondern nur „physiologisch" daran beteiligt.

Ohms noch vor 6 Monaten wiederum erhobene Behauptung, dass seine optisch-vestibuläre Theorie des Augenzitterns der Bergleute durch seine neuerdings aufgenommenen nystagmographischen Kurven von vestibulärem Nystagmus eine neue Stütze gewonnen hätte, wird damit auch erschüttert, denn eine grössere Störung, als die hier gezeigte Deiters Kernvernichtung, kann auch sein beim Dunkelzittern supponierter „Erregungsstand des D e i t e r s - Kern" nicht hervorrufen.

Literaturverzeichnis.

Die einschlägigen Literaturangaben sind in der Monographie von Prof. Dr. J o h a n n e s O h m, Das Augenzittern als Gehirnstrahlung, U r b a n und S c h w a r z e n b e r g, 1925, sowie in der Arbeit, desselben Autors O h m, Über den Einfluss des Sehens auf den vestibulären Drehnystagmus. Zeitschrift für Hals-, Nasen- und Ohrenheilkunde, Bd. XVI, H. 4, S. 541, Nov. 1926 erschöpfend zusammengestellt und dort nachzulesen.

XVIII.

Herr Thiel (Berlin): Völliger Irisschwund bei kongenitaler Tabes.

Mit 4 Textabb.

Im Januar 1926 kam eine 29jährige Frau in die Berliner Universitäts-Augenklinik mit der Klage über Sehverschlechterung und Blendungsgefühl in beiden Augen. Seit $2^1/_2$ Jahren hätten sich die Pupillen ständig erweitert.

Beginn der Erkrankung im Mai 1923: Herpetiforme Hornhautentzündung mit Iritis subacuta rechts bei normalem linken

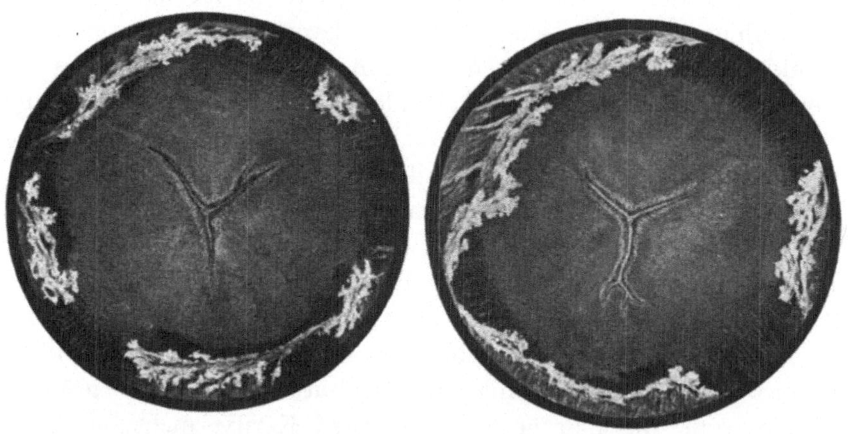

Abb. 1.   Abb. 2.
Rechtes Auge.   Linkes Auge.

Auge; im November 1923 Erkrankung des linken Auges unter den gleichen Erscheinungen, beginnende Irisatrophie rechts (Beobachtung Prof. Ginsberg-Berlin).

Die Untersuchung der inneren Organe ergab keine nachweisbaren pathologischen Veränderungen. Dagegen wurde folgender neurologischer Befund erhoben (Innere Abteilung des Krankenhauses im Friedrichshain, Prof. Lippmann):

Hypästhesie des zweiten und dritten Trigeminusastes. Hypästhesie, Hypalgesie, Thermhypästhesie der beiden Brustwarzenzonen und beider Unterschenkel. Kornealreflexe nicht auslösbar. Beiderseits schwache Trizeps-, fehlende Kniereflexe. Achillessehnenreflex fehlt rechts, ist links nur schwach auslösbar.

Wa. R.: im Blut und Liquor negativ. Zellvermehrung im Liquor.

Diagnose: Tabes dorsalis congenita.

Augenbefund: Beide Augen waren völlig reizfrei. Die Hornhäute waren durchsichtig, ihre Hinterflächen frei von Beschlägen. In der Strömung des Kammerwassers war feinster Pigmentstaub sichtbar.

Die Regenbogenhäute waren bis auf wenige Reste geschwunden (s. Abb. 1 und 2). Nur im Kammerwinkel war noch auf kurze Strecken hin ein schmaler Saum von Irisgewebe erhalten. Dieser Saum wies z. T. Lücken im Gewebe auf, durch die bei der Untersuchung im durchfallenden Licht der Augenhintergrund rot

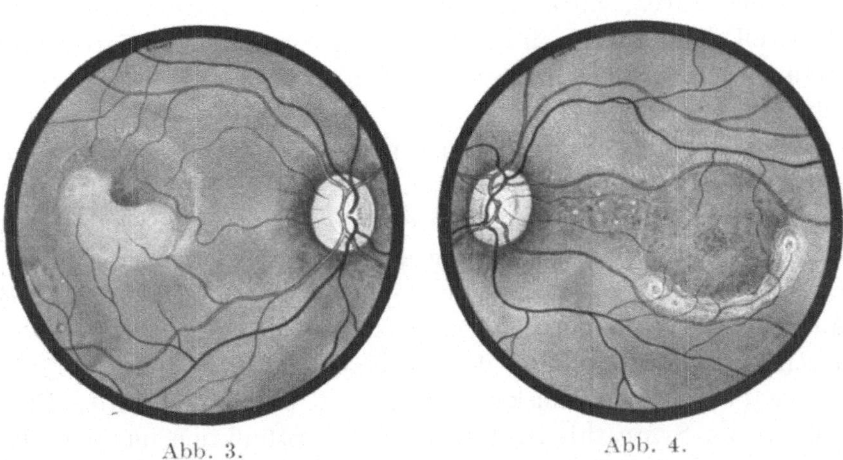

Abb. 3.
Rechtes Auge.

Abb. 4.
Linkes Auge.

aufleuchtete. Das Vorderblatt der noch erhaltenen Irispartien war am Rande depigmentiert, faserig aufgelockert und flottierte bei Bewegungen im Kammerwasser. Das Pigmentblatt der Iris hatte sich z. T. der Linse angelegt. Entzündliche Niederschläge auf der Linse fehlten. Die Zonularfasern waren bündelförmig aneinander geklebt und von Pigmentstaub bedeckt. Die Linsen zeigten ausser angeborenen staubförmigen Trübungen das typische Nahtsystem.

Die schlechte Sehschärfe der Kranken (S. R. = S. L. = $^1/_{35}$—$^1/_{50}$; beiderseits absolutes zentrales Skotom) wurde durch folgende Veränderung im Augenhintergrund erklärt:

Im rechten Auge war bei normalem Sehnervenkopf ein Oedem der Retina zu erkennen, das den unteren Rand der Fovea blasenförmig gegen den Glaskörper hin vortrieb (s. Abb. 3). Die Entstehung dieses Oedems dürfte auf eine Wandschädigung der perimakulären Netzhautkapillaren zurückzuführen sein. Die Foveola zeigte schotterförmige Pigmentierung. Neben einer Netzhautvene waren in der Peripherie drei kleinere, scharf umschriebene graugelbliche atrophische Herde in der Kapillarschicht der Aderhaut sichtbar. Während sich das Retinaoedem am unteren Fovearande innerhalb eines Jahres zurückbildete und an seine Stelle Narben traten, entstand ein gleichartiges Oedem der Retina, das den oberen Rand der Fovea halbkreisförmig umgriff.

Das linke Auge, das wenige Wochen vor dem rechten Auge erkrankt war, zeigte gleichfalls ein Netzhautoedem der Makula (s. Abb. 4). Dieses verlief entlang einer Arterie am unteren Rand der Fovea, blieb während der Beobachtungszeit an dieser Stelle lokalisiert und heilte mit strahlig eingezogenen Narben der Retina und einer stärkeren Pigmentverschiebung der Foveola sehr langsam aus.

Der Beginn der Erkrankung mit herpesartigen Bläschen im Hornhautepithel, die jetzt bestehende Areflexie der Hornhäute, die Hypästhesie der Gesichtshaut erlaubt die Annahme einer durch die Tabes bedingten Erkrankung des Kerngebiets des Trigeminus. Es würde sich demnach um eine trophoneurotische Schädigung der Augen durch Läsion des Trigeminus handeln, die möglicherweise durch eine Miterkrankung des Sympathikus, der in der Medulla oblongata am Trigeminuskern vorbeizieht, unterstützt wird. Eine Störung im Sympathikus, dessen eine Hauptfunktion im Auge die Regulation des Gefässtonus ist, kann Gefäßspasmen oder Lähmungen bedingen. Diese ihrerseits können bei vorübergehender Unterbrechung der Blutbahn zunächst zu Ernährungsstörungen in den von ihnen versorgten Geweben (Retinaoedem), bei längerer Dauer schliesslich zum Gewebsschwund (Irisatrophie) führen.

XIX.

Herr E. Pressburger (Wien): Über den Befund von zwei
Sarkomen der Aderhaut in einem Augapfel.

Mit 2 Textabb.

M. H! Das Vorkommen von zwei Sarkomen der Aderhaut
in einem Auge gehört zu den grössten Seltenheiten, so dass die
Mitteilung eines neuen Falles gerechtfertigt erscheint.

Der 36jährige Patient, der bis auf einen Herzfehler völlig gesund war,
erschien am 11. März 1926 an der I. Augenklinik in Wien mit der Angabe,
dass er im linken Auge seit einiger Zeit ein eigentümliches Blendungsgefühl habe, und auch das Sehvermögen sei schlechter geworden. Wir
fanden das rechte Auge vollkommen normal und äusserlich im Bereiche
des linken Auges keine pathologischen Veränderungen, dagegen im
Augenhintergrunde die gut gefärbte Papille in ihrer temporalen Hälfte
von abgehobener Netzhaut überlagert. Nach oben und unten von der
Papille, nach temporal sogar über die Makula reichend, war die Netzhaut
durch eine kompakte Masse abgehoben, die auf den ersten Blick auf
einen Tumor der Aderhaut verdächtig war. Nach unten zu reichte eine
seröse Abhebung bis in die Peripherie. Die höchste Prominenz dieser
Partie war etwa 6—7 Dpt. Das Gesichtsfeld zeigte nur einen nach unten
zu gelegenen Rest. Der Visus betrug Fingerzählen in $1\frac{1}{2}$ m exzentrisch,
keine Naheleistung. T. = n. Diaphanoskopie: Nach oben und unten
von der Papille dicht schattende Partien. Damit war die schon gleich
bei Beginn geäusserte Vermutung Tumor chorioideae sichergestellt. Der
enukleierte Bulbus wurde in Müller-Formol fixiert und in horizontale
Serien zerlegt.

Der histologische Befund ist der folgende: Temporal an die Papille
anschliessend ist die Aderhaut durch ein fremdes Gewebe ersetzt, das
die Papille sowohl von oben als auch von unten umgreifend, sich nasal
noch auf eine kurze Strecke im Aderhautgewebe feststellen lässt. Die
Hauptmasse des Tumors reicht nach temporal über die Makulagegend
hinaus. Die Länge der Basis beträgt ungefähr 12 mm, die höchste
Erhebung beträgt $2\frac{1}{2}$ mm. Der Tumor, seinem histologischen Charakter
nach ein kleinzelliges Spindelzellensarkom, ist von spärlichen Blutgefässen und Bindegewebe durchzogen und in seinem zentralen Anteile
von gröberen braunen Pigmentschollen durchsetzt, die stellenweise das
Aussehen von Chromatophoren haben. Die Pigmentierung wird am
nasalen Ende besonders auffallend insofern, als hier die Pigmentschollen
viel dichter beisammen liegen und bedeutend grösser sind. Der Tumor hört
an dieser Stelle auf, die Aderhaut zu verdicken, und geht mit einigen
Faserzügen, die noch eine Strecke weit in die Chorioidea reichen, ohne
feste Grenzen in dem übrigen Gewebe der Chorioidea auf. Im temporalen
Anteile vollzieht sich der Übergang in ähnlicher Weise, nur fehlt hier
die starke Pigmentierung. Der Tumor reicht bis an die Sklera. Nur in
einer Serie konnte eine winzige Zacke, die vom Haupttumor in die

29*

Sklera reichte, nachgewiesen werden. Die Lamina vitrea ist an jeder
Stelle erhalten. Das Pigmentepithel ist an der Kuppe des Tumors
rarefiziert und stellenweise zerstört. Die Netzhaut ist mit dem Tumor
in seinem mittleren Teile in Verbindung und zeigt eine ausgedehnte
zystoide Degeneration. Nasal und temporal davon ist sie jedoch durch
eine eiweissreiche Flüssigkeit flach abgehoben. Diese Abhebung reicht
zu beiden Seiten bis weit in die Peripherie.

In weiterer Verfolgung der Chorioidea an ihrer nasalen Seite ergibt
es sich, dass diese zunächst artefiziell von ihrer Unterlage abgehoben ist,

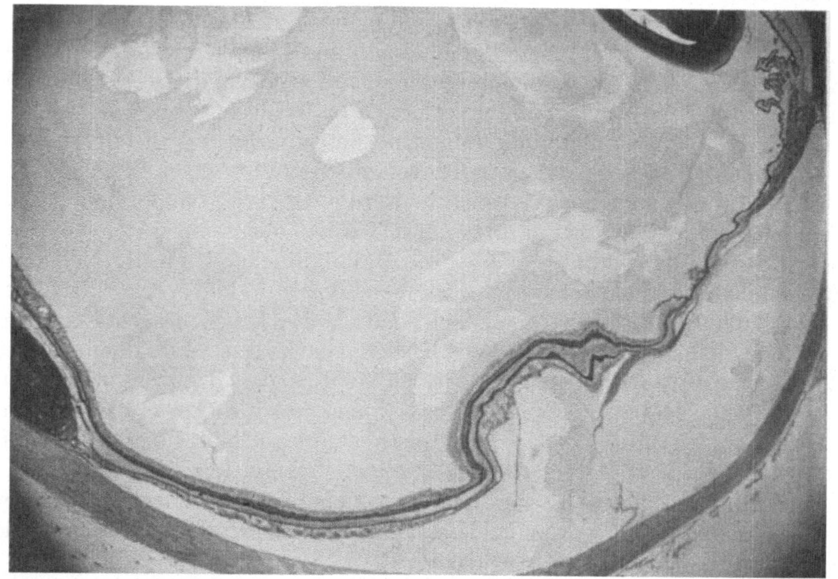

Abb. 1.

in ihrem Gewebe ausser spärlichen Pigmentzellen und vereinzelten Rundzellen und stärker gefüllten Gefässen keine pathologischen Veränderungen
zeigt. Geschwulstzellen sind weder in ihrem Gewebe noch in den Gefässen in den sorgfältig untersuchten Serienschnitten zu finden. Bei
der weiteren Untersuchung stellte es sich nun heraus, dass ausserdem
im nasalen vorderen Abschnitte der Aderhaut, gleichsam in Fortsetzung
eines Ziliarnerven, der in verschiedener Verlaufsrichtung getroffen ist,
1,9 mm von der Ora serrata entfernt ein zweites, ganz kleines Sarkom
von demselben zytologischen Aufbau und von einer Ausdehung von
1,4 mm und einer grössten Dicke von 0,09 mm zu finden ist. Die genaue
Rekonstruktion des erwähnten Ziliarnerven bis nach rückwärts hin
ergibt keine Anhaltspunkte für eine pathologische Veränderung. Im
Bereiche des rückwärts gelegenen Tumors lässt sich eine unmittelbare
Verbindung mit dem Ziliarnerven nicht feststellen. Dieses kleine Sarkom
ist in der Suprachorioidea gelagert und nur mit seiner rückwärtigen
Hälfte mit der Aderhaut in Verbindung. Die Aderhaut erscheint an

dieser Stelle etwas zusammengedrückt, und die Tumorzellen reichen eine Spur in die Schichte der grossen Aderhautgefässe hinein. Der vordere Anteil des Tumors, ausschliesslich in der Suprachorioidea gelagert, ist zusammen mit dieser artefiziell von der Aderhaut gelöst. Der Tumor ist an seinem vorderen Ende spindelförmig, an seinem rückwärtigen etwas mehr verbreitert. Im Zentrum liegt ein unveränderter kleiner Nerv. Zystoide Degeneration der Netzhaut der Ora serrata. Der vordere Abschnitt und der sonstige Uvealtraktus ohne pathologische Veränderungen.

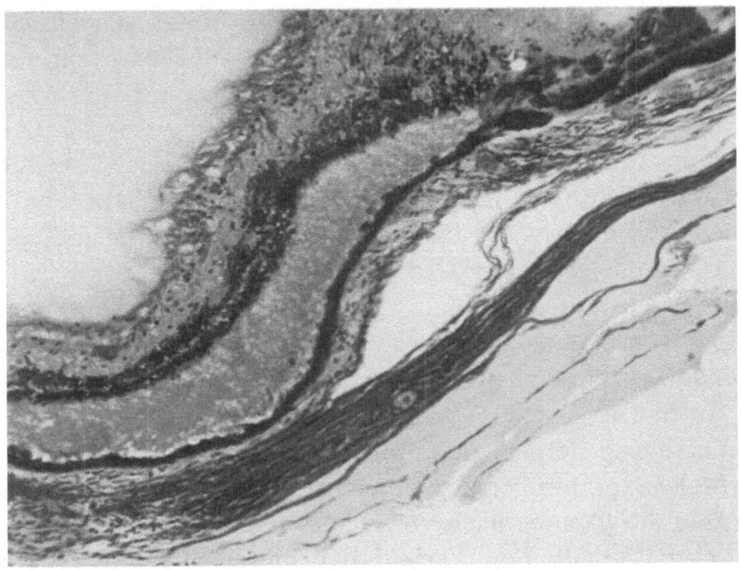

Abb. 2.

Der Tatbestand ist also der, dass sich in einem Auge zwei Sarkome von gleicher zytologischer Beschaffenheit vorfinden.

In der Frage, ob es sich hier um zwei primäre Tumoren handelt, oder ob der in der Nähe der Ora serrata gelegene als sekundär in seiner Entstehung gewertet werden soll, können zugunsten der primären Genese beider Tumoren angeführt werden ihre sehr weite Entfernung voneinander und der Umstand, dass die dazwischen gelegenen Membranen des Auges frei von jeglichen Geschwulstelementen befunden wurden.

Es erscheint mit der heutigen Vorstellung der Sarkomgenese nicht unvereinbar, dass an zwei verschiedenen Stellen desselben Gewebes der uns noch unbekannte Reiz zu malignem Wachstum gesetzt und auch beantwortet wird. Freilich haben aber die Lokalisation des Tumors in der Nähe eines Ziliarnerven und das Vorhandensein eines, wenn auch vollkommen unveränderten, Nervenstämmchens in seiner Mitte unser Bedenken erregt.

Die Auffassung des zweiten Tumors als Metastase des ersten hat die Übereinstimmung der Zellstrukturen, den wesentlichen Grössenunterschied und offenbar auch Altersunterschied für sich.

Folgende Überlegungen führten uns dazu, eine Einwendung gegen die sekundäre Natur des Tumors zu erheben.

Eine Verschleppung von Geschwulstelementen im suprachorioidealen Raume, an welche ja gedacht werden muss, da der Haupttumor einen kleinen Fortsatz in die Sklera sendet, könnte nur durch den Lymphstrom in der Suprachorioidea erfolgen, und dieser hat wohl im vorderen Bulbusabschnitte die Richtung gegen die Vortexvenen, im hinteren Bulbusabschnitte gegen das Lymphsystem des Sehnerven bzw. gegen die Arachnoidea. Der Lymphstrom wäre also nicht imstande gewesen, Geschwulstpartikel vom hinteren Augenpol in der kapillaren Spalte des suprachorioidealen Raumes in die Nähe der Ora serrata zu verschleppen. Nur ein aktives Wachstum des Tumors in dieser Richtung könnte Zellen entgegen dem Strome nach vorne befördern. Derartige, nach vorne strebende Zellzüge haben sich jedoch bei genauester Untersuchung nicht auffinden lassen.

Wir haben ferner auch an die Möglichkeit gedacht, dass irgendwelche präformierte Bahnen im Gewebe den Wachstumstendenzen des Tumors nach vorne hätten Vorschub leisten können und haben deshalb den Verlauf der hinteren Ziliarnerven ganz besonders eingehend studiert. Sie haben jegliche intra- und perineurale Infiltration vermissen lassen.

Der Vollständigkeit halber sei auch eine Möglichkeit einer embolisch-metastatischen Entstehung des zweiten Tumors gestreift. Diese Annahme entbehrt jeder Grundlage, da sich der Patient gelegentlich seiner letzten Untersuchung, d. i. 14 Monate nach Enukleation des Auges klinisch und röntgenologisch als vollkommen gesund erwies.

Die Deutung erscheint demnach recht schwierig zu sein, umsomehr, als derartige Beobachtungen zu den grössten Seltenheiten gehören, wie Sattler in seinen „Bösartigen Geschwülsten des Auges" hervorhebt. Unser Fall lässt nur mit zwei einzigen Mitteilungen in der Literatur einen Vergleich zu.

Velhagen erhob als erster den Befund von zwei Aderhautsarkomen verschiedener Grösse in einem Auge. Das dazwischen gelegene Aderhautgewebe war stark verändert und durch bindegewebige, maschenbildende Wucherungen ersetzt. Dazwischen lagen in mäßiger Menge rundliche Zellen, welche aber nirgends „geschwulstmäßigen" Charakter zeigten. Inmitten der zu dieser Partie der Chorioidea gehörigen Sklera war eine umschriebene Infiltration von rundlichen, grösseren und kleineren Sarkomzellen nachweisbar. Wir glauben aus dieser Beschreibung schliessen zu können, dass an Stelle der jetzt entzündlichen Aderhaut sich gleichfalls Tumorgewebe vorfand, das nekrotisch wurde und zu diesen sekundären Veränderungen geführt hat, während der Tumor zu beiden Seiten weiter gewuchert war, dass es sich somit nur um eine Geschwulst handelte.

Anders verhält es sich mit dem zweiten, von Rochat beschriebenen Falle, welcher zwei gleichgrosse Spindelzellensarkome, durch normales Aderhautgewebe voneinander getrennt, aufwies und mit welchem unser Fall das Fehlen jeglicher Verbindungsbrücke und die Übereinstimmung der Zellstrukturen gemeinsam hat.

Trotzdem eine Reihe von gewichtigen Momenten angeführt wurden, welche für die primäre Genese beider Tumoren sprechen, halten wir doch die grösste Vorsicht bei dieser Diagnosenstellung für angebracht.

Wahrscheinlicher ist mit Rücksicht auf die Nachbarschaft eines Ziliarnerven und auf das Vorhandensein eines, wenn auch, wie schon früher erwähnt, unveränderten Nervenstämmchens in seiner Mitte, dass der kleinere Tumor einer Fortleitung oder Metastasierung seine Entstehung verdankt, vielleicht auf einem Wege, der uns noch heute unbekannt ist.

Der Umstand allein, dass in einem an Sarkom der Aderhaut erkrankten Auge isoliert hiervon ein zweites Sarkom nachzuweisen war, welches seinen Sitz in der Suprachorioidea hat, worüber ich nichts Ähnliches in der Literatur verzeichnet finde, ist Anlass genug, Ihnen dieses Präparat hier zu demonstrieren.

Literaturverzeichnis.

Rochat, Klin. M. Bl. Bd. 76.
Sattler, H., Die bösartigen Geschwülste des Auges. Leipzig, 1926.
Velhagen, Klin. M. Bl. Bd. 64.

XX.

Herr Löhlein (Jena): Versuche über das Auftreten von
Speicherzellen in der entzündeten Hornhaut.

M. D. u. H.! Bei meinen Versuchen über die geweblichen
Veränderungen in der entzündeten Hornhaut, über die ich Ihnen
früher an dieser Stelle berichtete, hatte ich als unerwarteten Neben-
befund feststellen können, dass eine Einwanderung der von
Aschoff als Histiozyten bezeichneten „Speicherzellen" in die
entzündete Hornhaut nicht zu erkennen war.

Da dieser Befund im Widerspruch stand zu einer früheren
Mitteilung von Rados, der bei der induzierten Keratitis durch
Krotonöl und bei Argentumätzung der Hornhaut zahlreiche Speicherzellen in die Hornhaut hatte einwandern sehen, so hielt ich es für
wünschenswert, meine Versuche unter veränderten Bedingungen zu
wiederholen, zumal ich seiner Zeit nicht wie Rados Karmin,
sondern Trypanblau als Vitalfarbstoff angewendet hatte.

Ich habe daher jetzt eine grosse Reihe von Parallelversuchen
mit intravenöser Karmin- und Trypanblau-Vitalfärbung am
Kaninchen durchgeführt, bei denen ich absichtlich die Speicherung
mit dem Farbstoff möglichst hoch getrieben habe. Die Entzündungs-
reize, die ich anwendete, waren viermal Krotonölinjektion in den
Glaskörper, zweimal Terpentininjektion in die Hornhaut, sechsmal
Argentumätzung der Hornhaut, viermal Einlegen eines Kupfer-
splitters in eine Hornhauttasche, viermal Infektion der Hornhaut
mit Pyocyanens.

Obwohl ich also Entzündungsbilder der verschiedensten Art
und, wie beim Ringabszess durch Pyocyanens, auch solche von
besonders schwerem Verlauf herangezogen habe, und obwohl die
Überflutung mit dem Vitalfarbstoff so hoch getrieben war, dass
vielfach diffuse Färbung der Lederhaut und der Randteile der
Hornhaut, deutliche Färbung des Kammerwassers, sowie des
Konjunktivalsekretes eintrat, ist das Ergebnis hinsichtlich der
Histiozyteneinwanderung wieder so gut wie negativ.

Schon das klinische Bild liess nur in 4 unter 20 Fällen eine
Färbung im entzündeten Hornhautbereich erkennen. Bei diesen
4 klinisch positiv erscheinenden Fällen handelt es sich zweimal um
einen schmalen Farbsaum am Rand eines Argentumätzschorfes,
zweimal um einen gleichen Saum um einen Kupfersplitter. In

allen 4 Fällen war die Färbung an der dem Limbus zugekehrten Seite des Entzündungsherdes am deutlichsten.

Bei der histologischen Untersuchung dieser Hornhäute ergab sich nun folgendes: In 3 Fällen, es handelt sich stets um Trypanblau-Tiere, wurde die Blaufärbung des entzündeten Hornhautgewebes in der Tat bedingt durch Zellen mit blauer Körnelung, doch sind diese ganz zweifellos in allen 3 Fällen keine echten, sogenannten Speicherzellen, sondern Leukozyten, die den Farbstoff mehr oder weniger stark aufgenommen haben. Sie treten hier auf in den charakteristischen Formen der Spiesse, der bipolaren Zellen, vielfach auch runder, gelapptkerniger Zellen und unterscheiden sich von benachbart liegenden, nicht blau gefärbten Leukozyten in keiner Weise. Dementsprechend ist auch die Blaukörnelung eine viel zartere als bei den mit klumpigen Blaukörnern gezeichneten Histiozyten, wie sie im Auge, besonders schön im subkonjunktivalen und episkleralen Gewebe, in den Ziliarfortsätzen und der Aderhaut, reichlich vorkommen. Besonders beweisend für die Leukozytennatur dieser scheinbaren Speicherzellen in der Hornhaut ist die Tatsache, dass in der Iris, zum Teil auch am Limbus, manche Gefässe mit solchen, hier rund geformten Zellen mit blauer Körnung ganz angefüllt sind, die in Parallelschnitten mit Hämatoxylin-Eosinfärbung als pseudoeosinophile Granulozyten leicht wiederzuerkennen sind. Auf die Bilder hier näher einzugehen erübrigt sich, da ich entsprechende Präparate draussen aufgestellt habe. Nur in einem Fall finden sich neben diesen blaugefärbten Leukozyten in der Hornhaut auch wenige grössere Zellen mit mehr grobklumpiger Blaukörnung, die wohl als Histiozyten angesprochen werden müssen; diese liegen aber in dem betreffenden Fall in der Nähe von Blutgefässen, die vom Limbus her zum Kupfersplitterlager hineingewuchert sind und können daher nicht als frei eingewanderte Histiozyten bezeichnet werden.

Es ergibt sich also aus diesen Experimenten folgendes:

1. Auch die erneuten Versuche mit verschiedenen Entzündungsreizen nach hochgetriebener Vitalfärbung liefern keinen überzeugenden Beweis dafür, dass in den ersten Tagen einer Keratitis echte Histiozyten in die gefässlose Hornhaut einwandern. Wenn diese Möglichkeit auch nicht grundsätzlich bestritten werden soll, so spielt sie jedenfalls praktisch nach diesen Erfahrungen wohl keine nennenswerte Rolle.

2. Eine streng elektive Bedeutung für ganz bestimmte Zellarten kann der Vitalfärbung mit Karmin oder Trypanblau offenbar

nicht beigemessen werden, da in einem Teil der Fälle auch die Granulozyten die Färbung annahmen; ein Unterschied mag allerdings insofern bestehen, als der Farbstoff in den Histiozyten, wie wir wissen, nicht an präexistente Granula gebunden ist, während er in den gefärbten, pseudoeosinophilen Leukozyten, wie es scheint, die Granula färbt. Auch die Untersuchungen von Suganuma, dem es bei subkonjunktivaler Zuführung von Trypanblau gelang, eine feinkörnige Färbung der bodenständigen Hornhautzellen zu erzielen, spricht ja dafür, dass die Farbstoffspeicherung seitens verschiedener Zellarten von äusseren Bedingungen in hohem Grade beeinflusst wird.

Fragestellungen, wie die hier besprochene, mögen dem Augenarzt zunächst fern liegen und als rein theoretische empfunden werden. Sie gewinnen aber an Bedeutung, wenn wir bedenken, dass sie sich einreihen in die wichtige Frage nach der morphologischen und funktionellen Abgrenzung des retikuloendothelialen Systems im weiteren Sinne, dem die Histiozyten angehören, und wenn wir die neueren Arbeiten von Möllendorffs berücksichtigen, der erneut den Standpunkt vertritt, dass der Auswanderung von weissen Blutzellen bei der Entzündung keine wesentliche Rolle zukomme, dass vielmehr jede Art von Entzündungszellen am Orte der Entzündung aus dem Fibrozytennetz gebildet werden könne, und dass eine weitgehende Möglichkeit der Umbildung einer Zellart in die andere bestehe.

Es scheint mir wünschenswert, dass bei der Bearbeitung dieser Fragen neben der überlegenen Technik des Anatomen auch die klinische Erfahrung des Arztes — besonders auf dem Gebiet der Hornhautentzündungen — nutzbar gemacht wird.

XXI.

Herr Hartinger (Jena): Eine neue Stereokammer zur Aufnahme des vorderen Bulbus.

Die neue, von der Firma Carl Zeiss, Jena, entworfene und gebaute Stereokammer erleichtert die Herstellung photographischer Momentaufnahmen des vorderen Bulbus dadurch, dass in einem äusserst leicht zu handhabenden Gerät Beleuchtungseinrichtung, Stereokammer mit Momentverschluss und eine vergrössernde Suchervorrichtung vereinigt sind. Die Lichtaustrittsöffnung der

Beleuchtungseinrichtung liegt in unmittelbarer Nähe der Aufnahmeobjektive, so dass das kleine, von der Hornhaut erzeugte Reflexbild
dieser sekundären Lichtquelle leicht in die Mitte der Pupille gebracht werden kann. Das Bild der Iris und Sklera wird somit
durch Hornhautreflexe in keiner Weise beeinträchtigt. Die Einstellung des Gerätes auf den Aufnahmegegenstand ist mit Hilfe
eines Kreuztisches und einer Hochverstellung in wenigen Sekunden

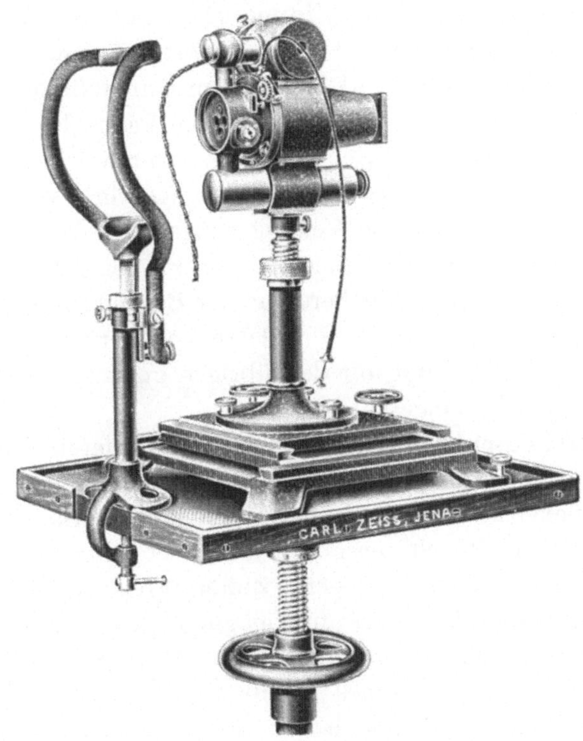

Die Zeisssche Stereokammer zur Aufnahme des vorderen Bulbus.

durchzuführen. Die Suchervorrichtung, ein Mikroskop mit neun-
facher Vergrösserung und Okularfadenkreuz, gestattet die genaue
Beobachtung des aufzunehmenden Auges bis zur Aufnahme und
darüber hinaus. Die Aufnahme selbst kann in jedem Augenblick
durch Betätigung des Auslösers stattfinden.

Als Lichtquelle dient eine einfache Nitralampe von 8 Volt
und 3,3 Amp. (50 HK), die mit einem Widerstand oder einem
Transformator an jede Lichtleitung angeschlossen werden kann.
Nach der Koehlerschen Methode wird nun mittels eines Doppel-
kondensors und einer Beleuchtungslinse das Auge intensiv und

gleichmäßig beleuchtet. Der Strahlengang der Suchervorrichtung und der Beleuchtungseinrichtung sind durch Prismen zweimal gebrochen, um eine Annäherung der Beobachtungs- und Beleuchtungseinrichtung an die Aufnahmerichtungen ermöglichen zu können.

Zwischen den beiden genannten Vorkehrungen befindet sich die Stereokammer für eine Plattengrösse $4,5 \times 10,7$ cm. Als Aufnahmeobjektive wurden zwei Tessare mit der Brennweite $f = 5,5$ cm und der relativen Öffnung $1:6,3$ gewählt, die in einem gegenseitigen Abstand von 2,1 cm in einem einzigen Compoundverschluss untergebracht sind. Die Aufnahme findet mit einer zweifachen Vergrösserung statt. Je nach der Farbe der Iris genügen Aufnahmezeiten von $^1/_2$—$^1/_{10}$ Sekunden. Durch Überlastung der Glühlampe, die bis zu etwa 50% durchgeführt werden kann, erreicht man noch erhebliche Verringerungen der Aufnahmezeiten. Es können auch Aufnahmen in natürlichen Farben gemacht werden.

Die Frontprismen des Suchers und der Beleuchtungseinrichtung sind durch eine planparallele Glasplatte vor Berührung und Verunreinigung geschützt und mit den übrigen optischen Teilen in ein Gehäuse staubdicht eingeschlossen.

Die stereoskopischen Aufnahmen des vorderen Bulbus mit diesem Gerät zeichnen sich neben der Freiheit von störenden Hornhautreflexen durch grosse Schärfe und starke körperliche Wirkung aus, die im Stereoskop beobachtet oder mit Hilfe der Stereoprojektion einem grossen Zuhörerkreis gezeigt werden kann. Selbstverständlich ist es auch möglich, die mit dieser Kammer aufgenommenen Stereophotogramme im Stereokomperator nach allen Richtungen des Raumes genau auszumessen. Diese neue Stereokammer dürfte demnach für die Zwecke des Unterrichts und der Forschung nützliche Verwendung finden können. (Das Gerät, Schnittzeichnungen und Stereoaufnahmen des vorderen Bulbus wurden vorgeführt.)

XXII.

Herr Stock (Tübingen): Demonstration stereoskopischer
Photographien.

M. H.! Die Firma Zeiss hat unsere Projektionsapparate mit
einer Neuerung versehen, die die Demonstration für die Vorlesung
soviel lebendiger gestaltet, dass ich Ihnen einige Proben dieser
Einrichtung geben möchte.

Das Prinzip ist ja alt. Es wird jedem Auge ein besonderes
Bild geboten und zwar in der Weise, dass mit einer Brille, die
auf der einen Seite ein grünes, auf der anderen Seite ein rotes Glas
hat, das Bild angesehen wird. Im Projektionsapparat wird auf
der einen Seite nur rotes, auf der anderen nur grünes Licht zum
Beleuchten benützt. So schaltet dann das rote Glas das grüne
Bild und das grüne Glas das rote Bild weitgehend aus. Sie werden
sofort erkennen, dass damit ein ganz hervorragender stereoskopischer
Effekt erzielt wird, wenn man die Aufnahmen mit einem stereoskopischen photographischen Apparat gemacht hat.

Dass dieser Effekt bei makroskopischen Aufnahmen für jeden
binokular sehenden sofort vorhanden ist, werden Sie gleich sehen.

Für uns Ophthalmologen ist aber einmal die stereoskopische
Aufnahme des vorderen Bulbusabschnittes mit der Drünerschen
Kamera viel wichtiger, und dann sind die Aufnahmen des Augenhintergrundes, die ja auch ganz leicht stereoskopisch zu machen
sind, im Unterricht sehr angenehm.

Ich möchte Ihnen einige solcher Aufnahmen zeigen:

Sie sehen zuerst einen Exophthalmus bei einem Keilbein-
tumor, dann einen solchen bei einer Tuberkulose des Bodens
der Orbita.

Im nächsten Bild eine kleine Zyste am äussern Lidwinkel,
ein Papillom im innern Lidwinkel, einen Herpes zoster nekrotikans,
einen fehlerhaften Brillensitz, einen tuberkulösen Primärinfekt mit
Schwellung der regionären Drüsen. Diesen Primärinfekt sehen Sie
nun mit der Drünerschen Kamera photographiert in der oberen
Übergangsfalte.

Dann kommt ein Pseudopterygium, eine partielle Napf-
kucheniris, eine Iritis tuberculosa mit Knötchen vor und nach der
Bestrahlung — die Knötchen sind verschwunden. Sie sehen einen
Fremdkörper auf der Iris und den nach der Extraktion bleibenden
Defekt im Vorderblatt der Iris. Ferner eine Xerose der Kornea,

eine periphere Hornhautektasie, eine Linsenluxation und dann noch zwei stereoskopische Aufnahmen des Augenhintergrundes — eine Neuritis optici und eine ganz merkwürdige, wohl in das Gebiet der Retinitis circinata gehörige Netzhauterkrankung.

Zum Schluss noch ein Injektionspräparat. Die Gefässe der Iris, die langen Ziliararterien.

Sollte eine oder die andere Klinik solche Demonstrationsdiapositive wünschen, so stelle ich sie gerne zur Verfügung. Unsere Sammlung ist zwar erst seit 3 Monaten begonnen, aber schon recht reichhaltig.

XXIII.

Herr Richard Cords (Köln): Ein seltener Fall von Mitbewegungen.

Mit 6 Textabb.

Der Vortragende demonstriert in kinematographischer Projektion den folgenden Fall von kongenitaler Bewegungsstörung bei einem 10jährigen Jungen.

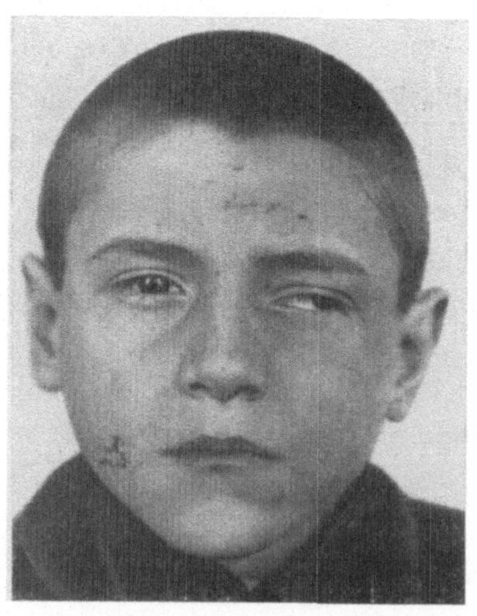

Abb. 1.

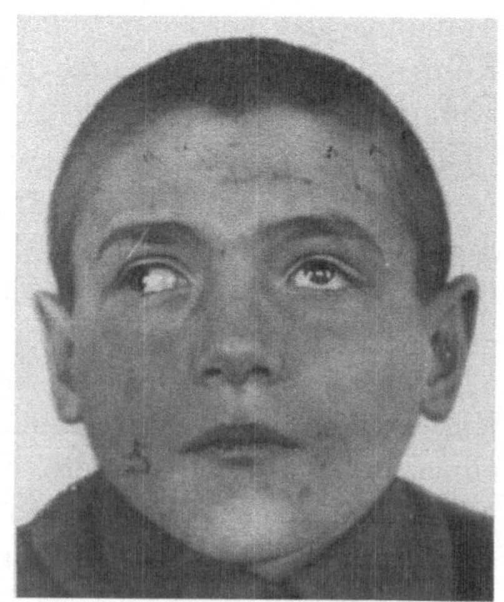

Abb. 2.

Bulbi o. B. Sr. $= {}^5/_{10}$, Sl. $= {}^1/_{25}$. Bewegungen des rechten Auges in jeder Weise normal; nur besteht zeitweise binokulärer Rollungsnystagmus.

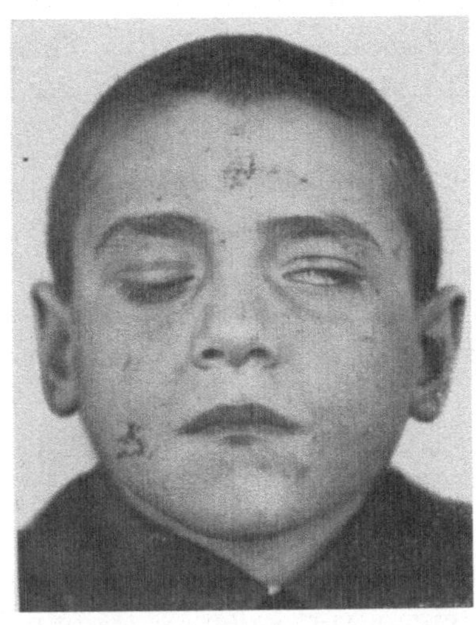

Abb. 3.

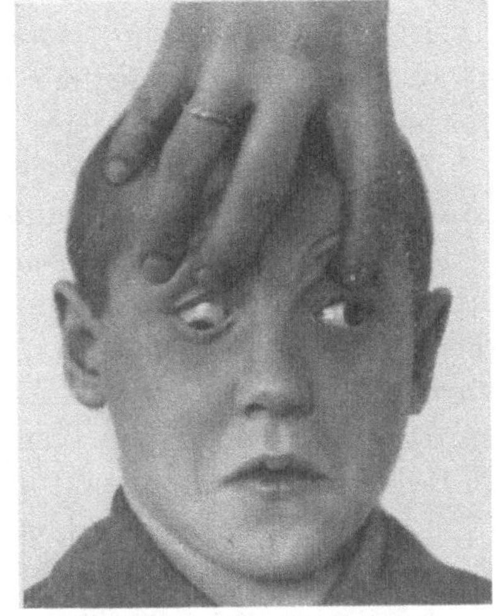

Abb. 4.

I = Stellung des rechten Auges: Links Ptosis bis zur
Hälfte der Pupille. Strabismus divergens von 60⁰. Unregelmäßiger
reiner Rollungsnystagmus beider Augen.

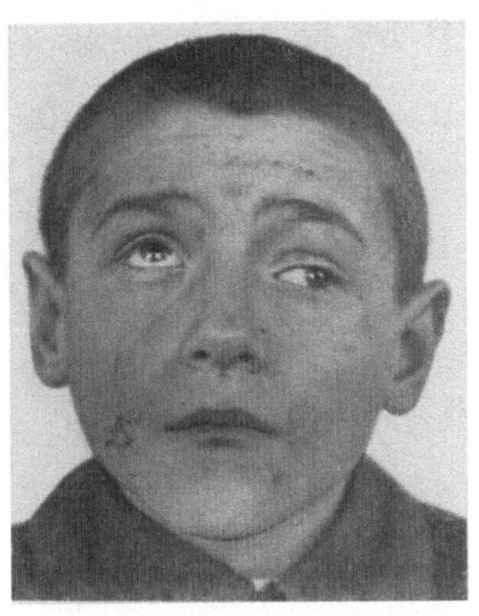

Abb. 5.

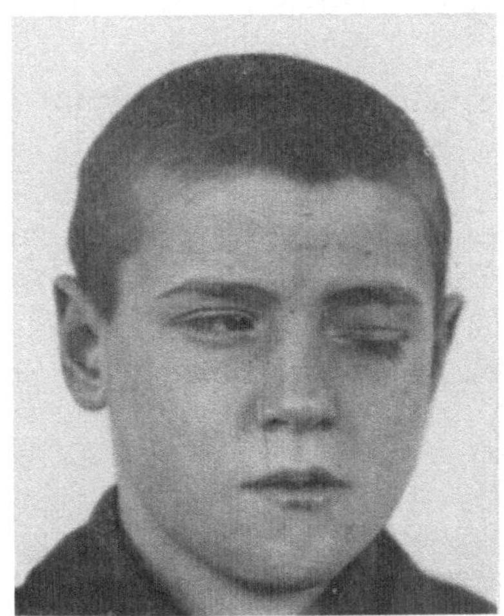

Abb. 6.

Rechtsblick: Beiderseits Rollungsrucknystagmus gegen den
Uhrzeiger. Schon bei geringem Rechtsblick hebt sich das Lid des
linken Auges. Bei extremem Rechtsblick wird die linke Lidspalte

grösser als normal. Gleichzeitig steigt das linke Auge nach oben, so dass es 10—15⁰ höher steht als das rechte.

Linksblick: Kein Nystagmus. Zunahme der Ptosis links bis zu einer Verengerung der Lidspalte auf 3 mm. Dabei Senken des linken Auges um 10⁰.

Aufblick: Das linke Auge senkt sich und rollt in der Richtung des Uhrzeigers. Die Lidspalte wird dabei etwas enger.

Abblick: Das linke Auge hebt sich, so dass die vertikale Divergenz bis auf 30⁰ zunimmt. Ausserdem wird die Lidspalte weiter und es tritt eine ca. 15⁰ starke Rollung gegen den Uhrzeiger auf.

Das Auffallendste an dem Falle ist, dass sich das linke Auge bei Hebung des rechten senkt und bei der Senkung des rechten hebt.

Löst man rechts einen wagerechten optomotorischen Nystagmus aus, so schlägt derselbe auf dem linken Auge nach oben oder unten.

Löst man auf dem linken Auge einen vertikalen Nystagmus aus, so tritt derselbe bei dem rechten horizontal in Erscheinung.

Verfasser nimmt eine Kernläsion, vielleicht im Sinne der Kernaplasien an, sowie ein Wachsen der Nervenfasern in andere Bahnen, wie man das ja auch bei dem Gunnschen Unterkiefer-Oberlidphänomen vermutet.

Es wird wahrscheinlich innerviert bei einer Innervation

XXIV.

Herr K. Lindner (Wien): Die praktische Ausübung der Streifenprobe (Velonoskiaskopie).

Wegen der Kürze der Zeit kann ich mich hier weder auf eine Erklärung dieser neuen Untersuchungsart, noch auch auf ihre historische Entwicklung einlassen und verweise auf die bereits erschienenen Arbeiten[1]). Nur eines will ich hervorheben: Die Einführung von weissen Streifen auf farbigem Untergrund zur velonoskiaskopischen Untersuchung ist das alleinige Verdienst von Trantas in Athen. Meine Methode ist auf diese Untersuchungsart gegründet, ich nenne sie jetzt, einem Vorschlag Kraemers folgend, zum Unterschied von der Velonoskiaskopie des Dr. Trantas kurz: Streifenprobe.

Ich möchte nun heute zeigen, in welcher Art und für welche Fälle ich diese Methode anwende oder ihre Anwendung anrate.

Die Streifenprobe empfehle ich hauptsächlich zur Nachprobe einer skiaskopisch gefundenen, astigmatischen Korrektion oder zur Nachuntersuchung eines astigmatischen Brillenglases, mit dem der Patient kommt, wobei vorausgesetzt ist, dass wenigstens die Zylinderachse annähernd richtig steht. Endlich ist die Methode in manchen Fällen, die nicht skiaskopiert werden können, sehr gut brauchbar.

Die Nachprobe eines skiaskopischen Ergebnisses: Nehmen wir an, der Patient hätte einen Astigmatismus nach der Regel. Man setzt ihm zuerst dieselbe Korrektion vor, mit welcher er auf 1 m bei der Skiaskopie eingestellt war. Er ist damit 1 D myop. Nun lässt man ihn die Streifentafel (senkrecht, wagrecht) in etwa 5—6 m Entfernung fixieren und veranlasst den zu Untersuchenden, einen Draht von etwa $1^1/_2$ mm Dicke ganz nahe an die Brille vorzuhalten, so zwar, dass der Draht einen der beiden undeutlichen Streifen zu decken scheint. Der Untersuchte bemerkt nun in diesem Zerstreuungsstreifen einen deutlichen, roten Zwischenstreifen, den velonoskiaskopischen Schatten, der bei leichten Bewegungen des Drahtes sich ebenfalls bewegt.

Zur eigentlichen Probe soll der rote Zwischenstreifen genau in der Mitte des Zerstreuungsstreifens liegen, wodurch der weisse

---

[1]) Ztschr. f. Augenheilkunde, Bd. 60, S. 346.

Streifen gleichmäßig doppelt scheint. Schon ohne Vorhalten eines Drahtes sehen die meisten Patienten, wenn man sie myop macht, den Zerstreuungsstreifen mit einem oder mehreren, rötlichen, verwaschenen Längsstreifen. Diese zarte, verwaschene Streifung ist ein Ausdruck der Unregelmäßigkeiten der brechenden Medien des Auges. Diese „falschen" Streifen sind nicht so sattrot, sondern mehr weisslich und nicht so scharf begrenzt wie der richtige, velonoskiaskopische Streifen. Jedenfalls erfasst der Patient sofort den Unterschied zwischen diesem physiologischen Streifen und dem eigentlichen, velonoskiaskopischen Zwischenstreifen, der durch das Vorhalten des Drahtes hervorgerufen wird.

Während der Patient sich den Draht vorhält, achtet man darauf, ob die Pupillarentfernung der Brille richtig ist. Dann muss nämlich der Draht den Fassungskreis der Brille genau halbieren, also bei 90^0 gehalten werden. Darauf lässt man den Draht wagrecht vorhalten. Der Patient sucht wieder den roten Zwischenstreifen auf. Wieder achtet man darauf, ob der Draht den Fassungskreis des Probierglases genau halbiert, also bei 0^0—180^0 steht. Ist dies nicht der Fall, so braucht man die Brille bloss etwas heben oder senken, bis der Horizontalschnitt der Brille mit dem vorgehaltenen Draht zusammenfällt.

Durch diese kurze Voruntersuchung hat man erstens dem Patienten gezeigt, auf welche Erscheinung er bei dieser Untersuchung zu achten hat; weiter hat man dadurch die genaue Lage der Brille gewonnen. Jetzt erst wird das Blendenkreuz eingeschoben und man belehrt den Patienten, dass er durch leichtes Heben oder Senken des Kopfes den horizontalen Zwischenstreifen einstellen kann, durch leichte Seitwärtswendung den senkrechten. Dann lässt man beide Streifen zu gleicher Zeit einstellen, so zwar, dass beide genau in der Mitte der Zerstreuungsstreifen zu liegen kommen. Bei richtiger Korrektion des Astigmatismus müssen die beiden Zwischenstreifen gleich breit sein und ihre Kreuzungsstelle erscheint viereckig. Ich frage den Patienten nach seinem Urteil über die Streifenbreite erst, nachdem ich —0,5 sph. vorgesetzt habe. Dadurch werden die Streifen schmäler, der Vergleich ist genauer. Zugleich kann man aus der Mitteilung des Schmälerwerdens beider Streifen erkennen, ob der Patient richtig beobachtet.

Während nun der Untersuchte beide Zwischenstreifen dauernd im Auge behält, schaltet man —0,75 sph. und endlich —1 vor. Es muss durch den letzten Wechsel des Glases die letzte Andeutung der beiden Zwischenstreifen geschwunden sein.

Manche Jugendlichen akkommodieren bei dieser Prüfung so stark, dass sie nur unter Homatropinwirkung untersucht werden können.

Auf folgendes ist noch zu achten: Der Patient kann durch Bewegungen des Kopfes leicht den einen der beiden Zwischenstreifen verloren haben. Die Untersuchung ist nur dann verlässlich, wenn beide Zwischenstreifen gerade noch angedeutet sind und durch —0,25 sph. verschwinden.

Wenn sofort nach Vorsetzen der myopisch gemachten Korrektion der Patient gefragt wird, welcher der beiden Zwischenstreifen der breitere sei, so erklärt er den senkrechten Streifen manchmal für breiter, obwohl sich bei der Endprobe herausstellt, dass diese Angabe unrichtig war. Patienten mit Astigmatismus nach der Regel zeigen oft eine Amblyopie für den wagrechten Zwischenstreifen, während sie den senkrechten sofort erfassen. Es liegt dies wohl daran, dass sich der gewöhnliche Astigmat fast immer auf senkrechte Linien einstellt, wodurch er für wagrechte Linien nicht geschult ist.

Was ist nun zu tun, wenn die beiden Zwischenstreifen verschieden dick sind, also ein noch unkorrigierter Astigmatismus besteht?

Nehmen wir an, der senkrechte Zwischenstreifen wäre breiter. Dann könnte man zur Korrektion des noch bestehenden Astigmatismus entweder einen Pluszylinder mit der Achse wagrecht oder einen Minuszylinder mit der Achse senkrecht vorhalten. Im ersteren Falle wird der schmälere Zwischenstreifen dadurch breiter, im zweiten der breitere, wagrechte verschmälert. Letzterer Vorgang ist vorzuziehen, weil der Dickenvergleich um so genauer möglich ist, je schmäler die beiden Zwischenstreifen sind. Auch kommt man dadurch zugleich der endgültigen Korrektion näher.

Ich erwähne gleich hier, dass derjenige, der meine Methode der Schattenprobe mit Zylindergläsern gut beherrscht, für regelmäßige Fälle diese Nachprobe nicht nötig hat, bloss in Fällen mit der bekannten Scherenbewegung und bei sonstigen Unregelmäßigkeiten der Refraktion bedeutet diese Methode auch für ihn eine wertvolle Ergänzung der Skiaskopie.

Wenn wir die Brille eines Patienten nachprüfen wollen, mit der er zu uns kommt, verändert man die sphärische Komponente seines Glases derart, dass der Patient wenigstens eine Dioptrie myop wird, also in der Ferne die Gegenstände verschwommen sieht. Dann erst wird die Probe in derselben Art ausgeführt, wie ich es eben geschildert habe.

Man kann jedoch noch in anderer Art vorgehen. Nachdem man den Patienten den Draht in den beiden Richtungen vorhalten liess und er die Zwischenstreifen gesehen hat, gibt man ihm nun seine eigene Brille und fordert ihn auf, den Draht in der einen oder anderen Achsenrichtung seines Astigmatismus wieder vorzuhalten und auszuproben, ob in einer Richtung der Streif doppelt wird. War die Korrektion richtig, so wird in keiner der beiden Richtungen ein Zwischenstreif entstehen oder er wird in beiden Richtungen gleich schmal sein.

Entsteht jedoch in der einen ein Zwischenstreifen, so hält man einen schwachen Pluszylinder mit der Achse in dieser Richtung vor, während der Patient den Zwischenstreifen dauernd im Auge behält. Wird dadurch der beobachtete Zwischenstreifen breiter, so bestand ein myopischer Astigmatismus, wird er enger, ein hypermetroper. Fast immer ist das erste der Fall, so dass man aus dieser Probe sofort auf die Art des zurückgebliebenen, astigmatischen Fehlers schliessen kann.

Die verlässlichste Untersuchung bleibt jedoch diejenige am künstlich myop gemachten Auge mit dem Blendenkreuz und dem Vergleich der beiden Zwischenstreifen zu gleicher Zeit. Bei sehr ungeschickten Patienten verzichte ich auf die Beobachtung beider Streifen zu gleicher Zeit und lasse beide Zwischenstreifen nacheinander auf ihre Dicke vergleichen. Diese Art ist jedoch nicht so genau.

Aber auch dann, wenn man gar keinen Anhaltspunkt über den Astigmatismus des Patienten hat, kann man diese Methode verwenden, nur braucht man dazu mehr Zeit: Dem Patienten wird so lange ein Plusglas vor jenes sphärische Glas gesetzt, mit dem er am besten sieht, bis er etwa 2 Zeilen an der Ferntafel weniger liest als vorher, also sicher myop ist. Nun lässt man ihn an der Uhrentafel von Trantas den Draht in verschiedenen Richtungen vorhalten und herausfinden, in welcher Richtung der velonoskiaskopische Zwischenstreifen am breitesten ist. Das wäre zugleich die schwächer brechende Achse seines Astigmatismus. Dann setzt man die Untersuchung mit dem Streifenkreuz fort, das entsprechend der Lage des eben festgestellten Astigmatismus aufgehängt wird und untersucht so wie vorher geschildert: In der Richtung des breiteren Streifens fügt man einen Minuszylinder mit seiner Nullachse und verstärkt ihn so lange, bis die Streifen endlich als gleich angegeben werden. Dann setzt man so lange Minusgläser in steigender Stärke vor, bis die Streifen innerhalb einer Viertel Dioptrie zu gleicher Zeit verschwunden sind.

Darauf wird subjektiv nochmals auf die richtige Achsenlage des gefundenen Zylinders geprüft. Stellt sich eine andere Achsenlage heraus, so wird mit dieser neuen Zylinderstellung und der entsprechenden Änderung bei Aufhängung der Streifentafel nochmals die Probe ausgeführt.

Es wäre natürlich über diese neue Methode sehr viel zu sagen. Die Zeit ist jedoch hierfür zu kurz. Ich wollte Ihnen aber diese Untersuchungsart zeigen, weil sie m. E. eine sehr wertvolle Bereicherung unserer Untersuchungsmethoden darstellt, besonders wertvoll für jene, die die Schattenprobe mit Zylindergläsern nicht beherrschen.

XXV.

Herr Tschermak (Prag): Demonstration des Kongruenzapparates zur Untersuchung Schielender.

Der einfache, leicht selbst herstellbare Apparat gestattet festzustellen, ob Augenstellung und optische Lokalisation einander entsprechen oder nicht. Der Apparat besteht aus einem Lampenkasten, dessen Vorderfront Ausschnitte trägt (der oberste und der unterste mit einem Blendetürchen) und beiden Augen ein Fixationsobjekt (Kreuz) und jedem Einzelauge ein nur unokular sichtbares Nebenobjekt (roter oder grüner Vertikalstreifen) darbietet. Es erfolgt sonach eine nur teilweise, keine vollständige und das Fixationsobjekt mitbetreffende Scheidung der Gesichtsfelder beider Augen. Bei Kongruenz — wie sie bei normalen Binokularsehenden, aber auch bei Schielenden mit anomalem Binokularsehen (der zweiten Gruppe nach Tschermaks Einteilung) besteht — ergibt sich als Kombinationsbild: Kreuz und beide Streifen erscheinen in einer vertikalen Flucht geordnet. Bei Inkongruenz, wie sie bei Schielenden mit rein motorischer Anomalie (erste Gruppe), aber auch bei Schielenden mit motorischer und disharmonischer sensorischer Anomalie (dritte Gruppe) besteht, ergibt sich als Kombinationsbild: Kreuz und der eine Streifen in derselben vertikalen Flucht — der andere Streifen hingegen seitlich verschoben. Die Schielenden ohne sensorische Anomalie und mit solcher (erste Gruppe einerseits — zweite und dritte Gruppe andererseits) sind mittels der bekannten Nachbildprobe nach Tschermak leicht unterscheidbar; der Kongruenzapparat gestattet weiter die zweite und dritte Gruppe unschwer voneinander zu trennen.

Nach Erledigung der Tagesordnung nimmt der Vorsitzende des Vorstandes, Herr Th. Axenfeld-Freiburg i. Br., das Wort:

Hochverehrte Anwesende!

Unsere Arbeit ist beendet. Sie hat mit ihren zahlreichen und inhaltreichen Darbietungen grosse Anforderungen an alle Beteiligten gestellt, aber sie hat uns nicht ermüdet, weil die Vorträge und Demonstrationen so lebendig und kurz zusammenfassend und ausserdem mit so schönen Bildern veranschaulicht waren, dass bis zuletzt die Aufmerksamkeit nicht erlahmte. Ich danke im Namen der Gesellschaft allen Rednern und auch denen, die technisch behilflich waren, ich danke all den Firmen, die durch ihre Ausstellungen den Kongress bereicherten. Insbesondere aber gilt unser Dank der Universität Heidelberg, die wieder in gastlichster Weise ihre für unsere Zwecke so ausgezeichneten Räume zur Verfügung stellte.

Dass aber hier sich dies alles so harmonisch und ohne jede Störung abspielen konnte und dass neben der Arbeit auch der freundschaftlich-kollegiale Verkehr so erfrischend zu seinem Rechte kam, das ist das Verdienst der Heidelberger Augenklinik und all ihrer Mitarbeiter, insonderheit unseres unermüdlichen Schriftführers Geheimrat Wagenmann. In seinen so geschäftskundigen Händen ist unsere Gesellschaft in denkbar bester Obhut und die vorzügliche Organisation unserer Kongresse ist das Ergebnis davon, dass er nicht nur während der Tagungen, sondern vorher und nachher ununterbrochen alles tut, was zu ihrem Besten dient. Unser allerherzlichster Dank sei ihm und der Heidelberger Augenklinik ausgesprochen! (Lebhafter Beifall!)

Solche erfolgreichen Tagungen aber entfalten von selbst eine werbende Kraft. Wir alle wollen die Kollegen, welche der Ophthalmologischen Gesellschaft noch nicht angehören, zum Beitritt ermuntern, damit auch sie dieser unersetzlichen Anregung teilhaftig werden. Insbesondere die augenärztlichen Vereinigungen sollten ihre schöne Arbeit dadurch krönen, dass sie ihre Mitglieder unserer Gesellschaft immer vollständiger zuführen; und die Vorstände der Kliniken und Abteilungen bitte ich, alle ihre Assistenten am Schluss ihrer Ausbildung hier als Mitglieder anzumelden. Der geringe Beitrag kann von jedem geleistet werden und wird schon durch den Band unserer Verhandlungen mehr als aufgewogen. Dann werden diese Kollegen von vornherein in den grossen Zusammenhang der Forschung und der wissenschaftlichen Erörterung gestellt, der uns alle so bereichert und der durch nichts anderes ersetzt werden kann.

Ich schliesse den Kongress mit einem herzlichen „Lebewohl" und rufe: „Auf Wiedersehen in Heidelberg in 2 Jahren".

Mitgliederversammlung

der

Deutschen Ophthalmologischen Gesellschaft

Freitag, den 10. Juni 1927, 12¹/₄ Uhr mittags.

Vorsitzender: Herr Axenfeld-Freiburg i. Br.

Leiter der Verhandlungen: Herr A. Wagenmann-Heidelberg.

Anwesend: ca. 120 Mitglieder.

I. Mitteilungen.

Die Räume im neuen Kollegiengebäude sind seitens der Universität wieder unentgeltlich freundlichst überlassen worden. Das Epidiaskop hat die Universitätsaugenklinik Heidelberg zur Verfügung gestellt.

Nach § 5 des Testamentes des verstorbenen Geh.-Rat Hirschberg soll eine Sammlung persönlicher Erinnerungen an Hirschberg, wie Plaketten usw., zunächst an Dr. Mühsam-Berlin übergeben werden. Nach seinem Austreten aus der Klinik oder nach seinem Tod soll die Sammlung dem v. Graefe-Museum in Heidelberg zufallen. Der Vorstand ist mit der Annahme der Schenkung einverstanden.

Prof. R. Deutschmann-Hamburg, der durch Herrn Dr. Unna-Hamburg in den Besitz einer ganzen Reihe von Briefen Albrecht von Graefes an Unnas verstorbenen Vater gekommen war, überwies diese Sammlung mit Herrn Dr. Unnas Erlaubnis und in seinem Namen dem v. Graefe-Museum in Heidelberg.

Durch Herrn Dr. Ebstein in Leipzig wurde Herr Wagenmann auf zwei Jugendbildnisse von Albrecht von Graefe, die von v. Graefes Schwester Ottilie, der späteren Frau v. Thiele, gezeichnet sind, aufmerksam gemacht. Sie waren im Besitz von Fräulein Wilhelmine Waldau, der Tochter des verstorbenen Augenarztes Waldau, eines Freundes von Albrecht v. Graefe. Herr Wagenmann hat die beiden Bilder käuflich erworben und dann dem v. Graefe-Museum überwiesen.

Der Vorstand hat beschlossen, das Graefe-Denkmal in Berlin am 22. Mai 1928 an dem 100jährigen Geburtstag Albrecht von Graefes auf Kosten der Gesellschaft schmücken zu lassen und hat das Vorstandsmitglied Herrn Krückmann-Berlin gebeten, das weitere in die Wege zu leiten. Herr Krückmann hat sich bereit erklärt, den Auftrag auszuführen.

Der Deutsche Ärzte-Ausschuss für wirtschaftliche Fachvertretung in Bremen hatte im Dezember 1925 beim Vorstand der Deutschen Ophthalmologischen Gesellschaft den Antrag gestellt, bei der nächsten Tagung einen Ausschuss für wirtschaftliche Fragen zu bilden. Die Angelegenheit wurde zurückgestellt bis zur Vorstandssitzung. Inzwischen war bekannt geworden, dass die wirtschaftlichen Organisationen dem Ausschuss nicht wohlwollend gegenüber standen und die Neubildung für überflüssig hielten. So hat der Verband der Fachärzte Deutschlands in seiner Vorstandssitzung vom 31. Januar 1926 folgende Entschliessung gefasst:

„Der Vorstand des V. d. F. D. steht auf dem Standpunkte, dass eine neue Organisation im Sinne des ‚Deutschen Ärzte-Ausschusses für wirtschaftliche Fachvertretung‘ völlig unnötig ist. Der Vorstand sieht in der Einrichtung wirtschaftlicher Ausschüsse bei wissenschaftlichen Gesellschaften keinen Vorteil für die Gesamtärzteschaft; es muss auf jeden Fall diesen selbst überlassen bleiben, ob und welche Ausschüsse sie gründen wollen.‘‘

Kurz vor unserer Tagung wurde erneut von dem Deutschen Ärzteausschuss in Bremen der Antrag gestellt, dass die ärztlichen, wissenschaftlichen Gesellschaften wirtschaftliche Fachausschüsse bilden sollten, deren Aufgabe es sein sollte, über die wirtschaftlichen Interessen des von ihnen vertretenen Faches zu wachen, und es wurden die Grundsätze für die Bildung der wirtschaftlichen Abteilung in einem Rundschreiben mitgeteilt. Der Vorstand hat nach eingehender Beratung den Antrag abgelehnt. Nach unseren Satzungen ist die Deutsche Ophthalmologische Gesellschaft ein rein wissenschaftlicher Verein zur Förderung der Ophthalmologie. Wir haben es stets bisher abgelehnt, uns mit wirtschaftlichen Fragen zu befassen. Über 200 unserer Mitglieder, d. h. mehr als ein Viertel sämtlicher Mitglieder sind nicht Reichsdeutsche, die also den wirtschaftlichen Fragen der deutschen Kollegen fernstehen. Auf der anderen Seite sind durchaus nicht alle Augenärzte Deutschlands Mitglieder unserer Gesellschaft. Nach Ansicht des Vorstandes ist es Sache der schon bestehenden wirtschaftlichen Verbände, wie des „Leipziger Verbandes‘‘, oder des „Verbandes der

Fachärzte Deutschlands" derartige Ausschüsse zu bilden, wenn sie es für nötig halten. Sollte vollständig unabhängig von unserer Deutschen Ophthalmologischen Gesellschaft ein Ausschuss gebildet werden, so würde es möglich sein, dass die an der Versammlung teilnehmenden Kollegen, die sich dafür interessieren, sich ausserhalb unserer wissenschaftlichen Sitzungen zur Besprechung wirtschaftlicher Fragen zusammenfinden. Die Mitgliederversammlung hat dem Beschluss des Vorstandes ohne Widerspruch zugestimmt. Für die Deutsche Ophthalmologische Gesellschaft ist dadurch die Bildung eines Ausschusses abgelehnt und die Angelegenheit erledigt.

Durch die Herren Prof. Bethe in Frankfurt a. M. und Prof. Schittenhelm in Kiel wurde eine von zahlreichen Herausgebern medizinischer Zeitschriften unterschriebene Eingabe betr. die medizinischen Zeitschriften an die Deutsche Ophthalmologische Gesellschaft übersandt mit der Bitte, dieselbe dem Vorstand und den Mitgliedern der Gesellschaft bei der nächsten Tagung zu unterbreiten und die Eingabe zu unterstützen. Die Deutsche Ophthalmologische Gesellschaft hatte bereits im Jahre 1920 für die ophthalmologischen Zeitschriften Richtlinien aufgestellt und die Mitglieder dringend ersucht, dieselben zu beachten. Die damals aufgestellten und in der Mitgliederversammlung verlesenen Richtlinien, die im Bericht von 1920, Seite 357, abgedruckt sind, entsprechen im wesentlichen auch den jetzt aufgestellten Forderungen. Der Vorstand hat sich einstimmig auf den Boden der übersandten Leitsätze gestellt und beschlossen, sich nach Möglichkeit für deren Durchführung einzusetzen. Der Vorstand legt den Mitgliedern und Institutsdirektoren die Beachtung der Leitsätze warm ans Herz. Die Eingabe wird im Bericht abgedruckt, um sie auch den nicht anwesenden Mitgliedern und Institutsdirektoren zur Kenntnis zu bringen.

An die Deutsche ophthalmologische Gesellschaft
z. Hd. des Schriftführers Herrn Geheimrat Prof. Dr. Wagenmann.

Das Anwachsen der wissenschaftlichen Literatur, ganz besonders der wissenschaftlichen Zeitschriften, bereitet allen Einsichtigen zunehmend Sorge. Öffentliche Aussprachen auf Kongressen, Zuschriften an die Herausgeber der Zeitschriften und private Besprechungen legen Zeugnis hierfür ab. Nicht nur, dass durch dieses Anwachsen zusammen mit einer erheblichen Steigerung der Herstellungskosten der Jahrespreis für Zeitschriften und Archive so hoch geworden ist, dass viele Bibliotheken, Institute, Kliniken und Private des In- und Auslandes kaum noch imstande sind, die Mittel zur Fortsetzung ihrer Serien aufzubringen, sondern es wird auch für den einzelnen Forscher immer schwieriger, ja fast unmöglich, selbst auf kleineren Gebieten die Literatur zu verfolgen.

Kein Zweifel kann darüber bestehen, dass der grosse Umfang vieler Zeitschriften zum Teil darauf beruht, dass auch Arbeiten von geringerem Wert zur Veröffentlichung gelangen, dass andere mit einer unnötigen Breite geschrieben sind und dass gewisse Autoren das Bedürfnis haben, durch Mehrfach-Veröffentlichungen in verschiedenen Organen eines oder mehrerer Länder ihren Befunden grösseren Nachdruck zu verleihen. (Dass die Zunahme des Umfanges der Zeitschriften, insbesondere der deutschen, zum Teil auch darauf beruht, dass mit besonderem Eifer wissenschaftlich gearbeitet wird, braucht kaum besonders hervorgehoben zu werden.) Trotz der erheblichen Arbeit, welche die Herausgeber vieler Zeitschriften darauf verwenden, zu lange Manuskripte zu kürzen, unbescheidene Ansprüche an Abbildungsmaterial herabzudrücken und unwesentliches zurückzuweisen, werden alle diese Bemühungen nicht zu einem vollen Erfolg führen, wenn nicht die Leiter der wissenschaftlichen Institute in höherem Maße als bisher die Vorzensur übernehmen und wenn nicht die Autorität der wissenschaftlichen Gesellschaften hinter den Herausgebern steht.

Wiederholt ist von seiten einiger Zeitschriften — und vor kurzem von den Herausgebern fast aller medizinischen Zeitschriften gemeinsam — ein Aufruf an die Autoren selbst und an die Vorstände von Kliniken und Instituten ergangen. Eine Besserung ist dadurch wohl erzielt worden, aber zu einem durchschlagenden Erfolg müssen noch strengere Maßregeln herangezogen werden. Sie lassen sich aber nicht von den Herausgebern einzelner Zeitschriften durchführen, da die Unzufriedenen zu anderen, weniger strengen Zeitschriften abwandern, oder, wenn solche nicht vorhanden, neue Zeitschriften gründen würden. Das würde aber nicht im Interesse der deutschen Publizistik, die uns hier allein angeht, liegen, denn nur ein geschlossenes Auftreten der medizinisch-wissenschaftlichen Kreise kann unsere Literatur auf eine vorbildliche Höhe bringen.

Die Unterzeichneten möchten daher Ihre Gesellschaft bitten, sich auf den Boden der hier folgenden Leitsätze zu stellen und sich für deren Durchführung einzusetzen:

„Die .... Gesellschaft ist bereit, die Herausgeber der Zeitschriften Ihres Wissensgebietes in der Durchführung aller der Maßregeln zu unterstützen, welche geeignet sind, schlechte und ungeeignete Arbeiten fern zu halten und den Aufzunehmenden die notwendige Kürze zu sichern. Im besonderen sieht sie den in der Anlage beigefügten Entwurf der

„Bedingungen für die Annahme von Arbeiten"

als eine geeignete Grundlage an, das gesteckte Ziel zu erreichen.

Um eine einheitliche Handhabung der redaktionellen Tätigkeit zu gewährleisten, ersucht die Gesellschaft die Herausgeber der zu ihrem Arbeitsgebiet gehörigen Zeitschriften nach den beigefügten Aufnahmebedingungen zu verfahren und sie allen Mitarbeitern zugänglich zu machen; andererseits ersucht sie ihre Mitglieder sich in ihren eigenen Veröffentlichungen und in denen ihrer Mitarbeiter von vornherein an diese Bedingungen zu halten, um den Herausgebern unnütze Arbeit zu ersparen.

Zur strengen Durchführung der Aufnahmebedingungen und in Anbetracht der Fülle des Arbeitsstoffes hält es die Gesellschaft im allgemeinen für zweckmäßig, dass jede Zeitschrift in Zusammenarbeit mehrerer Herausgeber redigiert wird, ohne mit der Äusserung dieser Ansicht in anders geartete, zur Zeit noch bestehende Verhältnisse eingreifen zu wollen. Sie erklärt sich auch bereit, die Verleger bei einem Wechsel in der Redaktion zu beraten.

Die Gesellschaft hält eine Vermehrung der Zeitschriften ihres Arbeitsgebietes nicht für angebracht. Sollte sich auf irgend ·einem Spezialgebiet oder auch sonst der Wunsch nach Neubegründung einer Zeitschrift geltend machen, so ersucht die Gesellschaft ihre Mitglieder, sich an einer solchen Begründung nicht eher zu beteiligen, als bis mit dem Vorstand der Gesellschaft die Frage nach dem Vorliegen eines Bedürfnisses reiflich erörtert worden ist.‟

Ende März 1927.

Unterschrieben von 91 Herausgebern deutscher medizinischer Zeitschriften.

Anlage 1.

Bedingungen für die Aufnahme von Arbeiten in die Zeitschrift ....

A. Allgemeine Bedingungen:

1. Es werden nur Arbeiten aufgenommen, deren Inhalt dem Gebiet der Zeitschrift angehört.

2. Die Arbeit muss wissenschaftlich wertvoll sein und Neues bringen. Sie darf noch nicht — ganz oder teilweise — in einer der vier Weltsprachen veröffentlicht sein. — Blosse Bestätigungen bereits anerkannter Befunde können höchstens in kürzester Form Aufnahme finden. Spekulative, referierende oder polemische Aufsätze sind unerwünscht ebenso „vorläufige Mitteilungen‟.

3. Die Darstellung muss kurz und in fehlerfreiem Deutsch gehalten sein. Ausführliche, historische Einleitungen sind zu vermeiden; es genügt in der Regel, wenn durch wenige Sätze die behandelte Fragestellung klargelegt und durch einige Literaturnachweise der Anschluss an frühere Untersuchungen hergestellt wird.

Der Weg, auf dem die Resultate gewonnen wurden, muss klar erkennbar sein: jedoch hat eine ausführliche Darstellung der Methodik nur dann Wert, wenn die Methodik wesentlich Neues enthält. Mit der Beigabe von Abbildungen ist so sparsam wie möglich zu verfahren.

4. Jeder Arbeit ist am Schluss eine kurze Zusammenfassung der wesentlichsten Ergebnisse anzufügen. Sie soll den Raum einer Druckseite im allgemeinen nicht überschreiten.

5. Bei der Einsendung des Manuskripts hat der Autor anzugeben, ob der Inhalt der Arbeit schon an anderer Stelle mitgeteilt oder ob

das Manuskript bereits einer anderen Zeitschrift zum Abdruck angeboten wurde. Fehlt die Erklärung, so geht dem Autor ein Fragebogen zu (Muster siehe Anlage 2).

6. Bei Arbeiten aus Instituten, Kliniken usw. ist eine Erklärung des Direktors oder eines Abteilungsleiters beizufügen, dass er mit der Publikation der Arbeit aus dem Institut bzw. der Abteilung einverstanden ist und den Verfasser auf die Aufnahmebedingungen aufmerksam gemacht hat.

B. Besondere Bedingungen:

1. Von jeder Versuchsart, resp. jedem Tatsachenbestand ist in der Regel nur ein Protokoll (bzw. Krankengeschichte) als Beispiel in knappster Form mitzuteilen. Das übrige Beweismaterial ist, wenn nötig, in Tabellenform zu bringen. Tabellen sind auf gesonderten Blättern beizulegen.

2. Die Abbildungen sind auf das allernotwendigste zu beschränken. Was sich ebensogut beschreiben lässt, braucht nicht abgebildet zu werden. Was sich kürzer und klarer bildlich darstellen lässt, braucht nicht beschrieben zu werden. Bei Kurven ist in der Regel nicht mehr als ein Beispiel für eine bestimmte Versuchsart zulässig. Nach Möglichkeit sollten sich die Vorlagen, die in reproduktionsfähigem Zustand einzuliefern sind, für Strichätzung eignen. Abbildungen für Wiedergabe in Autotypie und besonders mehrfarbige Abbildungen können nur dann aufgenommen werden, wenn es der Gegenstand unbedingt erfordert. (Die Vorlagen sind auf besonderen Blättern einzuliefern. Die Beschriftung hat sich auf das notwendigste zu beschränken. Die Unterschriften zu den Abbildungen sind nicht auf den Vorlagen anzubringen, sondern dem Text auf besonderen Blättern anzufügen.)

3. Literaturangaben sind bei Zeitschriftenaufsätzen ohne Titel mit Angabe von Band, Seite und Jahreszahl, bei Büchern mit dem Titel anzugeben.

4. Methodisches, Nebensächliches, Krankengeschichten und Protokolle sind vom Autor für Kleindruck anzumerken.

5. Das Zerlegen einer Arbeit in mehrere Mitteilungen zu dem Zweck, die einzelne Veröffentlichung kürzer erscheinen zu lassen, ist unzulässig. Doppeltitel von Arbeiten, insbesondere solchen, bei denen im Obertitel ein anderer Autorname genannt ist als im Untertitel, sind aus bibliographischen Gründen nach Möglichkeit zu vermeiden.

6. Das Institut, aus dem die Arbeit hervorgegangen ist, ist über dem Titel anzugeben.

Anlage 2.

Fragebogen.

Betrifft die zur Veröffentlichung in der
Zeitschrift ....
eingesandte Arbeit von Herrn ....
mit dem Titel:

....

1. Ist der Inhalt der Arbeit ganz oder teilweise bereits in einer anderen Zeitschrift des In- oder Auslandes veröffentlicht worden? Wenn dies der Fall ist, so ist ein Separatabzug einzusenden.

2. Ist das vorliegende Manuskript oder ein inhaltlich ähnliches bereits einer anderen Zeitschrift zum Abdruck angeboten? Wenn dies der Fall ist, welcher?

Wie bereits durch die Zeitschriften bekannt geworden ist, soll auf Anregung englischer und amerikanischer Kollegen eine Delegation zu einem internationalen Komitee, das am 12. Juli im Haag zusammentreten soll, einberufen werden. Das Komitee soll die Fragen betr. die Wiedereinführung der internationalen Kongresse und andere internationale Fragen erörtern. Als Delegierte unserer Gesellschaft waren vom Vorstand die Herren Axenfeld und Wessely gewählt. Wir hoffen, dass die Zusammenkunft zu einem befriedigenden Resultat führt.

In der Optikerfrage hat der Ausschuss berichtet, dass von seiten der Optiker nichts erfolgt ist.

II. Chronik und Mitgliederstand der Gesellschaft.

Die Zahl der Mitglieder beträgt am 1. Juni 1927: 776.

Die Gesellschaft hat folgende Mitglieder durch den Tod verloren:

1. Dr. med. Haase, Augenarzt in Homburg v. d. H.
2. Professor Dr. med. Ernst Franke in Kolberg.
3. Geh. Medizinalrat Professor Dr. med. Kuhnt in Bonn a. Rh.
4. Dr. med. Weisner, Augenarzt in Kiel.
5. Dr. med. Schwarzkopff in Potsdam.
6. Professor Dr. med. Koenigstein in Wien.
7. Privatdozent Dr. med. Ulbrich in Wien.
8. Dr. med. Fritz Bohnenberger, wissenschaftl. Assistent der Univ.-Augenklinik in Basel.
9. Dr. med. Alfieri in Salonik.
10. Dr. med. Max von Middendorf, Augenarzt in Reval.
11. Hofrat Professor Dr. med. Dimmer in Wien.
12. Professor Dr. med. Bunge in Halle a. d. Saale.
13. Dr. med. Marcus Feingold in New Orleans.
14. Professor Dr. Otto Henker in Jena.
15. Sanitätsrat Dr. med. Schrader in Gera.
16. Sanitätsrat Dr. med. Langguth in Neunkirchen (S.).
17. Dr. med. Münch, Augenarzt in Göppingen.
18. Dr. med. F. Stimmel in Leipzig.

19. Geh. Medizinalrat Professor Dr. med. W. Uhthoff in Breslau.
20. Professor Dr. Karl Stargardt in Marburg.
21. Hofrat Professor Dr. med. Helfreich in Würzburg.
22. Dr. Ernst Lubowski, Chefarzt der Knappschafts-Augenklinik in Kattowitz (O.-S.).
23. Dr. med. Lyder Borthen in Trondjem.

Der Tod hat diesmal unter den Mitgliedern eine ungewöhnlich reiche Ernte gehalten. Viele bedeutende Ophthalmologen, die eine Zierde unserer Gesellschaft und der ophthalmologischen Wissenschaft waren, sind dahingerafft, darunter unser verehrter Vorsitzender, dessen bereits bei der Eröffnung der Versammlung besonders gedacht wurde. Auch ein zweites Mitglied unseres Vorstandes, unser verehrter Herr Kollege Franke, ist kurz nach der letzten Versammlung verschieden. Die meisten der Verstorbenen waren rege Mitglieder unserer Gesellschaft und liebe Freunde und Kollegen. Mit Wehmut gedenken wir der Dahingeschiedenen und versichern, dass wir allen ein treues Andenken bewahren. Die Anwesenden bitte ich, sich zur Ehrung der Dahingeschiedenen von den Plätzen zu erheben.

Freiwillig ausgeschieden sind:
1. Generaloberarzt a. D. Dr. med. A. C. Beck in München.
2. Dr. med. Snowball in Burnley.
3. Dr. med. O. M. Koenig in St. Louis.
4. Dr. med. Zoltau v. Somogyi in Debreczen.
5. Stabsarzt Dr. med. Haist in Stuttgart.

Neu aufgenommen sind folgende Damen und Herren:
1. Dr. med. Albert Lieb, Augenarzt in Freudenstadt.
2. Dr. med. Udo Stengele, Augenarzt in Ulm a. d. D., Olgastrasse 2.
3. Dr. med. Fritz Landenberger, Augenarzt in Schramberg (Württemberg).
4. Primararzt Dr. med. Wachler in Bozen (Italien).
5. Dr. med. O. Paulmann, Augenarzt in Bremen, Am Dobben 98.
6. Dr. med. Julian Martin Renedo, Stabsarzt in Madrid, I. Reg. de Artillerie Ligera.
7. Dr. med. Giesecke, Augenarzt in Eschweiler bei Aachen.

8. Professor Dr. med. J. Bistis in Athen (Griechenland) Acadimias 19.

9. Dr. med. Eduard Werdenberg, Augenarzt in Davos-Platz (Schweiz).

10. Dr. med. Gottfried Arnold, Augenarzt in Gronau i. W., Bahnhofstrasse.

11. Dr. med. Otto Müller, Augenarzt in München, Sophienstrasse 5 C/O, Ecke Arcisstrasse.

12. Dr. med. Friedrich Müller, Augenarzt in Porto Alegre. Riv. Gr. do Sul (Brasilien), Independencia 59.

13. Dr. med. Hans Waubke, Augenarzt in Bielefeld, Viktoriastrasse 2.

14. Dr. med. E. Remky, Augenarzt in Tilsit, Hohe Strasse 20.

15. Dr. med. Hans Magnus, Assistent der Univ.-Augenklinik Göttingen.

16. Dr. med. Helene Peerenboom, Assistentin an der Univ.-Augenklinik Göttingen.

17. Dr. med. Otto Kalbe, Augenarzt in Eisfeld in Thüringen.

18. Dr. H. Hartinger, Jena, Karl Zeisswerk.

19. Dr. med. Johann Brana in Budapest (Ungarn), Révay utca 22.

20. Dr. med. Kiel, Augenarzt in Emden, Am Delft 38.

21. Dr. med. Freiherr Louis Cronstedt, Augenarzt in Stockholm (Schweden), Birger Jarlsgatan 41 A.

22. Dr. med. Fritz Gamper, Augenarzt in Winterthur (Schweiz), Bahnhofsplatz 2.

23. Dr. med. Erwin Zahn, Augenarzt in Stuttgart, Schlossstrasse 100.

24. Dr. med. Arthur Berger, Assistent der Univ.-Augenklinik Tübingen.

25. Dr. med. Alwin Betsch, Assistent der Univ.-Augenklinik Tübingen.

26. Dr. med. Otto Schöpfer, Assistent der Univ.-Augenklinik Tübingen.

27. Dr. med. Fritz Zinßer, Assistent der Univ.-Augenklinik Tübingen.

28. Stabsarzt Dr. med. Heinrich Siemund, komm. zur Univ.-Augenklinik Tübingen.

29. Stabsarzt Per Gordon Lundgren in Umea (Schweden).

30. Dr. med. H. Göring, Augenarzt in Wiesbaden, Rathausstrasse 5.

31. Sanitätsrat Dr. med. Weinbaum, Augenarzt in Küstrin-Altstadt.

32. Dr. med. Helmuth Kiefer, Augenarzt in Saarlouis.

33. Dr. med. Engmann, I. Assistent der Akademie-Augenklinik, Düsseldorf, Moorenstrasse.

34. Professor Dr. S. Golowin, Moskau II Serpow p. 10.

35. Dr. med. Fikentscher, Marinestabsarzt, Berlin-Friedenau, Spreeholzstrasse 40.

III. Kassenbericht.

Abrechnung für die Deutsche Ophthalmologische Gesellschaft vom 15. Juli 1925 bis 1. Juni 1927 durch den Rechnungsführer Herrn Buhmann:

Bestand am 15. 7. 25	RM.	2 941.00
Einnahmen 1925/26............................	„	14 132.67
	RM.	17 073.67

Ausgaben 1925/26:

Fa. Bergmann für Berichte......	RM.	7284.25
„ „ „ Klischees	„	3301.00
Geh. Rat Wagenmann für Ver-gütungen	„	1000.00
H. Buhmann für Vergütung	„	400.00
Abzweigung für den v. Welzschen Graefe-Preis...............	„	1600.00
Abzweigung a. Spar-Konto........	„	1300.00
Porto, Drucksachen (Hörning, Pfeffer usw.), Kranzspenden, Depotgebühren	„	1302.87
Auszahlung des Graefe-Preises, da Umtausch der $ 50.— in den Einnahmen...............	RM. 200.00	RM. 16 388.12

Bestand auf laufender Rechnung................	RM.	685.55

Vermögensaufstellung der Deutschen Ophthalmologischen Gesellschaft per 1. Juni 1927:

Bestand der laufenden Rechnung	RM.	685.55
Spar-Rechnung bei der Rheinischen Kreditbank No. 1385 und Zinsen	„	1530.00
Spar-Rechnung bei der Rheinischen Kreditbank No. 1698.........................	„	1600.00
v. Welzschen Graefe-Preis, Zinsen............	„	278.00
Verschiedene ausländische Noten im Safe liegend	„	195.00
	RM.	4288.55

Ferner liegen im Safe der Rheinischen Kredit-
    bank: Depositenheft No. 4285 der
    Schweizerischen Kreditanstalt Basel.....   Schw. Fr.   1297.20
+ aufgelaufene Zinsen..................   Schw. Fr.   114.35
                                         Schw. Fr.   1411.55

Depot No. 1875 bei der Rheinischen Kreditbank
RM. 175.00 Anleiheablösungs-
    schuld aus Umtausch....   von M. 2000.00 5% Kriegsanleihe
RM. 175.00 Auslosungsrechte
    aus Umtausch.........   von M. 5000.00 $3^1/_2$% Konsols.

Depot No. 2360 bei der Rheinischen Kreditbank „Schneider
    v. Welz-Stiftung"
RM. 150.00 Anleiheablösungs-
    schuld aus Umtausch......   von   M. 6000.00 Reichsanleihen
RM. 150.00 Auslosungsrechte ..

M.   700.00 4% Rheinischen Hypotheken-Bank-Pfandbrief zum Um-
    tausch in Goldpfandbriefe angemeldet, ferner besteht bei der
    Reichsschuldenverwaltung Berlin ein Eintrag von:
RM. 750.00 Anleiheablösungs-
    schuld aus Umtausch......   von M. 30 000.00 4% Baden.
RM. 750.00 Auslosungsrechte ..

IV. Wahl der Vorstandsmitglieder.

Satzungsgemäß hatten 1927 auszuscheiden Herr Fuchs und
der inzwischen verstorbene Herr Franke. Herr Fuchs wird durch
Akklamation wiedergewählt. Für die Wahl des zweiten Vorstands-
mitgliedes wird Zettelwahl gewünscht. Von 119 abgegebenen
Stimmen entfallen 82 auf Herrn Stülp. Herr Stülp ist mithin
gewählt. Für den verstorbenen Herrn Uhthoff ist satzungsgemäß ein Ersatzmann zu wählen. Bei der geforderten Zettelwahl entfallen von 120 Stimmen 70 auf Herrn Wessely. Herr
Wessely ist mithin gewählt.

V. Preisrichterkollegium für den von Welzschen Graefe Preis.

Der Preis wird verteilt für die Jahrgänge des von Graefeschen
Archivs 1923—1925. In das Preisrichterkollegium sind vom Vorstand die Herren Hertel und Krückmann gewählt. Der Mitgliederversammlung werden zur Wahl in Vorschlag gebracht die
Herren Bartels, Birch-Hirschfeld, Kayser, Seidel, von
Szily, Stock. Die Mitgliederversammlung wählt durch Akklamation die Herren Bartels, Birch-Hirschfeld und Kayser.

VI. Beschlussfassung über die nächste Versammlung.

Der Vorstand schlägt folgendes vor: Die nächste Zusammenkunft soll 1929 in Heidelberg abgehalten und die Festsetzung der näheren Zeit dem Vorstand überlassen werden. Heidelberg wird besonders empfohlen, wegen der Festsitzung zur Überreichung der Graefe-Medaille und zur Erinnerung an den 100jährigen Geburtstag Albrecht von Graefes. Sollte ein internationaler Kongress 1929 stattfinden, so kommt in Frage, ob wir 1928 die Versammlung in Heidelberg abhalten. Die Vorschläge des Vorstandes werden ohne Widerspruch angenommen. Mitgeteilt wird, dass eine Einladung nach einem Ort in Mitteldeutschland nicht vorliegt.

Da nach Aufforderung des Leiters Niemand sonst etwas vorzubringen hat, wird die Mitgliederversammlung geschlossen.

Schluss der Sitzung $12^3/_4$ Uhr.

Mitglieder der Deutschen ophthalmologischen Gesellschaft.

Name	Wohnort	Genauere Adresse
Prof. Abelsdorff	Berlin	90 Bülowstrasse
Prof. Adam	Berlin W. 15	37 Joachimsthaler Str.
Dr. Adolf	Mannheim	
*Dr. Agricola	Hannover	
Dr. Albrich, Ernst	Innsbruck (Tirol)	Univ.-Augenklinik
Dr. Albrich, Konrad, Privatdozent	Pécs (Ungarn)	Univ.-Augenklinik
*Dr. Alkan, Reinhold	Coburg	15 A Mohrenstrasse
Dr. Altland	Duisburg	
Dr. András, Rösth	Sziged (Ungarn)	Univ.-Augenklinik
Dr. Andrews, Joseph A.	Santa Barbara, Californien (Amerika)	2155 Mission Ridge
*Dr. Apetz, Wilhelm	Würzburg	5 Eichhornstrasse
Dr. Arens, Paul	Heidelberg	Univ.-Augenklinik
Dr. Arnold, Gottfried	Gronau i. W.	Bahnhofstrasse
Dr. Arnstein, Gottlieb, k. k. Generalstabsarzt	Prag II (Tschechoslowakei)	7 Vrchlického Sady
Dr. Aron, Rudolf	Breslau	6 Gneisenauplatz
Dr. Arruga	Barcelona (Spanien)	271 Aragon
Dr. Ascher, Karl, Privatdozent	Prag (Böhmen)	32 Jungmannstrasse
Prof. Ask, Fritz,	Lund (Schweden)	
Dr. Asmus	Düsseldorf	
Dr. Augstein sen.	Bromberg	
Dr. Augstein, H., jun.	Freiburg i. Br.	
*Prof. Avizonis, Peter	Kowno (Litauen)	21 Maironio g. vé.
*Prof. Axenfeld, Th.	Freiburg i. Br.	
Prof. Baas	Karlsruhe i. B.	
Dr. Bachmann	Bad Mergentheim	
Dr. Baege	Merseburg a. S.	
*Dr. Bänziger, Theod.	Zürich VIII (Schweiz)	15 Billrothstrasse
Dr. Bär, Arthur	Essen a. d. R.	43 Huyssenallee
Dr. Baeumler	Dresden	2 I Plauenscher Platz, Ecke Ammon- uud Chemnitzer Strasse
Dr. Bahr	Bad Oeynhausen	25 Charlottenstrasse
Dr. Ballaban	Lemberg (Polen)	7 Wallgasse
Dr. Bamberger, S.	Frankfurt a. M.	
Dr. Barck, C.	St. Louis, M. (Amerika)	205/7 Suite, Humbold Building, Grand und Washington Aven.
Dr. Barczinski	Allenstein	2 Schillerstrasse
Prof. Barkan, A., sen.	San Francisco (Amerika)	
Prof. Barkan, Hans, jun.	San Francisco (Amerika)	Medico-Dental-Building 480 Post Street.

Name	Wohnort	Genauere Adresse
*Prof. Bartels	Dortmund	Städt. Augenklinik
Dr. Bartels, H.	Lageado, Rio grande do sul (Brasilien).	Clinica oculistica
Dr. Basten	Saarbrücken	
Dr. Fürst v. Batthyány L.	Körmend, Komitat Vas (Ungarn)	
*Dr. Baum	Dortmund	27 Rheinische Strasse
*Dr. Baurmann, Priv.-Doz.	Göttingen	Univers.-Augenklinik
Dr. Bayer, Franz	Reichenberg (Böhmen)	
*Dr. Bayer, Heinrich	Baden-Baden	2 Augustaplatz
Dr. Becker	Naumburg a. S.	
Dr. Becker, Hermann	Dresden	9 Carolastrasse
Dr. Bedell, Arthur	Albany (V. St. Amerika)	344 State Street
Prof. Behr, C.	Hamburg	Univ.-Augenklinik, Eppendorf
Prof. Belljarminoff, L.	Petersburg (Russland)	10 Saperny pereulok
*Dr. Berg, Fredrik	Göteborg (Schweden)	1 Vasa Kyrko gatan
Dr. Berger	Plauen	2 II Windmühlenstrasse
*Dr. Berger, Arthur	Tübingen	Univ.-Augenklinik
Dr. Bergmeister, Rudolf, Privatdozent	Wien I (Österreich)	12 Landesgerichtsstr.
Dr. Berneaud, George	Elberfeld	25 Herzogstrasse
Dr. Bernouilli	Stuttgart	36 Neckarstrasse
*Prof. Best, Friedrich	Dresden A.	17 II Pragerstrasse
Dr. Betsch, Alwin	Tübingen	Univ.-Augenklinik
Dr. Bickart, Paul	Nürnberg	16 II Königstrasse
*Dr. Bieling, Peter	Gelsenkirchen	22 Florastrasse
*Prof. Bielschowsky, A.	Breslau	Univ.-Augenklinik, 2 Maxstr.
*Dr. Bielski-Schartenberg, Frau	Essen	61 Lindenallee
Prof. Bietti, A.	Bologna (Italien)	Clinica oculistica
*Prof. Birch-Hirschfeld	Königsberg i. Pr.	4 I Lisztstrasse
Dr. Birckhäuser, R.	Basel (Schweiz)	15 Elisabethstrasse
*Prof. Bistis, J.	Athen (Griechenland)	19 Acadimias
Dr. Bjerke, K.	Linköping (Schweden)	
Prof. v. Blascovics, L.	Budapest III (Ungarn)	15 Jlles ù
Dr. Blatt, Nicolaus	Targul-Muras (Siebenbürgen-Rumänien)	
Dr. Blaauw, Edmond E.	Buffalo (U. S. Amerika)	190 Ashland Ave.
Dr. Bleisch	Breslau I	18 Gravestrasse
*Prof. Blessig, Ernst	Dorpat (Estland)	53 Mühlenstrasse
*Dr. Bloch, Fritz	Nürnberg	6 a I Fürther Strasse
*Dr. Blüthe	Frankfurt a. M.	17 Friedberger Landstr.
Dr. Blum, Paula, Frl.	Freiburg i. Br.	Univ.-Augenklinik
Dr. Bodenheimer, Ernst	Frankfurt a. M.	2 Kesselstädter Strasse (Ostbhf.)
Dr. Böhm, sen.	Heilbronn	82 Friedenstrasse

Name	Wohnort	Genauere Adresse
Dr. Böhm. jun.	Heilbronn	82 Friedenstrasse
Dr. Boehm, Karl	Beuthen (Oberschlesien)	39 Tarnowitzer Strasse
Dr. Boehmig, Alfred	Leipzig	71 I Dresdener Strasse
Prof. Boeckmann, Ed.	St. Paul Minnesota (Amerika)	448 Building Lowry
Dr. Bögel, Max	Essen	Städt. Augenklinik
Dr. Boernstein	Berlin-Friedenau	29 Rheinstrasse
Dr. Bogatsch, Günther	Breslau V	47 Gartenstrasse
Dr. van den Borg, J.	Rotterdam (Holland)	5 Schiedamsche Singel
Dr. Bornemann, Alfred	Blasewitz/Dresden	1 Sachsen-Allee
Dr. van den Bosch, Hans	Lütgendortmund	
Dr. Boström, C. G., Marine-Oberstabsarzt	Stockholm (Schweden)	11 Götgatan
Prof. Botteri, Alb.	Zagreb (Jugoslawien)	3 Jelacicevtrg.
*Dr. Brana, Johann	Budapest (Ungarn)	22 Révay utca
Dr. Brandenburg	Trier	
Dr. Brandt	Jena	1 Sophienstrasse
Prof. Braunschweig	Halle a. d. S.	58 Grosse Steinstrasse
Dr. Brenske, Otto	Hannover	52 Königstrasse
Dr. Brinkhaus, Karl	Kiel	Univ.-Augenklinik
*Dr. Brons	Dortmund	8 Königswall
Dr. Brown, E. V. L.	Chicago (Amerika)	122 Michigan Avenue
*Prof. Brückner, Arthur	Basel	Univ.-Augenklinik
*Dr. Brukker, D. J.	Groningen (Holland)	50 O. Boteringestr.
Dr. Bruns	Neumünster	Univ.-Augenklinik
Dr. Bryn, Arne	Drontheim (Norwegen)	38 Kjöbmandsgatan
Dr. Bublitz, Augenarzt	Stolp	
Dr. Bücklers, Max	Zürich (Schweiz)	34 Zeltweg
Dr. Burk	Hamburg	18 I Glockengiesserwall
Dr. Busse	Bremerhaven	
Dr. Butler, J. H.	Birmingham (England)	2 Stirling Court, Stirling Road, Edgbaston
Dr. Butt, Ataullah	Lahore (Indien)	
Dr. Calderon, J. L.	Lima (Peru)	273 Apartado
Dr. Cauer	Stettin	10 Moltkestrasse
Dr. Causé, Fritz	Mainz	5 Dominikanerstrasse
Prof. Charlin, Carlos	Santiago (Chile)	2115 Rua compania
Prof. Clausen, W.	Halle a. S.	Univ.-Augenklinik
Dr. Clausnizer	Rottweil a. N.	10 Königstrasse
*Dr. Cohn, Paul	Mannheim	C. 3. 16
Dr. Colden, Kurt	Breslau XIII	76 Kaiser-Wilhelm-Str.
Prof. Collin	Berlin-Lichterfelde	12 Holbeinstrasse
Prof. Comberg	Berlin N 24	5/9 Ziegelstrasse
*Prof. Cords, R.	Köln-Lindental	17 Kinkelstrasse
Dr. Cramer	Cottbus	56a Bahnhofstrasse
Dr. Cremer	Godesberg	2 Kronprinzenstrasse
Dr. Cremer	Oldenburg	
Dr. Freih. Cronstedt, Louis	Stockholm (Schweden)	41 A. Birger Jarlsgatan

Name	Wohnort	Genauere Adresse
Dr. v. Csapody, Stefan, Privatdozent	Budapest VIII (Ungarn)	78 Baross ù
Dr. Cuny, F.	Basel (Schweiz)	100 Hammerstrasse
*Dr. Dahmann, Franz	Emmerich	
Dr. Dahmann, Kurt	Dinslaken (Rheinland)	
Dr. Dammer, Max	Essen	Augenklinik
Dr. Danco, Adolf	Neunkirchen (Saar)	
Dr. Davids, Hermann	Münster i. W.	
*Dr. Decking	Stadtlohn i Westf.	
Dr. Depène	Breslau VIII	5 p. Klosterstrasse
Dr. Derby, G. S.	Boston Mass. (Amerika)	23 Bay State Road
Dr. Deters	Mainz	9 Kaiserstrasse
Prof. Deutschmann	Hamburg	19 Alsterkamp
Dr. Deutschmann, Franz	Hamburg	24 Jungfrauental
Dr. Dickmann, Paul	München	Univ.-Augenklinik
Dr. Dieter, Walter, Privatdozent	Kiel	Univ.-Augenklinik
*Dr. Distler	Stuttgart	16a Uhlandstrasse
Dr. Döhler	Bremen	4 Hagenauer Strasse
Dr. Doehring, Walter	Königsberg i. Pr.	6—7 Weissgerberstr.
Dr. Doerr, Frl., Lotte	Nürnberg	17 I Roonstrasse
Dr. Dohme	Berlin-Charlottenburg	11 Niebuhrstrasse
Dr. Dolman, Percival	San Francisco (Californien, Amerika)	Flood Building
Dr. Dorff, Harry	Rastatt	Bürgerspital
Dr. Driver, Robert	München	27 Elisabethstrasse
Dr. Dufour, Auguste	Lausanne (Schweiz)	1 Rue du Midi
Dr. Ebeling	Leipzig	7II Gellertstrasse
Dr. Eigel, Walter	Köln-Lindenburg	Univ.-Augenklinik
*Prof. Elschnig, Anton	Prag II (Tschechoslowakei)	15 I Palacké hotrida
Dr. Elschnig, jun. Herm.	Prag (Tschechoslowakei)	
Dr. Emanuel, Carl	Frankfurt a. M.	28I Hochstrasse
Dr. Engelbrecht, K.	Darmstadt	
*Prof. Engelking	Freiburg i. Br.	Univ.-Augenklinik
Dr. Engmann	Düsseldorf	Akad. Augenklinik, Moorenstrasse
Dr. Engels, Oberstabsarzt	Marburg a. L.	
Dr. Enroth, Emil	Helsingfors (Finnland)	
Dr. Enslin, Eduard	Fürth i. Bayern	
Dr. Enslin	Berlin-Dahlem	38 Peter-Lenné-Strasse
Dr. Eppenstein	Berlin NW 23	36 Altonaer Strasse
Dr. Erb, Albin	Lugano (Schweiz)	5 Viale Stef. Franscini
Prof. Erdmann	Hannover	23 Tiergartenstrasse
Dr. Erdmann, Leonhard	Düren (Rhld.)	95 Oberstrasse
Dr. Erdös, Edmund	Budapest (Ungarn)	Ungar. Univ.-Augenkl.
*Prof. Erggelet	Jena i. Th.	Univ.-Augenklinik
*Dr. Esser, Albert	Düsseldorf	13 Kavalleriestrasse

Name	Wohnort	Genauere Adresse
Dr. Euler	Hannover	15 Georgstrasse
*Dr. Evers, G.	Reichenbach i. V.	
Dr. Eversheim, Max	Coblenz	10a Mainzer Strasse
Dr. Eyer, Alois	Bad Nauheim	
Dr. Faber	Luxemburg	6/7 Zittastrasse
Dr. Fabian, E.	Kolberg i. Pr.	
Dr. Fecht, Wilhelm	Essen a. d. Ruhr	Städt. Augenklinik
Prof. Fehr, Oskar	Berlin W 62	10 Keithstr.
*Dr. Feigenbaum	Jerusalem (Türkei)	Augenabtlg. des Roth-schildschen Hospitals P. O. B. 13.
Dr. Ferge	Weimar	2e Wielandstrasse
*Dr. Fikentscher, Marine-Stabsarzt	Berlin-Friedenau	40 Spreeholzstrasse
Dr. Filbry, Ewald	Emmerich a. Rh.	32 Geistmarkt
*Dr. Finke, Alois	Köln-Nippes	241 Neusser Strasse
Dr. Flamm	Bensheim a. d. B.	17 Hauptstrasse
*Prof. Fleischer, Bruno	Erlangen	Univ.-Augenklinik
Dr. Förster, Willy	Liegnitz i. Schl.	6 I Dovestrasse
Dr. Förtner	Schwerin	
Dr. v. Forster	Nürnberg	35 Aegidienplatz
Dr. Franceschetti, A.	Basel (Schweiz)	Univ.-Augenklinik
Dr. Frank, E.	Landau i. Pf.	46 Kirchstrasse
Dr. Frese	Berlin-Dahlem	14 Fontanestrasse
Prof. Freytag, Gustav	München	21 I Elisabethstrasse
Dr. Freytag, G. Th.	Leipzig	3 II Königsplatz
Dr. Fricke	Arnsberg i. W.	
*Dr. Frieberg, Torsten	Malmö (Schweden)	8 Regementsg.
Prof. Friedenwald, Harry, sen.	Baltimore (Amerika)	1212 Eutaw Place
Dr. Friedenwald, Jonas S.	Baltimore (Amerika)	1212 Eutaw Place
Dr. Fröhlich, Frl. Carrie	Marburg (Lahn)	33 Moltkestrasse
Dr. Fuchs, Adalbert, Privatdozent	Wien VIII (Österreich)	13 Skodagasse
Prof. Fuchs, Ernst	Wien VIII (Österreich)	13 Skodagasse
*Dr. Fuchs, Eva	Mannheim	14 Tattersalstrasse
*Dr. Fuchs, Robert	Mannheim	L 2, 13
Dr. Gallus	Bonn a. Rh.	
*Dr. Gamper	Winterthur (Schweiz)	2 Bahnhofsplatz
*Dr. Gasteiger, Hugo	Innsbruck (Tirol)	Univ.-Augenklinik
Dr. Geis, Franz	Dresden	3 I Gerokstrasse
Dr. Gelb, Privatdozent	Frankfurt a. M.	148 EschenheimerLdstr.
Dr. Gelencsér, Maximilian	Budapest VIII (Ungarn)	30/32 Josephsring
*Dr. Geller, Karl	Siegen i. W.	29 I Sandstrasse
Dr. Genth	Wiesbaden	
Dr. Gerok	Ludwigsburg	

Name	Wohnort	Genauere Adresse
Dr. Germer	Kreuznach	5 Luisenstrasse
Dr. Gessner, C.	Pasing	
Dr. Giesecke	Eschweiler (Aachen)	
Dr. Gil, Romulok	Buenos-Aires (Argentinien)	Hospital Nacional de clinicas
*Prof. Gilbert, W.	Hamburg 39	37 Agnesstrasse
Dr. Ginsberg, Siegmund	Berlin SW.	
Dr. Girth, Max	Steele a. d. Ruhr	
Dr. Gjessing, Harald	Drammen (Norwegen)	
Dr. Gleue	Minden i. Westf.	
Dr. Gloor, Arthur	Solothurn (Schweiz)	Zeughausplatz
Dr. Göring, H.	Wiesbaden	5 Rathausstrasse
Dr. Goerlitz	Hamburg	40 p. Esplanade
*Prof. Goldschmidt, M.	Leipzig	Univ.-Augenklinik
*Prof. Golowin, S.	Moskau II (Russland)	10 p. Serpow
Prof. Gonin, Jules	Lausanne (Schweiz)	Richemont
Dr. Goy, C.	Karlsruhe i. B.	
Dr. Gradle, H. S.	Chicago (Amerika)	22 East Washington Street
Dr. Grafe, E.	Frankfurt a. M.	84 Schifferstrasse
*Prof. Greeff, Richard	Berlin W	1 B. Carlsbad
Dr. Grimm, Reinhold	Peking (China)	Arzt am deutschen Hospital. Adresse in Deutschland: San.-Rat Dr. Bartels, Hameln, Blütstr. 10.
Prof. Groenouw, A.	Breslau XIII	95 Kaiser-Wilhelm-Str.
Prof. Groenholm, V.	Helsingfors (Finnland)	9 Skillnadsgatan
Prof. Groethuysen	München	Univ.-Augenklinik, Mathildenstrasse
Dr. Grossmann	Halle a. S.	Univ.-Augenklinik
Dr. Gros, Franz	Giessen	18 Goethestrasse
*Prof. v. Grósz, Emil	Budapest (Ungarn)	VIII. 10 Baross-utcza
Dr. Grube	Köln a. Rh.	
*Prof. Grüter	Marburg a. d. Lahn	Univ.-Augenklinik
Prof. Grunert, Carl	Bremen	5 A. d. Brake
Gstettner, Frl. Math.	Wien VII (Österreich)	80 Neubaug. 4. Wesola
*Dr. Günther	Schwerin	5 Augustenstrasse
Prof. Gullstrand, Allvar	Stockholm (Schweden)	2 Lovisagatan
Prof Gutmann, Adolf	Berlin W.	36 Augsburger Strasse
Prof. Gutmann, G.	Berlin-Charlottenburg	19 Hardenbergstrasse
Dr. Gutzeit, Richard	Neidenburg i. Ostpr.	Johanniterkrankenhaus
Dr. Guzmann, Ernst	Wien VIII (Österreich)	14 Wickenburggasse
Prof. Haab, O., sen.	Zürich (Schweiz)	41 Pelikanstrasse
*Dr. Haab, O., jun.	Zürich (Schweiz)	41 Pelikanstrasse
Dr. de Haan, L. Bierens	Almelo (Holland)	11 Haven Noordzijde

Name	Wohnort	Genauere Adresse
Dr. Haas, H. K. de	Rotterdam (Holland)	37 Witte de Withstraat
Dr. Haass, F.	Viersen	16 Kasinostrasse
Dr. Hack	Hamburg	14 Dammtorstrasse
Dr. Haessig-Beda	St. Gallen (Schweiz)	Kantonspital
Prof. Hagen, S.	Christiania (Norwegen)	Univ.-Augenklinik
*Dr. Haitz, Ernst	Mainz	23 Kaiserstrasse
Prof. Hallauer, O.	Basel (Schweiz)	147 Spalenring
*Dr. Hamburger, C.	Berlin NW 87.	21 Händelstrasse
Dr. Hammer, A.	Augsburg	40 Karolinenstr. D.
Dr. Hanke, Victor	Wien IX (Österreich)	15 Schwarzpanierstr.
Dr. Hannemann, Erich	Stargard (Pommern)	2 Jägerstrasse
Dr. Hanssen, R.	Hamburg	39 p. Esplanade
Dr. Hanson, J.	Reval (Estland)	1 Tartarenstrasse
*Dr. Happe	Braunschweig	1 Augusttorwall
*Dr. Hartig, Fritz	Leipzig	29 Braustrasse
*Dr. phil. Hartinger, H.	Jena	Carl Zeisswerk
Dr. Hartmann, Karl	Emden (Ostfriesl.)	
Dr. von Haselberg W.	Berlin, Tegel	13 Hauptstrasse
Dr. v. Haselberg, Walter	Spandau	22 Breitestrasse
Dr. Haubach	Hörde	52 Hermannstrasse
Dr. Heerfordt, C. F., Privatdozent	Kopenhagen (Dänemark)	15 Wester Boulevard
Dr. Hegner, Carl August	Luzern (Schweiz)	5 Schlossweg
Dr. Heilbrun	Erfurt	5a Bahnhofstrasse
Dr. Heimann, Ernst	Berlin-Charlottenburg	5 Joachimsthaler Str.
Prof. Heine	Kiel	Rennerstifts z. Augen-klinik
Dr. Heinersdorff, H.	Elberfeld	33 Kaiserstrasse
Prof. Helbron	Berlin W 50	64 Nürnberger Strasse
Dr. Helmbold	Danzig	Rennerstiftsgasse
*Dr. Hentschel, Franz	Breslau	Univ.-Augenklinik 2 Maxstrasse
*Dr. Herford, E.	Königsberg i. Pr.	5a Tragh. Pulverstr.
Prof. v. Herrenschwand	Innsbruck (Tirol)	Univ.-Augenklinik
*Dr. Herrmann	Worms a. Rh.	18 Rathenaustrasse
*Prof. Hertel, E.	Leipzig	Univ.-Augenklinik
Dr. Herzau	Erfurt	
Dr. Herzog, Hermann	Blankenburg a. Harz	
Dr. Herzum, G.	Tetschen (Böhmen)	
*Dr. Hessberg, Richard	Essen	24 Bahnhofstrasse
Prof. Hethey	Berlin-Wilmersdorf	23 Kaiserallee
Dr. Heuser, Adolf	Gelsenkirchen i. W.	5 Neustrasse
*Dr. v. Heuss, General-oberarzt	München	11 Kaiserplatz o. R.
Dr. Heykes	Neumünster (Holstein)	
*Dr. Heyl	Ulm	
Dr. Hillemanns, Max	Freiburg i. Br.	

Name	Wohnort	Genauere Adresse
Dr. Hinrichs	Berlin-Wilmersdorf	18 Brandenburg. Str.
*Prof. v. Hippel, E.	Göttingen	45 Düsterer Eichenweg
Dr. Höhl, H.	Soltau (Hannover)	
Dr. Höhmann	Augsburg	D. 27
Dr. Höltring, Georg	Wattenscheid	
*Prof. van der Hoeve	Leiden (Holland)	6 A. Rijnsburgerweg
Dr. Hoffmann, F. W.	Darmstadt	62 Hochstrasse
*Dr. Hoffmann, R.	Braunschweig	Wolfenbüttelstrasse
Dr. Hoffmann, Victor	Berlin-Charlottenburg	29 Schlossstrasse
Dr. Hoffmann, Wolfgang	Königsberg i. Pr.	Univ.-Augenklinik
*Dr. v. Homeyer	Halberstadt	
Dr. Holland, Rudolf	Rheydt	12 Vienhausstrasse
Dr. Holth, S.	Christiania (Norwegen)	28 Pilestradet
Prof. v. Hoor, Karl	Budapest IX (Ungarn)	3 Borárostér
Prof. Hoppe	Köln a. Rh.	9 Hohenzollern-Ring
Dr. Horay, Gustav	Budapest VIII (Ungarn)	I. Univ.-Augenklinik, 39 Mariengasse
*Dr. Horniker, Ed.	Triest (Italien)	6 Piazza Giovanni
Dr. Horowitz	Frankfurt a. M.	20 Langestrasse
Dr. Howe, Lucien	Buffalo (Amerika) N. Y.	520 Delaware Avenue
Dr. Hübener	Dresden N 8	4^I Fischhausstrasse
Dr. Hübner, W.	Kassel	42^{II} Königsplatz
Dr. Hubrich, Carl	Nürnberg	35 Rennweg
Prof. Hummelsheim	Bonn	17 Hofgartenstrasse
*Dr. Huwald	Pforzheim	17 Schlossberg
Dr. v. Hymmen, H.	Mainz	19 Lotharstrasse
Dr. Jablonski, Walter	Berlin-Charlottenburg	6 Fasanenstrasse
Dr. Jacobsohn, Leo	Berlin C	19 Prenzlauer Strasse
*Dr. Jacoby, Julius	Insterburg	
Dr. Jäger, E.	Stade Niederelbe	
Dr. Jäger, Ernst	Tübingen	Univ.-Augenklinik
*Dr. Jaensch, P. A., Privatdozent	Breslau XVI	Univ.-Augenklinik 2 Maxstrasse
Dr. v. Jarmersted, Kurt	Königsberg i. Pr.	Univ.-Augenklinik
*Dr. Jendralski	Gleiwitz	44^I Oberwallstr.
*Prof. Jess	Giessen	Univ.-Augenklinik
*Prof. Igersheimer	Frankfurt a. M.	1 Brentanostrasse
Dr. Illig	Stargard i. Pomm.	
Dr. Illig, H.	München	25 Luisenstrasse
Prof. Imre, sen.	Budapest I (Ungarn)	18 Bors-útca
*Prof. v. Imre, jun.	Budapest (Ungarn)	IV.14 Kecskeméti-Utcza
Dr. Shintaro Imai	Sendai (Japan)	26 Higashi. Jobanche
Dr. Nobuo Inouye	Tokio (Japan)	5 Akasaka Tameike
Dr. Tatsuji Inouye	Tokio (Japan)	11 Higashi Kobaicho Kanda
Dr. Ischreyt, Gottfried	Libau (Latwija)	22 Scheunenstrasse

Name	Wohnort	Genauere Adresse
Dr. Israel, Norma, Frau	Houston (Texas U. S. A.)	
Dr. Juda, M.	Amsterdam (Holland)	263 Weteringschanz
*Dr. Jung, J.	Köln a. Rh.	1 Hunnenrücken
Dr. Junghäusel, Kurt	Leipzig	Univ.-Augenklinik, 14 Liebigstrasse
Dr. Jungmann	Breslau	6 a Tauentzienstrasse
Dr. Jungmann, Ernst	München	Univ.-Augenklinik
*Prof. Junius	Bonn a. Rh.	24 Marienstrasse
Dr. Kako, Momoji	Nagoya (Japan)	Aichi Hospital
Dr. Kalbe, Otto	Eisfeld i. Thüringen	
*Dr. W. Kalbfleisch	Worms a. Rh.	36 p. Renzstrasse
*Frau Dr. Kaltwasser	Dresden-Löbtau	13 I Hermsdorfer Str.
Dr. Kampherstein	Wanne	
Dr. Kanter	Altenburg (Sa.-Thüringen)	
Dr. Karpow, Curd	Cannstadt	17 Wilhelmstrasse
Dr. Kassner, Hans	Essen	Augenklinik
*Dr. Katz, Augenarzt	Karlsruhe	46 Stefanienstrasse
Dr. Katz, Heinrich	Hamburg	5 Kolonnaden
Dr. Kauffmann, Fr.	Ulm	
Dr. Kawakami, Riiti	Tokio (Japan)	Keio-Universität
Dr. Kayser, B.	Stuttgart	51 Rotebühlstrasse
*Dr. Keiner, G. B. J.	Zwolle (Holland)	1 Weezenland
Dr. Keller, Joseph M. K.	St. Louis (Amerika)	416 Metropolitan Bldg.
Dr. Kenny, A. L.	Melbourne (Australien)	Collins Street
Dr. Kerf	M.-Gladbach (Rhld.)	46 Bismarckstrasse
Dr. Kerner, Frl. Martha	Jena i. Th.	Univ.-Augenklinik
Dr. Kertsch	Quedlinburg	
*Dr. Kestenbaum, Alfr.	Wien IX	5/10 Mariannengasse
Dr. Kiefer, Helmuth	Saarlouis	
Dr. Kiel	Emden	38 Am Delft
Dr. Kiribuchi	Tokio (Japan)	35 Shitaja, Neribedaio
Dr. Kirsch	Sagan	6 Pestalozziplatz
Dr. Klein, Oberarzt	Hamborn	24 Forststrasse
Prof. Klein, S.	Wien IX 2 (Österreich)	15 Mariannengasse
*Dr. Klostermann	Mannheim	O. 7. 6
Dr. Knapp, A.	New-York (Amerika)	10 East, 54 th Street
Dr. Knapp, P., Priv.-Doz.	Basel (Schweiz)	31 Klingenthalgraben
Dr. Koch, Ernst	Bochum	12 Marienplatz
Dr. Köhne	Duisburg	
Dr. Köhne, W.	Hannover	5 I Andreaestrasse
Dr. Koenig, F.	Zürich (Schweiz)	10 Sonnenquai, Zürderhof
Prof. Koeppe	Halle a. S.	49 II Mühlweg
*Dr. Körbling	Speyer a. Rh.	
*Dr. Koll	Elberfeld	
Dr. Koller, K.	New-York (Amerika)	30 East 58 th Street

Name	Wohnort	Genauere Adresse
*Dr. Kothe, Karl	Hanau	20 Krämerstrasse
Dr. Kottenhahn	Nürnberg	12I Frommannstrasse
*Dr. Kraemer, Richard, Privatdozent	Wien VIII (Österreich)	25 Kochgasse
Dr. Krailsheimer, Rob.	Stuttgart	24 Uhlandstrasse
Dr. Kranz, H. W.	Giessen	Univ.-Augenklinik
Dr. Kraupa	Teplitz (Tschechoslowakei)	
*Dr. Kraus, Jobst	Nürnberg	9 Kaiserstrasse
*Prof. Krauss, W.	Düsseldorf	13 d Steinstrasse
Dr. Krausse, Waldemar	Giessen	Univ.-Augenklinik
Dr. Kreiker, Aladár, Privatdozent	Debrecen (Ungarn)	Univ.-Augenklinik
Dr. Kreuzfeld	Lübeck	39 I Breitestrasse
*Dr. Kronfeld, Peter	Wien (Österreich) I	Univ.-Augenklinik 4 Alserstrasse
Dr. Kronheim, A.	Glatz i. Schlesien	
Dr. Kropp, Ludwig	Essen a. d. Ruhr	Städt. Augenklinik
*Prof. Krückmann	Berlin NW 23	35 I Altonaer Strasse
Dr. Krüdener, von	Riga (Lettland)	27 Rainis-Boulev.
Dr. Krukenberg	Halle a. d. S.	21 Kirchtor
Dr. Kruse, W.	Hagen i. W.	22 Bahnhofstrasse
*Prof. Krusius	Helsingfors	24 Unionsgatan und Mainz a. Rh., 7 Pfaffengasse
Dr. Kubli, Theodor	S.S.S.-R. Leningrad (Russl.)	60 Strasse des 3. Juli
*Prof. Kuffler	Berlin W 9	23/24 Linkstrasse
*Dr. phil. Kühl. August	München	41—44 Isartalstrasse
Prof. Kümmell, R.	Hamburg 21	10 Am langen Zug
Dr. Kuhlmann, Oskar	Valparaiso (Chile)	1963 Casilla
*Dr. Kunz, Hermann	Altenessen bei Essen (Rheinland)	
Dr. Kurzezunge, Dagobert	Frankfurt a. M.	7 I Kaiserstrasse
Dr. Kyrieleis	Hameln	
Dr. Laas, R.	Frankfurt a. d. O.	
Dr. Landau, Jakob	Czernowitz	
Dr. Landau, Otto	Koblenz	49—53 Kasinostrasse
*Dr. Landenberger	Schramberg (Württemberg)	
Prof. Landolt	Lugano (Schweiz)	
Dr. Laspeyres, Kurt	Zweibrücken	
*Prof. Lauber, Hans	Wien VIII (Österreich)	25 Alserstrasse
Prof. Leber, Alfred	Java, Malang (Niederl.-Ind.)	5 Tjelaket
Dr. Lederer, Rudolf	Teplitz-Schönau (Böhmen)	37 Frauengasse
Dr. Leimbrock	Herne i. W.	
Dr. Leipprand, Oberstabsarzt	Tübingen	3 I Karlsstrasse
*Prof. Lenz, Georg	Breslau V	16 a Schweidnitzer Stadtgraben
Dr. Leonhardt, Arthur	Landshut	

Name	Wohnort	Genauere Adresse
Dr. Leopold	Hannover	
Dr. Leser, Oskar	Leipzig	33 Königsstrasse
Dr. Leser, Oskar	Zeitz (Thüringen)	11 Lindenstrasse
Prof. Leser, Ottokar	Prag II (Böhmen)	Allgem. Krankenh. 499 Böhm. Augenklinik
Prof. Levinsohn, G.	Berlin-Charlottenburg	232 Kurfürstendamm
Dr. Levy, A.	London (England)	67 Wimpol Street, CavendishSquare,W.
Dr. Levy, Emil	Frankfurt a. M.	1a Bockenh. Anlage
Dr. Licsko, Andreas	Budapest VIII (Ungarn)	I. Univ.-Augenklinik 39 Mariengasse
Dr. Lichtwer, M.,	Wittenberge	32—34 Schützenstrasse
Dr. Lieb, Albert	Freudenstadt	
Prof. v. Liebermann, Leo,	Budapest IV 9 (Ungarn)	34 Veres Pálné-utcza
*Dr. Liebrecht	Heidelberg	72 Bergstrasse
Dr. Limbourg, Ph.	Köln a. Rh.	54 Hohenstaufenring
Dr. Lindberg, J. G.	Viborg (Finnland)	
*Dr. Lindemann, F.	Meiningen	8 Marienstrasse
*Dr. Lindenmeyer	Frankfurt a. M.	4 Rüsterstrasse
Dr. Lindgren, Einar	Aarhus II (Dänemark)	
*Prof. Lindner, Karl	Wien I (Österreich)	12. Novemberring 12
*Dr. Lins, Marinestabsarzt	Kiel-Wik	
*Prof. Löhlein, W.	Jena i. Thür.	Univ.-Augenklinik
*Prof. Loewenstein	Prag II (Böhmen)	2 Trojická
Prof. Lohmann, W.	Schwelm i. Westf.	15 Untermauerstrasse
Dr. Lucanus, C.	Hanau	
Dr. Lucanus, Heinr.	Gotha	12 Bürgeraue. Augenkl.
Dr. Ludwig, Curt	Leipzig	20 Emilienstrasse
Dr. Ludwig, A.	Dresden A.	1 Mosczinskystrasse (Ecke Prager Strasse)
Prof. Luedde	St.Louis,Missouri (Amerika)	311—314 Metropolitan Building
*Dr. Lünenborg	Ludwigshafen a. Rh.	178 Lisztstrasse
Dr. Lundsgaard, K. K. K.	Kopenhagen (Dänemark)	32 Hanserplads
Dr. Lundgren, Per Gordon	Umea (Schweden)	
Dr. Lunecke, Hermannn	Herford	
Dr. Mac Callan, A.	London W (England)	33 Welbeck Street
Dr. Maillard, Bruno, Stabsarzt	Königsberg i. Pr.	31 Herzog Albrecht-Allee
Dr. Märtens	Braunschweig	17 Wilhelmitorwall
Dr. v. Mandach, Fritz	Bern (Schweiz)	28 Spitalgasse
Dr. Magnus, Hans	Göttingen	Univ.-Augenklinik
Prof. Manolescu	Bukarest (Rumänien)	10 Bulevard Domnitie
Dr. Manzutto, Giuseppe	Triest (Italien)	42 via Valdirivo
*Dr. Marchesani, Oswald	Innsbruck (Tirol)	Univ.-Augenklinik
Prof. Márquez, Manuel	Madrid (Spanien)	7 Moret (Mencloa)

Name	Wohnort	Genauere Adresse
Dr. Marx, Stabsarzt	Frankfurt a. O.	16 Bahnhofstrasse
Dr. Marx, E.	Leiden (Holland)	Univ.-Augenklinik
Dr. Massur, Fr. W.	Berlin	Augenabt. Rudolf-Virchow-Krankenh.
Dr. Masur, Martin	Gleiwitz	49 Wilhelmstrasse
Dr. Mayweg	Hagen i. Westf.	8 u. 10 Friedrichstr.
*Dr. Meesmann, Alois, Privatdozent	Berlin NW 6	Charité, 21 Schumann-strasse
*Prof Meisner	Greifswald	10 Werderstrasse
Prof. Meller	Wien IX (Österreich)	I. Univ.-Augenklinik, 4 Alserstrasse
Dr. Mellinghoff, R.	Düsseldorf	114 Duisburger Strasse
Dr. Menacho	Barcelona (Spanien)	646 Córtes (Gran-via)
Dr. Mende, Erwin	Bern (Schweiz)	50 Marktgasse
Dr. Mengelberg, R.	Aachen	25 Wallstrasse
Dr. Mertens, W.	Wiesbaden	52 Wilhelmstrasse
Dr. Merz, Hans	Rosenheim (Oberbayern)	9 Königstrasse
*Dr. Messmer	Heidelberg	84 Hauptstrasse
*Dr. Metzger, Ernst	Frankfurt a. M.	Univ.-Augenklinik
*Dr. Meyer	Brandenburg a. H.	
Dr. Meyer-Waldeck, Fritz	Rio Grande do Sul Bagé (Brazil)	8 Ca-postal
Dr. Meyer, Otto	Breslau	17I Kaiser-Wilhelm-Str.
*Dr. Meyer, Waldemar Lothar	Dresden N 6	10 Weintraubenstrasse
Dr. Meyerhof, M.	Kairo (Ägypten)	Rue Emad-el-dine, Imm. S.
Dr. Michelsen	München	Schlössersche Augen klinik
Dr. Mischell	Opladen	58 Kölner Strasse
Dr. von Mittelstädt	Tuttlingen	
Dr. Modrze	Karlsruhe i. B.	66 Stefanienstrasse
*Dr. Mohr, Th.	Breslau XIII	11 Goethestrasse
Dr. de Moraes, Eduardo Rodriguez	Bahia (Brasilien)	68 Rua Victoria
Dr. Mügge, E.	Eisleben	
Dr. Mühlner, E.	Gera	13 Markt
Dr. Mühsam, W.	Berlin W	79 Motzstrasse
Dr. Müller, Friedrich	Porto Alegre (Brasilien)	Rio Gr. do Sul 59 Independenzia
Dr. Müller, Leopold	Wien VI (Österreich)	1 D Mariahilferstrasse
Dr. Müller, Max	Frankfurt a. M.	109 Bockenh. Landstr.
Dr. Müller, Otto	München	5, c-o Sophienstr. (Ecke Arcisstrasse)
Dr. Müller, Paul	Magdeburg	1 Himmelreichstrasse
Dr. Mündler	Heidelberg	4 Wilhelm-Erb-Strasse
Dr. Münz, L.	Chemnitz	38 Helenenstrasse

Name	Wohnort	Genauere Adresse
Dr. Mürau	Stettin	19 Königsplatz
Dr. Mutschler	Posen	4 Wesola
Dr. Nagano, Oberstabsarzt	Tokio (Japan)	Militärärztl. Akademie
Prof. Napp, Otto	Charlottenburg	41 Bleibtreustrasse
Prof. zur Nedden	Düsseldorf	112 Worringer Strasse
*Dr. Nelson	Rostock	101 Alexandrinenstr.
Dr. v. Nestlinger, Nikolaus	Budapest VIII (Ungarn)	II. Univ.-Augenklinik 36 Szigonygasse
Dr. Neubner, Hans	Köln a. Rh.	10 Zeughausstrasse
Dr. Neuburger	Nürnberg	8 Carolinenstrasse
Dr. Neunhöffer, Ferd.	Stuttgart	4 Reinsbergstrasse
Dr. Nicolai, C.	Nymwegen (Holland)	
*Dr. Nienhold, Frl. Else	Crailsheim	
Dr. Noll	Krumbach (Schwaben)	
Dr. Nonnenmacher	Bautzen	6 Theatergasse
*Prof. Dr. med. et phil. Nordenson, J. W.	Upsala (Schweden)	
Dr. Nussbaum, Friedr. H.	Friedberg i. Hessen	
Prof. Oeller, J. N.	Erlangen	
Prof. Oguchi	Nagoya (Japan)	Univer.-Augenklinik
Prof. Ohm	Bottrop i. W.	
Dr. Olin, Frau	Helsingfors (Finnland)	Augenklinik Prof. Groenholm
*Prof. Oloff	Kiel	37 I Dänische Strasse
Dr. Oncken	Wilhelmshaven	
Dr. Osborne, Alfred	Alexandrien (Ägypten)	21 Rue Nebi Daniel
Dr. Oswald, Adolf	Itzehoe	
Dr. Otto, Oberstabsarzt	Pirna i. S.	
Dr. Paderstein	Berlin NW	7 Claudiusstrasse
Dr. Pagenstecher, Adolf H., jun.	Wiesbaden	63 Taunusstrasse
Prof. Pagenstecher, H., sen.	Wiesbaden	59 Taunusstrasse
Dr. Palich-Szántó, Olga	Belgrad (Jungoszlaeven)	53 Kralja Petra
Dr. Pallesen	Heide i. Holst.	52 Neue Anlage
*Dr. Pape	Detmold	
Dr. Park-Lewis	Buffalo (Amerika)	454 Franklinstreet
*Prof. Pascheff, C	Sofia (Bulgarien)	151 Rue Rakowska
Prof. Passow, Arnold	München	13 Hubertusstrasse
Dr. Paton, Leslie	London W (England)	29 Harley Street
*Dr. Patry, A.	Genf (Schweiz)	18 Rue de Candolle
Dr. Paul	Halle a. S.	66 Leipziger Strasse
*Dr. Paul, Ludwig.	Lüneburg	14 Wandrahmstrasse
Dr. Paulmann, O.	Bremen	98 Am Dobben
Dr. Pautynski, F.	Dresden A.	25 Leubnitzer Strasse
Dr. Peerenboom, Frl. Helene	Göttingen	Univ.-Augenklinik

Name	Wohnort	Genauere Adresse
Dr. Peltesohn	Hamburg	15 Kolonnaden
Dr. Penner	Danzig	11 Langgasse
*Dr. Peppmüller, F.	Zittau (Sachsen)	
Dr. Perlia	Krefeld	
Dr. Perlmann	Iserlohn	
Dr. Peter, Max	Bielefeld	
Prof. Peschel	Frankfurt a. M.	18 Kaiserplatz
Prof. Peters	Rostock	
Dr. Peters	Buër (Westfalen)	
*Dr. Pflüger, Ernst	Bern (Schweiz)	12 Taubenstrasse
Dr. Pflüger, H.	Freiburg i. Br.	Univ.-Augenklinik
Prof. v. Pflugk	Dresden N.	25 II Bautzner Strasse
Dr. Pfuhl	Leipzig	Univ.-Augenklinik, 14 Liebigstrasse
*Prof. Pick	Königsberg i. Pr.	27 Tragh. Kirchenstr.
Dr. Piekema	Arnheim (Holland)	11 Velperplein
Dr. Piesbergen	Stuttgart	19 Schellingstrasse
*Dr. Pillat	Wien IX (Österreich)	II. Univ.-Augenklinik, Allgem. Krankenhaus
Dr. Pilzecker	Henner/Säckingen	
Dr. Pincus, F.	Köln a. Rh.	74 Hohenzollernring
Dr. Pincus, Oskar	Magdeburg	220 Breiteweg
Prof. Pinto, da Gama	Lissabon (Portugal)	14 a R. S. Sebastião (a. S. Pedro d'Alcantara).
Dr. Pischel, Dohrmann Kaspar	San Franzisco (Amerika)	
*Dr. Plange, O..	Münster (Westfalen)	
*Dr. Plitt, Wilhelm	Nürnberg	76 Königstrasse
Dr. Ploman, K. G., Privatdozent	Stockholm (Schweden)	K. Karolinisches Institut
Dr. Pöllot, Wilhelm	Darmstadt	5 Wilhelminenstrasse
*Dr. Podestà	Torgau a. d. Elbe	2 II Westring
*Dr. Poos, Fritz	Münster i. W.	Univ.-Augenklinik
Dr. v. Poppen, A., Dozent	Reval (Estland)	N. 3 Wismarstrasse
Dr. Prinke, Theodor	Düsseldorf	67 Grafenberger Allee
Prof. Pröbsting	Köln a. Rh.	9 Zeughausstrasse
*Dr. Prumbs	Duisburg	19 Sonnenwall
Dr. Pulvermacher	Berlin W 50	23 Prager Strasse
Dr. Purtscher	Klagenfurt (Österreich)	4 Priesterhausgasse
Dr. Purtscher, A., jun.	Klagenfurt (Österreich)	Augenabteilung Landeskrankenhaus
Dr. Quint, Augenarzt	Solingen	
*Dr. Qurin, Augenarzt	Wiesbaden	
Dr. Rados, Andreas	Zürich (Schweiz)	Univ.-Augenklinik
Dr. Raffin, Albert	Herne	5 Heinrichstrasse
*Dr. Rahlson	Frankenthal (Pfalz)	

Name	Wohnort	Genauere Adresse
Dr. Ransohoff	Frankfurt a. M.	12 Bleichstrasse
Dr. Rath, Edmund	Nienburg a. W.	
Dr. Rath, Wilhelm	Hannover	39 I Lavesstrasse
Dr. Rauh, Fritz	Königsberg i. Pr.	Univ.-Augenklinik
Dr. Raupp	Kaiserslautern (Pfalz)	
Dr. Reich, H.	Simmern (Hunsrück)	
Dr. Reis, Victor, Privatdozent	Lemberg (Polen)	3 Plac Akademicki
Prof. Reis, Wilhelm	Bonn	17 Marienstrasse
Dr. Reitsch, M.	Hirschberg (Schlesien)	Kaiserstrasse
Dr. Remky, E.	Tilsit	20 Hohe Strasse
Dr. Renedo, Julian Martin, Stabsarzt	Madrid (Spanien)	1. Reg. de Artillerie Ligera
Dr. Resak, Cyrill	Bautzen i. Sachsen	18 I Wallstrasse
Dr. Richter, G.	Zeitz	
Dr. Rieth-Esser, H., Frau	Düsseldorf	13 Kavalleriestrasse
Dr. Rindfleisch	Weimar	
Prof. v. Rohr, M.	Jena	
*Dr. Rohrschneider, Wilh.	Berlin N 24	5/9 Ziegelstrasse
*Prof. Römer, P.	Bonn a. Rh.	
Dr. Romeick	Magdeburg	213 Breiteweg
Dr. Rönne, Henning, Privatdozent	Kopenhagen (Dänemark)	33 II Amogertor
*Dr. Rössler, Fritz	Gries bei Bozen (Italien)	Sanatorium Grieserhof
*Dr. v. Rötth, Andreas	Pécs (Ungarn)	Univ.-Augenklinik
Dr. Roscher, A.	Regensburg	100 II Spiegelgasse
*Dr. Rosenberg	Berlin-Schöneberg	10 Lindauer Strasse
Dr. Rosenhauch, Edmund	Krakau (Polen, Galizien)	3 utca Dunajewskiego L. 3
Dr. Rosenmeyer, L.	Frankfurt a. M.	7 Bockenheimer Ldstr.
*Dr. Rosenthal	Aschersleben	
Dr. Rübel, Eugen	Kaiserslautern (Pfalz)	
*Dr. Ruf	Pirmasens	
Dr. Ruge	Dortmund	33 Ostwall
Dr. Ruhwandl	München	3 I Theresienstrasse
Dr. Rupprecht, J.	Dresden N.	34 II Hauptstrasse
Dr. Rusche, W.	Bremen	60 Fedelhören
Dr. Rust, Theodor	Gera	4 I Rathenauplatz
Prof. Sachs, Moritz	Wien I (Österreich)	7 Lichtenfelsgasse
Dr. Sala	Greiz	
Prof. Salus	Prag (Böhmen)	Univ.-Augenklinik
*Prof. Salzer, Fr.	München	6 Giselastrasse
Prof. Salzmann, M.	Graz (Österreich)	15 Lichtenfelsgasse
*Dr. Samojloff, A. J., Privatdozent	Moskau 64 (Russland)	47 Semljanoi Wal
*Dr. Sander, Emil	Stuttgart	12 I Lindenstrasse

Name	Wohnort	Genauere Adresse
Dr. Sandmann	Magdeburg	
Dr. de Sanson, Raoul David	Rio de Janeiro (Brasilien)	40 Perevia de Silva, Lanamgevias
*Prof. Sattler, H., sen.	Leipzig	14¹ Beethovenstrasse
*Prof. Sattler, C. H., jun.	Königsberg	Univ.-Augenklinik
Dr. Saupe, Kurt	Gera (Reuss)	
Dr. Schack	Wiesbaden	81 Rheinstrasse
Dr. Schall, Emil, Privatdozent	Plauen i. Vogtl.	37 Syrastrasse
*Prof. Scheerer	Tübingen	Univ.-Augenklinik
*Dr. Scheffels, O.	Krefeld	19 Südwall
*Dr. Schertlin, Georg	Ravensburg (Württ.)	49 Eisenbahnstrasse
Dr. Scheuermann	Landau	
*Dr. Scheuermann, W.	Offenbach a. M.	
Prof. Schieck	Würzburg	Univ.-Augenklinik
Dr. Schinck, Peter	Marienburg i. Westpreuss.	36 Mühlengraben
Prof. Schiötz. H.	Oslo (Norwegen)	
Dr. Schiötz, Ingolf, jun.	Oslo (Norwegen)	7 Langesgade
*Dr. Schlaefke, W.	Kassel	46 Kölnische Strasse
Prof. Schleich, G.	Tübingen	
Dr. Schlicker, Karl	Augsburg	Domplatz D. 94 Mayersche Augenheilanstalt
Dr. Schlipp, Rudolf	Wiesbaden	
*Dr. Schlippe, K.	Darmstadt	
Dr. Schlodtmann	Lübeck	13 Pferdemarkt
Prof. Schmeichler	Brünn (Tschechoslowakei)	1 a Franz-Josef-Strasse
*Dr. Schmelzer, Hans	Erlangen	Univ.-Augenklinik
Dr. Schmidt, Ph.	Darmstadt	123/4 Rheinstrasse
Dr. Schmitt, Alfons	Ravensburg i. Württ.	
Dr. Schmitz, Herm.	Hamburg	10 Harvestehuderweg
Prof. Schnaudigel	Frankfurt a. M.	40 Savignystrasse
Dr. Schneider	Regensburg	
Dr. Schneider, Paul	Magdeburg	37 Breiteweg
*Prof. Schneider, Rudolf	München	13¹ Sonnenstrasse
Dr. Schneider, Rudolf	Graz (Österreich)	Univ.-Augenklinik
*Dr. Schoeler, Fritz	Berlin NW 52	126 Alt Moabit
Dr. Schöninger, Leni, Frl.	Stuttgart	36 Hohenheimerstr.
*Dr. Schöpfer, Otto	Tübingen	Univ.-Augenklinik
Dr. Scholtz, K., Privatdoz.	Budapest VIII	46 Mària-u.
Dr. Schott, Adolf	Kiel	59 Muhlinstr.
Dr. Schott, Kurt	Halle a. d. S.	43 Magdeburger Strasse
*Prof. Schreiber, L.	Heidelberg	7 b Sophienstrasse
Prof. Schröter, Paul	Leipzig	21 Ferdinand-Rhode-Str.
Dr. Schründer	Hamm i. W.	

Name	Wohnort	Genauere Adresse
Dr. Schultze, Hans	Nürnberg	1 Johannisstrasse
*Dr. Schumacher, G.	Mannheim	
Dr. Schüller, Wilhelm	Giessen	Univ.-Augenklinik
Dr. Schürhoff, Erich	Güstrow	
*Dr. Schüssele, W.	Baden-Baden	16 Langestrasse
Dr. Schuster, Erna,	Königsberg i. Pr.	Univ.-Augenklinik
Dr. Schütte, Siegfried	Braunschweig	3 Casparistrasse
Dr. Schwabe, Gustav	Leipzig	12 Querstrasse
Prof. Schwarz, Otto	Leipzig	18 Gottschedstrasse
Dr. Schweigger, R.	Berlin W 15	202 Kurfürstendamm
Dr. Schwenker, Georg	Harburg	
*Dr. Secker, Gustav	Hamburg	10a Bramfelder Strasse
*Prof. Seefelder	Innsbruck (Tirol)	Univ.-Augenklinik
Dr. Segelken	Stendal	
Dr. v. Seggern	Bremen	31 An der Weide
*Prof. Seidel, E.	Heidelberg	21 Handschuhsheimer Landstrasse
Dr. Seitz	Neustadt a. H. (Pfalz)	
Dr. Selle, Gerhard	Werdau (Sachsen)	66a Plauensche Strasse
Dr. Selz, Eugen	München	5 Barerstrasse
*Dr. Serr, Hermann, Priv.-Doz.	Heidelberg	Univ.-Augenklinik
*Dr. Sieber, Marinestabsarzt	Wilhelmshaven	
Dr. Siegfried, Constanza	Leipzig	1 Johannisplatz
*Prof. Siegrist, A.	Bern (Schweiz)	
Dr. Siemund, Heinrich Stabsarzt	Tübingen	Univ.-Augenklinik
Prof. Silex	Berlin NW	5 Roonstrasse
Prof. Silva, Rafael	Mexiko (Amerika City Mexiko D. F)	195 Avenida Insurgentes
Dr. Simm	Herford	9 Göbenstrasse
Dr. Simon, Otto	Magdeburg	17 Kaiserstrasse
*Dr. Sinner, Albert	Durlach i. Baden	4 Leopoldstrasse
Prof. Snellen, H.	Utrecht (Holland)	95 Billstraat
Dr. Solm, R.	Frankfurt a. M.	8 Westendstrasse
Dr. Sommer, G.	Zittau i. Sachsen	42 Neustadt
Dr. Sondermann, sen.	Dieringhausen (Bez. Köln)	
Dr. Sondermann, Günther, jun.	Dieringhausen (Bez. Köln)	
Dr. Spamer	Höchst a. M.	1 Kaiserstrasse
Dr. Spengler	Hildesheim	27 Zingel
Dr. Spir, Edgar	Hamburg	9 I Hartvicusstrasse
Dr. Spital, Georg	Münster i. W.	
Dr. Stähli, J., Privatdozent	Zürich (Schweiz)	16 Börsenstrasse

Name	Wohnort	Genauere Adresse
Dr. Staffier	Königshütte Oberschlesien (Polen)	Deutsche Briefablage: Beuthen (Oberschl.), Postfach 1227
*Dr. Stange B.	Görlitz	6 Berliner Strasse
Dr. Starke	Prenzlau (Uckermark)	2 Stettiner Strasse
Dr. Steffens, Paul	Oberhausen (Rheinland)	
Dr. Stein	Brieg (Bez. Breslau)	14 Lindenstrasse
*Dr. Stein, Edmund	Paderborn	15 Marienplatz
Dr. Stein, Ludwig	Bad Kreuznach	6 Schlossstrasse
Dr. Steindorff, Kurt	Berlin W 50	13 Budapester Strasse
*Dr. Steinert, Frau	Oberstein	
Dr. Stengele, Udo	Ulm a. D.	2 Olgastrasse
*Dr. Stern	Kassel	57 Königsplatz
Dr. Stern, H.	Thun (Schweiz)	
Dr. Stieda, Walter	Ohligs i. Rh. (Solingen)	17 Markhammerstrasse
Dr. Stiller	Berlin N. 24	Univ.-Augenklinik, 5/6 Ziegelstrasse
*Prof. Stock	Tübingen	Univ.-Augenklinik
Dr. Stoewer	Witten a. d. Ruhr	
Dr. Stoll	Mannheim	Schlossplatz
Dr. Stood, W.	Barmen	Neuenweg
Dr. Story, John B.	Dublin (England)	6 Merrion Square
Dr. Stransky	Brünn (Tschechoslowakei)	14 Nám Svobody
Dr. Streiff	Genua (Italien)	13 Corso Solferino
Dr. Streuli, Heinrich	Bern (Schweiz)	Univ.-Augenklinik
*Dr. Stroschein, P.	Dresden	14 Prager Strasse
Dr. Stross, Laura	Wien IX (Österreich)	41 Porzellangasse
Dr. Stüdemann,	Saalfeld (Saale)	1—3 Blankenburg. Str.
*Prof. Stuelp, O.	Mülheim a. d. Ruhr	19 Friedrichstrasse
Dr. Sulzer, M.	Neustadt a. d. H.	
Dr. Székacs, Stephan	Budapest VIII (Ungarn)	I. Augenklinik 39 Mariengasse
Dr. Szekrényi, Ludwig	Budapest VIII (Ungarn)	II. Univ.-Augenklinik 36 Szigonygasse
*Prof. v. Szily, A.	Münster i. W.	Univ.-Augenklinik.
Dr. Takamura	Tokio (Japan)	Kanda, 27 Suyehiro-cho
*Dr. Taumi, Alexander	Reval (Estland)	Centralmilitärhospital
Dr. Teich	Wien III	51 Ungargasse
*Dr. Theobald, Paul	Tübingen	Univ.-Augenklinik
*Dr. Thiel, Rudolf	Berlin N. 24	Univ.-Augenklinik 5/6 Ziegelstrasse
*Dr. Thier, sen.	Aachen	
Dr. Thier, Adolf, jun.	Aachen	57 Wallstrasse
*Dr. Thies, Oskar	Dessau	
Dr. Thorey	Leipzig	6 II Hartkortstrasse
Dr. Thormählen, Max	Hamburg	3 Kolonnaden
*Prof. Thorner	Berlin W 62	19 Kleiststrasse
Dr. Tobias, Georg	Berlin-Lichtenberg	50 Frankfurter Allee

Name	Wohnort	Genauere Adresse
Dr. Tödten	Hamburg	14 Esplanade
Dr. Topolansky	Wien I (Österreich)	2 Augustengasse
*Dr. Traumann, Hans	Schweinfurt a. M.	
Dr. Treutler, B.	Freiberg (Sachsen)	
Dr. Triebenstein, Privat-dozent	Rostock	Univ.-Augenklinik
Dr. Überall, Georg	Hof	2 Klosterstrasse
Dr. Uchida Kozo	Tokio (Japan)	p. Adr. Herrn Dr. Suda, 49 Kasugacho Koisikawaku
Dr. Uhthoff, Carl August	Limburg a. d. Lahn	
Dr. v. Vajda, Géza	Miskolcz (Ungarn)	35 Széchenyigasse
Dr. Veelken, Josef	Osterfeld i. W.	35 Hauptstrasse
Dr. de la Vega, Estargidio	Buenos-Aires (Argentinien)	Hospital Nacionale de clinicas
Dr. Veith	Göttingen	14 Dahlmannstrasse
*Dr. Velhagen, sen.	Chemnitz	21 Brückenstrasse
*Dr. Velhagen, jun., Carl	Berlin NW 6	26a^{II} Schiffsbauerdamm
Dr. Verderame, F., Privatdozent	Turin (Italien)	31 bis Corso oporto
*Dr. Vetter, Martin	Freiberg i. Sachsen	
Prof. Vogt, Alfred	Zürich (Schweiz)	13 Raemistrasse
Dr. Voigt	Grimma	65 Leipziger Strasse
Dr. Vollert	Leipzig	12^{II} Königsplatz
Dr. Volmer, Walter	Leipzig	14 Liebigstrasse Univ.-Augenklinik
*Dr. Vossius, A.	Darmstadt	
*Dr. Vüllers	Aachen	
*Dr. Wachler	Bolzano (Italien)	10 Streitergasse
*Prof. Waetzold	Lichterfelde-Berlin	12 A. Hortensienstrasse
*Prof. Wagenmann	Heidelberg	80 Bergstrasse
Dr. Wagner, E.	Leipzig	33 Burgstrasse
Dr. Wagner, Paul	Frankfurt a. M.	52^{I} MainzerLandstrasse
Dr. Waldmann, Iván	Budapest (Ungarn)	Ungar. Univ.-Augenkl. I
Dr. Waldstein, Ernst	New-York City (Amerika)	70 East, 56th Street
Dr. Wallenberg, Theodor	Danzig	4 Reitbahn
Dr. Walther	Hof	Ludwigstrasse
Dr. Wanner, Ernst	Cannstatt	9 Karlstrasse
Dr. Warschawski, Jacob Privatdozent	Baku (Russland)	4 Azisbekowstrasse
*Dr. Waubke, Hans	Bielefeld	2 Victoriastrasse
*Dr. Weckert	Goslar a. Harz	
*Dr. Weigelin, Siegfried	Stuttgart	30 Gartenstrasse
*Dr. Weinbaum	Cüstrin-Altstadt	
Dr. Weinhold	Plauen i. V.	14 Bahnhofstrasse
Dr. Weisner, Eckhard	Tübingen	Univ.-Augenklinik

Name	Wohnort	Genauere Adresse
*Dr. Weiss, E.	Charlottenburg	16 Gervinusstrasse
Dr. Weiss, Eduard	Offenbach a. M.	Kaiserstrasse
Dr. Weiss, K. E.	Stuttgart	58 Büchsenstrasse
Dr. Wendt	Leipzig	Univ.-Augenklinik, 14 Liebigstrasse
*Dr. Werdenberg, Eduard	Davos-Platz (Schweiz)	
Dr. Wernicke, Georg	Hersfeld (Hessen-Nassau)	5 Reichsbankstrasse
Dr. Wessel, Albrecht	Lemgo	
*Prof. Wessely, Carl	München	Univ.-Augenklinik
Dr. Weve, H.	Rotterdam (Holland)	165 N. Binnenweg
Prof. Wick	Kassel	25 Kronprinzenstrasse
*Dr. Wiedersheim	Saarbrücken	30 Beethovenstrasse
Dr. Wiegmann, E.	Hildesheim	30 Zingel
Dr. Wilbrand, H.	Hamburg	26 Brandsende
Dr. Wilmsen, Julius	Castrop i. W.	5 Viktoriastrasse
Dr. Windrath	Weissenfels	
Dr. Winterstein, Max	Pilsen (Tschechoslowakei)	43 Jungmannstrasse
Dr. Wirth	Breslau XVI	2 Maxstrasse
Prof. Dr. Wirths	Berlin-Friedenau	28 Kirchstrasse
*Prof. Wissmann, R.	Wiesbaden	23 I Moritzstrasse
*Dr. Wittich, Walter	Aschaffenburg	12 I Würzburger Strasse
*Prof. Wölfflin, E.	Basel (Schweiz)	48 Steinenring
Dr. Wolf, Hans	Passau	
Dr. Wolff, Benita	München 23	21 III r. Römerstrasse
Dr. Wolff, Hugo	Berlin NW	5 pt. Alexander-Ufer
Dr. Wolffberg	Breslau	9 Schlossplatz
Prof. Wolfrum	Leipzig	5 Kaiser Wilhelmstr.
Dr. Wollenberg, Marine-stabsarzt	Cuxhaven	50 Marinestrasse
Dr. Wunderlich	Altenburg S.-A.	
Dr. Wygodski	Leningrad (Russland)	21 Newaquai
*Prof. Zade	Heidelberg	1 Gegenbaurstrasse
*Dr. Zahn, Erwin	Stuttgart	100 Schlossstrasse
Dr. Zeeman, W. P. C.	Amsterdam (Holland)	3 Jacob Obrechtstraat
*Dr. Zeller, Otto	Heilbronn	6 Hohestrasse
*Dr. Ziaja, Stabsarzt	Ludwigslust (Mecklenburg)	
Dr. Ziemssen, Stabsarzt	Fürstenwalde, Spree	7/8 Münchebergerstr.
*Dr. Zinsser, Fritz	Tübingen	Univ.-Augenklinik

Die mit einem Stern (*) bezeichneten Mitglieder haben an den diesjährigen Sitzungen teilgenommen.

Der Vorstand der Gesellschaft besteht aus folgenden Mitgliedern:

Th. Axenfeld in Freiburg i. Br., Vorsitzender.

E. Fuchs in Wien VIII, Skodagasse 13, stellvertr. Vorsitzender.

A. Gullstrand in Stockholm (Schweden), Lovisagatan 2.

E. Hertel in Leipzig, Univ.-Augenklinik, Liebigstrasse 14.

E. v. Hippel in Göttingen, Düsterer Eichenweg 45.

Krückmann in Berlin NW 23, Altonaer Strasse 35I.

O. Stuelp in Mülheim a. d. R., Friedrichstr. 19.

A. Wagenmann in Heidelberg, Bergstrasse 80, Schriftführer.

Carl Wessely in München, Univ.-Augenklinik.

Satzungen

der

Ophthalmologischen Gesellschaft[1]

beschlossen in der Sitzung vom 15. September 1903.

§ 1.

Der unter dem Namen: „Ophthalmologische Gesellschaft"[1] bestehende Verein bezweckt die Förderung der Ophthalmologie und hat seinen Sitz in Heidelberg. Der Verein soll in das vom Amtsgericht zu Heidelberg geführte Vereinsregister eingetragen werden.

§ 2.

Der Vorstand des Vereins besteht aus acht von der Mitgliederversammlung frei gewählten Vereinsmitgliedern und aus einem Schriftführer, welcher auf Vorschlag der übrigen acht Vorstandsmitglieder auf 8 Jahre von der Mitgliederversammlung gewählt wird. Von den acht ersteren Vorstandsmitgliedern scheiden alle zwei Jahre je zwei Mitglieder aus, und zwar diejenigen, welche seit ihrer Wahl, beziehungsweise Wiederwahl, dem Vorstand am längsten angehört haben.

Wenn in einem Jahre, in dem der Austritt und die Neuwahl zweier Mitglieder zu erfolgen hätte, keine Mitgliederversammlung stattfindet, werden Austritt und Neuwahl der Vorstandsmitglieder auf das nächste Jahr verschoben.

Die austretenden Vorstandsmitglieder sind wieder wählbar.

Bei eintretenden Lücken in der Zahl der Mitglieder des Vorstandes werden in der nächsten Mitgliederversammlung Ersatzmänner gewählt.

§ 3.

Der Vorstand wählt aus seiner Mitte einen Vorsitzenden und einen Stellvertreter desselben, die bis zu ihrem satzungsmäßigen Ausscheiden aus dem Vorstand ihr Amt behalten.

§ 4.

Der Vorstand fasst seine Beschlüsse durch mündliche Abstimmung in einer vom Vorsitzenden unter Angabe der Tages-

---

[1] Durch Beschluss der Mitgliederversammlung vom 6. August 1920 soll der Name jetzt lauten: „Deutsche Ophthalmologische Gesellschaft".

ordnung einzuberufenden Vorstandssitzung oder durch schriftliche Abstimmung vermittelst eines vom Vorsitzenden ausgehenden, bei allen Mitgliedern des Vorstandes umlaufenden und wieder zum Vorsitzenden zurückkehrenden Anschreibens. In beiden Fällen ist zur Beschlussfassung einfache Mehrheit der abgegebenen Stimmen notwendig und genügend.

Über die Beschlüsse in einer Vorstandssitzung wird ein vom Vorsitzenden zu unterzeichnendes Protokoll geführt.

§ 5.

Der Vorstand sorgt sowohl in der Zwischenzeit als auch während der Dauer der Versammlung für die Interessen des Vereins. Er ladet zu den wissenschaftlichen Sitzungen und zu der Mitgliederversammlung ein, trifft die Vorbereitungen dazu, bestimmt die Reihenfolge der Vorträge, besorgt die Herausgabe der Sitzungsberichte und die Kassenführung. Die Einladung zu den Versammlungen erfolgt durch ein vom Vorsitzenden und Schriftführer unterzeichnetes, gedrucktes Zirkular mit Angabe der Tagesordnung, das an alle Mitglieder zu versenden ist.

§ 6.

Der Vorsitzende oder in dessen Verhinderung sein Stellvertreter vertritt den Verein nach aussen, sowohl gerichtlich als auch aussergerichtlich. Ist eine Willenserklärung gegenüber dem Verein abzugeben, so genügt die Abgabe gegenüber einem Mitgliede des Vorstandes.

§ 7.

Der Schriftführer hat die Korrespondenz des Vereins, den Druck und die Versendung der Zirkulare zu besorgen, die Protokolle zu führen und die Sitzungsberichte zu redigieren.

§ 8.

Die wissenschaftlichen Sitzungen und die Mitgliederversammlung finden in der Regel einmal jährlich in Heidelberg statt.

Die wissenschaftlichen Sitzungen sind öffentlich. Ihre Eröffnung geschieht durch ein Mitglied des Vorstandes. Die Vorsitzenden der einzelnen Sitzungen werden auf Vorschlag des Vorstandes von den anwesenden Mitgliedern gewählt.

In der Mitgliederversammlung werden die Angelegenheiten des Vereins beraten, Beschlüsse darüber gefasst und die Wahlen vorgenommen. Bei den Abstimmungen entscheidet einfache Majorität. Über die Beschlüsse der Mitgliederversammlung wird ein vom Vorsitzenden und Schriftführer zu unterzeichnendes Protokoll geführt.

§ 9.

Wer Mitglied der Ophthalmologischen Gesellschaft werden will, wendet sich durch Vermittelung des Schriftführers an den Vorstand, der über die Aufnahme durch einen nach § 4 zu fassenden Beschluss entscheidet.

Der Austritt erfolgt durch Anzeige an den Schriftführer. Auch gilt als ausgetreten, wer zwei Jahre seinen Mitgliedsbeitrag nicht entrichtet hat.

Ein Mitglied kann aus der Gesellschaft ausgeschlossen werden, wenn es sich durch die Art seiner Berufsausübung zu den Grundsätzen der Gesellschaft dauernd in erheblichen Widerspruch setzt oder wenn seine fernere Mitgliedschaft aus sonstigen, in seiner Person liegenden, wichtigen Gründen mit dem gedeihlichen Bestand der Gesellschaft unvereinbar erscheint. Die Ausschliessung erfolgt auf Antrag des Vorstandes durch einen mit $^2/_3$ Mehrheit der Erschienenen gefassten Beschluss der Mitgliederversammlung, nachdem dem Auszuschliessenden vorher Gelegenheit zu schriftlicher Äusserung gegeben worden ist. Eine Anfechtung des formgerecht ergangenen Ausschliessungsbeschlusses findet nicht statt[1].

§ 10.

Jedes Mitglied zahlt für jedes Kalenderjahr einen Beitrag von 6 Mk.[2], welcher von der Oberrheinischen Bank[3] in Heidelberg eingefordert wird. Auch kann die Zahlung der Jahresbeiträge durch Entrichtung eines einmaligen Beitrages von 120 Mk.[4] abgelöst werden, von dem aber beim etwaigen Austritt eine Rückzahlung nicht stattfindet[5].

§ 11.

Vorstehende Satzung ist am 15. September 1903 durch Beschluss der Mitgliederversammlung errichtet worden.

---

[1] Der letzte Absatz ist durch Beschluss der Mitgliederversammlung vom 6. August 1918 aufgenommen worden.

[2] Durch Beschluss der Mitgliederversammlung vom 5. August 1910 auf 10 Mk. erhöht.

[3] Jetzt Rheinischen Kreditbank, Filiale Heidelberg, Ludwigsplatz und Wredeplatz.

[4] Durch Beschluss der Mitgliederversammlung vom 5. August 1910 auf 200 Mk. erhöht.

[5] Laut Beschluss der Mitgliederversammlung vom 9. Juni 1922 und vom 4. August 1925 findet die Ablösung der Zahlung der Jahresbeiträge durch Entrichtung eines einmaligen Beitrags nicht mehr statt.

Bestimmungen
für die

Erteilung des von Prof. Dr. von Welz gestifteten
„von Graefeschen Preises".

Die Stiftungsurkunde lautet folgendermaßen:

Hochverehrte Ophthalmologische Gesellschaft!

Im treuen Andenken meines unvergesslichen Freundes und Lehrers, des am 19. Juli 1870 verstorbenen Professors der Ophthalmologie in Berlin, Dr. Albrecht von Graefe, und im dankbaren Gefühle für alles, was ich seiner Lehre und seinem Beispiele schulde, glaube ich ganz in dessen Sinne zu handeln, wenn ich eine Bestimmung ins Leben rufe, welche den Zweck hat, hervorragenden Leistungen in der Ophthalmologie eine besondere Anerkennung zu zollen, sowie es hinwiederum ein Bedürfnis meines Inneren ist, hierfür den Namen „des von Graefeschen Preises" zu wählen.

Zu diesem Behufe übergab ich der von mir gegründeten „Marienstiftung für Heilung von armen Augenkranken in Würzburg", die als juristische Person von allerhöchster Stelle anerkannt ist, 10 Stück Prioritäts-Obligationen der vereinigten südösterreichisch-lombardisch- und zentral-italienischen Eisenbahn-Gesellschaft à 500 Fr. im Nominalwerte von 5000 Fr. mit den betreffenden Coupons vom 1. April 1874 bis 1. April 1886, deren jährliche Zinsen 150 Fr. = 120 Mark betragen, wobei eine allenfallsige Vermehrung des Kapitals vorbehalten ist[1]).

Es soll nun der „von Graefesche Preis" mit 450 Fr. = 360 Mark alle drei Jahre von der Ophthalmologischen Gesellschaft, die in der Regel jährlich in Heidelberg tagt, der besten Arbeit zuerkannt werden, welche in den dreien, dem Verteilungsjahr um ein Jahr vorausgehenden Jahrgängen in deutscher Sprache im „Archiv für Ophthalmologie" erschienen ist[2]).

Nachdem sowohl das „Archiv für Ophthalmologie" als die Ophthalmologische Gesellschaft in Heidelberg von

---

[1]) Da das Kapital der Stiftung durch die Folgen des Weltkrieges entwertet ist, wurde durch Beschluss der Mitgliederversammlung am 4. August 1925 aus den Ersparnissen der Gesellschaft ein Kapital abgezweigt und ein Sparkonto errichtet, aus dessen Zinsertrag die weitere Zuerkennung des v. Graefe-Preises erfolgen kann.

[2]) Wissenschaftliche Arbeiten der Preisrichter selbst können auch noch bei der nächsten Verteilung des Preises rückwirkend in Betracht kommen.

A. von Graefe ins Leben gerufen worden, so erschien es mir vor allem als ein Akt der Pietät, diesen Preis, dem sein Name erst die rechte Weihe geben soll, mit diesen seinen beiden Lieblingsschöpfungen in Verbindung zu bringen.

Preisrichter, deren im ganzen fünf sein sollen, sind deshalb in erster Reihe die Mitglieder des Ausschusses der Ophthalmologischen Gesellschaft, in der Art, dass immer zwei aus demselben, durch den Ausschuss selbst hierzu bestimmt, die übrigen drei aber in der betreffenden Sitzung aus sechs von dem Ausschuss vorgeschlagenen Gesellschaftsmitgliedern durch einfache Majorität gewählt werden. Unter Umständen können hierzu auch Nichtmitglieder ernannt werden. Über die Vorschläge selbst entscheidet die Majorität der Preisrichter. Die Bekanntmachung des zuerkannten Preises geschieht dann stets in der ersten Sitzung der Ophthalmologischen Gesellschaft des betreffenden Jahres, zum ersten Male 1876, und hat der Sekretär des Ausschusses, durch das Sitzungsprotokoll gehörig legitimiert, von der „Marienstiftung" die betreffende Summe zu erheben, die Übergabe des Preises in geeigneter Form zu übermitteln, eventuell auch an die Erben, und die Bekanntmachung desselben im „Archiv für Ophthalmologie" zu veranlassen.

Unbenommen bleibt es den genannten Preisrichtern im Fall der Zweckdienlichkeit, den „von Graefeschen Preis" einmal für die glückliche Lösung einer Preisaufgabe zu bestimmen, welche Arbeit aber dann nach Erteilung des Preises im Archiv erscheinen muss.

Sollte das „Archiv für Ophthalmologie" als solches zu erscheinen aufhören oder seinen Charakter wesentlich verändern, oder in dem angegebenen Zeitraum gerade keine preiswürdige Arbeit enthalten, so würde, solange die Ophthalmologische Gesellschaft in ihrer jetzigen Verfassung besteht, der Ausschuss an der Stelle des Archivs ein anderes in deutscher Sprache erscheinendes Journal ophthalmologischen Inhalts zu setzen haben, in welchem Falle auch Monographien zuzulassen, grössere Werke aber auszuschliessen sind.

Sollte nun aber die zur Zeit bestehende Ophthalmologische Gesellschaft sich einmal auflösen, so wird die „Marienstiftung" das Ersuchen der Preiszuerkennung an die medizinische Fakultät in Würzburg stellen, und diese dann dieselbe ihrerseits unter Beobachtung obiger Modalitäten betätigen, nachdem sie vorher noch das Gutachten dreier ordentlicher Professoren der Ophthalmologie einer deutschen Universität eingeholt hat.

Solange der Unterzeichnete am Leben ist, kann eine Änderung dieser Bestimmungen nur mit seiner Einwilligung stattfinden;

nach dessen Tode müssen, bei den Wandlungen der Zeit, solange es möglich ist, immer nachstehende Gesichtspunkte festgehalten werden:

1. soll, um das Andenken von Graefes zu ehren, stets der Name „von Graefescher Preis" erhalten bleiben;
2. soll damit immer der wissenschaftliche Fortschritt in der Ophthalmologie gefördert und anerkannt werden.

Würzburg, den 6. August 1874.

Dr. Robert Ritter von Welz,

öffentl. ordentl. Professor der Ophthalmologie an der Universität zu Würzburg.

Statut

betreffend die

Zuerkennung und Verleihung der Graefe-Medaille.

1. Die Graefe-Medaille soll alle 10 Jahre demjenigen zuerkannt werden, der sich unter den Zeitgenossen — ohne Unterschied der Nationalität — die grössten Verdienste um die Förderung der Ophthalmologie erworben hat.   Niemals soll die Medaille zweimal derselben Person verliehen werden.

2. Die Zuerkennung des Preises erfolgt durch direkte Wahl, mit absoluter Mehrheit der gültigen Stimmen der stimmfähigen anwesenden Mitglieder.

3. Stimmberechtigt sind alle diejenigen, welche bis einschliesslich der letzten Versammlung als Mitglieder aufgenommen und als solche in dem letzten offiziellen Mitgliederverzeichnis aufgeführt sind.

4. Am Ende der Sitzung des ersten Sitzungstages hat die erste freie Abstimmung mit geschlossenen Zetteln stattzufinden. Das Resultat wird sofort festgestellt und bekanntgemacht.   Ist dabei eine absolute Majorität erreicht, so erfolgt unmittelbar die Proklamation.   Andernfalls erfolgt sofort Stichwahl zwischen den zwei Personen, die bei der ersten Abstimmung die meisten Stimmen erhielten.   Bei Stimmengleichheit werden beide proklamiert und es wird beiden die Medaille ausgehändigt werden.

Vom Ausfall der Abstimmung wird dem Gewählten sofort Mitteilung gemacht.

5. Am Schlusse der Sitzung des nächsten Jahres wird die Ehrenmünze dem Erwählten durch den Präsidenten in feierlicher Weise mit einer Ansprache überreicht, in welcher die unsterblichen

Verdienste Albrecht von Graefes in Erinnerung gebracht und
der Gewählte als würdiger Nachfolger geehrt wird. Im Falle der
Abwesenheit des Gewählten wird demselben die Medaille zugeschickt
und eine entsprechende Ansprache an die Versammlung gerichtet
werden.

6. Die vorzunehmende Wahl soll jedesmal im Jahre vorher
angekündigt und diese Ankündigung in das Protokoll aufgenommen
und mit demselben veröffentlicht werden. Auch soll bei der Einladung zur Zusammenkunft die Wahl in Erinnerung gebracht
werden.

7. Im Falle der Auflösung der Ophthalmologischen Gesellschaft
soll das vorhandene Kapital der Heidelberger Medizinischen Fakultät
zur ferneren Zuerkennung der Graefe-Medaille übergeben und derselben überlassen werden, bei der Zuerkennung den ihr zweck-
mäßigst scheinenden Modus zu befolgen.

Bestimmungen

der

Dr. Joseph Schneider-von Welz-Stiftung zur Förderung der Augenheilkunde.

Die Stiftungsurkunde lautet folgendermaßen:

Milwaukee, 15. April 1913.

In dankbarer Erinnerung an meinen väterlichen Freund und
Lehrer, den 1878 verstorbenen Dr. Robert Ritter von Welz,
ordentlicher Professor der Augenheilkunde an der Universität
Würzburg, übergebe ich der Ophthalmologischen Gesellschaft zu
Heidelberg, die als juristische Person von Allerhöchster Stelle
anerkannt ist, die Summe von Dreißigtausend Mark zum Zwecke
einer Stiftung unter dem Namen „Dr. Joseph Schneider-
von Welz-Stiftung", zur Förderung der Augenheilkunde,
mit folgenden Bestimmungen:

Erstens: Das Stiftungskapital soll in sicheren zinstragenden
Werten angelegt und im Depositorium der Gesellschaft aufbewahrt werden.

Zweitens: Die Einkünfte der Stiftung sollen dazu verwandt
werden, Augenärzte, welche sich darum bewerben, zur Förderung
von wissenschaftlichen Arbeiten auf dem Gebiete der Augenheil-

kunde, zu Reisestipendien behufs Studien an fremden Anstalten und ähnlichen Zwecken durch nach dem jemaligen Verdienst und den Bedürfnissen zu bemessende Beiträge zu unterstützen. Arbeiten über sympathische Ophthalmie und Trachom sollen, solange die Kenntnis dieser Krankheiten noch dringend der Förderung bedarf, besonders berücksichtigt werden.

Drittens: Die Bewerbungen sind immer bis zu einem vom Vorstand der Gesellschaft zu bestimmenden Termin, welcher in den Versammlungsberichten bekanntgegeben werden soll, dem Schriftführer einzureichen.

Viertens: Über die Zuerkennung von Bewilligungen hat der Vorstand zu entscheiden.

Fünftens: Werden die Einkünfte eines Jahres nicht vollständig oder gar nicht verwandt, so können dieselben in einem der nächsten 3 Jahre zur Verwendung kommen; nach dieser Zeit sollen dieselben dann aber zum Kapital geschlagen werden.

Sechstens: Die Bestimmungen der Stiftung, sowie Berichte über gemachte Bewilligungen sollen im Jahresbericht der Ophthalmologischen Gesellschaft im Druck veröffentlicht werden.

Siebentens: Die unterstützten Arbeiten sollen in „v. Graefes Archiv für Ophthalmologie" veröffentlicht werden. Sollte dieses jedoch eingehen oder seinen Charakter als Organ für Augenheilkunde wesentlich verändern, so kann, solange die Ophthalmologische Gesellschaft in ihrer jetzigen Verfassung besteht, der Vorstand der Gesellschaft an Stelle des Archivs ein anderes, in deutscher Sprache erscheinendes Journal ophthalmologischen Charakters zur Veröffentlichung benutzen.

Achtens: Sollte die Ophthalmologische Gesellschaft in Heidelberg sich auflösen, so soll das Stiftungskapital und Ausführung des Stiftungszweckes der Medizinischen Fakultät der Universität Heidelberg übertragen werden.

Neuntens: Zu Lebzeiten des Stifters kann eine Änderung der Stiftungsbedingungen nicht ohne seine Einwilligung stattfinden; nach seinem Tode sollen, solange es bei den Wandlungen der Zeit möglich ist, folgende Bestimmungen gehalten werden:

    a) der Name „Dr. Joseph Schneider-von Welz-Stiftung",

    b) soll damit immer dem wissenschaftlichen Fortschritte der Augenheilkunde gedient werden.

gez. Dr. Joseph Schneider.

Namenverzeichnis

der Personen, die vorgetragen oder sich an der Diskussion
beteiligt haben

(Originalartikel = fettgedruckt ;
Diskussionsbemerkungen = gewöhnlicher Druck)

Sachverzeichnis

Die Neurologie des Auges. Ein Handbuch für Nerven- und Augenärzte. Von Prof. Dr. H. Wilbrand in Hamburg-Eppendorf und Prof. Dr. A. Saenger in Hamburg.

I. Band: **Die Beziehungen des Nervensystems zu den Lidern.** Mit 151 Textabbildungen. LXI, 696 Seiten. 1899. RM. 14.—

II. Band: **Die Beziehungen des Nervensystems zu den Tränenorganen, zur Bindehaut und zur Hornhaut.** Zweite, unveränderte Auflage. Mit 49 Textabbildungen. XXXVI, 324 Seiten. 1922. RM. 18.—

III. Band, 1. Hälfte: **Anatomie und Physiologie der optischen Bahnen und Zentren.** Mit zahlreichen Abbildungen im Text und auf 26 Tafeln. XXI, 474 Seiten. 1904. RM. 18.60

III. Band, 2. Hälfte: **Allgemeine Diagnostik und Symptomatologie der Sehstörungen.** Mit zahlreichen Abbildungen und 6 Tafeln. XX, Seite 475—1097. 1906. RM. 22.40

IV. Band, 1. Hälfte: **Die Pathologie der Netzhaut.** Mit zahlreichen Abbildungen. XVIII, 463 Seiten. 1909. RM. 16.—

IV. Band, 2. Hälfte: **Die Erkrankungen des Sehnervenkopfes.** Mit besonderer Berücksichtigung der Stauungspapille. Mit zahlreichen Abbildungen. XIV, Seite 465—845. 1912. RM. 16.—

V. Band: **Die Erkrankungen des Opticusstammes.** Mit zahlreichen Textabbildungen und 10 Tafeln. XXII, 656 Seiten. 1913. RM. 25.—

VI. Band: **Die Erkrankungen des Chiasmas.** Mit zahlreichen Textabbildungen und 16 Tafeln. XVI, 292 Seiten. 1915. RM. 17.—

VII. Band: **Die homonyme Hemianopsie nebst ihren Beziehungen zu den anderen cerebralen Herderscheinungen.** Mit zahlreichen Abbildungen. XXII, 608 Seiten. 1917. RM. 32.—

VIII. Band: **Die Pathologie der Bahnen und Zentren der Augenmuskeln.** Mit zahlreichen Textabbildungen und 6 Tafeln. XVI, 480 Seiten. 1921. RM. 20.—

IX. Band: **Die Störungen der Akkomodation und der Pupillen.** Mit zahlreichen Textabbildungen und 2 Tafeln. XIII, 306 Seiten. 1922. RM. 12.—

Gesamtregister zu den Bänden I—IX. 1922. RM. 6.—

Die Neurologie des Auges in ihrem augenblicklichen Stande. Zugleich ein Ergänzungsband zu der **Neurologie des Auges** von Wilbrand und Saenger. Bearbeitet von Prof. Dr. Hermann Wilbrand, ehem. Direktor der Univ.-Augenklinik in Hamburg und Prof. Dr. Carl Behr, Direktor der Univ.-Augenklinik in Hamburg. **Teil I.** Mit 9 Abbildungen. 1927. XV, 288 Seiten. RM. 21.—
Teil II erscheint im Frühjahr 1928.

„Der vorliegende Ergänzungsband soll das bekannte Standardwerk von Wilbrand und Saenger auf den augenblicklichen Stand unseres Wissens bringen, da sich dessen Erscheinen über mehr als 2 Jahrzehnte hingezogen hat. Er bildet ein vollständig in sich abgeschlossenes, abgerundetes Werk, zu dessen Verständnis keineswegs der Besitz der früher erschienenen 9 Bände erforderlich ist. Die eingehende, sorgfältige und klare Behandlung des riesigen Materials, welche dem Hauptwerk seinen dauernden Wert verleiht, findet sich auch in dem Ergänzungsband. Die knappe Darstellungsweise macht ihn besonders geeignet zur raschen Orientierung über den neuesten Standpunkt einzelner Fragen, z. B. über reflektorische Pupillenstarre oder Anisokorie. Der Inhalt des vorliegenden ersten Teiles ist aus dem oben angeführten Titel ersichtlich. Das Buch wird vielen Augen- und Nervenärzten willkommen sein, denen die Anschaffung des ganzen Werkes nicht möglich ist." *Deutsche Medizin. Wochenschrift.*

Archiv für Augenheilkunde

(Knapp — Schweigger — Hess)

Unter ständiger Mitwirkung von

L. Bellarminoff-St.- Petersburg, **G. Cirincione**-Rom, **W. Gilbert**-Hamburg, **E. von Grósz**-Budapest, **A. Gullstrand**-Upsala, **O. Haab**-Zürich, **E. Hummels-heim**-Bonn, **P. Junius**-Bonn, **A. Knapp**-New York, **R. Kümmell**-Hamburg, **W. Lohmann**-Schwelm, **R. Schweigger**-Berlin, **H. Weve**-Rotterdam

Herausgegeben von

W. Clausen-Halle, **B. Fleischer**-Erlangen, **R. Greeff**-Berlin, **L. Heine**-Kiel, **E. Hertel**-Leipzig, **W. Löhlein**-Jena, **P. Römer**-Bonn, **F. Schieck**-Würzburg, **R. Seefelder**-Innsbruck, **K. Wessely**-München, **W. Zeeman**-Amsterdam

Redigiert von

K. WESSELY und E. HERTEL

München   Leipzig

Das „Archiv für Augenheilkunde" bringt ausschliessl. Originalabhandlungen. Jährlich erscheinen 1—2 Bände zu je 4 einzeln berechneten Heften. Jeder Band kostet etwa RM. 80.—. Soeben erscheint der 98. Band, Heft 4. Serienangebot steht auf Wunsch zur Verfügung. An Stelle des früheren Berichtes erhalten die Bezieher das „Zentralblatt für die ges. Ophthalmologie" zu einem Vorzugspreise.

Beiträge zur Psychologie des Sehens

Ein experimenteller Einblick in das unbewusste Seelenleben

Von Dr. **Emil Berger**

ausl. korresp. Mitglied der kgl. Akademie der Medizin von Madrid und Turin

Mit 4 Figuren im Text und 6 stereoskopischen Tafeln (worunter 2 Doppeltafeln). 1925. RM. 1.80

Gehirn und Auge

Kurzgefasste Darstellung der physio-pathologischen Zusammenhänge zwischen beiden Organen, sowie der Augensymptome bei Gehirnkrankheiten

Von

Prof. Dr. **Robert Bing** in Basel

Zweite vermehrte und neubearbeitete Auflage. Mit 59 zum Teil farbigen Abbildungen. 1923. RM. 5.—

„In der bei Bing gewohnten meisterhaften Klarheit und Kürze vermittelt das Buch unter bewusster Ausschaltung alles Nebensächlichen die Wechselbeziehung zwischen Gehirn und Auge. Gegenüber der 1. Auflage sind entsprechend den zahlreichen neuerworbenen Kenntnissen auf diesem Gebiete viele Aenderungen vorgenommen worden. Von schematischen, das Verständnis ausserordentlich fördernden Abbildungen hat Verfasser weitgehend Gebrauch gemacht. Das Buch wird jedem Neurologen ein unentbehrlicher Leitfaden sein." *Deutsche Zeitschrift für Nervenheilkunde.*

Atlas seltener ophthalmoskopischer Befunde. Zugleich Ergänzungs-tafeln zu dem Atlas der Ophthalmoskopie. Von Prof. Dr. J. Oeller in Erlangen.— Atlas of rare ophthalmoscopic conditions and supplementary plates of the atlas of ophthalmoscopy. The text translated into English by Th. Snowball. In 9 Lieferungen. 1900—1924.
Lieferung I—VIII zu je 5 Tafeln mit Text in deutscher und englischer Sprache. Je RM. 8.—
Lieferung IX zu 5 Tafeln mit Text in deutscher und englischer Sprache. RM. 12.—

„Vcn der Meisterhand Oellers liegt eine 9. Lieferung des Atlas seltener ophthalmoskopischer Befunde vor. Die 5 Tafeln stellen dar: 1. Sehnerven-atrophie und arteriosklerotische Maculadegeneration. 2. Retinitis anaemica. 3. Retinitis proliferans traumatica (Kontusion mit Beschränkung der Veränderungen auf die Netzhaut). Dann 2 seltene kongenitale Befunde: eine Membrana epimacularis (ein dichtes membranartiges Gebilde, in dessen Nachbarschaft sich eigenartige Gefässanastomosen finden) und endlich eine lacunäre Degeneration der Netzhaut, mit eigentümlichen Vertiefungen (multiple Ektasien) der Sclera, ein Fall, der von Kümmell im Arch. f. Augenheilk. **83,** 261 beschrieben worden ist. Die Reproduktion ist ebenso meisterhaft wie es die Originale sein müssen, so dass diese Lieferung eine wertvolle Ergänzung des bisher vorliegenden und stets benutzten Werkes bildet. Sie erweckt den Wunsch, dass auch noch weitere Lieferungen folgen mögen." *Zeitschrift f. d. ges. Ophthalmologie.*

Atlas der Ophthalmoskopie. Von Professor Dr. J. Oeller. — Atlas of ophthalmoscopy. The text translated into English by A. H. Knapp. In fünf Lieferungen oder zwei Bänden. 75 farbige Tafeln mit Text. 1899. RM. 100.—

Die Theorie des Sehens. Zwei Vorträge, gehalten während der aka-demischen Ferienkurse zu Hamburg. Von Prof. Dr. H. Wilbrand in Hamburg-Eppendorf. Mit 10 Abbildungen im Text und 2 Tafeln. 1913. RM. 1.60

Die Verletzungen der Sehbahnen des Gehirns mit besonderer Be-rücksichtigung der Kriegsverletzungen. Von Prof. Dr.H.Wilbrand in Hamburg- Eppendorf und Prof. Dr. A. Saenger in Hamburg. Mit zahlreichen Textabbildungen und 1 Tafel. 1918. RM. 14.—

Einführung in die Pflege von Augenkranken. Für Krankenschwestern und Pfleger nach den in der Augenheilanstalt zu Wiesbaden gesammelten Erfahrungen zusammengestellt von Dr. H. Goering. Mit einem Vorwort von Geh. San.-Rat Prof. Dr. H. Pagenstecher 1907. RM. 1.—

Auge und Nervensystem. Die Beziehungen des Auges zum normalen und kranken zerebrospinalen Nervensystem. Von Prof. Dr. G. Levinsohn in Berlin. Mit 12 Abbildungen im Text. 1920. RM. 4.—

„Kurz gefasste, anschaulich und gewandt geschriebene Einführung in das wichtige Gebiet. Man findet in dem Buche die allgemeine und spezielle Pathologie in ihren wesentlichen Fragen erörtert. Die Anatomie und Physiologie wird mit Hilfe einer Anzahl von Abbildungen in leicht verständ-licher Form dargeboten. Vorausgeschickt wird ein Abschnitt über die Untersuchungsmethoden des Auges. Das Buch wird von Neurologen und Ophthalmologen, die nicht die Möglichkeit haben, sich in einem grösseren Handbuch, wie etwa in dem Werk von Wilbrand und Saenger zu unterrichten, mit grossem Nutzen verwendet werden können." *Zentralblatt f. d. ges. Neurologie.*